Vergleichende Arzneimittellehre

E. A. Farrington

Dieses Buch ist zu beziehen bei:
Similimum-Verlag – Homöopathische Literatur
Aleksandar Stefanovic
D-53809 Ruppichteroth · Stockum 8

Satz/Konvertierung: Maschinensetzerei Siegfried Steffen, Bielefeld
Druck: AJZ-Druck & Verlag GmbH, Bielefeld
Bindung: Gehring GmbH & Co. KG, Bielefeld

ISBN 3-930256-06-1

Ernest A. Farrington

Vergleichende Arzneimittellehre

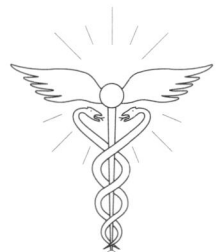

SIMILIMUM
HOMÖOPATHISCHE LITERATUR
ALEKSANDAR STEFANOVIC

Inhaltsverzeichnis

IV. Therapeutische Hinweise zur Anwendung am Krankenbett

V. Differenzierung ähnlicher Arzneimittel

Verlagsvorwort

Erlauben Sie mir bitte einige einleitende Worte zur vorliegenden Fassung von *E. A. Farringtons Vergleichender Arzneimittellehre,* die hiermit erstmalig als deutsche Ausgabe erscheint. Das Werk zählt zu den Klassikern der homöopathischen Literatur und *Farrington,* der 1885 im Alter von 38 Jahren verstarb, brachte es nicht nur auf dem Gebiet des Arzneimittelstudiums zu allerhöchster Meisterschaft. *C. Hering,* mit dem *Farrington* täglich verkehrte, zeigte sich in höchstem Maße von *Farrington* und seinem Wissen beeindruckt, was sich nicht zuletzt darin äußerte, daß er ihn sich als seinen Nachfolger für die Vollendung seiner Materia Medica wünschte.

Auf den hohen Stellenwert des Arzneimittelstudiums und der Differentialdiagnose in der homöopathischen Praxis muß an dieser Stelle sicherlich nicht näher eingegangen werden, sind wir doch täglich damit konfrontiert. *Farringtons* Werk wird hier einiges erhellen, weswegen es mir eine besondere Freude ist, dieses Buch zu veröffentlichen, das zu den wenigen Werken gehört, die sich eingehend der Differentialdiagnose und dem Vergleich ähnlicher Mittel widmen.

Die Reihenfolge der Kapitel (s. Inhaltsverzeichnis I.-V.) wurde in der deutschen Ausgabe umgestellt, wie nachfolgend erläutert wird. Es stehen nun die beiden Kapitel, die sich in erster Linie mit der Differenzierung von Arzneimitteln für akute Situationen (Apoplexie, Asthma usw.) bzw. mit therapeutischen Hinweisen für die Anwendung am Krankenbett befassen, in einer Abteilung hintereinander, und nicht, wie in der amerikanischen Fassung, völlig voneinander getrennt. Dies wird gewiß dem praktischen Umgang mit dem Buch dienen. Zum anderen war das jetzige Kapitel II. – „Vergleichende Nebeneinanderstellung von Arzneimitteln" – ursprünglich den (jetzigen) Kapiteln I. und II. vorgelagert. Diese Reihenfolge wurde deswegen verändert, da ich der Meinung bin, daß ein vergleichendes Studium der inneren Wesenszüge der Arzneimittel – wie *Farrington* sie in Kapitel I. und II. beschreibt – der optischen Nebeneinanderstellung vorausgehen sollte, wie wir sie jetzt in Kapitel III. finden.

Was den gestalterischen Aufbau der unterschiedlichen Kapitel betrifft, so haben wir uns im Wesentlichen an die amerikanische Vorlage gehalten, wobei einige Detailverbesserungen hinsichtlich von Hervorhebungen, Fettdruck, Einrückungen und Ähnlichem eingebracht wurden.

Wenn es sich jedoch um *Aufzählungen* von Arzneimitteln handelt, ganz gleich in welchem Kapitel des Buches, dann haben wir uns grundsätzlich exakt an die Vorgaben *Farringtons* gehalten. Dies betrifft einerseits die von ihm verwandte *Schreibweise* (Großbuchstaben, Kursiv etc.), sowie auch die *Reihenfolge* der Mittel innerhalb einer Aufzählung.

Ich möchte in diesem Zusammenhang z.B. auf die Seite 104 verweisen und darauf aufmerksam machen, daß die in solchen Aufzählungen *Farringtons* aufgelisteten Mittel in aller Regel nicht in alphabetischer Folge genannt werden, was sicherlich – neben den Hervorhebungen durch Großbuchstaben etc. – außerdem eine Wertung des Autors zum Ausdruck bringen soll.

Ansonsten war es bei der Schreibweise der Mittel in erster Linie ausschlaggebend, daß eine gute optische Hervorhebung gewährleistet ist.

Eckige Klammern beeinhalten erläuternde Hinweise bzw. Hinzufügungen, die durch den Übersetzer bzw. bei der Überarbeitung eingebracht wurden. Dies gilt für das gesamte Werk, mit Ausnahme der Mittelaufzählungen nach den Überschriften in Kapitel V., die selbstverständlich allein von *Farrington* stammen. Redaktionelle Fußnoten sind ebenfalls kenntlich gemacht. Die Übersetzung selbst fand unter Zuhilfenahme der Werke *Hahnemanns* sowie anderer klassischer deutscher Quellen statt, um eine möglichst verifizierte Wortwahl bei der Übersetzung der Symptome zu sichern. Dies wurde in einigen wenigen Fällen besonders gekennzeichnet – z.B. auf der Seite 138, Zeile 9: „Übelkeit, *ruckweise* . . .“ Dies ist ein Symptom *Hahnemanns* aus den *Chronischen Krankheiten;* es handelt sich dabei also nicht um einen Übersetzungsfehler, sondern um ein genauestens wiedergegebenes Symptom.

In diesem Sinne wurden die alten Meister bei der Übersetzung stets zu Rate gezogen, wodurch in aller Regel sichere Begriffsbestimmungen möglich waren.

Abschließend möchte ich mich bei *Armin Seideneder* für die entgegenkommende Zusammenarbeit, nicht nur bei der gemeinsamen Überarbeitung des von ihm so hervorragend übersetzten Textes, bedanken und das vorliegende Buch nun ganz Ihnen überlassen.

Ruppichteroth, den 20. 6. 1996

Aleksandar Stefanovic

Vorwort des Autors

Es ist uns nicht immer möglich, jedenfalls nach heutigem Wissensstand, eindeutige, charakteristische Unterschiede zwischen den Arzneimitteln zu benennen.

Es fällt leicht, dort zu differenzieren, wo Arzneimittel sich tatsächlich unterscheiden, doch ist es schwierig, eine Differenzierung vorzunehmen, wo Arzneien sich in ihrer Wirkung einander so sehr nähern, bis ihre Symptome fast identisch sind - und gerade hier ist die Individualisierung besonders notwendig.

Mißerfolge entstehen erstens durch fehlerhafte Beurteilung, zweitens aufgrund von unvollständigen Prüfungen, drittens durch mangelhafte klinische Berichte und viertens durch das fehlende Verständnis dessen, worin Symptome miteinander verglichen [bzw. differenziert] werden sollten.

Beim Arzneimittelstudium können sich Symptome von geringerer Bedeutung durchaus als charakteristisch erweisen, wenn sie vergleichend betrachtet werden. *Belladonna* zum Beispiel verursacht eine Tonsillitis, die zur Eiterung neigt. Das ist mit Sicherheit von geringerer Bedeutung als die Farbe der betroffenen Teile, die Seitenpräferenz und die Schwierigkeit, Wasser zu schlucken. Doch wenn wir *Belladonna* mit einem Arzneimittel wie *Apis* vergleichen müssen, das selten Eiterung der Mandeln hervorruft, erweist sich dieser Unterschied als dienlich.

Trotz der Unvollkommenheiten und Unvollständigkeiten hat diese Veröffentlichung der Arzneimittelvergleiche ihren Sinn. Das ist der Hauptgrund, weswegen diese privaten Skripte, die für das persönliche Studium vorgesehen waren, in die Form gedruckter Seiten gebracht worden sind - nämlich, um das Studium der vergleichenden Arzneimittellehre anzuregen.

Es muß klar sein, welche Arzneimittel passen und welche nicht; wir müssen wissen, weshalb einige Mittel, trotz ähnlicher Symptome, in feindlicher Beziehung zueinander stehen. Und damit sind wir eher in der Lage, die Materia Medica zu systematisieren, sie nicht gewaltsam zu schmälern, sondern ihr den Platz zu geben, der ihr geziemt, als die Krone der Wissenschaft.

E.A.Farrington

Die Kalium-Salze*

Gemüt

Allen gemeinsam sind Befürchtungen, Furchtsamkeit und Ängstlichkeit; sie erschrecken leicht.

Die geringste Berührung oder sogar eingebildete Erscheinungen (z.B. als flöge ein Vogel auf das Fenster zu) lassen KALI-C. aufschrecken.

Bei KALI-BR. ist die Furchtsamkeit dermaßen ausgeprägt, daß es zu nächtlichen Schreckzuständen (bei Kindern), gefolgt von Strabismus mit zerebralem Reizzustand kommt; bei Erwachsenen ist dieser Zustand mit dem Gefühl verbunden, als würden sie ihren Verstand verlieren.

Das chemisch verwandte KALI-I. entwickelt ähnliche Symptome, Geschwätzigkeit und Erregung sind hier auf den Iod-Anteil zurückzuführen.

Das nächste Salz, KALI-CHL., hat bei abwechselnden Zuständen von Schwermut und Fröhlichkeit Vorrang, begleitet von Kongestionen, weshalb Nasenbluten bessert.

KALI-N. entwickelt, mehr als die anderen, reichliche Schweiße bei der Angst.

Abstumpfung des Geistes ist bei allen vorherrschend. Melancholie, Teilnahmslosigkeit oder Apathie sind damit verbunden.

Gedächtnisschwäche, Aphasie, verminderte Reflexe und tiefe Melancholie charakterisieren KALI-BR., weswegen es sich bei Gehirnerweichung als heilend erwiesen hat.

Schwindel ist nicht sehr ausgeprägt. Charakteristisch ist ein stumpfsinniger, wie betrunken wirkender Geisteszustand.

Durch seine Eigenschaft, die Blutzirkulation zu beeinflussen, verursacht KALI-CHL. den, für Versorgungsstörungen zentraler Organe typischen, kongestiven Schwindel, besonders nach kräftiger Anstrengung. Wenn gastrische Ursachen zugrundeliegen, müssen wir uns zwischen KALI-BI. und KALI-C. entscheiden. Ersteres erzeugt Übelkeit mit saurem, wäßrigem Erbrechen, letzteres Anämie, Schwäche der Beine und Gesichtsblässe.

Kopf

Bei Kopfschmerzen bewirkt KALI-BI. Blindheit vor den Anfällen, wobei das Sehen bei Beginn der Schmerzen wiederkehrt. KALI-I. heilt

(*) Die hier gegenübergestellten Salze sind: *Kali-c., Kali-bi., Kali-br., Kali-chl., Kali-i., Kali-n. Schüssler's Kali-p.* wurde weggelassen. Der Kürze halber wird der Begriff *Kalis* benutzt, wenn die gesamte Gruppe der Kalisalze gemeint ist.

harte und intensiv schmerzende Schwellungen der Kopfhaut, nach Mißbrauch von Quecksilber. Bei chronischen Kopfschmerzen finden wir Kältegefühl der schmerzhaften Teile, gebessert durch äußerliche Wärme[1]. Bei KALI-C. werden die scharfen Schmerzen durch Wagenfahren verschlechtert, bei KALI-N. gebessert. Letzteres ist auch angezeigt, wenn ein Zusammenschnürungsgefühl besteht, das sich als Enge in der Nasenspitze vereinigt.

Sinnesorgane

Nur selten zeigt sich eine Überempfindlichkeit der Sinne. Wie das analoge PHOS. hat KALI-C. manchmal ein überempfindliches Gehör, aber auch dann wechselt es zwischen geschärft und stumpf.

Schwachsichtigkeit entsteht bei KALI-BI. durch Galle im Blut, Gegenstände erscheinen gelb; bei KALI-C. durch Samenverluste und Anämie; bei KALI-CHL. durch Reizbarkeit der Netzhaut; bei KALI-I. eher durch retinale Infiltrationen, skrofulöse Ophthalmie etc.; während uns KALI-N. zurück zu nervösen Ursachen führt und Verdunkelung des Sehens hervorruft.

Bei den KALIS ist schlechter Geruchsinn meist durch Katarrhe bedingt, die zu Ulzeration, Verdickung [der Schleimhaut] und damit natürlich zum Geruchsverlust führen. Entzündungen der Augen, Nase etc. werden sehr häufig durch KALI-SALZE geheilt.

KALI-BI. und KALI-I. wirken, wenn Syphilis oder Skrofulose zugrundeliegen; KALI-CHL. und KALI-I. bei Quecksilbermißbrauch; KALI-C. bei Psora, die nicht mit Syphilis verkompliziert ist.

Ohrenschmerzen finden dann ihr Mittel in KALI-BI., wenn nächtliche, pulsierende Schmerzen, eitrige Otorrhoe, Stiche, die sich in den Mund oder zum Hals hinab erstrecken, und vergrößerte Parotiden vorliegen. Bei KALI-C. besteht daneben Absonderung von flüssigem Ohrenschmalz und Eiter.

Mundgeruch ist allen eigen, somit sind Stomatitis, Skorbut oder Zahnverfall und verminderter Geschmacksinn zu erwarten. Bei KALI-BI. sind die Geschwüre tief und gelb. KALI-BR. verursacht aufgrund seiner Wirkung auf die Nerven Stomatitis der Kinder, mit heißem, trockenem Mund und so großer Gefühllosigkeit von Mund und Hals, daß der untersuchende Finger bei Berührung des Rachens keinerlei Kontraktion auslöst. KALI-C. ruft ein vergleichbares Taubheitsgefühl im Mund hervor, wie durch Ätzkalk verbrannt, doch die Geschwüre verbreiten einen Ge-

---

(1) Siehe *Raue's* Bericht hierzu, 1872. Dieses Kältegefühl wurde durch Dr. *J.B. Bell* bestätigt.

ruch wie von altem Käse. Eher skorbutartig verändert erscheint der Mund bei KALI-CHL., wund, mit schwammigem, blutendem Zahnfleisch, Flecken in Schlund und Rachen, wie von Diphtherie oder follikulärer Erkrankung; unerträglicher Mundgeruch. Bei KALI-I. wird das Zahnfleisch geschwürig, wie nach Quecksilber; der Speichel ist blutig, Geruch wie nach Zwiebeln.

Skorbut entwickelt sich auch bei dem keimtötenden KALI-N., doch ist hier das Blut dünn und scharf, wie Essig.

Gesteigerter Speichelfluß: zäh, salzig bei KALI-BI.; blutig bei KALI-I.; bei KALI-CHL. messingartig schmeckend.

Zahnschmerzen: Klopfen beim Essen finden wir bei KALI-C.; durch Übergreifen auf das Periost ruft KALI-I. das Empfinden hervor, ein Wurm nage an der Zahnwurzel; KALI-N. ähnelt KALI-C. hinsichtlich der pulsierenden Zahnschmerzen, den Stichen bei Berührung der Zähne, dem leicht blutenden Zahnfleisch.

Gesicht

Das Gesicht ist bei allen aufgedunsen und von kränklichem Ausdruck; plötzliche Gesichtsschwellungen, die Teile werden ödematös oder livide.

Ein leicht gelber Ton liegt über der Blässe von KALI-BI.; das anämische KALI-C. fügt dem noch abwechselnd eine rote und blasse Gesichtsfarbe, sowie Säckchen über den Oberlidern hinzu[1]. Das ausdruckslose Gesicht von KALI-BR. offenbart die beginnende Gehirnerweichung.

Schwellung der Wangen während den Menses charakterisiert KALI-C; die Ausbreitung bis zur Zunge nach Quecksilbermißbrauch KALI-I.

Katarrhe

Schleimige, schleimig-eitrige Absonderungen. KALI-BI. entwickelt Schnupfen mit scharfem Ausfluß, < in frischer Luft, mit der Empfindung einer Feder in der Nase oder auf der Zunge; Rachen und Bronchien sind mitbeteiligt, Schwellung der Tonsillen, fadenziehender Auswurf; tieffressende, oft syphilitische Geschwüre im Rachen; Absonderung großer Massen oder grünlicher Pfröpfe aus der Nase; < bei warmem Wetter; Katarrh abwechselnd mit rheumatischen Schmerzen.

---

(1) Obwohl bei den Pottaschesalzen allgemein eine große Bereitschaft zur Ödembildung besteht, zeigt sich dies, sowohl innerlich als auch äußerlich, bei KALI-I. am ausgeprägtesten.

Torpide Fälle von Bronchitis mit reichlichem, eitrigem Auswurf wurden durch KALI-BR. gebessert.

KALI-C. heilt Schnupfen mit rauher Stimme, Kribbeln im Hals und schwieriger Ablösung des Schleims; Pflockgefühl im Hals; paßt generell im Stadium der Schleimbildung mit verstopften Nasengängen, > in frischer Luft, mit meist einseitiger Absonderung grünen, blutigen oder faulig-eitrigen Schleims; verkrustete, blutige Nasenlöcher, der Husten ist so heftig und krampfhaft, daß er beim Versuch, die kleinen, grauen Schleimklümpchen hochzubringen, oft Würgen und Erbrechen auslöst; wie KALI-BI. paßt es für Rheumatiker, doch sein Hauptcharakteristikum sind Mattigkeit und Rückenschmerzen; bereits Schlucken ruft Schmerzen in der Halswirbelsäule hervor.

KALI-CHL. wird eingesetzt, wenn nach Quecksilbermißbrauch eine Neigung zu Katarrhen entsteht, mit reichlichem Schnupfen, Zucken des M. masseter, Lichterscheinungen vor den Augen beim Niesen; blutendes Zahnfleisch; skorbutische oder aphthöse Symptome, messingartiger Geschmack und fauliger Mundgeruch. KALI-CHL. verursacht aphthöse oder diphtherische Zustände – wie nach Quecksilber, bzw. einen skorbutischen Zustand – und unterscheidet sich damit von KALI-I., das eher zu (skrofulös bedingten) kruppösen Erkrankungen und Drüsenbeschwerden neigt.

KALI-I. beinhaltet Eigenschaften von *Chlor* und *Jod;* das erstere – *Chlor* – hat eine Beziehung zu den Stirn- und Kieferhöhlen. Wundfressende Nasensekretion und gedunsene Augenlider; die geringste Erkältung verschlechtert; Frostigkeit abwechselnd mit Fieberzuständen; nasale Sprache; heißer, roter Urin; wie die anderen hat es rheumatische Schmerzen, und diese verschlimmern sich abends und folgen auf Frost.

KALI-N. bewirkt wie das Verwandte NIT-AC. Absonderung aus den Choanen; die Nasenspitze ist rot und es besteht eine Neigung zu Nasenpolypen.

Lungen, Herz

Atmung - Bei Atembeklemmung und Asthma sind die Pottasche-salze im wahrsten Sinne des Wortes eine Hilfe.

Der KALI-BI.-Patient erwacht um 2 Uhr nachts durch erschwertes Atmen; Herzklopfen; Orthopnoe, sitzt vorgebeugt, - verursacht durch Schleim, Krupp, kruppöse Diphtherie, chronische oder membranöse Bronchitis sowie durch Zirkulationsstörungen. Kältegefühl und Enge um das Herz, Beklemmung der unteren Teile der Lungen; Gefühl von Druck auf das Herz nach dem Essen.

KALI-BR. entwickelt Atembeklemmung und Dyspnoe; Gefühl von Druck auf das Herz nach dem Essen. Die KALI-BR.-Dyspnoe ist

vor allem durch spasmodisches Asthma bedingt. Ist atemlos bei Kopfschmerzen; auch bei Chorea, Hysterie usw.; Krupp, Lungeneiterung usw.

KALI-C. erwacht, dem verwandten KALI-BI. ähnlich, nach Mitternacht mit Atemnot, charakteristischerweise zwischen 2 und 3 Uhr
morgens. Der Kranke muß vornübergebeugt sitzen, mit dem Kopf auf
den Knien; < durch Gehen. Bei Phthisis, Lungeneiterung, Tuberkulose
mit Schleimauswurf, Pneumonie, Pleuritis, Herzerkrankungen. Während
der Kältestadien des Fiebers laute, trockene Atmung, weniger deutlich
während der Hitzestadien, stattdessen nur kurze Atmung; die Atemnot
ist Folge krampfhafter Brustschmerzen.

KALI-CHL. erregt Herzasthma mit dem Gefühl, Herz und Lungen
seien zusammengeschnürt (CADM-S.), wie durch Schwefeldämpfe; Kongestionen zur Brust mit Kälte der Füße.

KALI-I. verursacht einige Symptome von Atemnot. Wie die vorhergehenden Mittel hat es Atembeklemmung, die den Kranken um 5
Uhr oder zumindest in den Morgenstunden weckt; oft in Zusammenhang mit Pneumonie, vor allem bei Ödembildung, Katarrhen (besonders nach Quecksilbermißbrauch), bei chronischer Nephritis, Lungenstauung und membranösem Krupp.

KALI-N. präsentiert das eindeutigste Bild nervösen Asthmas aller
Mittel der Materia medica überhaupt. Enge des Kehlkopfes bei der Einatmung; erwacht gegen 3 Uhr morgens. So sehr außer Atem, daß er nur
in kleinen Schlucken trinken kann. Kinder nehmen die Tasse in beide
Hände und nippen gierig ein Schlückchen nach dem anderen. Gefühl
im Hals, als wolle er zuwachsen; Campher verschlechtert. Auch bei
Pneumonie, wenn die Atemnot stärker ist, als das Ausmaß der Erkrankung es erwarten ließe; bei den quälenden Anfällen von Atemnot bei
chronischer Nephritis.

Lungen - Die KALIS scheinen die Lungen anzugreifen, sie zu kon-
gestionieren, zu entzünden und schließlich organisch zu verändern.

KALI-BI. verursacht Bronchitis mit verdickten oder erweiterten
Bronchien; fadenziehender Schleim; eitriger Schleim und fauliger
Atem. Torpidität, plastische Exsudation, Krupp[2], die Membranbildung
erstreckt sich auch bis in Luftröhre und Bronchien. Der Kopf ist
zurückgeworfen; offener Mund; rauhe Stimme; rote, geschwollene
Tonsillen; losgelöste Teile sind zäh und fibrös; schleichende Krankheits-
entwicklung; fette, pummelige Kinder. Diphtherie führt zu ähnlichen
Symptomen, die Membran ist gelblich und die bloßen Stellen sehr rot
und empfindlich (bei KALI-BR. Anästhesie); Diphtherie greift auf
Kehlkopf und Luftröhre über. Der Husten verschlimmert sich beim
Ausziehen und bessert sich im warmen Bett; < um 2 Uhr morgens
oder beim Erwachen. Husten durch jede Einatmung; Husten durch

Kitzel im Kehlkopf oder in der Bifurkation; geringste Speisen oder Getränke erregen Husten; trockener Kitzelhusten mit glatter oder follikulärer Röte von Schlund und Rachen; vor dem Husten Schnaufen und Keuchen. Ein Charakteristikum von KALI-BI. ist das gleichzeitige oder abwechselnde Auftreten von Rheuma mit Magen- und Lungenbeschwerden.

KALI-BR. entwickelt krampfhaften Husten und kann bei Bronchiolitis angezeigt sein, wenn das Kind bei ernster Atemnot die Arme wild herumwirft, spasmodische Muskelbewegungen und sogar Opisthotonus auftreten (auch hier zeigt sich die eigenartige Kombination nervöser Elemente mit entzündlichen Prozessen); Lungeneiterung. Diphtherie, besonders bei Anästhesie des Mundes.

KALI-C. hat allergrößte Bedeutung bei Pneumonie und Bronchiolitis der Kinder. Es erzeugt Husten mit erschwerter Expektoration, < nach Essen oder Trinken; Erbrechen und säuerlicher Auswurf; blasses Gesicht, wird beim Husten rot, die Schmerzen scheinen im Bauch zu sitzen, da die tiefliegenden Lungenteile infiltriert sind; Ödeme der Glieder; Gesichtsblässe mit gedunsenen Augenlidern. Die erschwerte Expektoration unterscheidet es von KALI-BI. Nicht nur wegen der Zähigkeit [des Sputums], denn aufgrund der zusätzlich bestehenden Muskelschwäche muß das Sputum heruntergeschluckt werden.

KALI-C. ist als erstes Mittel angezeigt, wenn sich nach Abort, Entbindung oder Pneumonie Symptome der Schwindsucht zeigen. Die Schmerzen sind stechend, vor allem im unteren Teil der rechten Lunge; Stiche durch die rechte Lunge zum Rücken. (Die KALI-BI.-Stiche ziehen vom Sternum zur Region unter den Schulterblättern; dem vergleichbar sind die Stiche von KALI-I., die sich von der Mitte des Sternums zum Rücken erstrecken.)

Der Husten ist erstickend, der Auswurf so erschwert, daß bereits gelöstes Sputum wieder geschluckt werden muß; später entwickelt sich eitriges und blutiges Sputum (besonders nach Pleuropneumonie). Als Begleiterscheinungen treten auf: Klumpengefühl im Magen; Gefühl von Leere und Hinfälligkeit vor dem Essen, Völlegefühl nach dem Essen (wodurch es sich von SEP. unterscheidet); Völlegefühl durch Kaffee oder Suppe; schwacher, kleiner, unregelmäßiger Puls. Die Symptome bessern sich nach dem Frühstück. Reichliche Menses bei Frau-

---

(2) Dieses Salz prüfte ich bereits sechs oder sieben mal. Der Husten scheint in die Brust herabzusteigen und zu einer störenden *Beklemmung des Epigastriums* zu führen, als ob der Husten von dort ausgehe. Bei Fortsetzung der Prüfung entsteht ein *fürchterliches Erstickungsgefühl; Atmungsgeräusche, als seien die Luftwege sehr eng und metallisch ausgekleidet.* Hört sich das nicht wie eine Simulation von Krupp an ?

en; zusammen mit dem Gefühl von Hinfälligkeit, Unfähigkeit zur Expektoration und allgemeine Mattigkeit der Brust; Leeregefühl, Schwäche durch Sprechen.

KALI-I. neigt mehr als die vorangegangenen Mittel zu Entzündungen mit Ödemen. Bei Pneumonie ist es allen anderen Mitteln vorzuziehen, wenn die Hepatisation so ausgedehnt ist, daß sich Symptome von Hirnkongestion entwickeln, mit Erguß, dilatierten Pupillen, hängendem Kiefer, Koma, Lähmungen der Glieder (da die Kongestion mechanischen Ursprungs ist, ist es sinnlos, hier BELL. zu geben). Das Sputum kann sowohl schaumig wie Seifenlauge sein (und damit einen Hinweis auf Lungenödem liefern), als auch reichlich, eitrig und grün. Stiche durch das Sternum zum Rücken[3]. Schmerzen in der Brust, als würde sie in Stücke geschnitten. Membranöser Krupp skrofulöser Kindern mit Drüsenschwellungen, Stimmverlust und Erwachen mit Erstickungsgefühl um 5 Uhr morgens. Der KALI-C.-Husten wird durch Bewegung verschlechtert; der hartnäckige, trockene Reizhusten von KALI-I. wird in Ruhe schlimmer.

Durch die Kombination mit der Säure repräsentiert KALI-CHL. dagegen eine Konstitution, die zu Aphthen und diphtherischen Ablagerungen neigt; der Husten ist mit Lichterscheinungen vor den Augen und Überwiegen kongestiver Symptome verbunden; Enge über Brust und Herz, Herzklopfen. Auch bei KALI-C. zeigen sich diese Lichterscheinungen, und weniger deutlich auch schwarze Flecken. Wenn Heiserkeit, Husten, fauliger Atem und diphtherische Beläge nach Quecksilbermißbrauch zusammentreffen, ist KALI-CHL. das einzige Mittel.

KALI-N. ruft Pneumonie mit stechenden Schmerzen und Angst hervor. Die Dyspnoe steht wie bei KALI-C. im Vordergrund, doch ist sie bei KALI-C. die Folge einer Obstruktion der Bronchiolen, während sie bei KALI-N. in keinem Verhältnis zur Ernsthaftigkeit der Erkrankung steht und sogar bei leichter Kongestion oder Hepatisation auftritt. Außerdem besteht ein unangenehmes Schweregefühl in der Brust, wie von einer großen Last[4]. Lungeneiterung mit reichlichen, erschöpfenden Schweißen, Angst, Hitze des Gesichtes und der Stirn[5]. Möglicherweise aufgrund der beteiligten Säure ist der Schweiß reichlicher als bei jedem anderen Kali-Salz. Bei Schwindsucht ist der Husten so heftig, daß starke Atemnot und Herzklopfen entstehen; spärliches Sputum mit koaguliertem Blut.

(3) Es ist ein bemerkenswertes Phänomen, daß alle *Mercurius-Präparationen* dieses Symptom erzeugen und *Kali-i.* eines ihrer besten Antidote ist.

Herz, Kreislauf - Charakteristisch für die KALIS ist die Ausbildung einer Herzmuskelschwäche, die sich je nach Mittel darstellt. KALI-BI. beeinflußt den Kreislauf nur leicht; beschleunigter Puls; besonders beim Erwachen um 2 Uhr morgens; mit Übelkeit und Herzklopfen; Kältegefühl in der Herzgegend; Druck auf das Herz im Liegen, > nach dem Aufstehen.

Von KALI-BR. fehlen Prüfungen in Potenz, wir kennen nur dessen Symptome von Parese.

KALI-C. paßt für Frauen besser als KALI-BI. und heilt Klopfen der Blutgefäße, die wie Puls schläge am ganzen Körper verspürt werden; der Puls ist morgens schneller.

KALI-BI. dagegen erregt lokale Hitzewallungen im Gesicht während des Klimateriums. Schwache, unregelmäßige Herztätigkeit mit Krampfschmerzen und ohnmächtigem Leeregefühl in der linken Brust gehören zu KALI-C.

KALI-CHL. erzeugt vollen, weichen, trägen Puls am rechten Handgelenk, jeden 25. Schlag aussetzend und asynchron zum Herzschlag; der Puls der linken Hand ist klein, weich und leicht abzudrücken. Wie KALI-BI. verursacht es ein Kältegefühl ums Herz; doch statt des Schweregefühls besteht Beklemmung, wie durch einen Strick zusammengeschnürt (bei KALI-C. durch Krampf); Kongestion zu Herz und Brust mit Kälte der Arme und Füße.

KALI-I. bringt ein Iod.-Symptom mit ein: Herzklopfen beim Gehen. Bei Karditis muß KALI-C. berücksichtigt werden, wo bei scharfen, stechenden Schmerzen ein blasendes Geräusch statt des ersten Herztons und ein lauterer zweiter Herzton zu bemerken sind, die die Stockung des Lungenkreislaufs andeuten. Obwohl schießende Schmerzen KALI-C. nahelegen, muß aber nach wiederholten Anfällen KALI-I. gewählt werden (siehe *Raue's* Pathologie), oder auch, wenn sie die Folge chronischer Nephritis sind.

Wenn sich das Herzklopfen in Rückenlage verschlimmert, dann ist KALI-N. angezeigt; der Puls ist langsamer als der Herzschlag.

Magen

KALI-BI. hat sich einen guten Ruf bei Dyspepsie mit Abneigung gegen Fleisch erworben; Verlangen nach dunklem Bier, aber < dadurch; Schweregefühl, unmittelbar nach dem Essen; rotes, fleckiges Gesicht mit

(4) Vergleichbar mit dem Gefühl in den Gliedern, als seien sie aus Holz.

(5) Gerade bei dieser Fiebrigkeit der Stirn benutzten die alten Allopathen mit Erfolg eine Salpeterlösung.

dicker Haut; die Zunge erscheint flach, breit, mit aufgebogenen und ge-
zackten Rändern.

KALI-C. präsentiert ein rotes Gesicht, was durch Kaltwaschen <
wird; Völlegefühl im Magen nach dem Essen; Leeregefühl vor dem Essen; Suppen verursachen Völlegefühl; Klopfen im Epigastrium; schwacher, unregelmäßiger Puls; die Schmerzen ziehen zum Rücken.

KALI-CHL. kommt bei Pfortaderkongestion und vergrößerter Leber zu Hilfe; Leeregefühl im Magen.

KALI-I. sollte dann bevorzugt werden, wenn gemeinsame KALI-
Symptome, wie schwache Verdauung usw., mit häufigem Aufstoßen
(wie bei IOD.) verquickt sind; Leeregefühl, das nicht (wie bei KALI-
C.) durch Essen zu bessern ist; Speisen schmecken wie Stroh.

KALI-BR. wird heilend wirken, wenn der Magen so schwach ist,
daß jedem Versuch zu Essen schweres Drücken folgt.

KALI-N. wird, wenn auch selten vorkommend, dyspeptische Neigung mit Krampfschmerzen und Koliken nach Kalbfleisch beseitigen.

Stuhl

Allen gemeinsam ist harter, erschwerter Stuhl und chronische Verstopfung.

Wir differenzieren KALI-BI. aufgrund der schmerzhaften Retraktion des Anus[6].

KALI-C. hat großen, mühevollen Stuhlgang durch Inaktivität des
Rektums .

KALI-CHL. erregt, wie die Chloride [AM-M., MAG-M., NAT-M.],
so extreme Trockenheit, daß der Stuhl fast zerkrümelt.

Daneben treten auch lockere Entleerungen auf; plötzlicher, gebie-
terischer Stuhldrang; wäßriger, schleimiger Stuhl. KALI-BI. muß sich
beeilen, aus dem Bett zu kommen; gallertartiger Stuhl, bei trockener,
roter und rissiger Zunge.

KALI-C. und KALI-BR. rufen einen paretischen Zustand hervor;
ersteres hat unwillkürlichen Stuhl bei Abgang von Winden, bei letzterem scheinen die Eingeweide mit dem Stuhl herauszukommen.

Bei KALI-C. finden wir eine Verschlechterung durch Milch, doch
ist dies für KALI-I. charakteristischer. Letzteres hat auch begleitende
Schmerzen im Rücken, als ob dieser in einen Schraubstock gespannt
sei.

---

(6) Ziemlich sicher ist diese Retraktion eine Auswirkung der Säure, da *Blei* und
Zink derselben isomorphischen Gruppe angehören.

Nieren, Urin

Die Pottasche-Salze spielen eine wichtige Rolle bei der Behandlung der chronischen Nephritis.

Buchner nutzte KALI-BI. bei syphilitischen Fällen; auf KALI-C. wendet sich das Augenmerk bei Wassersucht eines Fußes, mit ödematösen Säckchen über beiden oberen Augenlidern; schwärzlicher Urin; als Folge von Naßwerden oder tragen nasser Kleider.

KALI-CHL. ist hier ohne klinische Bestätigung, doch hat es einen Bezug zu diphtherischen Erkrankungen; afibrinöses, blasses Blut; Kongestion zum Herzen, langsamer Puls, Zucken im Gesicht, schmutziggelbes Harnsediment[7].

KALI-I. paßt auf die Sekundärsymptomatik; Pleuritis mit Exsudation, Unbehagen, Frösteligkeit, Zerschlagenheitsschmerz in der Lumbalregion, schießende Schmerzen; dunkler, spärlicher Urin; Lungenödem.

Plötzliche ödematöse[8] Schwellungen entwickeln sich bei KALI-N.; der Puls ist langsamer als der Herzschlag, schmerzlose Zuckungen hier und da; Kehlkopfkrämpfe wie zum Ersticken; besonders bei der quälenden Atemnot[9].

Blasser, wäßriger Urin bei Nervosität ist eher für KALI-N. charakteristisch; auch bei KALI-BR. besteht blasser Urin mit Chorea, Epilepsie usw. In weniger deutlichem Grad erzeugt KALI-I. vermehrte Harnabsonderung, und zwar mit so ungeheurem, unauslöschlichem Durst, daß der Gedanke an Diabetes mellitus nicht unberechtigt ist. Auch hier sind die paretischen Symptome der KALIS bestens bekannt durch das KALI-C.-Symptom: Urin geht nur langsam ab. Dieser Zustand kann sich auch infolge von Prostatavergrößerung alter Männer ausbilden, mit Prostatorrhoe und nächtlichem Urinieren.

Der ähnliche Zustand bei KALI-BI. unterscheidet sich dadurch, daß hier der Urin zwar vollständig abgeht, doch ein Gefühl hinterläßt, als bliebe ein Urintropfen zurück. Ursache kann Gonorrhoe mit Prostatabeteiligung sein, wo KALI-BI. mit THUJ. konkurriert.

Das kraftvoll auf alle Drüsen wirkende KALI-I. löst eine so starke interstitielle Vergrößerung der Prostata aus, daß der Urin gänzlich zurückgehalten wird.

Genitalien

Die KALIS neigen dazu, die Sexualkraft zu schwächen.

KALI-BR. ist berühmt für Impotenz mit Melancholie, Gedächtnisverlust, nervöser Entkräftung und Epilepsie; oder verstärkte Reizbar-

---

(7) Auch bei kruppöser Nephritis mit schmutzigem, gelbem Bodensatz.

keit mit nächtlichen, anhaltenden Erektionen, Rückenschmerzen und unkontrollierbarer nervöser Unruhe.

KALI-C., immer unter Verlust von Körpersäften leidend, hat zusätzlich Schwäche des Körpers, vor allem Sehschwäche, nach Koitus; die Atonie der Muskeln zur Ejakulation offenbart sich außerdem in Pollutionen nach dem Koitus. Wenn NAT-M. nicht exakt passend ist, sollte KALI-CHL. erwogen werden, besonders bei bestehender Frostigkeit und Apathie.

KALI-I. entlehnt sich von IOD. die Eigenschaft, Drüsenatrophie hervorzurufen, und mit den verkümmerten Hoden ist natürlich Potenzverlust verbunden.

KALI-N. löst einen Erregungszustand aus, der heftiges Spannen in den Hoden verursacht, wenn er nicht befriedigt wird[10].

KALI-C. ist berechtigterweise für Folgen von Abort und Entbindung bekannt: Rückenschmerzen, Nachtschweiße, trockener Husten, Abmagerung oder Menorrhagie.

KALI-BR. muß berücksichtigt werden, wenn sich der Uterus nicht zur normalen Größe zurückbildet (Subinvolution) oder bei Bildung fibröser Tumoren.

Alle KALIS verändern Dauer und Charakter der Menses.

KALI-C. zeigt, wie auch KALI-I., das seltene Symptom: zu reichliche und zu späte Menses. KALI-BR. entwickelt Epilepsie; Jucken, Brennen und Erregung in der Vulva. Der lokale Juckreiz von KALI-C. ist kein Pruritus wie bei KALI-BR., sondern wird durch den wundfressenden Mensesfluß ausgelöst. Schwarz wie Tinte ist die Menses von KALI-N. Bei KALI-BI. besteht Harnverhaltung oder rotes Harnsediment.

Während sich bei KALI-BI. um die Genitalien fadenziehender Schleim ansammelt, kommt es bei KALI-C. und KALI-I. zum Abgang ätzenden, wundmachenden Fluors; bei KALI-N. zu dünner, weißer Leukorrhoe.

(8) Gerade *plötzliche* wassersüchtige Schwellungen gehören zu den KALIS und weisen oft auf sie hin.

(9) Laut *Buchner* ist die synonyme Verwendung der Begriffe „kruppöse" und „chronische" Nephritis ein Fehler, da bei der chronischen Nephritis das Blut afibrinös und damit für die kruppöse Exudation ungeeignet ist. Bei massiven Beschwerden durch Gicht oder Rheuma jedoch müssen diejenigen KALIS zum Einsatz kommen, die kruppöse Entzündungen hervorrufen. Die Symptome täuschen nie, wenn sie genauestens bestimmt wurden.

(10) Das Spannen scheint durch die Völle der Kapillaren, in Verbindung mit nervöser Konstriktion, bedingt zu sein.

Gewebe

Übereinstimmende Eigenschaft der KALIS ist das Hervorbringen stechender oder schießender Schmerzen, die, je nach Mittel, unterschiedliche Stellen befallen, was zur Differenzierung beiträgt. Siehe *Brust* usw.

Rheuma[11] kann durch alle KALIS geheilt werden. Bei KALI-BI. sind es periodisch erscheinende, von einem Teil zum nächsten wandernde Schmerzen; > durch Wärme (entgegengesetzt seinem analogen Mittel PULS.); die Schmerzen entstehen und verschwinden graduell oder plötzlich; Rheuma wechselt mit Magen- oder Lungenbeschwerden.

KALI-BR. reagiert eher auf lähmungsartige Schmerzen; Schwäche der Armmuskeln.

KALI-BI. erzeugt Lahmheitsgefühl des rechten Armes, als sei er eingeschlafen, und empfiehlt sich daher auch für rheumatische Lähmungen.

KALI-BR. ist wichtig bei plötzlich verstärkten Reflexen und kann für krampfhaftes Zucken bei Rheuma von Nutzen sein, wenn andere Symptome übereinstimmen.

KALI-C. ist bezüglich der Muskelschwäche am besten geprüft; Taubheit der Arme nach körperlicher Anstrengung, Kraftlosigkeit der Arme, Einschlafen der Glieder , auch nach Essen; ohnmachtsartige Schwäche nach Spaziergang. Rheuma mit Schwellungen, < in Ruhe. Lumbago < um 3 Uhr morgens; die Schmerzen schießen ins Gesäß und in die Oberschenkel[12], der Kranke zuckt durch die Schmerzen zusammen; Rucken der Glieder, wenn der Fuß berührt wird.

KALI-I. ist zusammen mit KALI-BI. bei syphilitischem oder mercurialem Rheuma angezeigt, doch engere Verwandtschaft besteht zu Gicht; die reißenden (periostalen) Schmerzen werden nachts schlimmer; arthritische Knötchen; Gelenkkontraktionen durch gichtige Ablagerungen.

KALI-CHL. paßt bei mercurialem Rheuma mit Gesichtszuckungen.

KALI-N. heilt die üblichen stechenden, rheumatischen Schmerzen, wenn sich die Teile vergrößert anfühlen; der Fuß fühlt sich an, als sei

---

(11) Kalium ist in verschiedenen Zusammensetzungen für das Muskelgewebe physiologisch notwendig. Ein Mangel verursacht paretische Zustände. Die KALIS werden somit zu nährenden Mitteln bei Muskelrheuma und Lähmungen, besonders alter Menschen (vergleiche *Herz*).

(12) Mehrere Fälle mit sofortiger Heilung durch *Kali-c.*

er aus Holz. Rheumatische Lähmungen, wenn sich Taubheitsgefühl und Kribbeln mit Gelenkschmerzen abwechseln.

Krämpfe - Um Krämpfe zu lindern ist es manchmal sinnvoll, die KALIS zu beachten. Gerade weil sie eher für paretische als für paralytische Zustände angezeigt sind, können sie analog häufiger bei Muskelzuckungen u.ä. eingesetzt werden als bei generalisierten Konvulsionen.

KALI-BI. bewirkt, soweit es geprüft ist, nur krampfhafte Kontraktion der Hände, und zwar in Verbindung mit Rheuma.

KALI-BR. dagegen ist eines der größten „Reflexmittel" über die wir verfügen; Zuckungen, Chorea und aus dem gleichen Grund geistige Störungen wie Krämpfe durch Gemütsbewegungen, Wahnideen und nächtliche Schreckzustände; charakteristisch ist hier die ständige Geschäftigkeit der Hände, indem sie die Schuhe binden, Fäden von Kleidern zupfen, geschäftig arbeiten. Beim Versuch, sich ruhig Hinzusetzen, finden wir hier immer eine Verschlechterung.

KALI-C. wird bei Epilepsie und puerperaler Eklampsie gebraucht, wenn Aufstoßen bessert. Mit den Krämpfen verbunden ist Spinalirritation der Zervikalregion und Mitbeteiligung des Nervus vagus. Auch hier wird eine ähnliche Hyperreflexie wie bei KALI-BR. beobachtet: Auffahren bei Berührung, besonders der Füße; der Kopf zuckt nach vorne, Bewußtlosigkeit, Blindheit; Trinken bessert, doch bleibt die Schwäche und Übelkeit. Epilepsie in den Morgenstunden der Nacht, und wie bei KALI-BR. besteht immer eine, an Lähmung grenzende Schwäche.

KALI-CHL. sollte bei Zucken der Gesichtsmuskeln nach MERC. gewählt werden; Zucken in den inneren Augenwinkeln und der unteren Stirn. Verbunden damit ist immer Kongestion der Nervenzentren, was zu Hitze im Kopf, Schwindel nach Anstrengungen, Gesichtshitze führt, > durch Nasenbluten; Delirium nach Konvulsionen.

KALI-I. heilt, aufgrund seines Iod.-Anteils, deutliches Sehnenhüpfen; Sehnenkontraktionen; Verrenkung der Glieder, bei Gicht, bei chronischer Meningitis cerebrospinalis.

Bei KALI-N. gibt es hinsichtlich von Wangen und Nasenspitze ein Spannungsgefühl. (KALI-BI.: Schmerzen der Wangen, wie zerschlagen; KALI-C.: Drücken; KALI-CHL.: Zuckungen und KALI-I.: Reißen.) Wie KALI-C. erregt KALI-N. Magenkrämpfe; ersteres nach Speisen oder Getränken; letzteres nach Kalbfleisch.

Hüften

Ischias - Wenn der linke Nerv Sitz der Erkrankung ist, verspricht KALI-BI. Heilung; die Sehnen fühlen sich wie gestreckt an.

Schmerzen aufgrund von Hüfterkrankungen verlangen nach einer Differenzierung zwischen KALI-C. und KALI-I. Ersteres wirkt zwar weniger auf Knochen und Periost, umso deutlicher jedoch auf die Gelenke; Gicht, lähmungsartige Schwäche, tuberkulös (Koxarthrose). Letzteres erzeugt zusätzlich Entzündung von Periost und Knochen mit interstitieller Infiltration. Von KALI-C. können wir nur krampfartige, reißende Schmerzen von der Hüfte zum Knie erwarten; die Glieder schlafen ein, Zuckungen im Schlaf und bei leichter Berührung.

KALI-I. hat nagende, bohrende Schmerzen, < nachts; Fluktuation [Wellenbewegung bei Perkussion] über der Hüfte mit teigiger Oberfläche in der Umgebung; Schießen in der Hüfte bei jedem Schritt, muß Hinken; Abszesse mit Absonderung dicken oder dünnen Wundsekrets.

Haut, Knochen

Die KALIS hemmen reichliche und übermäßige Sekretion, unabhängig davon, ob es sich um Hämorrhagie, eitrige oder seröse Absonderung handelt. *(Goullon.)*

KALI-C. hat eine trockene Haut, es besteht ungenügende Schweißbildung; daher auch schuppige, trockene Hautausschläge. Gelegentlich entwickelt sich aus Exsudaten unter der Epidermis Herpes des Hodens, des Perineums oder an den Rändern der Labien; seltener können sich auch Freßblasen ausbilden. Die Haut ist wundschmerzhaft, mit Stichen in der Leber; lang anhaltende Schwäche des Magens, Leeregefühl. Urtikaria mit Uteruserkrankungen. Geschwüre mit lividen Rändern, nachts blutend. Drüsenschwellungen nach Prellung. Erysipel. Knochen und Periost sind kaum betroffen.

Die Unterscheidung zwischen KALI-BI. und KALI-I. ist nicht immer leicht. KALI-BI. verursacht masernähnliche Hautausschläge auf heißer, trockener Haut; es besteht vor allem eine Neigung zur Pustelbildung, ähnlich Pocken. Blasenbildung (wie bei KALI-C. und KALI-N.) mit Neigung, in die Tiefe zu gehen und nach dem Aufbrechen dicke Krusten zu bilden. Ein identisches Bild bietet KALI-I., doch als Folge von Quecksilbermißbrauch. Die Blasen bilden dicke, plättchenartige Schorfe, darunter anhaltende Eiterung; also ein nahezu vollständiges Bild von Rupia. Beide (KALI-BI. und KALI-I.) verursachen in die Tiefe gehende Geschwüre, bei KALI-BI. trocken und oval, mit trockenen, schwarzen Krusten; bei KALI-I. mit dicker, wundmachender, jauchiger Absonderung. Von den Knochenerkrankungen heilt KALI-BI. Karies, syphilitischen Karies der Nasenscheidewand; KALI-I. erzeugt Exostosen, Tophi und Nekrosen; Abszesse mit dicker Absonderung; nächtliche mercuriell-syphilitische Knochenschmerzen.

Der übermäßige Gebrauch von KALI-BR., KALI-CHL. und KALI-I. führt zu papulösen Ausschlägen. Ich empfehle die Verwendung von KALI-I. bei skrofulöser Vergrößerung der Tonsillen mit Drüsenvergrößerungen am ganzen Körper, ähnlich MERC. oder HEP., wenn dabei Trockenheit des Halses und Papeln im Gesicht bestehen. KALI-BR. ist ein hervorragendes Mittel bei Akne.

Ähnlich schwierig ist die Unterscheidung von tuberkulösen Hautaffektionen bei KALI-BR., KALI-BI. und KALI-I. Bei den ersten beiden zeigt das Zentrum [der Granulationsgeschwulst] eine nabelförmige Einsenkung, nach deren Auflösung sich dicke Krusten oder Narben bilden. Das Auftreten im Sommer und die anschließende Entartung zu tiefen, einzelstehenden Geschwüren weist auf KALI-BI. hin. Bei KALI-BR. entstehen sie eher im Winter, und bei der folgenden Ulzeration entwickelt sich ein flaches, untätiges Geschwür, das nach der Heilung eine gelbe, schuppige Oberfläche hinterläßt.

Die KALIS werden auch zur Behandlung von Furunkeln, und zwar vor allem kleineren, eingesetzt. Dem Charakter von Karbunkeln entspricht am weitestgehendsten KALI-I., sowohl wegen seiner Wirkung auf den Nacken (dem häufigsten Sitz dieser Erkrankung), wie auch seiner destruierenden Entzündung des Zellgewebes.

Die Haut der Hände. - Die KALIS zeigen eine besondere Affinität zu den Fingern. KALI-BI. führt zur Bildung kleiner Pusteln an den Nagelwurzeln, der entzündliche Prozeß greift auf die Lymphgefäße der Arme über und führt zur Stauung der Achseldrüsen.

KALI-C. affiziert den Daumen und führt dort zu subkutaner Entzündung um den Nagel (Nagelumlauf) bei Rheumakranken; Gefühl von Unterschworenheit unter der Haut.

KALI-I. geht noch tiefer zum Periost (Paronychie); Ziehen, als wolle der Daumen aufplatzen oder als werde der Nagel herausgezogen.

KALI-N. befällt entsprechend seines Charakters die Daumenspitze und verursacht dort eine furunkulöse Entzündung.

Allgemeines

Die Verschlechterung in den Morgenstunden (besonders der Brustbeschwerden) ist so grundsätzlich, daß es eine Familiencharakteristik genannt werden kann: KALI-BI. um 2 UHR; KALI-C. um 3 UHR; KALI-I. um 5 UHR; KALI-N. um 3 UHR.

Schwäche der unteren Extremitäten. Wenn eine Übereinstimmung der Begleitsymptome besteht, können die KALIS bei Spinalirritation, passiver Kongestion (wie KALI-C., KALI-BI. und KALI-N. während den Menses) und bei Lähmungen von Nutzen sein. KALI-BR. heilte

Rückenschmerzen mit Anästhesie, phosphathaltigem Urin; Gedächtnisverlust; Impotenz; nach sexuellen Exzessen.

KALI-C. stellt die Wirbelsäule nach Abort wieder her. Rückenschmerzen werden durch KALI-C. normalerweise in so starkem Maß gebessert, daß dies als wesentliches „Schlüsselsymptom" dieses Mittels betrachtet werden kann. Halsleiden (mit Steifigkeit der Halswirbelsäule); Kehlkopf- und Speiseröhrenerkrankungen (Schmerzen in der Wirbelsäule beim Schlucken von Speisen); Dyspepsie (Schmerzen in Rücken und Gliedern nach dem Essen); Genitalbeschwerden; Krämpfe; Obstipation; Erysipel und Tuberkulose.

Bereits die alte Schule nutzte KALI-I. bei chronischer Myelitis und Meningitis; der Rücken fühlt sich an, als sei er in einen Schraubstock gespannt; Gliederkontraktionen.

Konstitution

KALI-BI. paßt für fette, pummelige Kinder.

KALI-C. entspricht Erkrankungen alter Menschen, Frauen; meist fett und schlaff.

KALI-I. nach Quecksilbermißbrauch mit Neigung zu Drüsenerkrankungen, Drüsenatrophie und bei Syphiliserkrankung in der Vergangenheit. Es absorbiert normales Fett und entwickelt Entzündungen, die zu Infiltrationen, Ödemen oder Nekrose neigen.

KALI-BR. ist bei pathologischer Fettsucht und sogenannten nervösen Erkrankungen angezeigt.

KALI-CHL. kann Anwendung finden, wenn durch Quecksilbermißbrauch ein skorbutischer Zustand entsteht.

KALI-N. wird bei asthmatischer Disposition bevorzugt.

Analoge Mittel

Trotz vieler Übereinstimmungen unterscheiden sich die einzelnen Salze in starkem Maße, sobald ihre individuelle Charakteristik mit analogen Mitteln verglichen wird. KALI-BI. weist eine enge Beziehung zu Ars., Lach., Puls. und Thuj. auf. KALI-BR. ähnelt oft (geistig) Nat-m. *(C. Wesselhoeft)*. KALI-C. ist verwandt mit Carb-v., Lyc., Nat-m., Nit-ac. und Phos. Als Gegenstück zu KALI-CHL. gilt Cadm-s. KALI-N. ähnelt Lyc. bei Pneumonie und ist bei Blasenerkrankungen Canth. sehr ähnlich. KALI-I. steht in enger Beziehung zu Merc. [Quecksilber] und hat in Hep. ein umfassendes Antidot.

Die Quecksilberpräparate

Kopf

Bereits lange bei den Arabern bekannt, brachten die Mauren, so wird zumindest erzählt, Quecksilber nach Spanien. *Paracelsus* gebührt trotzdem die Ehre, es als offizielles Medikament eingeführt zu haben.

Wie bei vielen anderen mächtigen und wertvollen Medikamenten, ist seine Geschichte ein trauriges Kapitel von massivem Mißbrauch zum Schaden der Menschheit. Seine toxischen Eigenschaften zerstörten Gesundheit und Leben. Eine lange und schmerzvolle Aneinanderreihung von Beschwerden folgte seiner exzessiven [mißbräuchlichen] Anwendung.

Die einzelnen Präparate, mit denen wir zu tun haben, sind:

1. **Mercurius vivus** (Quecksilber) [Merc.]*

1a. **Mercurius solubilis** (schwarzes Oxid mit etwas Salpetersäure und Ätzammoniak) [Merc.]*

2. **Mercurius dulcis** (Calomel) [Merc-d.]

3. **Mercurius corrosivus** [Merc-c.]

4. **Mercurius aceticus** [Merc-a.]

5. **Mercurius cyanatus** [Merc-cy.]

6. **Mercurius protoiodatus** (gelbes [grünes] Quecksilberiodid) [Merc-i-f.]

7. **Mercurius bi(n)iodatus** (rotes Quecksilberiodid) [Merc-i-r.]

8. **Mercurius praecipitatus ruber** (rotes Quecksilberoxyd) [Merc-pr-r.]

9. **Mercurius sulphuricus** (Quecksilbersulfat; gelbes Präzipitat) [Merc-sul.]

10. **Cinnabaris** (rotes Quecksilbersulfiol [Mercurius sulphuratus ruber]) - Zinnober [Cinnb.]

Hinsichtlich der Symptomatik kann allgemein festgestellt werden: Metallischer Mundgeschmack, empfindliche, dunkelrote Schwellung des Zahnfleisches; geschwollene Zunge, fauliger Atem, verstärkter Speichelfluß, erst reichlich, später wäßrig und Fett enthaltend. Die Speicheldrüsen schwellen an und werden schmerzhaft, danach beginnt Mundfäule, die im weiteren Verlauf zur Loslösung der Schleimhaut und bis hin zu Karies der Kieferknochen fortschreitet. Individuelle Empfänglichkeit

---

(*) *Hahnemann* prüfte zwar *Mercurius solubilis*, empfahl aber die Verwendung von Triturationen des reinen Metalls *(Mercurius vivus)* in der Praxis, da es das am einfachsten herzustellende Quecksilberpräparat darstellt und *sich in gleichem Maße für die Verschreibung nach den Symptomen von Mercurius solubilis eignet.*

und spezifische Erkrankungsstadien modifizieren die Quecksilber-Symptome. So sind Kinder seltener von verstärktem Speichelfluß betroffen, außer jenen, die unter Entzündungen leiden; bei Skrofulose jedoch, werden sich die Symptome schnell entwickeln. Der Körper verfällt, die Qualität des Blutes nimmt ab, ihm fehlt Fibrin und Albumen, dafür enthält es fettige Substanzen. Wir finden manchmal Fieber mit Pustelausschlägen; Zittern, besonders der unteren Glieder, erstreckt sich über den gesamten Körper; Schlaflosigkeit; Gedächtnisverlust, Delirium. Kopfschmerz, auch Konvulsionen; Geschwürbildung an den Beinen. Bräunlicher Ton der gesamten Haut. Das Zittern von *Mercurius* erinnert erst an Chorea, später an Delirium tremens oder Paralysis agitans.

Quecksilber greift den gesamten Organismus an, doch seine Hauptwirkung betrifft die vegetativen Funktionen. Hier erhöht es die Absorption und damit auch die Sekretion der Drüsen des gesamten Körpers. Sowohl Quantität als auch Qualität der Absonderungen werden verändert. Sie verstärken sich, werden dünner und flüssiger, ätzend und wundfressend, ölig, wie auch der Schweiß; sie lassen sich dadurch von der verdickten Sekretion von HEP. oder CON. unterscheiden. Bei Ophthalmie auch von EUPHR., das zwar ein sehr ähnliches Bild wie MERC. hervorruft, doch statt dünnem, dicken, ätzenden Eiter absondert.

Diese Veränderungen werden durch verringerte Plastizität der Sekretionen bewirkt und durch die tatsächliche Substitution des plastischen Anteils durch winzige Spuren von Quecksilber. Es ist also mehr als nur dichterische Freiheit, von Quecksilber in den Knochen zu sprechen. Das Bluteiweiß wird durch die Nieren ausgeschieden, wir finden also Albuminurie. Quecksilber wurde im Blut gefunden, im Urin und Speichel, in jedem Gewebe, auch dem des Foeten und sogar im Urin gestillter Kinder, deren Mütter [oder Amme] Quecksilber eingenommen hatten.

Quecksilber verursacht (laut *Kaspar*) durch seine stimulierende Wirkung primär einen Reizanstieg, bis hin zu Entzündung und Eiterbildung. Dem folgen Trägheit und Schwäche, bis zur Erschöpfung. Diese verschiedenen Beobachtungen zeigen, welche Stellung MERC. bei Entzündungen einnimmt. Es folgt auf BELL. und steht parallel zu ARS., HEP., LACH., SIL. und SULPH.

Bei Erregungszuständen gleicht es BELL. und ARS. und wirkt hier völlig entgegengesetzt zu LACH. und SIL. Es unterscheidet sich von BELL. und HEP. durch die, erst nach der Eiterbildung mögliche Anwendung. Von BELL. abgrenzbar ist es durch seine eher sekundäre Tendenz, das Sensorium zu beeinflussen und primär vegetativ zu wirken. So kann es bei Hirnaffektionen auf BELL. folgen, ihm aber niemals vorangehen. Außerdem müssen deutliche Symptome der Drüsen, des Verdauungssystems vorliegen, sowie das, für Mercurius typische und entscheidende, oft als Schlüsselsymptom genannte „skorbutische Zahnfleisch".

Silicea kommt zur Anwendung, wenn die Eiterabsonderung nicht aufhören will und mangelnde Heilungstendenz besteht.

Sulphur kann gebraucht werden, wenn Sil. versagte. [Auch als Zwischenmittel, worauf wieder SIL. folgen kann und die Heilung abschließt.]

Arsenicum ähnelt MERC., da es ebenfalls Erregungszustände mit Gewebezerstörung bewirkt (im Gegensatz zu LACH. und CARB-V.), Eiterbildung usw.

Mercurius und **Arsenicum** sind hervorragende Mittel bei Pyämie.

Die Veränderungen von Absorption und Sekretion führen zwingend zu mangelhafter Ernährung, Abmagerung und Erschlaffung. Haut und Schleimhaut werden erdig und blaß. Das Gewebe wird schwammig, besonders das Zahnfleisch. Blutungsneigung. Knochenerkrankungen. Dem Blut mangelt es an Plasma und die Blutgefäße verlieren ihren Tonus. Charakteristischerweise ist der Puls infolgedessen frequent, aber schwach oder langsam und weich.

Kongestion und Entzündung werden dann in der Folge von Hyperämie, Stauung und Exsudation abgelöst. Die venöse Stase aufgrund des veränderten Blutes führt schnell zu zellulärer Infiltration oder Wassersucht. In Verbindung mit den Ernährungsstörungen steht eine Erregbarkeit, die manchmal die eigentliche Schwächung maskieren kann und wie eine Zunahme an Kraft erscheint.

Daneben werden sekundär die Nerven ergriffen: Depression, Ruhelosigkeit; Mangel an Muskelkraft, die Bewegungen werden zittrig, wie bei Paralysis agitans. Verlust der Sprache, Dysphagie usw. Der Geist wird von Reizbarkeit, Manie und schließlich Imbezillität geprägt. Die Neuroglia kann (analog des Periosts) entzündet sein und es kann zu Neuralgien kommen, die durch Veränderungen von Temperatur oder Luftfeuchtigkeit beträchtlich verschlechtert werden. Eine vergleichbare Reizung kann die Spinalhäute betreffen, und so finden wir in MERC. ein wertvolles Mittel für Meningitis spinalis, Myelitis u.a. (bei sypilitisch-mercurieller Verursachung sollten die Symptome von KALI-I., daneben auch SULPH. berücksichtigt werden).

Auch in serösem und fibrösem Gewebe erzeugt MERC. verstärkte Sekretion; dies zeigt sich in Gelenken, serösen Höhlen, Muskelmembranen und unter dem Periost. Daher kann MERC. bei Gelenkrheuma, Pleuritis, Peritonitis und Periostitis von Nutzen sein.

Die Leber ist bei MERC. vergrößert und oft aufgrund unvollständiger Restitutionsversuche fettig degeneriert (vergleiche: AUR., NIT-AC., PHOS., PIC-AC. usw.). Viele dieser Lebersymptome sind die Folge eines Katarrhs des Duodenums, der auf den Gallengang übergreift.

MERC. sollte daher bei Patienten in Betracht kommen, die eine Neigung zu schleimigen oder blutigen Absonderungen aufweisen; zu Eiterungen; zu vergrößerten Lymphdrüsen; die erregt, ängstlich und ruhelos sind, besonders abends, mit grundloser Furcht; mit Reizbarkeit; Verlangen zu fliehen, mit nächtlicher Angst und deren Verhalten und Sprache sehr hastig erscheinen. Blutwallungen mit Zittern bei der geringsten Anstrengung.

Dyskrasie: Syphilis; weiche Schanker mit speckiger Basis und Ausdehnung in Breite und Tiefe, mit Neigung, indolent und schwammig zu werden oder zu bluten. Röte der Umgebung und aufgequollene Ränder. Pustelförmiges Syphilid.

Mercurius corrosivus vertritt MERC. bei sehr ernster lokaler Entzündung, mit fressenden Geschwüren, drohender Zerstörung des Penis; Eiter färbt Wäsche wie ausgelassenes Schmalz.

Arsenicum album kommt in Frage, wenn die sich ausbreitende Entzündung anhält und Gangrän droht (siehe auch LACH.).

Nitricum acidum bildet ebenfalls phagedänische Geschwüre, doch mit unregelmäßigen Rändern, überschiessender Granulation und Bluten bei leichtester Berührung. Bei Syphilis von Mund und Hals, also im Sekundärstadium von Syphilis, ist es das bei weitem bessere Mittel als MERC.

Mercurius iodatus flavus und **Mercurius iodatus ruber** sind bei echtem *Hunter'schen* Schanker vorzuziehen.

Cinnabaris ist die Form von Quecksilber, die für sykotische Auswüchse gebraucht wird; kleine, schimmerndrote Punkte auf der Eichel; kleine Geschwüre am Gaumen oder der Zungenspitze.

Corallium rubrum paßt für sehr rote und empfindliche Schanker mit stinkender Absonderung.

Jacaranda entzündet die Vorhaut; roh, blutend, gelber Eiter bildet sich auf der inneren Vorhaut; Schanker.

Nux vomica ist laut Dunham für Schankroid geeignet, eben, flach, mit unregelmäßiger Ausbreitung ohne speckigen Grund, mit Absonderung dünner, seröser Flüssigkeit.

Bei Knochenschmerzen u.ä.:

Mercurius, Nitricum acidum, Hepar sulphuris (nach Quecksilbermißbrauch).

Stillingia - große Qual durch Knochenschmerzen und Knoten auf den Knochen [Exostosen].

Kalium iodatum und **Aurum metallicum** - Karies der Schädelknochen, von Nase und Gaumen.

Asa foetida - Karies mit erheblicher Wundschmerzhaftigkeit bei Berührung.

Kalium bichromicum - Nase und Hals sind betroffen.

Hecla lava und **Corydalis** - Knoten auf dem Schädel.

Phytolacca - die langen Knochen sind betroffen;

Nasenkatarrh: AUR., HYDR. (blutig; ebenfalls Speichelfluß), KALI-BI., KALI-I., MERC., NIT-AC.;

Exantheme: Bläschen- und pustelförmige Ausschläge; auch bei pustulösem Juckreiz. Pocken mit Eiterung oder Pyämie. Folgt bei Pocken auf ANT-T., besonders wenn die Eiterung fortschreitet und das sekundäre Fieber entsteht (vergleiche hier auch mit THUJ., das, nach *Boenninghausen,* die Narbenbildung verhindert). Herpes zoster; um eiternde Furunkel „aufzubrechen". Impetigo , Masern usw. Die Absonderungen sind ätzend; Pickel rund um den eigentlichen Hautausschlag. Juckreiz abends und nachts verstärkt. Lokalisierte Entzündungen, die zu Exsudation von Eiter oder plastischen Massen fortschreitet.

Puerperalfieber mit entsprechenden Symptomen.

Hektisches Fieber und andere Entzündungsformen mit Durst; Schweißneigung, ohne daß dadurch Linderung eintritt; Angst, Ruhelosigkeit; Bettwärme ist unerträglich, die Schmerzen verschlimmern sich dadurch außerordentlich; feuchte Zunge, die die Zahneindrücke annimmt; Zunge schmutziggelb.

Gastrische und biliöse Fieber mit den nachfolgend genannten Magensymptomen.

Skrofulose; Kinder mit großem Kopf, offenen Fontanellen, öligem oder saurem Schweiß am Haarkopf.

Silicea ist bei Skrofulose sehr ähnlich, doch ist der Kopfschweiß nicht ölig, sondern sauer und das Gesicht blaß und wächsern.

Veratrum hat kalten Stirnschweiß.

Mercurius hat Kälte der Stirn beim Schweiß. Mangelhafte Zähne; kaltfeuchte Glieder; schleimige Diarrhoe mit Drängen [Tenesmus]; schwammiges Zahnfleisch; Drüsenschwellungen. Schmutzige Gesichtsfarbe.

Symptome im Vergleich zu anderen Arzneimitteln

Kopf, Sensorium

Ohnmacht nach süßlichem Aufstoßen, gefolgt von Schlaf (oft bei Wurmerkrankungen; vergleiche STANN.). Schwindel mit Übelkeit, vorübergehender Blindheit oder mit Schwarzwerden vor den Augen, beim Liegen auf dem Rücken. Halbseitiges nächtliches Reißen im Kopf; Müdigkeit, Wundheit und Mattigkeit im Nacken; Kopf schmerzt, als wollte er zerspringen, durch Bettwärme verschlimmert. Gefühl, der Kopf werde von einem Band zusammengeschnürt (CARB-AC., GELS., IOD., NIT-AC., SULPH. usw). Benommenheit in der Stirn, Stiche durch die Schläfen (diese und die weiter oben genannten Symptome begleiten häufig die Magenbeschwerden). Kopfschmerz mit kalter Stirn.

Kopfhaut: Exostosen; gelbe Hautausschläge, faulig, stechend und brennend. Öliger, saurer Schweiß, eiskalte Stirn.

Silicea ist bei Skrofulose sehr ähnlich, doch ist der Kopfschweiß nicht ölig, sondern sauer und das Gesicht blaß und wächsern.

Veratrum hat kalten Stirnschweiß.

Mercurius hat kalte Stirnhaut bei Schweiß. Bei Berührung schmerzhaft (MEZ., NAT-M., NIT-AC.).

Augen

Entzündung von Augen und Lidern; Lidknorpel ulzeriert, schorfig, eiternd; Absonderung dünnen, wundmachenden Eiters. Die Augensymptomatik verschlechtert sich durch Hitze oder Feuerschein. Reichlicher, wundfressender Tränenfluß, nachts verstärkt; Wundheit des Kopfes. Bei Syphilis gesteigert. Iritis: MERC-C. (generell das beste Mittel); KALI-I., NIT-AC., ASAF. (nach Quecksilbermißbrauch - Brennen und Klopfen, im Gegensatz zu AUR. durch Druck gebessert).

Thuja - Iritis mit dünnem, blauem Film über den kontrahierten Pupillen.

Euphrasia - reichlicher, brennend beißender Tränenfluß; dicker, scharfer Eiter; verschwommenes Sehen, durch Zwinkern verschlechtert.

Arsenicum album erzeugt ebenfalls dünne, wundmachende und brennende Absonderungen; doch bessern warme Anwendungen den krampfhaften Verschluß der Lider und alles verschlimmert sich nach Mitternacht.

Hepar sulphuris ist ähnlich, bessert sich aber durch Wärme (MERC. verschlechtert sich). Große Wundheit bei der geringsten Berührung. Klopfende Schmerzen.

Mercurius corrosivus bewirkt erheblich heftigere Entzündung; Pusteln und Geschwüre neigen zur Perforation der Hornhaut; extrem jauchige Absonderung. Syphilitische Iritis. Das beste Mercurius-Präparat bei Retinitis albuminurica.

Mercurius dulcis bei skrofulöser Konstitution; blasse, schlaffe Kinder.

Mercurius iodatus flavus zeichnet sich durch den immer bestehenden dicken, gelben Belag des hinteren Teils der Zunge aus (keine tiefen Hornhautgeschwüre).

Ohren

Reißen, < nachts; Furunkel im Ohr; dicke, gelbe Otorrhoe. Parotis groß, hart und blaß (vergleiche bei katarrhalischer Otorrhoe mit CHAM. und PULS.; bei Entzündung tieferliegender Teile besser mit HEP., SIL. und SULPH. Folgt sehr gut auf BELL.).

Nase

Rot und glänzend (wie AUR., PULS und HAM.). Katarrh mit dicker, gelber und grüner Absonderung, oder wundmachender Schnupfen mit Niesen, Wässern der Augen und wundem, roh brennendem Hals, < bei feuchtem Wetter. (Geben Sie es erst, wenn die Erkältung „reif" ist, da es sonst die Heilung verzögert. Bei Verschlechterung eines Schnupfens durch feuchtes Wetter kann es jedoch gegeben werden. Es ist vergleichbar mit NUX-V., das aber rauhen Hals und Verschlechterung durch trockenes, kaltes Wetter aufweist. Bei PULS. sind die Absonderungen mild. ARS. hat Klopfen in der Stirn und ist sehr schwach. Nur MERC. hat das Drücken, [als sei etwas Schweres auf die Nase gebunden].

Mund

Speichelfluß, wundes, schwammiges Zahnfleisch, < nachts, durch Berührung und Essen; Lockerheit der Zähne. Geschwüre an Zahnfleisch, Wangen und Zunge mit scharfen Absonderungen und unregelmäßiger Ausdehnung; weißes, schmutziges Aussehen, leicht blutend und umgeben von dunkler Tönung. Betroffen ist auch die Öffnung des Ductus parotideus. Reichlicher, blutiger und fauliger Speichel (häufige Form von Stomatitis. Vergleiche NIT-AC., das, nach Dunham, der syphilitischen Form stärker entspricht).

Hydrastis - Dicker, zäher Schleim; Schleimhaut roh und dunkel; große Schwäche; Leeregefühl in der Magengrube.

Carbo vegetabilis - Zahnfleisch weißlich und blutend.

Staphisagria - Blasses Zahnfleisch; Verfall des gesamten Organismus; eingesunkenes, kränkliches Gesicht mit blauen Ringen um die Augen.

Mercurius corrosivus entspricht weitgehend MERC., ist aber von größerer Intensität.

Zahnschmerzen

Zahnschmerzen, hohle Zähne oder Entzündung des Dentins, < durch Bettwärme, feuchte Luft und nachts.

Magen

Zerrendes Gefühl um den Magen [ein Drücken und Herabziehen] nach dem Essen; Unwohlsein; Epigastrium sehr empfindlich und schwach. Unterbauch aufgetrieben, < durch Berührung und beim Liegen auf der rechten Seite. Heißhunger. Unstillbarer, brennender Durst. Übelkeit und süßlicher Mundgeschmack. Leber vergrößert, bei leichtester Berührung oder in Rechtslage schmerzhaft. Stechende Schmerzen. Gelbsucht. Der Schweiß färbt die Wäsche gelb.

Stühle

Schleimige und blutige oder grüne, biliöse, saure und scharfe Stühle, die den Anus wundmachen. Rektumvorfall beim Pressen zum Stuhl; erscheint dunkelrot und blutig. Tenesmus hält nach dem Stuhlgang weiterhin an; hat das Gefühl, nie fertigzuwerden. Schneidende, kneifende, stechende Schmerzen im Bauch, < nachts und in kalter Abendluft; doch besser beim Liegen. Häufig von Nutzen bei Enteritis, Peritonitis, Typhlitis und Metritis, nach Eiterbildung.

Staphisagria hat gleichfalls ein Gefühl der Erschlaffung.

Mercurius corrosivus heilte, laut *Dudley*, mehrere Fälle von Dyspepsie durch chronischen Magenkatarrh; Auftreibung und Wundheit des Epigastriums (wie ARS.). Für Enteritis und Peritonitis ist es zweifellos hervorragend, wenn scharfe Schmerzen (wie BRY.) bestehen, oder kneifende, kolikartige Schmerzen, die (wie COLOC.) zum Zusammenkrümmen zwingen. Brennen; Auftreibung, qualvolle Angst, extremer Tenesmus von Blase und Rektum, mit Brennen, schlimmer als bei MERC.

Mercurius dulcis ist bei Kindern mit blassen, lehmartigen, pastösen und stinkenden Stühlen nützlich.

Mercurius solubilis beinhaltet ausgezeichnete Lebersymptome.

China steht bei Gelbsucht sehr nahe.

Leptandra ist ebenfalls bei Gelbsucht ähnlich, doch sind hier das Wundheitsgefühl der Leberrückseite, schwarze Teerstühle und Nachlassen des Tenesmus nach Stuhlgang entscheidend.

Trombidium - Bei Dysenterie ist auch ein Vergleich mit TROM. angezeigt: braune Morgenstühle, möglicherweise blutig; heftige Kolik;

schleimiger Kot, starkes Ziehen, das sich nach dem Stuhlgang bessert. Starker Wundheitsschmerz im Bauch.

Nux vomica ist angezeigt, wenn sich der Tenesmus nach dem Stuhl bessert.

Vergleiche bei *Typhlitis* mit: BELL., LACH., GINS.; bei Analprolaps: IGN., NUX-V., PODO., TROM. usw.

Urin
Häufig und spärlich; oft von Schleimabgang gefolgt; dunkel und übelriechend oder blaß und im Überfluß. MERC-C. verursacht chronische Nephritis, Albuminurie, Harnzylinder, Rückenschmerzen, Wassersucht, Husten mit blutgestreiftem Schleim und Enge der Brust, wie bei PHOS. Dyspnoe bei Katarrh u.a. Bei MERC-A. besteht Schneiden am Ende des Urinierens [beim letzten Tropfen]. Plötzlicher, unkontrollierbarer Harndrang.

Sexualorgane
Entzündung der weiblichen und männlichen Genitalien (besonders während Masern oder Scharlach). Gonorrhoe mit gelber oder grüner Absonderung, < nachts; Brennen, Tenesmus, Paraphimose usw.

Mercurius corrosivus ruft dicke und gelbe Absonderung hervor. Hodenentzündung, oft nach unterdrückter Gonorrhoe (nützlich nach GELS., HAM., PULS., NUX-V. oder TUS-P.), wenn die unterdrückte Absonderung grün war. Schwellung des Penis mit Phimose; Bubo. Genitalschweiß, Roheit der Teile. Phimose. Üble Folgen von Masturbation mit den bekannten MERCURIUS-Symptomen (wie STAPH.). Blutiger Samen.

Bubonen: ARS., IOD. (mit Neigung zu Ulzeration oder jauchiger, brennender Absonderung), MERC., MERC-C., MERC-I-F., MERC-I-R. Auch BAD. (indurierter Bubo, durch unangebrachtes Öffnen verhunzt). CARB-AN. (indurierter Bubo).

Menses: Reichlich, mit Angst und Krämpfen. Kongestion zum Uterus. Labien rot und glänzend geschwollen. Fressender Fluor mit Klümpchen oder Eiter.

Atmungsorgane
Husten, mit Unfähigkeit, auch nur ein Wort herauszubringen. Husten, als ob Kopf und Brust bersten wollten. Husten < durch Nachtluft; Brennen in der Brust. Schmerzen durch den unteren Teil der rechten Lunge (hilfreich bei Pneumonie mit Erregungszustand). Stiche in der linken Brust (LACH., LYC.). Stiche in der Brust beim Niesen oder Husten, wie bei Katarrh. Wie durch Kupferdämpfe erschwerte Atmung.

Mercurius sulphuricus ist ein gutes Mittel bei Hydrothorax, wenn das Einsetzen reichlicher, wäßriger und brennender Diarrhoe bessert. Starke Atemnot; muß Aufsitzen. Ödematöse Beine. Brennen in der Brust.

Mercurius praecipitatus ruber heilt nächtliche Erstickungsanfälle, beim Niederlegen; beim Einschlafen springt er plötzlich hoch (siehe auch GRIN., KALI-BI., KALI-I., LACH., LACT., SEP. und SULPH.).

Besonderheiten: Die Beschwerden verschlechtern sich beim Warmwerden im Bett; bei nassem, feuchtem Wetter; in feuchter Abendluft, besonders Katarrhe. So entsteht Diarrhoe häufig durch kalte Nächte, die auf heiße Tage folgen (wie bei ACON., dem es gut folgt). Schweiß bei der geringsten Anstrengung. Die Schmerzen werden durch den Schweiß nie gelindert. Wenn dieses Symptom bei typhösen Fiebern entsteht, sind STRAM. (bei Kindern) und PHOS. zu erwägen. MERC. ist oft als Zwischenmittel nützlich, um die Wirkung von SULPH. etwas „anzuspornen".

Hals

Nun zu den Halssymptomen, und hier besonders zur Anwendung der Quecksilbersalze bei Diphtherie, Scharlach usw.

Mercurius solubilis ist nicht oft bei echter Diphtherie angezeigt. Tatsächlich verschlimmert es meist. Es kann in Übereinstimmung der Symptome bei Scharlachangina eingesetzt werden. *Dr. Raue* hob mit Recht die Komplikation durch Wundheit und Entzündung der Genitalien hervor (siehe CANTH.).

Mercurius iodatus flavus wird als Folgemittel von LACH. genannt, wenn der Rachen blaurot und ulzeriert ist, die Drüsen enorm geschwollen sind und Stimmverlust eintritt.

Wie bereits erwähnt, heilt MERC. Tonsillitis, nachdem sich der Eiter gebildet hat. Der Hals ist trocken, der Mund voller Speichel, der ständig geschluckt werden muß. Stiche zum Ohr beim Schlucken (PHYT.). Flüssigkeiten treten durch die Nase aus. Schleimansammlung im Hals, nötigt zum Räuspern. Die Halssymptomatik verschlechtert sich durch Schlucken von Getränken und Speichel.

Mercurius corrosivus bewirkt erstickende Schwellung des Halses, mit Hitze, wie durch glühende Kohlen. Weicher Gaumen und Hals ulzeriert; räuspert Klumpen und membranöse Teile hoch. Die Membran [bei Diphtherie] erstreckt sich vom Hals bis hoch zur Nase. Zusammenschnüren und Brennen. Verlängerte Uvula. Dunkelrote Gaumenbögen. Schlucken verursacht heftige Glottisspasmen und sogar Krämpfe des Kehlkopfs und Magens (wie CANTH.). Der äußere Hals ist enorm geschwollen, die Drüsen vergrößert. Fauliger Atem; Adynamie; Gesichtsausdruck großer Schwäche und des Leidens.

Mercurius cyanatus hat sich bei Diphtherie Ruhm erworben; roter Rachen mit erschwertem Schlucken; weißer Belag auf weichem Gaumen und Tonsillen. Drüsenschwellung. Choanen und Kehlkopf waren, in einem schlimmen Fall, mit Schleim bedeckt. Paßt bei übereinstimmenden Symptomen gut bei diphtherischem Krupp. Hier zeigt sich außer dem oben Erwähnten: große Schwäche, Ohnmacht, schwacher Herzschlag und Puls. Fieber mit heißer oder blauer und kalter Haut. Gelber Belag am Zungengrund. Siehe auch MERC-I-R., doch hat die Zunge bei MERC-CY. außerdem rote Ränder und eine graue Membran; später wird sie dann schwarz, fast schwarzbelegt. Massives Nasenbluten (ein gefährliches Symptom, das daneben noch CROT-H., LACH., CARB-V., MERC., IOD., ARS., SUL-AC., NIT-AC. und MUR-AC. nahelegt). Grauweiß bedeckte Geschwüre mit dünner, fauliger, wundfressender Absonderung (wie ARUM-T.). Gangrän. Lähmung nach Diphtherie (wie ARS., GELS. u.a.).

Mercurius iodatus flavus ist erforderlich, wenn die Membran auf der rechten Seite stärker ist. Der sehr rote Hals erinnert an BELL., doch besteht ständige Sekretion von Schleim und dickem, zähem Speichel, der andauernd hochgeräuspert werden muß; Besserung durch warme Getränke, Schwellung der Halsdrüsen. Die Zungenbasis ist immer dick und schmutzig-gelb belegt. Ohnmacht. Müdigkeitsgefühl des ganzen Körpers, bereits durch die Vergiftung geschwächt. Schwacher, unregelmäßiger Puls. Dr. C. Neidhard und andere hielten sowohl MERC-I-F., als auch MERC-I-R. bei echter Diphtherie für ungeeignet. Doch bei Vorliegen obiger Symptome ist es zweifellos das richtige Mittel. Wenn es nicht nach 17 bis 18 Stunden bessert, so wählen Sie ein anderes.

Mercurius iodatus ruber ist bei Scharlachangina oft hilfreich. Es unterscheidet sich durch Vorherrschen der linksseitigen Wirkung und die weniger deutliche gelbe Zungenbasis; < beim Leerschlucken.

Cinnabaris verursacht nächtliche Trockenheit des Halses, der nach jedem Erwachen angefeuchtet werden muß. Viel schmutziger, gelber Schleim in den Choanen. Dr. Williamson setzte es auch bei Scharlach ein.

Phytolacca steht in enger Beziehung zu den Quecksilbersalzen; dunkelrote Schwellung des Halses, erstickendes Völlegefühl; Schleimansammlung im Hals und den Choanen erregt Räuspern. Schmerzen in Nacken, Rücken und Gliedern. Schwäche. Ohnmacht beim Aufstehen (wie BRY.). Beim Schlucken schießt der Schmerz zu den Ohren. Kann keine heißen Getränke zu sich nehmen. Gefühl einer heißen Kugel im Hals. Auch LACH. und LYC.

Vergleich von HALOGENEN und SPONGIA
Ihre Wirkung auf Kehlkopf und Brust

Bromium	Iodium	Spongia
Erschwerte Einatmung; das Kind fährt aus dem Schlaf hoch; > *durch Trinken von Wasser.*	Erschwerte Einatmung, *Zusammenschnüren des Halses verhindert Schlucken.*	Erschwerte Einatmung, *als ob sie durch einen Schwamm atme.*
Wunder Hals; trocken, glatt; *rohe Stellen; Luft fühlt sich kalt an.*	Wunder Hals; *das Kind greift mit der Hand an den Hals.*	Wunder Hals; *Kloßgefühl.*
Heiserkeit; *das Kind schreit mit heiserer Stimme, abends Aphonie.*	Heiserkeit; *tiefe oder belegte Stimme; Morgenverschlechterung.*	Heiserkeit; tiefe, rauhe Stimme; oder Versagen der Stimme beim Sprechen.
Struma. *Blaue Augen, helles Haar; junge Menschen.*	Struma. *Dunkle Augen, dunkles Haar; vorstehende Augen.*	Struma. (Menschen, die in Tälern leben.) Heller Teint.
Trockener, rauher Husten, wie von Schwefeldämpfen; *pfeifend, beisser, kruppartig, krampfhaft; ohne Sputum, keucht nach Luft; < bei nassem Wetter; abends und nachts; > in Wärme.*	Feuchter, aber rauher Husten, wie durch Kitzel überall in der Brust; *keuchender, metallischer Husten mit zähem oder schleimigem Sputum; Zusammenschnüren des Halses, < bei nassem Wetter; in den Morgenstunden.*	Bellender Husten; mit Erstickungsanfällen; langsame, sägende Atmung; spärliches Sputum; < vor Mitternacht; < durch trockene, kalte Ostwinde; selten durch feuchtes oder nasses Wetter.
Krupp *bei Kindern mit blauen Augen.*	*Krupp bei Kindern mit dunklen Augen.*	Krupp (vor der Exsudation), *blaue Augen.*

(1) *Iod.* bewirkt stärkeres Zusammenschnüren als die anderen Mittel; bei *Brom.* ist Ptyalismus am deutlichsten.

Bromium	Iodium	Spongia
Tiefes Atmen löst Keuchen (nach Luft) aus; Asthma > durch Meeresluft. Augenbeschwerden; > durch Wärme.	Wellenförmige, ruckartige Atmung[2]; Asthma; *warme Luft oder Aufenthalt im warmen Zimmer verschlimmert immer.*	*Langsame* Atmung; mit heftiger Anstrengung der Bauchmuskeln; immer > bei nassem Wetter.
Rasseln, als sei die Brust voller Schleim; gedunsenes Gesicht, Kälte des Körpers.	Rasseln auf der Brust, doch scheint sich nichts zu lösen[3].	Lautes Rasseln auf der Brust; sonores Rasselgeräusch
Schwäche der Brust; die Augen sind in Mitleidenschaft gezogen.	*So große Schwäche der Brust, daß er kaum Treppensteigen kann.*	Plötzliches Schwächegefühl der Brust; Torkeln.
Membran steigt vom Kehlkopf hoch; nach *Spong.;* heftige Lokalsymptomatik; Glottisspasmen.	*Ausgedehnte Membran; torpide Fälle; atmet ruckweise;* nach *Hep.,* stärkeres Fieber, Durst; mehr pulmonale Kongestion.	*Zu Beginn einer kruppösen Entzündung,* nach *Acon.; sägende Atmung.*
Phthisis: Schneiden zur Achselhöhle; < in der rechten Lunge, *Kongestion zum Kopf > durch Nasenbluten;* die Augen sind in Mitleidenschaft gezogen.	Phthisis: Kitzel überall in der Brust; *zähes, fasriges, blutgestreiftes Sputum; Abmagerung trotz Appetit; warmer Raum ist unerträglich.*	Phthisis: Dyspnoe beim Hinlegen; *trockener, harter, bellender Husten* bei der geringsten Bewegung; Schwächeanfälle; Torkeln.

(2) Diese wellenförmige Bewegung ist typisch für das Bestehen einer Membran. Die Anwendung der Halogene bei Krupp kann durch einen äußerlich auf den Kehlkopf gelegten und zuvor in heißem Wasser ausgewrungenen Schwamm wesentlich unterstützt werden.

(3) *Iod.* gleicht hierbei *Hep.* und *Ant-t.* Bei anhaltender Obstruktion des Kehlkopfes, und wenn das Rasseln durch Luftröhrenkatarrh bedingt zu sein scheint, ist *Iod.* angezeigt. Drohende Lungenlähmung mit blauem Gesicht, kaltem Schweiß, häufigem Puls, Schläfrigkeit und Stupor dagegen ist eine Indikation für *Ant-t.*

Bromium

Herz: Schneiden vom Herz zur Achselhöhle; Asthma; kann sich nicht Hinlegen; Drücken von der Magengrube her. Hypertrophie.

Hepatisation der unteren Lungenlappen.

Iodium

Herz: Schnurren in der Herzgegend; Gefühl, als werde das Herz gequetscht oder als sei es außerordentlich schwach; Herzklopfen, > bei ruhigem Liegen auf dem Rücken.

Pneumonie, wenn sich die Erkrankung lokalisiert [d.h. bei Bildung von plastischer Exsudation].

Spongia

Herz: Ablagerungen auf den Klappen; Blasegeräusch; muß sich aufsetzen; plötzliches, ängstliches Hochfahren, erstickender Husten.

Bronchitis.

BROM: Erstickungsanfälle, *keuchende Atmung;* Exkoriation des Larynx; Struma.

IOD: Glottisspasmen; rachitische Kinder; *Wärme ist unerträglich.*

FLUOR: Glottisspasmen; *verträgt Hitze wie auch Kälte.*

CHLOR: *krächzende Einatmung; Ausatmung ist unmöglich.*

Vergleich verwandter Arzneimittel

APIS
und
verwandte Arzneimittel

Das Gift der *Honigbiene* wirkt mit großer Intensität und löst rasche Anschwellung der gestochenen Teile aus; Wundheit, Hitze, Röte und brennendes Stechen mit Jucken und Prickeln. Bei innerer Verabreichung, als Trituration oder in Alkohol, entwickelt sich sogleich ein ähnlicher, charakteristischer Symptomenkomplex.

Die *Apis*-Entzündung ist entweder rosig, blaßrot oder in fortgeschrittenen Fällen livide bläulichrot.

Ein Allgemeinsymptom ist die Schwellung infolge rascher seröser Effusion in das Zellgewebe. Dieser Reaktion entsprechen die auf der Haut entstehenden schwielenförmigen Quaddeln, oft von blasserer Erscheinung als die umgebenden Teile. Sie sind meist wundschmerzhaft bei Berührung, mit brennendem Stechen, seltener auch schmerzlos.

Neben den oben erwähnten Schmerzen lindert *Apis* auch scharfstechende Schmerzen, die aufgrund ihrer Heftigkeit plötzliches Aufschreien und Hochfahren erregen.

Die Schleimhäute sind überall gereizt und entzündet, und auch hier besteht die Ödemneigung.

APIS-Patienten sind überaus nervös und unruhig. Dieser Zustand sollte jedoch weder mit der Erregbarkeit von BELL., noch mit den ruhelosen Bewegungen von RHUS-T. verwechselt werden.

Wie bei vielen anderen tierischen Giften besteht eine deutliche Periodizität der Symptome.

Geistige Symptome

Angst, mit Vorahnung des Todes. Fühlt sich so „seltsam“.

Reizbar, nervös, ruhelos.

Ist sich seiner äußerst widerwärtigen, heftigen und empfindlichen Stimmung bewußt; würde gern einen Hund töten, der ihn anbellt; nichts stellt ihn zufrieden.

Eifersucht (bei Frauen).

Erregbarkeit, tanzt mit höchstem Frohsinn. Lacht über das größte Unglück wie über eine Komödie.

Hat das Gefühl, über alles weinen zu müssen.

Geistige Ruhelosigkeit.

Neigung, die Arbeit zu wechseln; will bei keiner Beschäftigung bleiben, dabei Kopfeingenommenheit.

Verwirrt, kann nicht klar denken.

Stöhnen, Bewußtlosigkeit.

Völliger Bewußtseinsverlust.

Sopor, mit plötzlichen, durchdringenden Schreien.

Kopf

Verwirrung; Schwindel; ein anhaltend drückender Schmerz über und rund um die Augen, der manchmal durch Druck mit der Hand gelindert wird.

Schwindel, im Sitzen schlimmer als beim Gehen; äußerst starker beim Niederlegen und Schließen der Augen. Schwindel und Ohnmacht.

Der Kopf fühlt sich zu groß und verwirrt an. Gefühl von Ausdehnung; berstendes Gefühl.

Eingenommenheit des Kopfes mit Ruhelosigkeit.

Blutandrang zum Kopf, der sich wie zu voll anfühlt, < im warmen Raum. Reizbarkeit, Entkräftung.

Klopfen im Kopf.

Druck bessert die Kopfschmerzen. Lichtscheu während Kopfschmerz.

Heftige, schiessende Schmerzen über dem rechten Auge, erstrecken sich zum Augapfel.

Stechende oder durchdringende Schmerzen.

Meningitis mit Erguß; bohrt den Kopf ins Kissen; plötzliche schrille Schreie; Wundheit der Zunge; großer Zeh hochgebogen; Konvulsionen einer Körperhälfte, Lähmung der anderen; hohes Fieber. *Paßt hier besonders als Folge unterdrückter Hautausschläge.*

Hydrocephaloid mit denselben schrillen Schreien, mit offenen, eingesunkenen Fontanellen; große Entkräftung und Ruhelosigkeit.

Kopfhaut bei Berührung empfindlich. Stechendes, prickelndes Jucken.

Sinnesorgane

Die Augen sind bei APIS reizbar und schwach. Ein Prüfer fuhr bei jedem Geräusch aus dem Schlaf hoch. Auch ohne Bestätigung steht das letzte Symptom in Übereinstimmung mit der Reizwirkung der Arznei und ist zweifellos echt.

Empfindlich gegen Licht. Die Augen schmerzen und wässern, sobald er ins Licht sieht, oder beim Gebrauch der Augen. Beißen und Gefühl von Brennen im Auge, mit hellroter Konjunktiva.

Leichtes Ermüden der Augen, mit Röte und stechenden Schmerzen bei Gebrauch; < abends. Gefühl eines kleinen Fremdkörpers im Auge, mit Brennen und Tränenfluß.

Sehverlust bei Schwindel.

Heftige Schmerzen schiessen durch die Augen. Durchbohrende Schmerzen. Brennen und Stechen. Photophobie. Schwellung der Lider und dunkelrote Chemosis der Hornhaut. Heißer, strömender Tränenfluß. Kalte Anwendungen verschaffen große Erleichterung - wodurch das Mittel bei Keratitis, ulzerativer und skrofulöser Konjunktivitis anzeigt ist.

Trübe, gefäßreiche Hornhaut, heißer Tränenfluß; skrofulöse Ophthalmie. Staphylom. Rauchige Hornhaut.

Schwellung der Augenlider und der angrenzenden Gewebe. Die Lidränder beißen, brennen, stechen oder jucken; Tränenfluß.

Ödematöse Schwellung der Augenlider, blaßrot, stark geschwollen, Ektropium.

Dunkles, bläulichrotes Erysipel der Lider (siehe *Gesicht*).

Bohren und Jucken um die Augen, in den Brauen und Lidern; Verlangen, sie zu reiben.

Verwandte Arzneimittel

Die wesentlichen Symptome [der Augen] von APIS sind heftige Schmerzen, Photophobie, heißer Tränenfluß und vor allem ödematöse Schwellung und Erysipel. Darin ähneln dem Mittel RHUS-T., ARS. und BELL.

Rhus toxicodendron ist sehr ähnlich, besonders bei ödematöser Lidschwellung; Chemosis, heißem, strömendem Tränenfluß; Erysipel. Doch hat APIS geringere Neigung zur Eiterbildung, was für RHUS-T. sehr charakteristisch ist. Bei APIS sind die Schmerzen stechend, die Verschlimmerungszeit ist abends und kaltes Wasser lindert die Entzündung der Lider. Blaurote und wäßrige, transparent erscheinende Lider bei Erysipel. RHUS-T. hat nächtliche, besonders sich nach Mitternacht verschlimmernde Schmerzen, die sich durch Wärme bessern. Die erysipelatösen Lider sind von dunkelroter Tönung und wie die Wangen mit kleinen Wasserbläschen besetzt. Gewöhnlich ziehende, reißende Schmerzen, obwohl sie bei Erysipel auch brennend und stechend sein können, doch mit stärkerem Jucken als beim *Bienengift*. In den Augenlider häufig das Gefühl von Schwere und Steifheit.

Arsenicum album gleicht APIS bei heißen Tränen, heftigen Schmerzen und ödematösen Lidern, doch ist der Tränenfluß schärfer. Die ödematös geschwollenen Lider sind blaß, nicht bläulichrot. Palpebral Konjunktiva und Lidränder sehr rot. Ausgeprägtere Ruhelosigkeit. Meist bessern warme Anwendungen, obwohl der skrofulöse Patient die Augen zwar im Freien, nicht jedoch im Zimmer öffnen kann, auch nicht, wenn dieses abgedunkelt ist. Schlechter um und nach Mitternacht.

Belladonna fehlt bei Erysipel normalerweise die ödematöse Gedunsenheit von APIS. Die Schmerzen sind eher klopfend und die Teile hellrot, glänzend oder durch die Intensität der Kongestion dunkelrot.

Gesicht, Nase und Lippen

Blasses, kränkliches Gesicht; bleich, leichenblaß, wächsern.

Rotes und heißes, geschwollenes Gesicht, mit brennenden und durchbohrenden Schmerzen. Brennen mit Völlegefühl, als seien die Gefäße mit Blut überfüllt.

Brennen, das langanhaltende livide oder bläulich-rote Gesichtsfarbe zurückläßt.

Erysipel: rote oder bläulichrote, vor allem unter den Augen geschwollene Haut. Wundheitsgefühl der Teile; oder brennende, stechende Schmerzen mit gelegentlich scharf stechenden Schmerzen; Fieber und Durst.

Rote Streifen im Gesicht.

Schwellung der Nase, rot, ödematös. Entzündung an der Nasenspitze.

Trockener Nasenkatarrh mit Schwellungs- und Verstopfungsgefühl; Niesen.

Nesselsucht. Deutlich hervortretende Quaddeln, die Schwellung ist groß und weiß.

Pickel im Gesicht, wundschmerzhaft und empfindlich gegen Berührung.

Brennen der roten, geschwollenen und rissigen Lippen, die sich schließlich Abschälen.

Ödematöse Lippen. Prickeln mit geschwollenem und geprelltem Gefühl. Geschwulstgefühl.

Dunkle Streifen im Lippenrot, bei trockenen, rauhen und rissigen Lippen.

Verwandte Arzneimittel

APIS ist ein wertvolles Mittel, wenn Erysipel eine ödematöse Form annimmt und äußerste Wundheit oder Brennen und Stechen besteht. Das Schwellungsgefühl ist hier deutlich ausgeprägt, wie auch bei den Symptomen, die unter *„Kopf"* angeführt sind. Sehr charakteristisch sind Pickel und Nesselsucht. Das blasse und wächserne Aussehen tritt bei allgemeiner Wassersucht, Nierenerkrankungen und bei kachektischen Zuständen auf. Ähnlich sind hierin BELL., RHUS-T., LACH., ARS., *Canth.* und *Acet-ac.*

BELL. und RHUS-T. bilden zusammen mit APIS eine interessante Gruppe, die häufig bei Erysipel angezeigt ist.

Belladonna wird benötigt, wenn das Gesicht glatt, geschwollen, hellrot, rotgestreift oder durch die Intensität tief dunkelrot erscheint.

Rhus toxicodendron bei dunkelroter Tönung und Erscheinen von Bläschen, Ödem oder sogar Pusteln.

Bei der Nervosität steht APIS zwischen den beiden, indem es sowohl etwas von der RHUS-T.-Ruhelosigkeit, als auch von der BELL.-Hirnreizung hervorruft.

Doch keines der beiden verursacht präzise die livide oder bläulichrote Tönung, die sich in ernsten APIS-Fällen entwickelt. Hier steht LACH. am nächsten.

Wenn vor allem die Nase betroffen ist, kann APIS mit **Cantharis** verglichen werden, das aber größere Blasen und mehr Brennen hervorruft. Wenn die Nase sich rötet und die Nasenflügel durch jede Erkältung wund werden, ist **Hepar sulphuris** von Nutzen.

Gesicht, Mund und Lippen

Manchmal leiden Patienten mit einer Anfälligkeit für Gesichtserysipel unter äußerst wund und rot werdenden Pickeln, mit drohender Entwicklung zum vollausgebildeten Erysipel. APIS, BELL. und RHUS-T. können hier helfen. Wenn sie sehr schmerzhaft sind und sich rasch bilden BELL.; APIS zeigt eine blaßrote Tönung mit Stechen und Jucken. Wenn das Gesicht nach einem Anfall von Erysipel empfindlich gegen kalte Luft wird: RHUS-T., Bell., *Hep., Sil.* und Sulph.

Vergleiche bei Wassersucht ARS. und Acet-ac. ARS. hat Durst, der APIS bei Wassersucht immer fehlt. *Acet-ac.* ist anämisch, mit wächsernem Gesicht, schwachem, weichem Puls und Diarrhoe.

Mund und Hals

Die Backenhöhle ist feurigrot und geschwollen; fühlt sich trocken, roh und wie verbrüht an, mit prickelnder Hitze oder Brennen und Stechen.

Vergleichbare Empfindungen treten auf der geschwollenen Zunge auf. Die Ränder sind mit Bläschen bedeckt, die sich wund und wie roh anfühlen, brennen und stechen; kann weder sprechen, noch seine Zunge bewegen oder schlucken.

Zittern der trockenen Zunge; sie fängt sich in den Zähnen, wenn er versucht, sie vorzustrecken. Typhoides Fieber.

Klebriger, zäher, seifiger Speichel.

Trockener Hals ohne Durst.

Empfindung von Zusammenschnüren, Stechen und Wundheit im Hals.

Innerliches und äußerliches Anschwellen des Halses; heisere Stimme, erschwertes Atmen und Schlucken durch Reizung der Kehldeckel. Jeder Tropfen Flüssigkeit, der die Zunge berührt, läßt ihn fast ersticken. Regurgitation, beim Versuch zu schlucken.

Der Hals ist intensiv rot, trocken, wie glasiert und gedunsen; die verlängerte Uvula sieht aus wie ein Wassersack; graue Flecken diphtherischer Membran; Schwellung der Tonsillen; rosige, später livide Schleimhaut von Mund und Hals. Frühe und unverhältnismäßig große Entkräftung, Schläfrigkeit und ernstzunehmende Schwellung des Unterhautgewebes um den Hals, der eine erysipelatöse Färbung annimmt. Fieber und Schläfrigkeit < um 5 Uhr morgens.

Halsentzündung mit heiserem, hartem, spasmodischem und etwas hohlem Husten, durch ein Gefühl aufsteigender Völle [oder Zusammenschnüren] im Hals.

Verwandte Arzneimittel

APIS verursacht Glossitis. Zusammen mit dem roten, geschwollenen Hals indiziert dies das Mittel bei Verbrühungen, Auswirkungen von Gesichtserysipel und Scharlach.

Auf APIS weisen Schwellung, Schluckbeschwerden und Erstickungsgefühl bei Glottisödem, sowie der beunruhigende gedunsene und infiltrierte Zustand von Pharynx und Zellgewebe, der bei Diphtherie so häufig eintritt.

Ähnliche Mittel sind hier: LACH., *Lac-c.*, MERC., *Merc-c., Kali-bi.*, BELL., RHUS-T., ARS., *Canth.*

Vergleiche bei Glossitis: Acon., Bell., MERC., Lach.; wovon aber keines diese Beschwerde so vollständig abdeckt wie APIS. Wenn Verbrennung oder Verbrühung die Ursache darstellen, vergleiche: *Canth., Caust.*, SAPO SODA, Ars.

Vergleiche bei Glottisödem: *Chin., Stram., Lach.*, ARS.

Vergleiche bei Diphtherie: LACH., *Lac-c., Canth., Rhus-t.*

Lac caninum ist sehr hilfreich, wenn der Hals äußerlich und innerlich geschwollen ist, mit erschwerter Atmung wie bei APIS und LACH.

In jedem Fall besteht heißes Brennen der Hände mit starker physischer Ruhelosigkeit, die ihn von Ort zu Ort treibt, oder er muß hin- und hergetragen werden[1]. Diese Unruhe ähnelt der von ARS. oder RHUS-T. und unterscheidet sich von der nervösen Geschäftigkeit bei APIS. ARS. ruft zudem noch stärkere Angst hervor.

In einem Fall, der die Ruhelosigkeit und die heißen Hände aufwies, war der Pharynx aufgedunsen und mit einer Membran bedeckt[2], die wie nichtpoliertes Silber aussah. Die Schwellung nahm einen solchen Umfang an, daß sich das Kind nicht mehr hinlegen konnte. Schnarchende Atmung. Beim Einschlafen erwachte es, nach Luft keuchend. Die Erkrankung lag so nahe am Kehlkopf, daß gelegentlich ein bedenklicher Krupphusten auftrat. *Lach.* versagte, doch *Lac-c.* 2c heilte schließlich.

Apis, Cantharis und **Lac caninum**[3] haben spärlichen Urin und Strangurie, ein Symptom, das bei Diphtherie manchmal beobachtet werden kann. CANTH. ruft, wie das *Bienengift*, große Schwäche und todesähnliche Krisen hervor; doch ist die lokale Entzündung heftiger, mit Brennen wie von Feuer und zähem, fasrigem Schleim im Hals und den Choanen. Die Entkräftung entspricht hier mehr der *Folge* eines ernsten Krankheitsgeschehens und ist keine *frühe* Manifestation wie bei APIS.

Magen, Abdomen und Rektum

Durstlos, mit Hitze, mit Trockenheit des Halses; brennender Durst.

Übelkeit bis zum Erbrechen, mit Ohnmacht; Übelkeit, muß sich hinlegen.

Erbrechen von Galle oder Speisen; oder mit reichlicher Diarrhoe.

Brennende Hitze im Magen; Wundheit; Drücken.

Wundschmerzhaftigkeit von Magen und Bauch. Wundheitsgefühl der Eingeweide beim Niesen. Die Bauchdecken sind gegen Druck und Berührung empfindlich.

Völlegefühl und Empfindung von Aufblähung im Abdomen.

Bauchschmerzen, < morgens, mit Stuhldrang.

Heftig schneidende Schmerzen im Bauch.

---

(1) Siehe Dr. *H. W. Taylor's* ausgezeichnete Prüfungen im *Organon*, Juli und Oktober 1880.

(2) Siehe Dr. *A. Lippe's* Symptom im *Organon* im Juli, auf Seite 404.

(3) *Taylor's* Prüfungen, ebenda, Oktober 1880, Seiten 530 - 531.

Aszites mit Erbrechen und Diarrhoe; kann nur aufrecht sitzend atmen; bereits Zurücklehnen löst einen Erstickungsanfall aus.

Plötzlich auftretende brennend-stechende oder stechende Schmerzen lassen ihn aufschreien.

Durchfällige, gelbe Stühle, mit Kneifen und Drängen morgens. Blähungsabgang.

Grünlichgelbe, schleimige Diarrhoe, schmerzlos.

Dünne, gelbe Stühle mit außerordentlicher Entkräftung, entleeren sich bei jeder Körperbewegung, als sei der Anus ständig offen.

Tenesmus, mit Zerschlagenheits- oder Quetschungsgefühl der Eingeweide; blutige, schleimige Stühle.

Diarrhoe mit kleinen, hellen Klumpen, wie gehackte Rüben.

Roheitsgefühl im Anus, bei Diarrhoe.

Hämorrhoiden brennen und stechen, was ihn nervös und reizbar macht.

Verwandte Arzneimittel

Charakteristisch ist die Durstlosigkeit, obwohl auch brennender Durst bestehen kann. Die Übelkeit ist von der Art, wie sie oft bei Erysipel oder Diphtherie beobachtet wird, und zwar mit großer Entkräftung. Erbrechen und Diarrhoe indizieren APIS bei Cholera infantum, Aszites und Gastroenteritis. Die Schmerzen, der Tenesmus und die Stühle indizieren es bei Dysenterie. Wundheit und Empfindlichkeit der Bauchdecken mit stechenden Schmerzen belegen seine Anwendbarkeit bei Peritonitis. Sehr wichtig sind die Analsymptome.

Vergleiche mit ARS., *Merc-c.*, SULPH., PULS., Phos., LACH., *Rumx.*, Nuph.

Arsenicum album verursacht heftigere gastrointestinale Entzündung. Bei beiden findet sich der ruhelose Wechsel von Ort zu Ort, doch handelt es sich bei APIS eher um eine zappelige Nervosität, während ARS. einen ängstlichen, untröstlichen Gemütszustand hervorruft. ARS. hat bei Aszites Durst, doch wirft der Magen Flüssigkeiten sofort wieder aus; bei APIS besteht Durstlosigkeit.

Mercurius corrosivus erregt peritoneale Exsudation und Enteritis; hier sind die Schmerzen gräßlich und der Tenesmus quält heftig, mit intensivem Brennen.

Sulphur unterstützt APIS bei Aszites und bei Ergüssen durch Peritonitis.

Lachesis weist ebenfalls eine Empfindlichkeit des Bauches auf, doch mehr in Form einer Hyperästhesie mit äußerster Sensibilität, als aufgrund des Zerschlagenheitsgefühls und der schmerzhaften Berührungsempfindlichkeit von APIS.

Phosphorus, Pulsatilla und **Secale** ähneln dem *Bienengift* bei offenem Anus. PHOS. bewirkt eine „unwillkürliche Darmentleerung, sobald irgendetwas das Rektum erreicht hat" und Absonderung von Schleim aus dem weit geöffneten Anus. PULS. hat genau wie APIS das Gefühl, als sei der Anus geöffnet. Bei SEC. steht der Anus weit offen. Entscheidend für APIS ist hier die Farbe der Entleerungen [gelb, grün].

Colocynthis bringt einen erschlafften Zustand des Anus hervor, doch nur nach Diarrhoe. Gelber Morgendurchfall, oft schmerzlos, ist für APIS charakteristisch, tritt aber bei RUMX. und NUPH. ebenfalls auf.

Vor einigen Jahren half APIS in einem Fall von Cholera infantum, mit kleinen, schleimigen Stühlen, die kleine Einsprenkelungen von Blut enthielten. Es war hierbei besonders die Beobachtung hilfreich, daß die vordere Fontanelle offen und eingesunken war.

Harnorgane

Scharf stechende Schmerzen und Empfindlichkeit über den Nieren. Wundheit, < beim Bücken.

Häufige, plötzliche Schmerzanfälle entlang der Harnleiter.

Reizbare Blase mit häufigem Verlangen zu urinieren und Strangurie.

Prostatitis mit gesteigertem Harndrang, Abwärtsdrängen, Schründen in der Harnröhre; spärlicher oder unterdrückter Urin.

Urin blutig, mit Zylindern und Eiweiß.

Urin spärlich, dunkel, albuminös; immer in Verbindung mit Durstlosigkeit.

Häufiger Drang, doch geht nur wenig Urin ab. Abwärtsdrängen in der Gegend des Blasenschließmuskels.

Anurie.

Häufige und übermäßig reichliche Entleerung natürlichen Harns.

Brennen vor und nach der Miktion. Wundheit, wie verbrüht; Brennen beim Urinieren, wie verbrüht.

Stark gefärbter, spärlicher Urin.

Verwandte Arzneimittel

Apis mellifica ruft Reizung von Nieren und Blase hervor, den ersten Stadien der chronischen Nephritis gleichend. Bei postexanthemischer Nephritis [z.B. während der Abschuppung bei Scharlach] mit obigen Symptomen und Wassersucht hat APIS seine Nützlichkeit bewiesen. Die Schwellung kann generell vorliegen, ist aber meist unter den Augen und in der oberen Körperhälfte schlimmer, bei Durstlosigkeit und fehlendem Schweiß.

Es ist auch bei Blasenreizung und Strangurie hilfreich, insbesondere wenn sie als Begleiterscheinung anderer Erkrankungen auftreten (Scharlach, Erysipel usw.).

Vergleiche mit ARS., *Merc-c.*, LACH., *Ter.*, Phos., *Hell.*, *Sulph.*, CANTH.

Arsenicum album zeigt hier einen größeren Wirkungsbereich als APIS. Es entwickelt auch mehr Durst und Ruhelosigkeit; schlaflos nach Mitternacht. Scharf stechende Schmerzen in der Nierengegend; tubuläre Nephritis. Zylinder jeder Art.

Mercurius corrosivus paßt bei blassem, gedunsenem, teigigem Gesicht; Durst und Schwellung der Zunge; die Nierenregion ist schmerzhaft; spärlicher, blutiger Urin; reichlich Schweiß, wogegen APIS nur wenig oder garnicht schwitzt.

Helleborus niger entleert dunklen, kaffeesatzartigen Urin. Wassersucht nach Scharlach, wie APIS. Tiefgehendere geistige Stumpfheit, mit Langsamkeit beim Antworten; gallertartige Stühle.

Terebinthina hat dunklen, spärlichen Urin von rauchigem Aussehen; Bonchialkatarrh mit Rasseln über der Brust.

Lachesis verursacht ebenfalls dunklen Urin und Wassersucht nach Scharlach; schwarzer, schaumiger Urin; die Brustbeklemmung verstärkt sich beim Einschlafen, was ihn hochfahren läßt.

Cantharis gleicht APIS bezüglich der Blasensymptome, zeigt aber erheblich heftigere Symptome.

Weibliche Genitalien

Verstärktes sexuelles Verlangen, mit Stichen in den Ovarien; Eifersucht.

Stiche in den Ovarien beim Koitus.

Ovarien: Beeinflußt besonders das rechte Ovar; stechend-brennende Schmerzen; äußerst empfindlich; Schmerz im rechten Ovar, zusammen mit Schmerz in der linken Pektoralregion und Husten; Lanzinieren; erstreckt sich rechtsseitig den Oberschenkel hinab, auch mit Taubheitsgefühl; Schweregefühl oder Abwärtsdrängen; Ziehen.

Schmerz in der linken Ovarialregion, wie verhoben, schlimmer beim Gehen oder abends um 18 Uhr; nach einigen Stunden auch ein Abwärtsdrängen auf der rechten Seite und Lähmigkeitsgefühl im Schulterblatt; gegen 23 Uhr muß sie sich beim Gehen wegen einer schmerzhaft zusammenziehenden Empfindung im Bauch nach vorne beugen; auch am nächsten Morgen ist links noch etwas davon zu spüren.

Beim Ausstrecken im Bett fein schneidende Schmerzen in der linken Ovarialregion, sich hinüber zur rechten Seite erstreckend.

Ovarien (rechts) geschwollen, induriert, mit Wundheit, Empfindlichkeit und brennender Hitze.

Uterus: Abwärtsdrängende Schmerzen, als setzten die Menses ein, mit Schmerzhaftigkeit und Drücken im Hypogastrium, oder wie in den frühen Stadien der Entbindung. Gefühl einer Last oder Schweregefühl.

Stoßende, stechende Schmerzen in der Uterusregion.

Menses: Drücken in Bauch, Rücken und Sakrum, als setzten die Menses ein. Abwärtsdrängen. Menses fließen zwei oder drei Tage, setzen einen Tag aus und kehren dann wieder, zehn Tage lang. Reichliche und zu frühe Menses.

Metrorrhagie im zweiten Monat [der Schwangerschaft]; reichlicher Fluß, Schweregefühl des Bauches; Unbehagen, Ruhelosigkeit und Gähnen. Abort in den ersten Monaten (meist mit Hautsymptomen verbunden).

Amenorrhoe junger Mädchen, ungeschickt und dümmlich; Gefühl, als setze die Regel ein, was aber nicht zutrifft.

Schleimiger Fluor mit Gefühl innerlichen Brennens im Bauch.

Pruritus vulvae mit erysipelatöser Entzündung oder großer Wundheit, Stechen und Brennen.

Entzündung der Labien. Ödem.

Mastitis mit hohem Fieber, doch nur wenig oder kein Schweiß; Brüste hart, geschwollen und erysipelatös; durch kalte Anwendungen gebessert.

Verwandte Arzneimittel

Apis mellifica wirkt auf die Ovarien (rechts). Durch die Verkettung der Symptome scheint die ovarielle Reizung hier allen „genitalen" Auswirkungen zugrundezuliegen. So finden wir Abort mit Ovarialschmerzen und Abwärtsdrängen; Schweregefühl und Abwärtsdrängen in der Ovarialregion, den Menses vorangehend. Empfindlichkeit der Ovarien, vor allem beim Koitus usw. Es heilte Oophoritis, ovarielle Zysten, Neuralgie und Induration der Ovarien.

Vergleiche mit ARS., LACH., *Bell., Sep.*, Graph., Lil-t., VIB., Iod., Coloc., Nat-m., Brom., *Podo., Con.*, Kali-c., Sabin. und Sec.

Arsenicum album heilt Verhärtung, Schwellung und Entzündung der Ovarien; doch besteht Ruhelosigkeit, nur leicht gebessert durch ständige Bewegung der Füße; brennende Schmerzen.

Lilium tigrinum verursacht wie APIS Zerren, Schweregefühl, Schwellung, von Darmbein zu Darmbein schießende Schmerzen, Stiche. Es beeinflußt aber vor allem das linke Ovar; das begleitende Abwärtsdrängen richtet sich trichterförmig zur Vulva, mit entsprechender Besserung durch äußere Unterstützung. Die neuralgischen Schmerzen sind heftig, schießend, brennend, *packend*; besser durch Reiben mit der warmen Hand; APIS verschlechtert sich sowohl durch Berührung, als auch durch Wärme.

Sepia erregt Kongestion, Stechen, Drücken und Schweregefühl der Ovarien. Doch ziehen die Schmerzen vom Rücken über jede Hüfte; das Abwärtsdrängen bezieht sich eindeutiger auf den Uterus als auf die Ovarien.

Natrium muriaticum, Ammonium muriaticum und **Arnica** rufen ein Verrenkungs- oder Spannungsgefühl in der Ovarialregion hervor, ähnlich dem von APIS.

Belladonna bewirkt einen intensiveren Zustand von Kongestion oder Entzündung als das *Bienengift*. Die ovarielle Dysmenorrhoe ist enorm schmerzhaft, mit äußerster Wundheit in der rechten Leiste und Abwärtsdrängen.

Podophyllum gleicht APIS in seiner Wirkung auf die rechte Seite und dem, was Abort durch ovarielle Reizung genannt werden könnte. Zusätzlich bestehende Leberbeschwerden ermöglichen die Differenzierung.

ARS., *Coloc.*, GRAPH., IOD. und LACH. heilten wie APIS ovarielle Tumoren.

Conium hat eher lanzinierende Schmerzen in den verhärteten Ovarien.

Viburnum opulus ist bei drohendem Abort das weitaus bessere Mittel. Es entwickelte und heilte Schmerzen, die im Rücken beginnen, auf jeder Seite zum Hypogastrium herumziehen und dort in starkem Zusammenpressen, Krampfen und Abwärtsdrängen kulminieren.

Bei frühem Abort ist **Secale cornutum** durch die kräftigen Kontraktionen und dunkle, passive, flüssige Blutung abzugrenzen; von **Sabina** durch den reichlichen, hellen und klumpigen Fluß und die Schmerzen vom Sakrum [hindurch] zur Schamgegend; oder von **Kalium carbonicum** durch dessen Rückenschwäche mit Schmerzen, die sich von der Lumbalregion zu den Gesäßbacken erstrecken.

Vergleiche bei Mastitis mit **Bryonia**, das jedoch eher ein straffes Spannungsgefühl verursacht; dumpfe Kopfschmerzen; weiße Zunge; nützlich zu Beginn, bei Wundheitsgefühl aufgrund von ungenügender Entleerung der Milchgänge. Bei phlegmonöser Entwicklung, Eiterung und Absonderung von Milchklumpen ist **Rhus toxicodendron.** notwendig; die Gliederschmerzen lassen Unruhe entstehen; die Mamma ist tiefrot. **Belladonna** bewirkt dagegen eine hellrote, ausstrahlende Entzündung; schießende, reißende Schmerzen, oft mit Klopfen, während die von **Apis** scharf-schneidend oder stechend sind.

Kehlkopf, Brust und Herz

Heiserkeit mit Atmungsbeschwerden; auch mit Trockenheit des Halses und der Halsgrube.

Roheitsgefühl mit Neigung, sich zu räuspern.

Husten durch kribbelnden Reiz in der Halsgrube; Husten durch Kitzel an einem Fleck tief unten an der hinteren Luftröhrenwand, < beim Hinliegen, weckt ihn häufig aus dem ersten Schlaf; läßt nach, sobald sich kleine Schleimklumpen lösen.

Starke Dyspnoe; es scheint unmöglich, zu atmen; als sei jeder Atemzug der letzte.

Intensives Erstickungsgefühl; reißt den Kragen auf; kann nichts um den Hals ertragen; dunkles Gesicht, blaue Lippen.

Beschleunigte und erschwerte Atmung mit Fieber und Kopfschmerzen; mühsames Atmen durch Schwellung von Zunge, Schlund, Rachen oder Kehlkopf, wie durch Ödem; auch durch Konstriktion wie bei Krupp.

Gefühl von rascher Schwellung der Schleimhaut in den Luftwegen.

Asthmatische Atmung durch Unterdrückung von Nesselsucht.

In der Brust Völle, Drücken und Spannung; Wundheits- und Zerschlagenheitsgefühl.

Stiche durch die Brust; plötzlich auftretende lanzinierende Schmerzen.

Schmerz über dem Schlüsselbein, dann durch die Brust, beim Husten.

Schmerzen direkt unter dem Herzen, den Atem nehmend; plötzliches Stechen.

Heftiger, plötzlicher Schmerz, direkt unterhalb des Herzens; erstreckt sich diagonal zur rechten Brust hoch.

Dumpfe, drückende Schmerzen in der linken Seite der Brust, nahe der Mitte des Brustbeins, mit Völlegefühl [in der Brust] und kurzem Atem.

Heftiges, hörbares Herzklopfen; schnelle, aber schwache Schläge.

Beschleunigter, voller und kräftiger Puls; oder schwacher, am Handgelenk nahezu unfühlbar; Pulslosigkeit am Handgelenk; intermittierender Puls.

Ohnmacht mit schwachem Puls und weiteren Symptomen von Herzschwäche.

Klinisch wurde die gute Wirkung von *Sulph.* nach APIS bei pleuritischen Ergüssen bestätigt.

Rücken und Extremitäten

Drücken, Schweregefühl und Völle im Hinterkopf (Diphtherie).

Schwellung der Halsdrüsen. Gefäßstruma.

Steifigkeitsgefühl in Nacken und Rücken (Diphtherie u.a.).

Zerschlagenheitsgefühl des Rückens, als ob die Muskeln innerlich wund wären; in der Gegend der letzten Rippen.

Schwächegefühl des Rückgrats, als könne sie nicht darauf liegen.

Hyperästhesie im Bereich der Wirbelsäule.

Brennendes Drücken im Bereich des Steißbeins, schlimmer beim Versuch, sich zu setzen.

Empfindlichkeit von Armen und Händen; Brennen, Prickeln, Stechen, mit Röte und Schwellung.

Rote oder bläulichrote Flecke auf Armen und Händen, mit Brennen, Stechen, Jucken und äußerster Wundheit.

Ödeme der Glieder; rote, empfindliche Teile; erysipelatös; Zerschlagenheitsgefühl, oder sie sind wachsfarben und blaß.

Ödeme von Händen und Füßen.

Schwächegefühl der Glieder, wie gelähmt, mit Taubheit, Schweregefühl und Steifigkeit, oder mit Kribbeln.

Taubheitsgefühl in den Fingern, besonders an den Spitzen.

Koxitis, wenn es sich um eine plötzliche Entzündung mit hohem Fieber und heftigen, lanzinierenden Schmerzen handelt.

Synovitis mit stechenden, lanzinierenden Schmerzen, Spannung; äußerst empfindliche Schwellung durch Exsudation.

Gichtige Ablagerungen.

Stumpfe Schmerzen, wie in den Knochen.

Muskelzucken; einseitige Lähmung mit Zucken der anderen Seite (Hydrocephalus).

Höchst gereizt; ruheloser Ortswechsel.

Die gesamte Körperoberfläche ist äußerst berührungsempfindlich.

Große Entkräftung, mit Zittern; tödliche Ohnmacht; ermüdet, zerschlagen, wie nach Anstrengung.

Verwandte Arzneimittel

Apis wird bei Erysipel, Wassersucht, Ergüssen innerhalb seröser Häute, bei Rheuma usw. gebraucht, wenn die charakteristischen Schmerzen, die Schwellung und Hautausschläge zugegen sind.

Schwellung und Schmerzen weisen auf seine Anwendung bei Furunkeln, Karbunkeln und vor allem bei Panaritium. Die spezifischen Schmerzen lassen es auch bei Muskel- und Gelenkrheuma angezeigt erscheinen, während seine Fähigkeit, eine Entzündung mit serösem

Erguß hervorzurufen, zum erfolgreichen Gebrauch bei Koxitis und Synovitis führten.

Die blasse und schmerzhafte Geschwulst indiziert es bei Phlegmasia alba dolens, wo es, bei übereinstimmenden Symptomen, bestens wirkt.

Steifer Rücken, Hyperästhesie, Zerschlagenheitsgefühl und die paralytische Schwäche empfehlen APIS bei spinalmeningealen Erkrankungen, doch sollte in diesen Fällen die allgemeine Charakteristik mit absoluter Bestimmtheit vorliegen.

Rhus toxicodendron gilt als feindliches Mittel. Es ist bei Entkräftung, Erysipel, Nesselsucht, Koxitis, Ruhelosigkeit u.a. so ähnlich, daß große Aufmerksamkeit auf die Differenzierung entscheidender Symptome gelegt werden muß, wie z.B. die kurzfristige Besserung durch Lagewechsel, die dunklere oder tiefere Tönung der Hautausschläge und die Art der Schwäche.

Sulphur folgt gut auf APIS und umgekehrt. APIS antidotiert die fälschliche Anwendung von SULPH. bei Panaritium.

Pulsatilla zeigt einige Ähnlichkeiten bei Urtikaria, Spannung und Stechen in den Gelenken und vor allem bei Phlegmasia alba dolens in der Stillphase, bei Verschlechterung durch Wärme und bei Fieber ohne Durst. Doch sind die Schmerzen wandernd; oder lokalisiert; mit Spannen, Zucken und einem Unterschworenheitsgefühl.

Die paralytische Schwäche von APIS entspricht dem allgemeinen Wesen der Tiergifte und ähnelt den plötzlichen und heftigen Wirkungen einiger Vegetabilien und Mineralien.

Schlaf

Ängstliches Hochfahren im Schlaf. Erwacht mit schrillem Schrei (Hirnschrei).

Schlaflosigkeit durch nervöse Unruhe; Ruhelosigkeit.

Quälende Träume, von Reisen, von Sorgen und Mühe usw.

Schläfrig, doch zu nervös, um schlafen zu können.

Sehr schläfrig, auch mit Entkräftung (bei vielen Beschwerden).

Schläft morgens sehr lange. Beim Erwachen verwirrter Kopf, als ob das Gehirn nicht geruht hätte; Zerschlagenheitsgefühl; die Symptome des Bienenstichs selbst dagegen können besser sein.

Gähnen bei Uterusblutungen.

Verwandte Arzneimittel

Apis verursacht einen Zustand nervöser Erregbarkeit, verbunden mit Schwäche bis zur Entkräftung. Im Extrem bestehen Stupor und Apathie. Es ähnelt BELL., LACH., RHUS-T., *Bapt., Zinc.* und *Op.*

In der offensichtlichen Übereinstimmung mit *Bell.* läßt es sich durch die ausgeprägtere Entkräftung, Kraftlosigkeit und Neigung zur Torpidität unterscheiden. Beide bewirken Schlaflosigkeit durch Hirnreizung; bei APIS ist die Ruhelosigkeit jedoch stärker, die Erregbarkeit dafür geringer. Somit steht es zwischen *Bell.* und *Rhus-t.* Seine Träume von großen Mühen, harren noch einer Bestätigung, während die ermüdenden Träume von harter Arbeit bei RHUS-T. oft belegt wurden.

Apis entwickelt, ähnlich wie RHUS-T., morgens ein zerschlagenes Lähmungsgefühl, wie durch Überanstrengung; muß sich strecken. Bei RHUS-T. besteht daneben noch Schmerzhaftigkeit fibröser Gewebe, Steifigkeit und Wundheit, besser durch fortgesetzte Bewegung.

Zincum stimmt in einigen Symptomen in bezug auf Hirnreizung mit Schwäche überein.

Frost, Fieber und Schweiß

Frost um 15 Uhr, der Schultern, < bei Wärme; Frost kriecht den Rücken herab; Gefühl in den Händen, als seien sie abgestorben. Nesselausschlag. Durst. Brustbeklemmung mit Erstickungsgefühl.

Kälte der Füße; brennende Wangen, auch mit brennenden Zehen.

Hitze mit Brustbeklemmung und *Schläfrigkeit*; selten Durst. Die Haut brennt am ganzen Körper, besonders über Brust und Magen. Nesselausschlag. Zimmerwärme ist unerträglich.

Gelegentlich Schweiß; häufig mit trockener Haut abwechselnd (wobei dieses Stadium fehlen kann).

Schweiß nach Zittern und Ohnmacht, danach Nesselausschlag.

Verwandte Arzneimittel

Apis bewirkt, wie mehrmals erwähnt, anhaltend hohes Fieber mit beschleunigtem Puls und nervöser Erregung oder gesteigerter Schläfrigkeit. Infolgedessen ist es bei Affektionen wie Scharlach mit anhaltend hohem Fieber und schneller Atmung äußerst nützlich. Hierin übertrifft es *Bell.* und gleicht ARS., Rhus-t. und Sulph.

Bei intermittierendem Fieber paßt es bei chronischen oder verpfuschten Fällen und ähnelt darin seinem Ergänzungsmittel NAT-M., sowie ARS., RHUS-T. (besonders bei Nesselausschlag), Carb-v. und *Op.*

Arsenicum bessert sich durch äußere Wärme. **Rhus toxicodendron** hat trockenen Husten vor und während des Froststadiums und weniger Beklemmung. **Opium** entspricht ihm bei Hitze mit tiefem Schlaf, doch ist mehr Röcheln und *reichlich* heißer Schweiß zu bemerken. Geschwächte Patienten mit kalten Knien und Brustbeklemmung wie bei

APIS benötigen **Carbo vegetabilis**, doch ist die Haut meist eiskalt und auch der Atem ist kalt. Wünscht, während der Hitze ständig angefächelt zu werden.

Vergleiche bei typhoidem Fiebern mit LACH., *Hyos.*, *Rhus-t.*, *Bapt.* und *Zinc.*

Haut und Gewebe

Rasches Anschwellen des gesamten Körpers.

Die Haut ist gegen die geringste Berührung empfindlich.

Diffuse Zellulitis, gefolgt von Gewebezerstörung; die Teile sind sehr wund, brennen und stechen dann, mit rosiger, später purpurfarbener Hautröte.

Weiße, miliare Hautausschläge.

Erysipel (siehe *Gesicht*).

Erhabene Flecken und Streifen, entweder rot oder unnatürlich weiß, mit Prickeln, Jucken, Wundheit, Brennen und Stechen.

Ödeme; Induration der Gewebe.

Karbunkel, Furunkel, Abszesse, Karzinom, mit brennend-stechenden, erysipelatösen Entzündungen; Ruhelosigkeit, Angst; häufig spärlicher Urin und Strangurie. Lanzinierende Schmerzen.

Kleine Pusteln brennen und stechen; Pocken.

Verwandte Arzneimittel

Apis hat, wie auf den vorangegangenen Seiten belegt, viele und bedeutende Hautsymptome. Auf die verschiedenen Formen der Wassersucht sind wir ausgiebig eingegangen. Bei Nesselausschlag paßt es häufig in akuten Fällen, während CALC. häufiger bei chronischen Fällen angezeigt ist. Für die Folgen unterdrückter Nesselsucht ist APIS genauso nützlich wie ARS. und SULPH.

Urtica urens entwickelt ebenfalls Bläschen und große Blasen.

Vergleiche bei diffuser Zellulitis mit destruktiver Tendenz APIS mit LACH., RHUS-T., *Tarent.*, ARS. usw; bei Verhärtung des Zellgewebes mit SIL., HEP. und SULPH.

Modalitäten

Apis bessert sich allgemein durch Kälteanwendung. Aufrechte Sitzposition ist bei Dyspnoe die bevorzugte Haltung.

Viele Beschwerden verschlimmern sich abends und nachts, die Diarrhoe jedoch morgens (siehe auch *Fieber*).

Wein lindert; Saures verschlechtert (Diarrhoe u.a.).

Bewegung verschlimmert allgemein.

APIS antidotiert Beschwerden durch Anthrax [Anthraci.], Canth., Chin., Jod. und Sulph. Bienenstiche benötigen Hitze [!], *Salz, Erde* [Lehmumschläge] und LED.

CANTHARIS
und
verwandte Arzneimittel

Der bedeutendste Vertreter der *Coleoptera* ist die *Spanische Fliege,* **Cantharis vesicatoria.** Den Eingeweihten ist dieses Insekt schon lange bekannt, als Medikament, andererseits auch als Bestandteil vieler Aphrodisiaka.

Es gibt diverse Spezies dieser Fliege, von denen alle blasenbildend wirken: *C. vittata,* die Kartoffelfliege [*Doryphora decemlineata*]; *C. cinerea; C. marginata; C. atrata; C. nutalli; C. strigosa;* ferner *Mylabris cichorii et phalerata,* zwei aus China stammende Vertreter.

Die blasenbildende Wirkung der spanischen Fliege finden wir auch bei folgenden Mitteln: Formica [*Form.*], Atherix maculatus, Mezereum [*Mez.*], Juglans cinerea [*Jug-c.*], Arum maculatum [*Arum-m.*], Ranunculus sceleratus [*Ran-s.*], Urtica urens [*Urt-u.*], Clematis crispa et vitalva [*Clem-vit.*], den Euphorbiaceae, besonders Croton tiglium [*Crot-t.*], Thapsia garganica, Plantago alisina, Rhue, Oleum cajeputi [*Caj.*] usw.

Cantharis enthält, als wirksame Substanz [das Stoffwechselprodukt] *Cantharidin,* dessen Wirkung auf den menschlichen Organismus relativ einfach nachzuvollziehen ist, weshalb es auch zu den leicht zu studierenden Mitteln der Materia medica gehört.

Bei lokaler Anwendung entwickelt sich schnell eine Entzündung, mit bald folgender Blasenbildung. Darunter kann Lymphflüssigkeit beobachtet werden, die eine Art falsche Membran bildet. In einigen Fällen trocknen die Blasen ohne jedes plastische Exsudat rasch aus; bei anderen folgt starke Eiterbildung. Bekannt ist, daß der Prozeß bis hin zu diphtherischer, ulzerativer oder gangränöser Degeneration führen kann.

Eine der charakteristischen Eigenheiten von CANTH. ist seine deutliche Affinität zu den Harnorganen. Nicht selten erfolgt auf lokale Anwendung, auch weit weg von Nieren oder Blase, durch die Aufnahme von *Cantharidin* eine nachfolgende Nierensymptomatik und beträchtliche Strangurie.

Beim Studium dieses einzigartigen Arzneimittels sind die Symptome nur zu verständlich, wenn seine offensichtlichen Wirkungen im Auge behalten werden. Da es Reizung aller Gewebe verursacht, entsteht stärkste Reizung und Entzündung mit Fieber. Die Konsequenz dieser heftigen Wirkung ist Eiterbildung, plastische Exsudation, Gangrän oder Delirium und Konvulsionen. Außerdem, als zwangsläufige Folge, äußerste Entkräftung bis zum Kollaps.

Die aphrodisischen Qualitäten dieser Droge sind so unsicher, daß ihr Wert in Frage gestellt wurde.

Erfahrungsgemäß sind nahezu immer, wenn CANTH. angezeigt ist, zystische oder renale Symptome zugegen.

Die Schmerzen sind heftig, schneidend, stechend, reißend oder brennend, mit qualvoller Angst, Tenesmus und Konstriktion der Schließmuskel.

Nervensystem und Lebenskraft

Rasendes Delirium, auch mit sexueller Erregung und anhaltenden Erektionen, Konvulsionen und Priapismus. Heult schrecklich, wie ein bellender Hund, und wird dann von Krämpfen befallen; die Augen funkeln und rollen in ihren Höhlen; Zusammenschnürung des Halses, < durch den Anblick von Wasser; die Anfälle werden durch Druck oder Berührung erneuert (siehe unter *Magen*). Koma folgt.

Ruhelosigkeit, besonders im Sitzen oder Liegen; muß sich unablässig bewegen. Unbehagen mit ständigem Ortswechsel.

Anmaßend; widerspenstige und trotzige Laune.

Ängstliche Ruhelosigkeit, in Wut endend.

Gesichtsausdruck äußersten Leidens.

Blasses, leidendes, totenähnliches oder hippokratisches Gesicht während der Schmerzen.

Glühend rotes, ängstliches Gesicht.

Der gesamte Körper fühlt sich innerlich und äußerlich wie roh und wund an; wie in Stücke geschlagen, mit großer Schwäche.

Ohnmacht; extremes Sinken der Kräfte.

Kollaps mit eingefallenem Gesicht, gequältem Aussehen und Kälte; oder liegt bewußtlos, die Arme an den Seiten ausgestreckt, plötzliches Hochfahren mit Schreien und Umherwerfen der Arme; als Folge von Entzündung mit Eiterung, Erguß, innerer Ulzeration oder Urämie.

Verwandte Arzneimittel

Cantharis kann bei Meningitis oder Meningitis cerebrospinalis benötigt werden; möglicherweise auch bei Hydrophobie, sexueller Manie, urämischem Delirium usw. In jedem Fall finden wir als sichere Hinweise Konstriktion der Sphinkter; rasende Erregung oder umgekehrt Koma; sexuelle Erregung und den sehr prägnanten Gesichtsausdruck.

Sein Wert bei Ergüssen wird im folgenden noch erläutert.

Vergleiche mit: BELL., STRAM., HYOS., ARS., *Cann-i.* und CAMPH.

Rasendes Delirium und Zusammenschnürung des Halses bewirken BELL., HYOS. und STRAM; STRAM. und HYOS. sind außerdem sexuell erregt (STRAM. besonders im Delirium), aber keines verursacht Priapismus. Doch fehlt diesen Mitteln der intensiv leidende Blick und die qualvolle Angst von CANTH. Obwohl HYOS. und STRAM., vor allem zwischen den Anfällen, große Schwäche hervorrufen, lösen weder sie, noch BELL., Kollaps aus. Die Ruhelosigkeit und Qual dieser Solanaceae ist Folge direkter Hirnreizung, während sie bei CANTH. mit abdominalen oder urogenitalen Beschwerden einhergeht, oder ein Reflex davon ist.

Mit CANTH. viel näher verwandt sind CAMPH. und ARS.; sie gleichen sich hinsichtlich der Angst, Ruhelosigkeit und dem leidenden Gesichtsausdruck; eine Symptomatik, die die Ernsthaftigkeit der Erkrankung oder das Sinken der Lebenskräfte offenbart. ARS. ähnelt CANTH. weitgehend bei heftiger Entzündung mit intensivem Brennen, Agonie, Durst und schließlich Kollaps. Beide Mittel können auch bei Urämie angezeigt sein.

Arsenicum album fehlt die sexuelle Reizbarkeit und sein Delirium ist oft mit einer Tendenz zur Selbstverstümmelung[1] verbunden, oder mit Selbstmord. Furcht vor dem Tode. Ruhelosigkeit, abwechselnd mit Stupor.

Camphora wirkt als Antidot der *Spanischen Fliege* und damit möglicherweise genau entgegengesetzt. Beide bewirken Delirium, Konvulsionen, sexuelle Manie, Priapismus; Strangurie; innerliches Brennen bei äußerer Kälte; Hyperämie oder Entzündung innerer Teile wie Gehirn, Magen, Blase u.a. Kälte der Zehen und Sinken der Lebenskräfte werden meist als Charakteristika von CAMPH. genannt, während die Symptome der Erregung eher als Sekundärreaktionen angesehen werden. Bei CANTH. dagegen ist die Erregung die wesentliche Wirkung, und Kälte lediglich als Resultat dieser fortgesetzten oder anhaltenden Wirkung zu betrachten.

---

(1) Wurde im Middletown Insane Asylum bestätigt.

In der Praxis fällt die Entscheidung für CAMPH., wenn Delirium, Manie oder Konvulsionen zusammen mit Kälte und äußerster Entkräftung auftreten; besonders als Folge unterdrückter Hautausschläge.

Cannabis indica gleicht CANTH. bei Urämie. Unterschieden wird es durch seine Kopfschmerzen, als öffne und schließe sich der Scheitel, oder durch den spezifischen Geisteszustand mit erheblicher Überschätzung von Zeit und Raum.

Vergleiche bei Kollaps mit Exsudation, wie auch bei Peritonitis und Metritis: ARS., APIS, MERC-C., *Ter.* und Bufo.

Arsenicum album ist, wie bereits oben erwähnt, CANTH. sehr ähnlich, was den Gesichtsausdruck, das Alternieren von Konvulsionen und Koma anbelangt. Es verfügt aber nicht über den, für CANTH. so wesentlichen, anhaltenden Harndrang.

Apis entwickelt eine vergleichbare, etwas leichtere Strangurie und seine Schmerzen sind eher stechend und lanzinierend. Seröse Ergüsse.

Mercurius corrosivus hat nahezu identische Indikationen, wie Brennen, Strangurie, schneidend-brennende Schmerzen, Exsudation ins Peritoneum, Kälte, leidender Gesichtsausdruck. Hier dienen die *Merc.*-Zunge und der Schweiß, der keinerlei Linderung bringt, der Differenzierung.

Terebinthina kann bei Metritis mit Strangurie, heftigem Brennen im Uterus und extremer Schwäche verglichen werden. Der Urin ist spärlich und durch Blut verdunkelt. Die Zunge jedoch ist trocken und glatt und es besteht starke Tympanie. So weit uns bekannt, ist das Alternieren von Krämpfen und Koma in diesen Fällen nur durch *Ars.* oder *Canth.* zu beeinflussen.

Kopf

Verwirrung morgens, mit Pulsieren in der Stirn. Schwindel mit Anfällen von Bewußtlosigkeit. Schmerzen tief im Gehirn mit ängstlichem Gesichtsausdruck. Schweregefühl und Verwirrung. Drücken, besonders als Gefühl, es werde alles zur Stirn herausgedrückt. Stechen und Reißen. Nagen, wie in den Knochen. Brennen in den Seiten, vom Hals aufsteigend, mit Wundheit und Schwindeligkeit; < morgens und nachmittags, im Stehen oder Sitzen; > beim Gehen oder im Liegen; halbseitige Kopfschmerzen der rechten Seite. Tiefes Stechen und Reißen vom linken Hinterkopf zur Stirn. Kopfschmerzen mit Krämpfen oder Koma.

Verwandte Arzneimittel

Cantharis heilte häufig rechtsseitige Kopfschmerzen. Die CANTH.-Vergiftung bewirkt Hyperämie und Entzündung des Großhirns, besonders aber des Kleinhirns, das bei der [postmortem] Untersuchung mit Lymphe überzogen war. Dieses Phänomen entwickelt sich jedoch erst spät und erklärt vielleicht die mögliche Anwendung bei Prozessen, die erst sekundär Gehirn und Rückenmark ergreifen.

Die charakteristischen Schmerzen sind schwer, drückend, mit Kongestion; meist tiefsitzendes Reißen oder Stechen, bei steifem Nacken und anderen Gehirn- und Rückenmarkssymptomen, sowie dem ängstlichen und gequälten Gesichtsausdruck; oder Konvulsionen und schließlich Schmerzen mit sexuellem Erregungszustand.

Vergleiche: *Bell., Hyos., Stram., Cann-i., Camph.* und Bufo. *Cann-i.* ruft auffällige Kleinhirnsymptome hervor, wie Klopfen, Völlegefühl; Drücken geht Konvulsionen voraus, Wogen vom Hinterkopf zur Stirn; betäubende Schmerzen mit Schwindel beim Aufstehen. Sobald diese Beschwerden gemeinsam mit Nierensymptomen auftreten, ist ein Vergleich mit CANTH. angebracht.

Camphora erregt deutliches Pulsieren im Hinterkopf.

Bufo rana verursacht lanzinierende Schmerzen vom Inneren des Kopfes zu den Augen, Verlust des Bewußtseins und Konvulsionen; die Sexual- und Harnsymptome unterscheiden sich aber stark.

Belladonna ist wie CANTH. bei Hyperämie und Entzündungen hilfreich, daneben rufen beide Drücken, Schweregefühl und Heraustreiben in der Stirn hervor; bei BELL. ist dies verbunden mit Klopfen der Karotiden, Gesichtsröte und Rollen des Kopfes; CANTH. zeigt den Ausdruck tiefen Leidens im blassen, bleichen oder eingefallenen Gesicht.

Augen, Ohren und Gesicht

Trübsichtigkeit. Dilatierte Pupillen. Vortretende Augen. Starrer Blick, die Augen funkeln. Eingesunkene Augen, umgeben von blauen Ringen. Augenentzündung. Glühende Hitze, wie von Kohlen. Rote, tränengefüllte Augen. Beißen in den Augen, wie von Salz. Reißen in Ohren und Mastoid. Nasenbluten nur morgens. Erysipel beginnt an der Nase, mit Brennen und Jucken. Blasenbildung. Geschwollenes, gedunsenes Gesicht. Prosopalgie, schrecklich brennende Schmerzen, Zucken der Gesichtsmuskeln; dilatierte Pupillen; Stirnrunzeln; Gesichtsausdruck höchsten Leidens.

Verwandte Arzneimittel

Klinisch wurde die *Spanische Fliege* bei Augenentzündung durch Dampf oder Verbrennungen anderer Ursache erfolgreich eingesetzt. Bei Erysipel scheint es am besten zu wirken, wenn Blasenbildung besteht oder die Entzündung heftig und von Strangurie begleitet ist.

Vergleiche mit ARS., KREOS., *Graph.*, RHUS-T., *Apis, Bell.*

ARS. und KREOS. gleichen CANTH. bei Neuralgie mit Brennen; *Apis, Bell., Graph.* und RHUS-T. bei Erysipel der Nase.

Kreosotum erregt wie CANTH. Reißen und Brennen; doch bestehen die begleitenden Harnsymptome eher aus Drängen und eiligem Harndrang, mit reichlichem Urin - also Symptomen, die eher weiblichen Genitalbeschwerden als genuiner Blasenerkrankung zugeordnet werden. Die Schmerzen befallen daneben auch die Zähne; dunkle, zerfallende Zähne. Die Schmerzen verschlechtern sich durch Bewegung, der Patient ist nervös und reizbar.

Rhus toxicodendron folgt bei Erysipel gut auf CANTH. Wenn die Unterscheidung bezüglich *Apis* schwerfällt, geben die geringere Schmerzintensität und die, im Vergleich zu CANTH., kleineren Blasen den Ausschlag.

Belladonna stimmt nur in der Heftigkeit der Symptome überein. Weder kommt es zu Blasenbildung, noch zu begleitender Strangurie. Sie folgen trotzdem gegenseitig gut aufeinander. In einem Fall (ohne bestehende Blasen) besserte *Bell.* sofort, nachdem CANTH. nur kurzfristig wirkte.

Mund, Hals, Kehlkopf und Brust

Reißen in Zähnen und Zahnfleisch. Zahnfleisch rot und geschwollen. Zahnfistel, einem rotgepunkteten Bläschen folgend, mit Schwellung der Oberlippe. Belegte Zunge, an den Rändern rot; geschwollen und dick belegt, exkoriiert und mit Bläschen bedeckt. Mund- und Halsschleimhaut rot und mit vielen Bläschen bedeckt, exkoriiert, mit Brennen und Beißen. Reichlicher Speichelfluß, Aphthen an Zungenrand und Zahnfleisch, lockere Zähne. Frühmorgens kommt ein Blutklumpen in den Mund. Abschälen von Zunge und Lippen; Dysenterie. Entzündeter Hals, mit plastischer Lymphe bedeckt. Zäher Schleim zieht sich aus den Choanen. Brennen vom Mund bis zum Magen; der Hals fühlt sich an, als würde er in Flammen stehen. Brennen im Hals, scharriges Gefühl, räuspert Blut hoch. Konstriktion und heftige Schmerzen an der Rachenhinterwand. Aphthöse Geschwüre an der hinteren Rachenwand und der rechten Tonsille, von weißer, festhaftender Kruste bedeckt. Schlucken ist stark erschwert. Brennender Durst, doch Flüssigkeiten werden erbrochen, oder können gar nicht geschluckt werden. Bereits Anblick von Wasser erzeugt Erstickungsgefühl und ruft Strangurie hervor. Brennen und Konstriktion von Pharynx und Ösophagus; verlangt zu trinken. Brennen im Kehlkopf, besonders beim Versuch, zähen Schleim hochzuräuspern. Heisere, rauhe Stimme. Leises Sprechen mit Schwächegefühl der Stimmorgane. Husten mit schaumigem, blutigem Sputum. Stechen in der Brust von einer Seite zur anderen. Stiche von der Achselhöhle zur Brust - vom Vorderteil der rechten Brust hinunter zu den unteren Rippen - von unten rechts zur Mitte des Sternums. Brennen in der Brust, wie von Feuer. Drücken auf das Sternum. Gefühl von Schwäche in den Atmungsorganen. Schwieriges und beklemmtes Atmen. Herzangst. Herzklopfen. Harter, voller, beschleunigter und zuweilen aussetzender Puls. Seltener schwach, langsam und kaum tastbar. Pulsieren durch die zitternden Glieder.

Verwandte Arzneimittel

Cantharis bewirkt heftige Entzündung der Schleimhaut, mit plastischer Exsudation, extremer Kongestion, Brennen, Blasenbildung oder Ulzeration; deutliche Konstriktion der Sphinkter. Die Heftigkeit des Prozesses erklärt die Ohnmacht und die schwache Stimme. Die Schmerzen sind eine Kombination aus prickelndem Sticheln [Trockenheit des Halses] und Stechen. Doch so deutlich die eben genannten Symptome auch vorliegen mögen, sie sind erst entscheidend, wenn außerdem die unumgänglichen Harnsymptome vorliegen. Unter Berücksichtigung dieses Zusammenhangs heilte CANTH. Aphthen, Diphtherie, Pleuritis und Pneumonie. Bei Diphtherie liegt es dann nahe, wenn die daraus resultierende Schwäche sehr deutlich ist.

Einen guten Ruf erworben hat es sich bei Pleuritis, zur Linderung des Ergußes, besonders mit ängstlicher Dyspnoe, gequältem Gesicht, drohender Ohnmacht und mäßigem Fieber.

Ebenfalls hilfreich ist seine Anwendung bei Scharlach, mit Ausräuspern zähen Schleims aus Hals und Choanen, mit Albuminurie.

Vergleiche: *Bell., Caps.*, MERC-C., *Arum-t.*, ARS., *Apis, Cinnb.*

Die Schleimhaut von *Bell.* ist blaßrot, gedunsen oder in ernsten Fällen bläulich. Die Entzündung ist weniger heftig.

Vergleiche bei Zahnfisteln FL-AC.

Vergleiche bei Pleuritis BRY. *Dr. Jousset* behauptet, daß CANTH. hier sehr nützlich sei, solange das Fieber gemäßigt ist. Wenn seine Wirkung nur palliativ war, nahm er sofort bei BRY. Zuflucht. Es ist wichtig, sich über die Ähnlichkeit dieser beiden Mittel im Klaren zu sein. Beide verursachen Stiche, Dyspnoe, Fieber und Drücken auf Sternum und Herz (charakteristisch für BRY.). CANTH. erregt mehr Ohnmacht, Schwäche und eingefallenes Gesicht. Der Gesichtsausdruck von BRY. drückt lediglich die Atemnot aus; der Kranke will ruhig sein [vermeidet jede Bewegung], obwohl er gleichzeitig reizbar und ängstlich ist.

Magen und Abdomen

Trockener Mund.

Brennen in Mund, Rachen und Magen.

Übelkeit und Erbrechen. Erbrechen von Blut und schaumigem Schleim; membranartige Fetzen.

Scharfer Schmerz in der Magen- und Blasengegend; äußerste Empfindlichkeit, so daß Druck Konvulsionen auslöst.

Heftige Schmerzen im Epigastrium, verursachen verzweifeltes Umherwerfen. Entzündung von Magen, Leber und Eingeweiden, mit Erosion (siehe Kollaps unter *Nervensystem*).

Tympanitische und empfindliche Schwellung des Abdomens.

Blähungsversetzung unter den kurzen Rippen.

Schneiden, Kneifen und Brennen, umherwandernde Bauchschmerzen; im Unterbauch schlimmer.

Brennen, den Darm entlang, bis zum Anus.

Schneiden im Bauch beim Stuhl; nach dem Stuhl Brennen wie von Feuer im Anus; Schaudern.

Sehr heftiger Tenesmus mit Schneiden und Kolik.

Stuhl aus Blut und Schleim; weißer, zäher Schleims, wie Abschabsel des Darms, mit Blutstreifen; reines Blut; roter Schleim, fäkale Massen. Kälte von Händen und Füßen, kleiner Puls; Dysenterie.

Verwandte Arzneimittel

CANTH. entzündet zwar alle Baucheingeweide, seine Hauptwirkung richtet sich jedoch auf Unterbauch und Rektum. Schmerz- und Stuhlsymptomatik sind hier gut beschrieben. Normalerweise sind Harnsymptome zugegen.

Vergleiche: MERC-C., CAPS., *Colch., Coloc.*, MERC., *Ars., Zinc-s., Sulph.* und *Kali-bi.*

Untereinander stehen die Mittel in folgender Beziehung:

Aufgeblähtes Abdomen (Tympanie): Canth., Colch., Coloc., Merc., Merc-c. und Sulph., alle 3 [wertig].

Schneidende Schmerzen mit quälender Angst: Canth.(4), Coloc.(4), die anderen geringerwertig.

Greifender Schmerz: Coloc.(5), Merc. und Merc-c. je 3 [wertig].

Tenesmus: bei Canth. am geringsten; Caps., Colch., Merc., Merc-c. und Sulph. alle (4); Coloc. (3).

Brennen im Abdomen: meist Ars.

Brennen im Anus: Ars., Caps., Merc., Merc-c. (je 4); Canth., Coloc. und Sulph. (je 3).

Cantharis empfiehlt sich durch die Lokalisation der Schmerzen im Unterbauch; schneidende Schmerzen, < durch Druck; und durch Stuhlgang.

Die **Mercurius**-Präparate äußern sich durch Tenesmus und Kneifen, besonders durch solchen Tenesmus, der nach dem Stuhlgang weiterhin anhält.

Colocynthis bewirkt meist Kneifen, was sich durch die geringste Nahrungsaufnahme verschlimmert und durch äußeren Druck bessert.

Colchicum entleert Stühle mit zerfetzten Anteilen; den Rücken hochkriechender Frost, der Krämpfen des Sphinkter ani folgt.

Capsicum ist durstig, doch erregt Trinken Stuhlgang und verursacht Schaudern. Gleichzeitig besteht Tenesmus der Harnblase, wenn auch weniger deutlich als bei CANTH., das sogar Blutabgang aus Anus und Blase hervorrufen kann. Das aufgetriebene Abdomen von CAPS. löst erstickende Atemversetzung aus.

Schmerz in der Magengegend, < durch Druck, entsteht bei ARS., CANTH. und *Cupr.*

Daß Druck Konvulsionen auslöst, ist für CANTH. bestätigt, bei *Cupr.* ist es möglicherweise ein durchaus echtes Symptom und sollte berücksichtigt werden. *Cupr.* besserte auch ein Gefühl wie zum Sterben hinter dem Schwertknorpel.

Camphora präsentierte in den Prüfungen Schmerzen im Epigastrium, in Lenden und Därmen, mit Strangurie und Erbrechen. Brennen. Erstickende Atemnot, wie durch Druck in der Magengrube. Letzteres ist kein gastrisches Symptom, sondern kann als Teil des Allgemeinzustands angesehen werden, der das Mittel indiziert; Magenentzündung, starkes Sinken der Kräfte; eisige Kälte.

Harnorgane

Entzündung und Ulzeration der Harnorgane.

Nieren: Dumpf pressende Schmerzen mit Harndrang; empfindlich gegen die geringste Berührung; mit Anfällen von Schneiden und Brennen, häufig mit Schmerz in der Penisspitze abwechselnd. Nephritis nach Scharlach, mit drohender Urämie.

Schmerzhaftigkeit in den Lenden, Reißen bis in die Hoden. Schneidende und zusammenziehende Schmerzen von den Harnleitern hinab zum Penis; manchmal auch von außen nach innen ziehend; Druck auf die Eichel bessert.

Blase: höchst gereizt, kann kaum einen Löffel voll Harn in der Blase halten, ohne daß Harndrang auslöst wird.

Heftige Blasenschmerzen mit unerträglichem Tenesmus und Drängen, nötigt zum Schreien.

Zystitis mit Erbrechen, Fieber, qualvoller Angst, Ruhelosigkeit usw. Brennen und Schneiden im Blasenhals, erstreckt sich bis zur Fossa navicularis urethrae.

Extremer Tenesmus von Blase und Rektum.

Schmerzen im Perineum, anscheinend vom Blasenhals aus. Gangrän der Blasenschleimhaut. Anhaltender Harndrang, doch geht der Urin nur in Tropfen ab, mit unerträglichem Brennen, Stechen und Tenesmus.

Schneiden wie von Messern beim Urinieren.

Vor, während und nach der Miktion schneidende Schmerzen, zum Aufschreien und Zusammenkrümmen. Drängen zum Harnen, doch gehen nur einige heiße, brennende, verbrühende Tropfen ab, oder nur Tropfen von Blut; manchmal Tröpfeln von Harn oder Harn und Blut.

Harndrang mit Strangurie und Harnverhaltung.

Harndrang, weniger im Sitzen, mehr im Stehen, am stärksten beim Gehen.

Häufige, schmerzhafte Miktion, davor Schmerz in der Eichel.

Urin: blutig; blutvermischt; Blut und Schleim; trübe und spärlich; wolkig, mehlartig, mit weißem Sediment, das am Gefäß haftenbleibt.

Urin enthält Eiweiß, zylinderförmige Teile, Epithelzylinder usw.

Bodensatz sieht aus wie alter Mörtel.

Häufiger Urin und reichlicher als üblich.

Harnverhaltung oder unterdrückter Urin.

Atonie der Blase durch zu langes Zurückhalten des Urins. Blasenlähmung mit häufigem Verlangen, doch Unvermögen zu urinieren.

Verwandte Arzneimittel

Kein Mittel wird bei Reizung der Harnorgane häufiger eingesetzt als CANTH. Seine charakteristischen Merkmale sind: schmerzvolle oder heftige Strangurie, Harntröpfeln und Tenesmus der Harnblase; Nephritis mit Strangurie; Glomerulonephritis. Selten ist es bei lähmungsartiger Schwäche angezeigt, auch wenn es nicht selten Harntröpfeln bei Strangurie behebt - doch besteht eher spasmodische, als paralytische Einschränkung der Blasenkontrolle. Trotzdem wird es manchmal bei Atonie und Lähmung benötigt.

Urämische Symptome wurden bereits im Abschnitt *Nervensystem* berücksichtigt.

Folgende Mittel sollten verglichen werden, da sie alle scharfe Reizung, Entzündung oder heftige Schmerzen bewirken und CANTH. dadurch mehr oder weniger gleichen.

Nieren: ACON., *Ter.,* Cann-i., CANN-S., *Bell.,* BERB. und Chim.
Nierenkolik: Oci., Pareir., Berb., Bell., *Lyc.,* Ur-ac. und *Ipom.*
Zystitis: Caps., Berb., *Cann-s., Coloc., Cop., Cub., Seneg.* und *Zinc.*
Dysurie: ACON., CANN-S., Cann-i., CAMPH., BELL., *Equis.,*
Dor., MERC-C., *Merc.,* FERR-P., Poland Water, *Lina.,* PETROS.,
Caps., Dig., Nux-v., Apis, Kali-n., Thuj., Rhus-a., *Chim.,* Epig., *Puls.,*
Pop., Sass., *Merc-ac.,* Onis., *Clem., Con.,* Colch., *Cop., Erig., Sars.,*
Mit., Hedeo., *Ter.,* Benz-ac. und Ant-t.

Blutiger Urin und starke Schmerzen: *Acon.,* TER., ERIG., Caps.,
UVA., Epig., Merc., MERC-C., *Colch.,* Erech. und *Mez.*

Camphora und **Kalium nitricum** sind anerkannte Antidote von
CANTH. bei Harnbeschwerden. Auch *Apis* hat sich bei der, durch die
Spanische Fliege hervorgerufenen Zystitis als nützlich erwiesen.

Aconitum paßt häufig zu Beginn von Nieren- und Blasenbeschwerden, die unbehandelt in einen CANTH.-Zustand übergehen. Harndrang, Dysurie und Hämaturie werden von ängstlicher Ruhelosigkeit
und hohem Fieber begleitet, was insgesamt nicht dem CANTH.-Bild
entspricht.

Belladonna bewirkt heftige renale Kongestion mit reichlichem Harnabgang oder mit Harnverhaltung, intensivem Drängen und Strangurie.
Der Urin kann feuerrot oder gelb sein und auch Eiweiß enthalten.

Aufgrund seiner allseits bekannten krampfhaften Schmerzen, wird
es auch manchmal bei Nierenkolik gebraucht.

Es verursachte eine, CANTH. sehr ähnliche, Reizung des Blasenhalses, meist aber als Begleiterscheinung eines Hautausschlags.

Angezeigt ist es bei Zystitis mit heftigem Fieber, begleitenden Hirnsymptomen, heißem, feurigrotem Urin und lokaler Empfindlichkeit, die
jede Berührung oder Erschütterung unerträglich erscheinen läßt.

Cannabis sativa kann CANTH. zwar bei einfacher, doch nicht mehr
bei chronischer Nephritis ersetzen. Ziehende Schmerzen in der Nierenregion erstrecken sich zu den Inguinaldrüsen, mit ängstlicher Empfindung
von Übelkeit in der Herzgrube (vergleiche *Genitalorgane*).

Cannabis indica erregt Brennen, Stechen, Drücken in den Nieren;
Schmerzen beim Lachen. Sein größter Nutzen liegt aber in dem, was
vielleicht „renale Schwäche" genannt werden kann, mit häufigem Urinieren, Schmerz in den Nieren und Ruhelosigkeit.

Berberis entwickelt ein breites Spektrum von Schmerzen in der
Nierengegend und muß schon deshalb von der *Spanischen Fliege* abge-
grenzt werden. Tatsächlich wird es gegenüber anderen, gebräuchliche-
ren Mitteln zu oft vergessen.

Spannen, Drücken; stechende Schmerzen von den Nieren zur Blase
oder zu Hüfte und Leiste. Brennende Stiche. Reißen und Stechen in der

Lenden- und Nierengegend, als ob die Teile gequetscht oder zerschlagen wären, mit Steifigkeitsgefühl; Taubheitsempfindung. Die Schmerzen strahlen von den Nieren in jede Richtung aus. Stechen vorne im Bauch, gerade der Nierenlage entsprechend. Schneiden von den Nieren zur Urethra. Brennen, die gesamte Urethra entlang; Schneiden.

BERB. ist ein hervorragendes Mittel bei zusammengebrochenen Patienten. Kränkliches, blasses oder schmutziggraues Gesicht, eingefallen, mit blauen Ringen um die Augen; Neigung zu Gallensteinen und Harngrieß; kongestionierte, torpide Leber; Stuhldrang; langanhaltendes Empfinden nach der Stuhlentleerung, gerade eben erst Stuhl abgesetzt zu haben. Von CANTH. läßt es sich durch die Hüftschmerzen unterscheiden und über den Harn, der zwar bei beiden mehlig ist, bei BERB. aber charakteristischerweise dickes, rötliches oder gelbliches, mehliges Sediment absetzt.

Für Nierenkolik und Harngrieß ist CANTH. nötig, wenn dabei schneidende, brennende und zusammenziehende Schmerzen sowie Strangurie entstehen. *Pareir.* hebt sich hier von CANTH. und auch von BERB. in der Schmerzausstrahlung ab, die bis zu den Oberschenkeln und Füßen reicht (bei BERB. selten bis zu den Oberschenkeln). Der Urin setzt viel rotes Sediment ab. Der Strangurie wegen geht der Kranke auf allen Vieren. Den gleichen Bodensatz bringt *Oci.* nach dem Anfall hervor, doch die Schmerzen verursachen Erbrechen. *Ipom.* wird gebraucht, wenn die Schmerzen vor allem den Rücken betreffen und gleichfalls Erbrechen auslösen. *Ur-ac.* besserte sofort einen Fall mit Harngrieß, doch liegen keine Prüfungen vor.

Terebinthina bewirkt Nierenkongestion die sich zu Entzündung fortsetzt. Ebenfalls entzündet können Blase und Harnröhre sein. Schweregefühl und Schmerz in der Nierengegend; Drücken morgens, beim Sitzen. Heftig brennende und ziehende Schmerzen. Strangurie mit blutigem Urin. Wolkiger, dunkler, albuminöser Urin; enthält Blutabgüsse der Nierenkanälchen. Wassersucht.

Wie bei CANTH. weisen auch hier viele Beschwerden auf das Mittel, vorausgesetzt, die Harnsymptome stimmen überein. Doch die Begleitsymptome beider Mittel sind sehr verschieden.

Equisetum verursacht dumpfe Schmerzen in der Nierengegend mit Harndrang. Die Blase ist empfindlich, wund, mit heftigem, dumpfem Schmerz, der nach der Miktion nicht nachläßt. Anhaltendes Verlangen, zu urinieren, manchmal mit einem Erweiterungsgefühl der Blase und reichlichem Harnabgang. Es wird starkgefärbter, spärlicher Urin entleert, der Schleim enthält; Brennen in der Harnröhre während der Miktion; schneidende Schmerzen. Entleert etwas Urin, hat aber das Gefühl, seit Stunden nicht mehr uriniert zu haben - ein Symptom, das dem Ausdehnungsgefühl entspricht.

Vor allem bei Enuresis hat sich das Mittel einen Ruf erworben. Doch auch bei zunehmender Blasenreizung mit spärlichem Harn, besonders bei Frauen, zeigte es sich als wirksam. Urin blutvermischt und albuminös; die Schmerzen sind direkt nach der Miktion am schlimmsten *(Marsden's Practical midwifery)*.

Im letztgenannten Aspekt gleicht es wieder CANTH., stärker jedoch EUP-PUR. und LINA.

Linaria vulgaris bewirkt und heilt daher: häufiges, schmerzhaftes Drängen zum Urinieren; muß nachts aufstehen. Ebenfalls Enuresis.

Eupatorium purpureum reizt Nieren und Blase und löst dadurch häufigen und schmerzhaften Harndrang aus; es geht übermäßig viel Urin ab oder spärlicher, tiefgefärbter, schleimiger Harn. *Dr. Hughes* nutzte es bei Blasenreizung von Frauen. Sein Symptom „Gefühl, als hätte sie den Urin für längere Zeit zurückgehalten" erinnert an EQUIS.

Uva ursi überragt CANTH. bei Blasenkatarrh aufgrund von Steinen. Häufige, schmerzhafte Versuche, zu Urinieren, mit Brennen; schleimiger oder blutig-schleimiger Harn. Oft nur palliativ wirkend.

Sassafras officinalis verursachte brennenden Urin mit hautartigen Partikeln darin.

Nux vomica - mit erfolglosem Harndrang.

Mercurius und **Mercurius aceticus**, letzteres mit Schneiden, gerade zum Schluß der Miktion (wie NAT-M.).

Cochlearia armoracea bewirkte Brennen und Schneiden der Eichel während und nach der Miktion, Strangurie und gallertartigen Harn.

Bei chronischer Nephritis steht CANTH. nahe bei ARS. und MERC-C., doch nur in weniger weit fortgeschrittenen Fällen.

Mercurius corrosivus wird gebraucht, wenn der Urin spärlich und blutig ist und Zylinder enthält; blasses, gedunsenes und teigiges Gesicht.

Colocynthis ruft, wie die *Spanische Fliege,* Blasenkrämpfe hervor, die den Patienten zum Zusammenkrümmen zwingen, doch findet sich nur bei COLOC. Ablagerung von fasrigem Schleim. Es paßt in Fällen, die CANTH. zwar beeinflußt, doch nicht geheilt hat.

Blutiger Urin mit Reizung oder Entzündung kann neben CANTH. noch auf folgende Mittel hinweisen:

Erigeron canadensis ist hier ein herausragendes Mittel.

Epigea repens mit blutigem Sediment und Blasentenesmus mit Brennen.

Erechthites ist bei hellen Blutungen vielversprechend.

Mercurius corrosivus - mit blutigem, tröpfelndem Urin und schrecklicher Strangurie mit Brennen.

Colchicum - mit Winden in der Nierenregion während der Strangurie; TER., UVA. etc.

Im Verlauf von Erkältungen, Fieber, Pneumonie usw. treten nicht selten Blasensymptome auf. Sie können auf CANTH. hinweisen, doch sollte dann der gesamte Fall, also mit lokalen und begleitenden Symptomen, mit folgenden Mitteln differenziert werden: Ant-c., *Ant-t., Squil.*, MERC., *Merc-ac.,* ALL-C., *Apis* usw.

Antimonium crudum paßt bei Blasenkatarrh mit öfterem, brennendem Urinieren; doch noch häufiger bestehenden Magenstörungen. So wird es zum Beispiel bei einem Kind gebraucht, das beim Urinieren weint und eine weißer Zunge aufweist. Der Urin setzt rote Kristalle ab, und zwar umso mehr, je heftiger die Kolik ist.

Antimonium tartaricum verursacht häufigen Harndrang, Blasenkrämpfe, spärlichen Urin, dunkel oder nur in Tropfen und blutig abgehend. Der Zustand ähnelt CANTH., doch hat ANT-T. diese Symptome, dann behoben, wenn sie den rasselnden Husten, das Niesen und die Atemnot begleiteten, die der *Spanischen Fliege* fremd sind.

Mercurius aceticus heilte Erkältungen mit dem Begleitsymptom „Schneiden bei den letzten Tropfen abgehenden Harns".

Allium cepa ist dagegen leicht durch seinen Schnupfen zu unterscheiden.

Harnröhre und Genitalorgane

Harnröhre kontrahiert, der Urin geht nur in dünnem Strahl ab.

Entzündung der Harnröhre bis hin zu Gangrän.

Eichel schmerzhaft und geschwollen. Sehr roter Meatus.

Vorhaut heiß, rot, angeschwollen, mit Phimose.

Juckreiz der Eichel; heißer Urin.

Weiße, wäßrige Absonderung der Urethra, wie bei Gonorrhoe; besonders bei heftiger Entzündung, schrecklich schmerzhaften Erektionen und Mitbeteiligung des Blasenhalses.

Starke und anhaltende Erektionen, schmerzlos und ohne Lustempfinden. Nächtliche Erektionen mit Kontraktion und Wundheitsschmerz längs der gesamten Harnröhre.

Satyriasis.

Brennen in den Ausführungsgängen der Samenbläschen, während und nach dem Koitus.

Ziehende Schmerzen in den Samensträngen beim Urinieren.

Samenabsonderung durch Reizung von Vorhaut, Harnröhre oder Samenbläschen.

Masturbation; teilweise Blindheit nach Samenergüssen, Schaudern, Schlaflosigkeit. Kalte und erschlaffte Genitalien. Klingeln in den Ohren, Herzklopfen, kalter Schweiß; ist verzagt und stumpfsinnig; plötzlicher Schwindel und Ohnmacht; verschiedene farbige Objekte, die vor seinen Augen schwimmen.

Prostatitis, auf Gonorrhoe folgend, bei Übereinstimmung anderer Symptome.

Statt Samenflüssigkeit wird Blut entleert.

Sterilität.

Abort, besonders mit Blasensymptomen. Plazentaretention.

Menses zu früh, reichlich, schwarz; mit Übelkeit und Kolik.

Membranöse Dysmenorrhoe, besonders bei Sterilität.

Empfindlichkeit und Brennen in den Ovarien; Stiche, die den Atem nehmen; Kneifen oder Drängen zu den Genitalien, auch nach unterdrückter Gonorrhoe.

Brennen in der Uterusregion; verbunden mit Peritonitis im Bereich von Uterus und Blase. Ulzeration mit Kältegefühl, die Kranke liegt bewußtlos, die Arme entlang des Körpers ausgestreckt, unterbrochen von plötzlichen Schreien und Konvulsionen.

Eitrige Absonderung aus dem Uterus mit Brennen und Wundheit; schwammiges Zahnfleisch.

Schwellung des Gebärmutterhalses; Brennen in der Blase; Bauchschmerzen; Erbrechen und brennendes Fieber.

Absonderung von blutigem Schleim aus der Vagina nach dem Urinieren.

Brennen in der Vulva, Jucken; Schwellung.

Juckreiz der Vagina, erregt starkes sexuelles Verlangen; Reiben verursacht kleine Schwellungen.

Verwandte Arzneimittel

CANTH. ist kein Mittel für Gonorrhoe, außer die Heftigkeit der Symptome verlangt danach, oder bei Mitbeteiligung von Ovarien oder Blase.

Die sexuelle Erregbarkeit kam bereits zur Sprache. Wir finden CANTH. bei Samenergüssen mit Reizung der Blase oder des Urethralbereichs enorm hilfreich, ob durch Masturbation hervorgerufen oder nicht. Es paßt für einige Fälle, die *Lallemand* so treffend beschrieb und bei denen er den Prostataabschnitt der Urethra kauterisierte. Es steht zu erwarten, daß es die, als Reflex auf Genitalreizung entstehende Neurasthenie, vermeiden hilft.

Dr. O.B. Gause benutzte CANTH. 6 zur Austreibung der Plazenta, während dies anderen mißlang. Unzweifelhaft ist jedenfalls seine Kraft, den Uterus zusammenzuziehen, und für gewisse Fälle muß es das richtige Mittel sein. Diese Fähigkeit verhilft CANTH. auch zu seiner Stellung bei drohendem Abort, besonders wenn die Ursache eine entzündliche Reizung in der Beckenhöhle ist.

Cantharis überragt das berühmte CALAD. bei Pruritus vulvae, einem häufigen Anlaß zur Masturbation.

Vergleichen Sie bei *Beschwerden der Harnröhre* die folgenden Mittel:

Cannabis sativa ist bei Gonorrhoe wichtiger, mit dünner Absonderung, Beißen und Brennen beim Urinieren; dunkelrote und geschwollene Eichel; Chorda; Beißen an der Harnröhrenmündung. Weniger Schneiden.

Capsicum wird bei dicker und sahniger Absonderung gebraucht; Stiche zwischen den Miktionen und feines Stechen im Meatus.

Sulphur hilft, die Restzustände zu beseitigen. Vergleiche bei Chorda CANTH. mit CANN-I., CANN-S. und *Mygal.*

Petroselinum ähnelt CANTH. in seiner Wirkung auf Blasenhals und Urethra. Es ist ein ausgezeichnetes Zwischenmittel, wenn der Patient häufig und plötzlich von unaufhaltsamem Harndrang ergriffen wird. „Beginnende Gonorrhoe", wenn sich die Entzündung noch entwickelt.

Clematis - muß auf den Urin warten; unterbrochener Fluß; der Urin beißt und brennt; < zu Beginn der Miktion; Kontraktion der Harnröhre - all dies gleicht CANTH., das aber außerdem noch mehr Beschwerden direkt nach dem Urinieren verursacht.

Conium kann von Nutzen sein. Charakteristisch ist das plötzliche Stocken des Harnflusses, der dann nach einer kurzen Pause wieder beginnt zu fließen.

Copaiva und **Cubeba** wurden so sehr mißbraucht, daß wir zu sehr dazu neigen, sie völlig zu ignorieren; oder wir sind gefordert, ihren Mißbrauch zu antidotieren. COP. verursacht Urethritis; Brennen in Blasenhals und Harnröhre; milchige, wundmachende Absonderung; die Harnröhrenmündung ist feucht, entzündet, wundschmerzhaft; Nesselsucht. CUB. löst Schneiden und Konstriktionsgefühl nach der Miktion aus; schleimiges Sekret. Beide sind nützlich bei der, die Reizung begleitenden, Verdickung der Blasenschleimhaut (SENEG.).

Aber keines wirkt so heftig wie CANTH.

Thuja hat ständig das Verlangen zu Urinieren; will Wasser lassen, aber es fühlt sich an, als würde dies durch ein Heftpflaster [oder dergl.]* verhindert. Heftiges Drängen, doch es gehen nur einige blutige Tropfen ab; intensives Jucken der Harnröhre. Brennen in der Harnröhre; dunkelrote, juckende Pickel. Stechen vom Rektum zur Blase. Stechen in der Harnröhre in Verbindung mit Harndrang. Gefühl, als liefen Tropfen nach der Miktion die Harnröhre entlang.

Dünne, grüne Absonderung aus der Urethra. Warzige Gewächse.

Nachts schmerzhafte Erektionen, die den Schlaf verhindern.

Bei CANTH. verhindern Erektionen die Miktion, bei THUJ. nicht.

Demgegenüber zeigt THUJ. eher Symptome anhaltender oder häufig rezidivierender Gonorrhoe.

Die für gonorrhoische Prostatitis kennzeichnenden Symptome sind rektaler Tenesmus, tiefe perineale Schmerzen, Dysurie, Harnverhaltung; Schneiden zu Beginn der Miktion, herabsteigender Schmerz von der Urethra zu einem Punkt direkt über der äußeren Harnröhrenmündung; Urin spritzt heraus oder tröpfelt langsam; verbrühtes Gefühl und Schneiden am Schluß des Urinierens.

CANTH. wird hier benötigt, daneben auch THUJ., Chim., *Dig.*, PULS. und CAUST. CAUST. verursacht Pulsieren im Perineum; nachdem einige Tropfen Harn abgegangen sind, Schmerz in Harnröhre und Blase, Krämpfe des Rektums, mit erneutem Drang.

Mercurius corrosivus ähnelt CANTH. hinsichtlich des intensiven Brennens; der Harn ist voller Schleim.

Pulsatilla erregt krampfhafte Schmerzen nach dem Urinieren, die sich von der Blase zu Becken und Oberschenkeln erstrecken; abgeflachte Stühle.

Oft ist **Thuja** das richtige Mittel; Stechen vom Rektum zur Blase.

Cannabis sativa entleert Urin mit faserigem Schleim.

Vergleiche bei häufigen Samenentleerungen CANTH. mit *Camph., Nux-v., Sulph., Merc., Cann-s., Led. (Cann-s., Led.* und *Merc.* erzeugen auch blutigen Samenabgang.)

Staphisagria zeigt, wie auch CANN-S., etwas Ähnlichkeit bei der Reizung von Prostata und Urethra.

Lokale Reizung kann die Ursache dafür sein, daß das Kind ständig an den Genitalien zerrt, wofür sowohl CANTH., als auch *Merc.* nützlich sind.

Petroleum und **Sulphur** passen, wenn die Haut um die Genitalien herum Pickel aufweist; doch wenn starker Juckreiz besteht (insbesondere während der schmerzhaften Miktion), wird CANTH. benötigt;

(*) ... as if a tape was hindering.

oder CROT-T. (< nachts); MEZ.; Clem.; Cinnb. (rote Punkte); *Merc.;* *Cann-s.* (rote Punkte); RHUS-T. (mit Ekzem); *Thuj.* (abwechselnd mit Stechen im Anus).

Brust und Herz

Heisere, rauhe Stimme, oder schwach und leise, wie durch Schwäche der Sprachorgane.

Räuspert zäh haftenden Schleim aus dem Kehlkopf, mit Brennen und Stechen.

Trockener, hackender Husten.

Schaumiges und blutiges Sputum.

Erschwerte und beklemmte Atmung, zum Teil durch Kontraktion von Larynx und Trachea, doch auch durch trockene Nase bedingt.

Stechen von der rechten Achsel zur Brust; Schießen von der Brustvorderseite zum Rücken; vom vorderen Teil der rechten Brust zu den unteren rechten Rippen; von der unteren rechten Brust zur Mitte des Brustbeins (ein ähnliches Stechen auch auf der linken Seite, doch rechts ist es bereits bestätigt).

Brennen mit Stechen.

Drücken auf dem Sternum; auch vom Herzen zum Sternum.

Präkordiale Angst.

Stiche im Herzen, gefolgt von Kribbelgefühl.

Intermittierendes Herzklopfen.

Harter, voller Puls wie bei entzündlichem Fieber; fadenförmig, schwach und kaum tastbar. Langsam und voll.

Pulsieren durch die zitternden Glieder.

Nacken, Rücken und Glieder

Steifigkeit im Nacken sowie schmerzhaftes Spannen beim Vorbücken.

Reißen in den Muskeln von Nacken und Rücken.

Reißen erstreckt sich nach oben, zum Scheitel.

Schneiden in beiden Lenden, erstreckt sich zu den Schulterblättern, wo es zu einem Stechen wird.

Schmerzen in den Lenden mit unablässigem Verlangen, zu Urinieren.

Zerren im Rücken, wie vor der Menstruation.

Stechen und Reißen im Steißbein.

Reißen im Anus.

Coxagra, mit spasmodischen Schmerzen in der Blase.

Schwache und zitternde Glieder. Auch Taubheit.

Konvulsionen aller Glieder.

Reißende und stechende Schmerzen mit Dysurie.

Schreckliche Schmerzen in den Fußsohlen, wie von einem Geschwür.

Die Schmerzen sind eher rechtsseitig und werden im Liegen sowie durch Wärme gemindert.

Haut

Erythem durch Einwirkung von Sonnenstrahlung.

Viele Fälle von Verbrennungen.

Abschälen der Haut von Penis und Skrotum mit Strangurie und Hämaturie.

Brennen, Jucken und Reißen an einzelnen Stellen.

Pickel brennen bei Berührung.

Die Haut ist bei Berührung schmerzhaft, wie geschwürig.

Hautausschläge: Pickel. Bläschen mit umgebender Röte; heftiges Brennen und Jucken; Beißen wie von Salz. Große Blasen, Herpes zoster.

Eczema rubrum; von rauher Haut umgeben; wäßrige und heiße Absonderung. Erysipel (siehe *Gesicht*).

Geschwüre an den Beinen.

Geschwüre mit Jucken, Reißen und auseinanderreißender Empfindung; oder Brennen, Beißen und Stechen. Reichlicher, geruchloser Eiter, leicht gelblich, manchmal blutgestreift; < durch Reiben und Kratzen; > im Liegen.

Psoriasis, besonders bei Frauen.

Kopfschuppen; viele und große Schuppen.

Karbunkulöse oder gangränöse Entzündungen.

Alopecia areata [umschriebener Haarausfall].

Es gibt zwar nur wenige Hautsymptome von CANTH., nichtsdestotrotz sind sie aber von einer, den Harnsymptomen vergleichbaren Bedeutung. Bei Verbrennungen zeigte die äußerliche Anwendung eine besänftigende Wirkung, besonders bei Hautblasen durch Sonnenbrand. Bei Eczema rubrum gleicht es vor allem RHUS-T. Die klinische Erfahrung bei Gangrän ist nicht sehr umfangreich und seine Wahl scheint, wie bei vielen Beschwerden, vor allem durch das Bestehen von Harnkomplikationen bedingt zu sein.

Abschälen der Genitalien finden wir auch bei ARS., RHUS-V. und CROT-T., bei CANTH. jedoch mit Strangurie und Hämaturie.

Es gibt viele Substanzen, die, innerlich oder äußerlich angewendet, Blasenbildung erregen.

CANTH. hat in einigen Fällen bei lokaler Anwendung plastische Exsudation hervorgerufen und steht hiermit so gut wie alleine. Vergleiche ARG-N.

Bläschen, die Lymphflüssigkeit enthalten, weisen auf Rhus-v., Calc., Caust., Ran-b., Bell. und Crot-t. hin, doch ist es zweifelhaft, ob sich in diesen Fällen eine falsche Membran bildet.

ANT-T., *Hydr.*, Ant-c. und Cop. erzeugen Blasen, die rasch zu Pusteln reifen und einem Pockenausschlag gleichen.

Vergleiche bei Verbrennungen CANTH.-Lotion mit Sapo Soda, Natrium bicarbonat, Ars. und Carb-ac.; Carb-ac. vor allem, wenn die Teile ulzerieren.

Frost, Fieber und Schweiß

Eiskalte und feuchte Haut. Herabgesetzte Körpertemperatur.

Kälte mit nachfolgender Hitze, jeden Tag etwas später erscheinend. Danach Durst.

Frost mit heftigen Schmerzen, in Knien und Waden.

Frost nachmittags oder abends; nicht durch Wärme gebessert.

Frost mit häufigem Urinieren, bei gestillten Kindern.

Eiskalte Hände und Füße mit furchtbaren Schmerzen in der Harnröhre.

Kältegefühl in der Wirbelsäule.

Ängstliche und brennende Hitze mit Durst. Brennende Hitze, die aber vom Kranken selbst nicht verspürt wird. Abneigung gegen Abdecken.

Reichlicher Schweiß; wie Urin riechend; durch jede Bewegung verstärkt.

Kalter Schweiß. Abneigung gegen Abdecken.

Schweiß bei schmerzhafter Miktion.

Laut *Boenninghausen* ist schmerzhaftes Urinieren die deutlichste Begleiterscheinung beim Schweiß.

In den Prüfungen finden wir folgendes, von einem Patienten, der ein Zugpflaster über einer geschwollenen Halsdrüse anwendete: „Fieber; spärliche und schmerzhafte Entleerung schwärzlichen Urins, gefolgt von Entleerung der vierfachen Menge dessen, was er getrunken hatte, mit großem Durst und starkem Verlangen nach Fleisch."

Von einem Mädchen mit Krätze, das sich auf den ganzen Körper CANTH.-Salbe aufgetragen hatte, wird berichtet: „allgemeines Fieber, mit den üblichen Harnsymptomen."

Eine andere Beobachtung ist „Fieber während Schmerzen in der Nierenregion". (Siehe *Allen*, Band 3.)

Das einzige Harnsymptom mit Schweiß stammt noch aus *Boenninghausens* Zeit: „Harndrang mit kaltem Schweiß und höchster Entkräftung."

Wir verfügen nicht über genügend Fakten, den Fall zu beurteilen, nehmen aber an, daß *Boenninghausen* aufgrund klinischer Erfahrungen zu seinem Schluß kommt.

Sicher ist jedenfalls, daß wir häufig genug CANTH. bei renalen oder zystischen Affektionen verschreiben, wenn deutliches Fieber besteht.

CANTH. gehört nicht zu den wichtigsten Mitteln für Kollaps, und es wird hier weniger häufig gebraucht als sein analoges Mittel **Camphora**. Wie bereits erwähnt, ist die Entkräftung die Folge heftiger Entzündung; deshalb wird es meist bei serös-eitrigen Ergüßen durch Peritonitis und innerer Eiterung angewandt. Auch die auf Diphtherie folgende Entkräftung reagiert bei übereinstimmenden Symptomen auf CANTH. Daneben wird es gebraucht, wenn Kältegefühl oder kalte Schweiße die für CANTH. üblichen Nieren- oder Blasenbeschwerden charakterisieren.

Nenning's Prüfungen erbrachten eine Gruppe von Symptomen, die Meningitis cerebrospinalis vermuten lassen: Reißen in den linken Nackenmuskeln; Reißen vom Nacken zum Scheitel; Reißen in den Gliedern; Zusammenpressen und Kontraktion in der Vorderseite der Brust mit Verhaltung der Atmung, > im Liegen; der ganze Körper fühlt sich, als sei er in Stücke geschlagen. In Verbindung mit verliebter Raserei und den Harnsymptomen kann dies CANTH. indizieren.

Doryphora decemlineata enthält Cantharidin und weist deshalb einige Ähnlichkeit mit der *Spanischen Fliege* auf. Gleichzeitig bestehen aber auch zahlreiche Unterschiede. Das Delirium ähnelt mehr dem bestimmter Solanaceae. Das Blut ist wie bei den Schlangengiften stark verändert. Entzündungen sind weder von plastischem Charakter, noch gibt es vesikulöse Veränderungen. Wir finden hier eine dunkelpurpurne Färbung mit eitriger Infiltration. Fieber von typhoider Prägung: murmelndes Delirium, dunkelbrauner Belag auf der Zunge, dunkles Erbrechen und vollkommene Erschöpfung.

BADIAGA, SPONGIA
und
verwandte Arzneimittel

Es gibt mehr als zehntausend Radiata-Spezies, doch nur zwei oder drei sind in unserer Materia medica vertreten. Wir verfügen über Prüfungen von *Asterias rubens, Badiaga, Medusa, Physalia* und *Spongia.* Da diese niedrigen Lebensformen die Tierwelt mit anderen Reichen verbinden, wäre eine umfassendere Kenntnis ihrer medizinischen Wirkungen von größtem Wert.

Die *Spongiae* [Schwämme] zeigen, soweit bekannt, Ähnlichkeiten mit tierischen Arzneien und denjenigen Mineralien, die an ihrer Zusammensetzung beteiligt sind. SPONG. enthält, und ähnelt deshalb, *Jod, Brom,* den *Kalkcarbonaten und -phosphaten, Schwefel, Aluminium, Magnesium,* der *Kieselsäure* u.a. BAD. unterscheidet sich demgegenüber durch das Fehlen von *Jod, Brom* und *Schwefel.*

Möglicherweise entwickeln diese Mineralien stärkere Aktivität, wenn sie - nennen wir es einmal - „animalisiert" wurden. *Hering* erwähnte eine patentierte Arznei, die beträchtliches Ansehen gewann; einige Zeit später schien jedoch das angebotene Medikament seine Wirksamkeit verloren zu haben. Ein reicher Adliger, dessen Heilung durch eben dieses Mittel mißglückte, klagte gegen die Besitzer der Firma. Der Hauptbestandteil des Arzneimittels war Kalkphosphat. Früher war es aus Knochen hergestellt worden, doch inzwischen war man zu einer weniger aufwendigen Laborherstellung übergegangen, wodurch die Wirksamkeit des Mittels entsprechend nachließ.

Von den Schwämmen wurden zwei Spezies geprüft. BADIAGA, oder *Spongia fluviatilis,* ist ein Süßwasserbewohner, dem deshalb, wie bereits oben erwähnt, die chemischen Elemente der Meeres-Schwämme fehlen.

Der Flußschwamm war in Rußland über lange Zeit eine populäre Arznei, woher auch das Wissen über einige seiner klinischen Wirkungen stammt. Der weiter verbreiteten Spezies der Salzwasserschwämme verhalf die *Signaturenlehre* zum allgemeinen Gebrauch. Es gab „alte Frauen", die glaubten, eine Ähnlichkeit zwischen den Schwämmen und einem Kropf zu sehen - sie legten sich daher einen Schwamm um den Hals. Gelegentliche Heilungen bestätigten die volkstümliche Ansicht. Erst nachdem die chemische Zusammensetzung der Schwämme enthüllt werden konnte, offenbarte sich der wirkliche Grund ihrer Heilwirkung.

Schwämme verursachen nervöse Erregung mit Kreislaufstörungen und Herzklopfen; Drüsenentzündung, Katarrhe und Wundheitsgefühl der Muskeln mit Müdigkeit.

Wenn es wahr ist, daß in BADIAGA keinerlei *Jod* enthalten ist, so ist es falsch, die Drüsensymptome dieser Substanz zuzuordnen, doch BAD. hat häufig verhärtete Drüsenschwellungen geheilt.

Spongia tosta weist dagegen einige Symptome auf, die durch das *Jod* beträchtlich verstärkt, wenn nicht sogar vollständig dadurch verursacht werden (siehe weiter unten - Krupp, Herzerkrankungen, Anämie, Tuberkulose usw.).

Badiaga bewirkt heftige Kopfschmerzen, und dennoch ist der Verstand der Patienten vollkommen klar.

Stirnkopfschmerzen erstrecken sich zum hinteren Teil der Augäpfel; < durch deren Bewegung.

Vermehrte Kopfschuppen.

Skrofulöse Augenentzündung mit Verhärtung der Meibomschen Drüsen.

Niesen mit Schnupfen [hauptsächlich linkes Nasenloch]; Husten erregt Niesen.

Räuspert morgens klebrige, feste Klumpen blutigen Schleims aus. Tonsillen rot, geschwollen, < beim Schlucken, vor allem fester Speisen.

Heftiger, krampfhafter Husten, mit Auswurf klebrigen Schleims aus den Bronchien, der manchmal kraftvoll [in Fetzen] aus dem Mund fliegt; erregt durch Kitzel im Kehlkopf, als löse sich dort Zucker auf.

Vibrierendes und bebendes Herzklopfen bei jeder freudigen Erregung oder anderen Gemütsbewegungen. Beim Liegen im Bett heftiges Pulsieren bis zum Hals, durch leichteste Gemütsbewegung oder gehobene Stimmung.

Stiche in beiden Brustseiten, < durch Bewegung oder Berührung.

Wundheit und Lahmheit, mit Stichen im Nacken; Stiche in der hinteren rechten Seite, unter dem Schulterblatt, beides verschlechtert sich durch Zurückbeugen.

Fleisch und Muskeln sind bei Berührung, auch bereits der Kleidung, wundschmerzhaft; Wundheitsgefühl, wie geschlagen. Prellungen. Wundheit und Taubheit der Muskeln der Beine.

Verhärtete Drüsen. Zelluläre Infiltrationen und Verhärtungen. Bubonen. Wundschmerzhafte Narben, als Restzustand falschbehandelter syphilitischer Bubonen.

Verwandte Arzneimittel

Spongia steht natürlich in enger Beziehung zu seinem Verwandten; die Kopfschmerzen sind jedoch mit mürrischer Laune verbunden und verschlimmern sich beim Darandenken. Die Halsbeschwerden werden durch Süßigkeiten verschlechtert.

Die Kehlkopfsymptome entsprechen dem begleitenden Struma oder weisen auf Klappenablagerungen hin. Der Kranke fährt aus dem Schlaf hoch, als würde er ersticken; livide Lippen, blasende Herzgeräusche; Husten. Bei BAD. wird das Herzklopfen durch freudige Gedanken hervorgerufen.

Die Brustschmerzen beider beziehen sich vor allem auf die Muskeln. Nur SPONG. gewann bisher Ansehen bei Lungentuberkulose. Angezeigt wird es durch den charakteristischen harten, klingenden Husten und durch Blutandrang zur Brust, mit Herzklopfen und plötzlicher Schwäche beim Gehen; Hitzewallungen, die beim Darandenken wiederkehren.

Beide verursachen Wundheit der Muskeln mit Schwäche und Taubheit. Bei BAD. ist dies so deutlich, daß die Russen es bei Prellungen benutzten. SPONG. hat daneben auch brennendes Gefühl am ganzen Körper, obwohl die Oberschenkel kalt und taub sind und der Hals kalt ist.

BAD. erregt Fieber und Durst, heißen Atem usw., wie durch katarrhalisches Fieber; SPONG. hat Anfälle von ängstlicher Hitze mit weinerlicher und untröstlicher Stimmung.

Bei Drüsenbeschwerden half BAD. bei skrofulösen und syphilitischen Verhärtungen. Es behebt die steinerne Härte, wie auch BAR-C., GRAPH., CON. und *Carb-an.* SPONG. heilte Struma, Hodenentzündung, Verhärtung der Mammae usw.

Vergleiche BAD. bei Herzbeschwerden auch mit Phos., Coff. und Conv.

Das Niesen ist hier eine Art Nasenhusten und wechselt nicht selten mit tatsächlichem Husten ab. Bei Erkältungen kann dies zur Wahl des richtigen Mittels beitragen.

Niesen verursacht Husten: *Seneg., Bell., Cupr.* und NUX-V.

Niesen erregt Reizung im Hals, danach entsteht Husten: Petr., Sep., Sulph. und Sul-ac.

Niesen folgt auf Husten: Bad., *Bell.,* HEP. und Bry.

Niesen und Husten vermischen sich: Bell., Hep., Sep., Sil., Cina, Ant-t., Alum., Bry.

Vergleiche bei Kopfschuppen BAD. mit CALC., ARS., *Graph.,* PHOS. und *Staph.*

CALC. erzeugt weiße und gelbe Schuppen, die Kopfhaut ist empfindlich; das Haar fällt auf einer Seite aus; Kältegefühl der Kopfhaut. Kleiartig sind die Schuppen von ARS. GRAPH. erregt Jucken wie von feinen Nadeln; das Haar wird grau; vor allem am Scheitel und den Kopfseiten. Reichlich Schuppen entstehen bei PHOS.; das Haar fällt in Büscheln aus; Kratzen lindert das Jucken, doch ist es hinterher schlimmer, mit Brennen; Spannungsgefühl der Stirnhaut. STAPH. ist nützlich, wenn Ärger die Störung zu verursachen scheint. Jucken wie durch Nadeln; Schuppen im Nacken, hinter den Ohren usw. (*C. Hering* und andere).

Bei BAD. werden sie als flechtenartig beschrieben.

Neben den bereits erwähnten Symptomen verursacht SPONG. außerdem:

Chronische Heiserkeit; beim Singen oder Sprechen versagt die Stimme.

Unreine Stimme; kann nur mit Mühe sprechen.

Krupp mit rauhem, bellendem Husten, < vor Mitternacht; sägende Atmung; Kind fährt mit Erstickungsgefühl aus dem Schlaf auf, mit langgezogener Atmung und bellendem Husten; > durch Zurückbeugen des Kopfes. Durch Einwirkung trockener, kalter Winde erregt.

Trockener Husten mit Brennen in der Brust; > durch Essen oder Trinken.

Schweres Atmen, als stecke ein Stöpsel in der Kehle, der den Atem nicht durchlasse; Kehlkopf wie zusammengeschnürt; vergrößerte Drüsen.

Schmerzen in Brust und Bronchien mit Rauheit im Hals beim Husten.

Dyspnoe; große Schwäche in der Brust; sie kann nach Anstrengung kaum sprechen.

Samenleiter geschwollen und schmerzhaft; kneifende Schmerzen wie zerschlagen oder gequetscht in den Hoden; drückende, schmerzhafte Schwellung der Hoden.

Schmerzen wie abgeschnürt in Hoden und Samenstrang; die Hoden sind hart, glatt und geschwollen; jede Bewegung des Körpers oder Berührung der Kleidung ruft klopfende Schmerzen hervor.

Menses zu früh und zu stark, davor Kolik, Schmerzhaftigkeit im Sakrum und Heißhunger [er ist nicht satt zu bekommen]; heftiges Ziehen in den Gliedern während den Menses.

Beschwerden verschlimmern sich durch trockene, kalte Winde; durch Liegen in horizontaler Position (außer den Kopfschmerzen).

Verwandte Arzneimittel

Hinsichtlich Drüsenbeschwerden hat sich der geröstete Schwamm bei Struma, noch mehr aber bei Orchitis als wertvoll erwiesen, besonders bei fehlbehandelten Fällen gonorrhoischer Ursache.

Bei Krupp ist es oft das einzige Mittel für die spasmodischen Formen, ohne Beteiligung von starkem Fieber. Es folgt auch häufig auf

ACON., wenn es diesem nicht gelang, ein Wiedererscheinen der Anfälle in der nachfolgenden Nacht zu verhindern. Bei echtem membranösem Krupp muß die Besserung sofort erfolgen, andernfalls muß auf analog wirkende Mittel wie BROM., HEP. und IOD. zurückgegriffen werden.

Husten, Rauheit und Atemnot führen zur erfolgreichen Verschreibung von SPONG. bei Laryngitis, besonders nach trockenen Winden und nachdem ACON. versagte.

Die Symptome bezüglich der Lungentuberkulose sind von unschätzbarem Wert. Sie zeigen diese gefährliche Erkrankung im Stadium der Verdichtung. Betroffen ist eine der Lungenspitzen; der Husten ist trocken, hart und klingend, während Ohnmacht und Blutandrang zur Brust durch Anstrengung nicht ungewöhnlich erscheinen, besonders bei jungen Patienten.

Vergleiche bei Drüsenaffektionen: Puls., Rhod., Iod.

Bei Krupp: ACON., HEP., BROM., IOD., *Caust.*, Kali-br. usw.

Aconitum ist bei Krupp vorzuziehen, wenn das Kind mit Erstickungsgefühl erwacht und der Husten rauh und bellend ist; Gesichtsausdruck ängstlicher Furcht; heiße oder schweißgebadete Haut. Hervorgerufen durch kalten Wind. Bleiben Sie bei ACON., wenn Angst oder Hitze anhalten oder in der nächsten Nacht wiederkehren; doch wenn die Atmung eher sägend und mühsam wird, wie durch einen Schwamm gepreßt, die Angst zwar leicht abnimmt, aber noch vorhanden ist, das Fieber etwas nachläßt und noch keines oder nur spärlich Sputum kommt, ist ein Wechsel zu SPONG. angezeigt.

Hepar sulphuris folgt oft auf SPONG., wenn der Husten von Schleimgeräuschen begleitet wird, doch seinen bellenden Klang beibehält. Dies zeigt sich häufig nach Mitternacht, gegen Morgen hin. Deshalb wird HEP. immer erst *nach* SPONG. gebraucht. Denken Sie auch an den erschöpfenden, trockenen, bellenden Husten von HEP., sobald sich das Kind zum Schlafen legt. Dieser bei Kruppkindern sehr häufig auftretende Husten wird von HEP. auf der Stelle gebessert. CAUST. ist in manchen Fällen von katarrhalischem oder spasmodischem Krupp angezeigt. Erstickungsgefühl des Kindes beim Einatmen, als würde die Brust plötzlich zusammengedrückt; rohe, brennende Empfindung in einem Streifen entlang der Luftröhre.

Kalium bromatum darf bei schwachen, nervösen Kindern, die mit trockenem, krampfhaftem Husten erwachen, nicht vergessen werden. Der Husten jagt ihnen große Angst ein und läßt sie vor Entsetzen aufschreien.

In der Praxis versagte SPONG. in einigen Fällen, es wurde dann DROS. für den bellenden Abendhusten benötigt, der dem von SPONG.

stark glich. Der Husten kam häufig und anhaltend, eine Kombination von spasmodischem Aspekt und kruppartigem Klang.

Bromium und **Iodium** können folgen. BROM. paßt bei membranösem Krupp, ob diphtherisch oder nicht; der Kehlkopf scheint mit losem Schleim angefüllt zu sein. Das Kind erwacht plötzlich mit Erstickungsgefühl; ein Schluck Wasser bessert kurzfristig. IOD. erregt trockenen Husten mit geräuschvoller Atmung und Fieber. Das Kind greift sich an den Hals und wirft große Fetzen zähen, aber nicht fasrigen Exsudats aus.

Phosphorus gleicht SPONG. bei Tuberkulose. Beide sind bei jungen Menschen mit Schwäche und Blutandrang zur Brust angezeigt, doch Husten und Kehlkopfsymptome unterscheiden sich. Hierin sind sich SPONG. und HEP. viel ähnlicher. Sie passen für Fälle, die keinerlei trockene, kalte Luft ertragen; beginnende Verdichtung. SPONG. wird gebraucht, wenn der Husten trocken, hart und vor Mitternacht schlimmer ist; HEP., wenn der Husten hart klingt, obwohl sich in Kehlkopf und Bronchien Schleim sammelt; morgens, beim Gehen ins Freie, füllt sich der Hals mit Schleim, wodurch die Stimme belegt wird.

Die Wahl von SPONG. bei Struma muß sowohl auf allgemeinen, wie auch auf lokalen Symptomen basieren. Für den Lokalbereich zeigen die Prüfungen: Die Schilddrüsengegend scheint verhärtet; Gefühl beim Atmen, als würde die Luft in die Schilddrüse hinein und wieder herausgepreßt; drückender Schmerz in der Kehlkopfgegend beim Singen; Ziehen zum Larynx mit Kontraktion.

Symptome eher allgemeinen Charakters, die gemeinsam mit Struma auftreten können sind: Gefühl eines Pflocks im Hals; schnappt nach dem Tanzen nach Luft; schnelle, schluchzende Atmung; Schwäche nach Anstrengung, die Brust ist so schwach, daß er kaum sprechen kann; Hitze im Gesicht; Übelkeitsgefühl. Schwäche nach mäßiger Bewegung im Freien; Angst, Übelkeit, Gesichtsblässe; kurze, seufzende Atmung mit Aufwallen des Herzens, als würde es nach oben gedrückt; Blutandrang, heißes Gesicht, der Körper glüht, harte und erweiterte Blutgefäße. Diese Symptome lassen auf Morbus Basedow schliessen.

Unter den ähnlichen Mitteln steht IOD. in vorderster Linie. Auch hier sind die Herzsymptome auffallend. Die vergrößerte Drüse kann schmerzlos oder empfindlich gegen Berührung sein, mit Beklemmungsgefühl. Wenn das Mittel paßt, liegt eine außerordentliche Herzaktivität vor; Anstrengung verursacht Herzklopfen, das, zusammen mit dem Erschöpfungs- und Schwächegefühl des Herzens aufgrund der Muskelermüdung, auch nach Anstrengung noch anhält.

Natrium phosphoricum wurde ebenfalls zur Heilung von Struma benutzt. Das Leitsymptom war hierbei ein Druckgefühl in der geschwollenen Drüse. In unserer Praxis wurde dieses Symptom zwar zweimal beseitigt, doch blieb die Strumagröße unverändert.

SPONG. gleicht bei Herzbeschwerden ACON., *Spig., Naja, Lach.,* Ars., Lycps., *Kali-i., Aur.* und Cact.

Aconitum erwacht mit Kongestion zur Brust, Atembeklemmung, Angst usw.; bei SPONG. jedoch sind Klappenablagerungen die eigentliche Ursache des Erstickungsgefühls, während ACON. nur Herzerregung oder einfache Herzhypertrophie erzeugt.

Naja tripudians und **Lachesis** erwachen mit Erstickungsgefühl. NAJA ist bei Herzklappenfehlern angezeigt, mit stürmischer Herztätigkeit, sowie Stirn- und Schläfenschmerz. Wie SPONG. beseitigte es Herzgeräusche. LACH. ist dagegen bei beginnender Herzerkrankung nötig, die als Folge von akutem Rheuma droht; erwacht mit Erstickungsgefühl beim Einschlafen; muß sich im Bett aufsetzen und die Kleidung lockern; das Herz fühlt sich enorm ausgedehnt an.

Spigelia geht SPONG. voran. Angezeigt wird es durch Schnurren über dem Herzen (Perikarditis); Dyspnoe durch jede Bewegung; stürmische Herztätigkeit, scharfe Schmerzen usw. Kann Herzklappenfehler verhindern.

Aurum metallicum verursacht wie SPONG. Brustkongestion während Anstrengung. Doch das berstende Völlegefühl unter dem Sternum weist auf Herzhypertrophie hin.

Kalium iodatum ist ebenfalls ein Mittel für Klappenablagerungen; bei einem Prüfer erzeugte es Flattern über dem Herzen beim Erwachen; muß aufspringen, um nicht zu ersticken.

LACHESIS
und
verwandte Arzneimittel

Dem Tierreich entstammende Mittel wirken energetisch sehr kraftvoll und rasch. Sie variieren in ihrer Intensität vom verhängnisvollen Biß der Schlangen bis zur Wirkung von Korallen, Schwämmen u.ä., die mehr oder weniger stark durch ihre mineralischen Anteile geprägt werden.

Lachesis wurde sehr häufig eingesetzt und folglich auch erheblich umfassend klinisch bestätigt. Mit einem gewissen Grad an Sicherheit kann es von den anderen [Schlangen-] Mitteln unterschieden werden; diese jedoch benötigen noch weitere Prüfungen und Versuche.

Geistige Symptome

Lachesis ist oft sehr geschwätzig, immer von einen Gegenstand auf einen anderen überspringend; lebhafte Einbildungskraft; Eifersucht; schreckliche Vorstellungen; Stolz; Traurigkeit und Angst, < beim Erwachen.

Geistige Aktivität; sitzt noch spät in der Nacht über geistiger Arbeit.

Schwaches Gedächtnis; macht Fehler beim Schreiben und Lesen; muß einhalten, um sich zu besinnen, wie Wörter buchstabiert werden.

Bewußtlosigkeit mit kalten Füßen; kalter, klebriger Schweiß.

Murmelndes Delirium; der Unterkiefer neigt dazu, herabzuhängen; eingesunkene Augen; die Zunge kann nur mit Mühe vorgestreckt werden; sie zittert und fängt sich in den Zähnen; trockene, rote oder rissige Zunge; Stupor mit ängstlichem Gesichtsausdruck; elendes, übernächtigtes Aussehen.

Verwandte Arzneimittel

Crotalus horridus ist bezüglich seiner Wirkung auf Gehirn, Sensorium und Lebenskraft nahezu identisch mit LACH. Sie treffen sich bei der Behandlung von Scharlach, Gelbfieber, Erysipel und besonders bei Meningitis, Diphtherie und typhoiden Fiebern. Klinische Erfahrungen mit CROT-H. liegen hauptsächlich bezüglich Gelbfieber, Erysipel und Diphtherie vor. Beide zeigen geistige Erregbarkeit und ekstatische Zustände. Allein LACH. scheint aber die spezifische Redesucht eigen zu sein, obwohl einfache Geschwätzigkeit bei beiden Mitteln beobachtet werden kann. CROT-H. wirkte bei vergleichbaren Umständen besser bei diphtherischem Nasenbluten (dünn, anhaltend und dunkelrot). Bei Erysipel befällt CROT-H. die rechte, LACH. die linke Seite, mit dunkelroten Schwellungen, Delirium, Stupor und verdächtiger Kälte der Glieder. Gelbe Haut zeigt sich am offensichtlichsten bei CROT-H.

Auch Naja erregt den Geist und verursacht umgekehrt Schwermut und Vergeßlichkeit. Wie bei LACH. besteht ein Zustand von geistig moralischer Überzeugung. Bei NAJA drückt sich dies als Bewußtsein einer Pflicht aus, die zwar zu erfüllen sei, doch gleichzeitig besteht eine unerklärliche Neigung, dieser *nicht* zu entsprechen. Bei LACH. wird es als ein Gefühl beschrieben, als stehe der Kranke unter dem Einfluß einer übermenschlichen Macht. NAJA erzeugt Traurigkeit, die charakteristischerweise mit heftigem Stirnkopfschmerz, Herzflattern und Schmerzen der Wirbelsäule verbunden ist - ein markanterer Symptomenkomplex als bei LACH. Daneben erstrecken sich bei LACH. die Schmerzen herunter bis zur Nasenwurzel oder über das linke Auge.

Vergleiche LACH. bei Delirium mit *Hyos., Lyc., Rhus-t., Bell., Op., Apis, Bapt., Mur-ac.* und *Arn.*

Hyoscyamus und **Lycopodium** gleichen LACH. bei ernsten Fällen schwindender Lebenskraft, bei denen Hirnlähmung zu bestehen scheint, wie bei Stupor, herabhängendem Unterkiefer, unwillkürlichem Abgang von Stuhl und Urin.

Lachesis, Hyoscyamus und **Lycopodium** verursachen wie *Apis, Arn., Mur-ac., Op.* und *Rhus-t.* Zittern oder Lähmung der Zunge.

Opium unterscheidet sich durch das dunkle, braunrote Gesicht, den flatternden Wangen beim Atmen; stärkeres Röcheln; heißer und schweißbedeckter Körper.

Arnica offenbart Teilnahmslosigkeit, einen stumpfsinnigen Gesichtsausdruck und blaue Flecken auf der Haut; sogar im Stupor besteht Unruhe, als sei das Bett zu heiß [OP.] und zu hart, was sich vorübergehend bessert, wenn die Lage verändert wird.

Muriaticum acidum zeigt ein eingefallenes Gesicht; glatte Zunge, als fehlten ihr die Papillen, oder braune, eingeschrumpfte und harte Zunge; rutscht vor lauter Muskelschwäche im Bett herab.

Apis zeigt eine körperliche Empfindlichkeit, durch ein Zerschlagenheitsgefühl hervorgerufen. Dies kann auch im bewußtlosen Zustand von der LACH.-Hyperästhesie unterschieden werden, da sich APIS sowohl gegen Druck, als auch gegen Berührung wehrt, während bei LACH. leichte Berührung mehr belästigt, als eher stärkerer Druck oder Reiben.

Lycopodium ist ein Mittel, das die Funktionen von leichter *Beeinträchtigung* bis hin zu völligem Stupor herabsetzen kann. Diese Eigenschaft weist oft auf dieses Mittel hin und weicht ihm glücklicherweise häufig. Bei der Durchsicht von *Hahnemann's* meisterhaften Prüfungen finden sich unzählige Illustrationen dieser Fähigkeit. So kann er ordentlich über abstrakte Dinge sprechen, verwirrt sich aber in den alltäglichen. Kraftlosigkeit und Lähmigkeit der Arme, er muß sie hängen lassen; doch bei der Arbeit sind sie kräftig. Durch Willensanstrengung ist die Funktionskraft also noch etwas aufzurütteln. Wenn sich dieser Prozeß fortsetzt, wird der Kranke schläfrig; es geht ihm in der Zeit zwischen 16 und 20 Uhr schlechter. Verschlechterung auch nach Schlaf, er erwacht mürrisch, erschreckt und ist sehr reizbar; die Muskeln versagen den Dienst, sein Gesicht ist eingefallen, der Unterkiefer hängt herab, die Atmung wird rasselnd, die Augen füllen sich mit Schleim; Kollern im Bauch und Verstopfung - insgesamt präsentiert sich ein

Bild so außerordentlicher Erschöpfung der Lebenskraft, wie es bei der plötzlichen und heimtückischen Wirkung eines Giftes der Fall ist - bei Scharlach, Diphtherie oder Typhus. Und die Erfahrung lehrt uns, daß LYC. sehr gut nach LACH. wirkt.

Hyoscyamus bringt zwar sehr ähnliche Erscheinungen hervor wie LACH., doch wirkt es weniger tiefgehend. Primär verändert sich die Sinneswahrnehmung; es treten seltsame Einbildungen auf; er wird argwöhnisch und fürchtet, vergiftet zu werden; spricht unzusammenhängend; springt dabei sinnlos von einem Gegenstand zum anderen; scheint mehr *aufgewühlt* als gewalttätig zu sein; spricht mit eingebildeten Personen. Nun sind diese Wahnvorstellungen den Schlangengiften zwar nicht fremd, doch entwickelt HYOS. daneben noch eine sehr charakteristische Gruppe von Symptomen: Setzt sich plötzlich im Bett auf, sieht sich forschend um und legt sich wieder hin; spricht von seinen Geschäften; antwortet korrekt, aber sofort tritt wieder Delirium ein; schimpft und wütet; starrende, dilatierte Pupillen; fährt erschreckt hoch und versucht zu fliehen. Laszivität, reißt sich die Kleider vom Leib und entblößt die Genitalien. Zucken einzelner Muskelgruppen, spielt mit seinen Fingern. Dieses Bild kann natürlich wechseln, da all diesen manischen Äußerungen eine Systemschwäche zugrundeliegt, die von Beginn an besteht. Schwäche, Ataxie; seine Muskeln versagen und er kann in einen typhoiden Zustand fallen. Dann wird er zunehmend benommen, liegt mit geschlossenen Augen, verzerrtem Gesicht, herabhängendem Unterkiefer, Muskelzucken; die Zunge zittert, schwarzer Sordes auf den Zähnen; Tympanie, unwillkürlicher Abgang von Stuhl und Urin; die Atmung wird stertorös, mit Erstickungsgefühl und Rasseln; schwacher, unregelmäßiger Puls usw. Wenn sich dieser Zustand jetzt verschlimmert, mit aufgesprungenen und blutenden Lippen, fürchterlich stinkenden Stühlen und Kälte der Extremitäten, kommt HYOS. aber nicht mehr in Frage und muß durch LACH. ersetzt werden.

Rhus toxicodendron fällt durch die wohlbekannte Ruhelosigkeit auf. Geschwätzigkeit ist hier nicht ausgeprägt, der Kranke verhält sich still oder antwortet schroff, wie aufgebracht und zu schwach, um Worte zu verschwenden; später werden seine Antworten zusehends unzusammenhängender. Die Zunge zeigt eine dreieckig rote Spitze, während sie bei LACH. oft rissig und blutend ist. Die Stühle sind wäßrig, häufig grünlichbraun und flockig und gehen nachts unwillkürlich ab; doch niemals sind sie so übelriechend wie die von LACH. Der Zustand ist meist mit erysipelatöser Entzündung verbunden; wenn der Hals, wie bei Scharlach, betroffen ist, erscheint die Oberfläche rot - ein düsteres Rot. Der Kranke ist ebenfalls sehr schläfrig, doch gleichzeitig ruhelos;

< nach Mitternacht. Die linke Parotis schwillt an und droht zu eitern, die Uvula ist dunkelrot und ödematös. Bei LACH. nimmt der blutüberfüllte Rachen eine dunkelbläuliche Tönung an; der Patient fährt wie erstickt aus dem Schlaf auf; bereits die leichteste Berührung des Halses löst Erstickungsanfälle aus; Schlaf verschlimmert immer, was für RHUS-T. nicht so allgemein gilt. RHUS-T. wirft sich dagegen heftig im Schlaf umher; Nasenbluten oder andere Symptome verschlechtern sich oder entstehen um 3 Uhr morgens und wecken den Kranken; kurz danach schläft er wieder ein und erwacht später mit Schwere- und Wundheitsgefühl, als hätte er gar nicht geschlafen; diese Empfindung vergeht, sobald er sich im Bett umherbewegt. Bei LACH. ist mit weiter fortgeschrittenem Torpor zu rechnen, mit deutlicherer Adynamie; der Hals ist hart und dunkel, das Fieber niedrig, bei kalten Gliedern und schwachem Puls. Bei drohender Eiterung ist das Schlangengift dann vorzuziehen, wenn die Schwellung an einzelnen Stellen aufweicht und aschfarbene oder livide Punkte ausbildet; mit sehr zögerlichem „Aufbrechen" oder Degeneration in Form von Abschälung, als stünde nur völlig unzureichend Energie für die zu bewältigende Aufgabe zur Verfügung.

Vergleiche bei Eifersucht *Lach.* mit *Apis* und *Hyos.*

Bei Stolz *Lach.* mit *Lyc.* (diktatorisch, befehlend), *Hyos., Stram.* und *Verat.*

Bei Ekstase *Lach.* mit *Crot-h., Tarent., Cupr., Op., Ant-c.* und *Anac.*, wobei *Anac.* das Gefühl hervorruft, als seien Seele und Körper getrennt.

Angst und Besorgnis sind Erscheinungen vieler Tiergifte, besonders der Ophidien [Schlangen]. Bei den Schlangen kann auch das Lesen erregender Erzählungen Beschwerden auslösen. *Lach., Crot-h.* und *Naja* bewirken Präkordialangst.

Lachesis erzeugt Empfindlichkeit des Gehirns, die sich beim Reiten im Freien erneuert. Möglicherweise ist eine Angst zu beobachten, sich mit der Welt abzugeben und viele Menschen zu sehen, die LACH. bei Uterusbeschwerden indiziert. Furcht zu Bett zu gehen, aus Angst vor Schlaganfall.

Naja ruft eine Niedergeschlagenheit hervor, während der die geringste eingebildete Unannehmlichkeit große Seelenqualen verursacht.

Elaps entwickelt eine Angst vor Regen. Furcht vor dem Alleinsein, es könnten Rowdies eindringen. Besorgnis, unter einer lebensgefährlichen Krankheit zu leiden, mit Ohnmachtsgefühl in der Magengrube.

Lyssinum hat eine sehr ausgeprägte Besorgtheit.

Cimicifuga ist wie LACH. bei den quälenden Vorahnungen von Frauen angezeigt.

Aconitum ängstigt sich in überfüllten Straßen.

Phosphorus fürchtet sich davor, überfahren zu werden.

Gedächtnisschwäche ist die natürliche Folge eines Giftes, das in so mächtiger Weise den Geist schwächt. Nach der intellektuellen Erregung, die sich besonders bei LACH. und NAJA zeigt, wird der Verstand zunehmend verwirrter, Sprache und Schrift nehmen unvollkommene und fehlerhafte Züge an. Dies tritt bei allen Schlangengiften auf. Es ist nützlich, das geschwächte Gedächtnis der Schlangengifte als Symptom der Senilität, Idiotie oder Apoplexie zu begreifen. LACH. ist dafür bekannt, bei Gedächtnisschwäche der Trinker hilfreich zu sein; auch bei nur teilweiser Rückbildung nach einem Schlaganfall mit Lähmung der linken Seite; oder wenn dem Schlaganfall Geistesabwesenheit und Schwindel vorangingen. Als auslösende Ursachen kommen heftige oder langanhaltende Störungen des Gemüts und Trunksucht in Frage. Zu exzessiv betriebenes Studium mit der Konsequenz schwerer Geistesüberbeanspruchung kann zu Gedächtnisverlust führen und, unter anderem, LACH. benötigen.

Verwandte Arzneimittel

Vergleiche bei Apoplexie *Lach.* mit *Nux-v.* und *Arn.* Auch bei *Arn.* bleibt eine linksseitige Lähmung zurück, doch paßt es besser bei beleibten Personen mit bestehenden Ekchymosen; der Kranke verhält sich über Wochen teilnahmslos. *Nux-v.* geht *Lach.* gut voran.

Vergleiche bei Alkoholikern *Apis* und *Op.*

Vergleiche bei den Folgen übermäßigen Lernens *Nux-v., Sulph., Pic-ac., Phos., Cocc., Sep., Anac., Lyc.* und *Calc.*

Vergleiche bei fehlerhaftem Buchstabieren *Nux-v., Fl-ac., Lyc.* und *Sulph.*

Die Erregung der Schlangengifte äußert sich zum Teil als Laszivität und Sinnlichkeit, was in den Prüfungen von ELAPS zwar nicht erwähnt wird, doch bei allen anderen Schlangen hervorgerufen wird. Es wird berichtet, daß einige der LACH.-Prüfer sich zu einer hastigen Heirat gezwungen sahen. LACH. ist auch bei Epilepsie durch Masturbation von Nutzen. Samenergüße bessern zuerst, indem sie Geistesklarheit und größere Geistesaktivität vermitteln, später schwächen sie und werden von reichlichen, erschöpfenden Schweißen gefolgt. Die Lüsternheit erzeugt den Eindruck, als befände sich die Kranke in den Händen einer fremdartigen Macht.

Naja verursacht Herzklopfen, Schmerzen der Wirbelsäule und Schwermut durch sexuelle Ausschweifungen.

Vergleiche *Lach.* mit *Plat.* bei Nymphomanie und Epilepsie durch Masturbation.

Lach. mit *Bufo* bei Masturbation und Krämpfen.

Lach. mit *Hyos.* und *Phos.* bei Lüsternheit.

Lach. mit *Pic-ac.* bei Kopfschmerzen und exzessiven Erektionen.

Lach. mit *Agn.*, bei dem Exzesse Impotenz bewirken, obszöne Gedanken aber dennoch weiterhin anhalten.

Alle Schlangengifte verursachen Schwindel, Blutandrang zum Kopf, Stirnkopfschmerzen, geistige Verwirrung und allgemeine Schwäche. Ohnmacht durch Herzschwäche.

Kopf

Schwindel nach dem Aufstehen, morgens beim Erwachen, mit Gefühl drohenden Schlaganfalls; < beim Schließen der Augen; beim Erwachen fühlt sich der Hinterkopf schwer an, mit krankem, mattem Gefühl und Schwindeligkeit; die Gelenke fühlen sich wie verstaucht an; mit Gesichtsblässe und Ohnmacht; mit Schwanken nach links; in der Stirn, mit Nebel vor den Augen.

Kopfschmerzen, allgemein < auf der linken Seite; durch Sonnenhitze, Menstruationsstörungen, klimakterische Beschwerden, Alkoholmißbrauch, Rheumatismus, Katarrh usw.; Klopfen im Kopf durch die geringste Bewegung; Sausen; Kongestion mit hellroter Blutung aus der Nase.

Stirn: berstende, klopfende, wogende Schmerzen in der Stirn, < nach Schlaf und beim Bücken, mit Schwindel, Übelkeit, geschwächtem Verstand und schwachen, tauben Gliedern; arger Schmerz über den Augen, erstreckt sich zur Nasenwurzel; Wundschmerzhaftigkeit im linken Stirnhöcker, < frühmorgens; Stirnkopfschmerz; Ohnmacht beim Aufstehen.

Schläfen und Seiten: klopfende Kopfschmerzen, meist in der linken Schläfe und über den Augen, mit geistiger Verwirrung, bevor sich ein Schnupfen entwickelt; Schmerzen von der rechten Kopfseite zum Nacken; angespannte Muskeln; rheumatische Kopfschmerzen.

Scheitel: Brennen, wie im Klimakterium; Bohren.

Crotalus horridus zeigt verblüffend ähnlichen Charakter. Klinisch gesehen heilte LACH. eher linksseitige Kopfschmerzen, CROT-H. eher rechtsseitige. Beide erzeugen kongestiven Kopfschmerz mit Abdominalbeschwerden: CROT-H. besserte, wenn Verstopfung als Ursache in Frage kam, LACH. bei Hämorrhoiden. Obwohl beide begleitendes biliöses Erbrechen bewirken, tritt dies am stärksten bei CROT-H. auf.

Elaps fällt beim Schwindel eher nach vorne als nach links. Die Kopfschmerzen nehmen stufenweise zu und wieder ab, ein hilfreiches Symptom, das noch einer Bestätigung harrt.

Naja gleicht LACH. sehr stark hinsichtlich der Kopfschmerzen beim Erwachen, dem Herzflattern und der Melancholie. Doch bessert sich ersteres durch Alkohol; die Niedergeschlagenheit ist sehr deutlich und es bestehen auch stärkere Schmerzen der Wirbelsäule. NAJA hat außerdem Schweregefühl und Drücken auf dem Scheitel mit kalten Füßen und Wallungen im Gesicht.

Vergleiche bei katarrhalischen und rheumatischen Kopfschmerzen *Merc., Chin., Puls., Bry.* und *Gels.* Sich kaum entwickelnder oder unterdrückter Schnupfen ist besonders bei geschwächten Patienten sehr ernst zu nehmen, da er so quälend ist. Die Kombination von Schmerzen über den Augen, Abgespanntheit und geistiger Verwirrung machen dem Leidenden zu schaffen. Wie CHIN. lindert LACH. die Verschlimmerung der Kopfbeschwerden durch die geringste Zugluft. Nebenbei: Nervenschmerzen ziehen bei PULS. zu Gesicht und Zähnen, bei LACH. auch bis zum Nacken.

Sinnesorgane

Durch Schlangengifte werden die Sinne meist geschwächt oder verändert.

Lachesis heilt folgende Erscheinungen:

Trübsichtigkeit, < beim Erwachen; Nebel und Flimmern vor den Augen.

Blauer Ring um das Licht, mit feurigen Strahlen ausgefüllt. Flimmern, wie durch Sonnenstrahlen. Zick-zack-Figuren.

Schmerzen über dem (linken) Auge, schießen zu Schläfen, Scheitel und Hinterkopf.

Verstopfungsgefühl der Ohren mit Dröhnen, Hämmern oder Zirpen, > wenn er den Finger in den Gehörgang steckt und ihn schüttelt.

Reißen vom Jochbein ins Ohr. Durchbohrendes Stechen tief im linken Ohr, mit einer unangenehmen Empfindung zwischen Ohr und Hals.

Wundheit des Mastoideus; Schwellung zwischen Mastoid und Ohr, mit Steifigkeit, Schmerz und Klopfen.

Blasses, teigiges Ohrschmalz; oder Trockenheit, Mangel an Ohrschmalz und Schwerhörigkeit.

Hellrotes oder *dunkles* und anhaltendes Nasenbluten; bei Kopfschmerzen; vor den Menses; im Klimakterium; vom Naseschneuzen; alles morgens schlimmer. Bei übereinstimmenden Symptomen ist es auch bei Diphtherie ausgesprochen hilfreich.

Schnupfen (siehe Kopfschmerzen), zuvor verstopftes Niesen; wird trocken und *bricht* plötzlich wieder aus; Wundheit der Nase, noch lange nach dem Nachlassen der Sekretion anhaltend; rote Nasenöffnungen; begleitet von Steifigkeit des Nackens und wundem Hals; < bei geschwächten Personen und insbesondere im Frühjahr.

Ozaena, ob syphilitisch oder nicht, mit Absonderung von Blut und Eiter; mit Kopfschmerzen.

Röte der Nasenspitze.

Crotalus horridus und ELAPS sind sich nahezu gleich. CROT-H. heilt Netzhautblutungen, wenn auch weniger häufig als LACH. Wie ELAPS bessert es auch Keratitis mit schneidenden Schmerzen rund um die Augen und morgendlicher Lidschwellung; Ziliarneuralgie mit diesem Schneiden, < während den Menses. Auch bei Amblyopie mit bunten Flammen vor dem Gesichtsfeld entsprechen sie sich; die Augen neigen zur Gelbfärbung; Blut dringt aus den Augen.

In den Ohren verursacht CROT-H. Verstopfungsgefühl, < im rechten Ohr, mit dem Empfinden, als tropfe heißes Ohrschmalz aus dem Ohr.

Elaps erzeugt ebenfalls blaue Erscheinungen im Gesichtsfeld; große, rote, feurige Flecke, erst violett, dann schwarz werdend, mit Kongestion wie bei LACH.; Blut sickert aus den Augen.

Die Ohren werden wie bei LACH. von Katarrh ergriffen. Bei CROT-H. und ELAPS bildet sich schwarzes Ohrschmalz, mit Summen und Otorrhoe.

Vergleiche LACH. mit:

Bell., Lyc., Stront. und *Stram.* bei blauen Erscheinungen im Gesichtsfeld.

Caust., Lyc., Bell., Hyos. und *Phos.* bei Nebelsehen.

Cimic., Spig. und *Cedr.* (über dem linken Auge) bei Ziliarschmerzen.

Cinnb. muß bei rund ums Auge gehenden Schmerzen mit *Crot-h.* differenziert werden.

Phos., Bell., Glon., Arn. und *Ham.* bei Netzhautblutungen.

Nux-v. und *Carb-v.*, wenn Blut aus den Augen sickert.

Crot-h., Con., Iod., Kali-bi., Ph-ac., Vip., Cur. und *Ars.*, wenn das Augenweiß eine gelbliche Tönung annimmt.

Nit-ac., Aur., Hep., Merc., Caps. und *Sil.* bei Affektionen des Processus mastoideus.

Vergleiche ELAPS mit *Merc., Nit-ac., Thuj.* und *Puls.* bei Otorrhoe und mit *Chin.* (Blutungen).

Vergleiche *Puls., Sel., Mur-ac., Elaps* und *Lach.* bei trockenem Ohrschmalz.

Bei *Lach.* ist das Ohrschmalz blaß und teigig.

Bei *Con.* gleicht es verfaultem Papier.

Vergleiche LACH. mit *Carb-v.* und *Calc.* bei Mangel an Ohrschmalz.

LACH. mit *Merc-cy., Nit-ac., Carb-v., Chin.* und *Ars.* bei Nasenbluten (während Diphtherie).

Vergleiche *Puls., Phos., Ham., Sec., Sep.* und *Bry.* bei Nasenbluten während den Menses.

Vergleiche *Samb.* mit *Elaps* beim „Schniefen" der Kinder.

Bei *Samb.* erwacht das Kind mit Erstickungsgefühl.

Bei *Stict.* kann das Kind nicht durch die Nase atmen; trockener, harter Husten.

Bei *Nux-v.* und *Cham.* ist zwar die Nase verstopft, trotzdem tröpfelt Wasser heraus *(Lyc.* und *Am-c.).*

Vergleiche LACH. mit *Gels.* und *Quill.* bei Schnupfen.

Gels. und *Quill.* verursachen beide Katarrh im Frühjahr; davor oder danach paßt *Merc.* gut. Sie erzeugen dicken, grünen Katarrh; roher und wunder Hals, < durch Einwirkung feuchter Abendluft nach warmem Tag; oder dünner, wundmachender Schnupfen, Niesen, Knochenschmerzen und Schweiß (*Hep.*).

LACH. mit *Aur.* und *Phos.* bei der geröteten Nasenspitze.

Bei *Phos.* ist die Nasenspitze glänzend, die Nasenlöcher sind trocken.

Vergleiche LACH. mit:

Rhus-t., Bell. und *Hep.* bei Erysipel.

Kali-n., Rhus-t. und *Ruta* bei Trinkern.

Nit-ac., Hep., und *Carb-an.* bezüglich ihrer Empfindlichkeit gegen Berührung.

Vergleiche LACH. mit *Caust.* bei Trübsichtigkeit. *Caust.* ist, hinsichtlich der getrübten Sicht selbst, dem *Schlangengift* unähnlich; Melancholie, Gedächtnisschwäche, gelbes Gesicht, blaue Lippen und paralytische Schwäche lassen es nach den Schlangengiften aber zu einer guten Wahl in Fällen von Entkräftung erscheinen. LACH. ist das erste Mittel bei der durch Herzerkrankungen und Ohnmacht hervorgerufenen Schwachsichtigkeit und kann in offensichtlich hoffnungslosen Fällen helfen.

Carbo vegetabilis muß unbedingt mit LACH. und CROT-H. verglichen werden, da es ebenfalls in Fällen mit Torpor und Mangel an Lebenskraft vonnöten ist. CARB-V. kann treffend das „torpide ARS." genannt werden und steht so mit ARS. in Beziehung zu den Schlangengiften. Übereinstimmend bewirken sie kalte Hautoberfläche, schwachen Puls, anhaltende Blutungen (Nasenbluten, Blutungen aus den Augen), gangränöse Entzündungen, Kollaps usw. CARB-V. hat wie LACH. Brennen äußerer Teile, doch wie ARS. erzeugt CARB-V. häufiger innerliches Brennen. Geistig unterscheiden sie sich beträchtlich CARB-V. verursacht weniger deutlich Delirium und Erregung usw., doch stimmen sie in der Trägheit überein, namentlich, was den typhoiden Zustand der Trinker betrifft. LACH. verursacht heißen Kopf und kalte Füße; CARB-V. charakteristischerweise Kälte der Füße und Beine, bis hoch zu den Knien; Atembeklemmung, verlangt, angefächelt zu werden. In ernsten Fällen feuchte Zunge, hippokratisches Gesicht, rasselnde Atmung, Obstipation oder zuletzt keinerlei Entleerungen mehr; bei LACH. besteht dagegen meist Diarrhoe. Wenn der Blutverlust durch Nasenbluten bei Diphtherie oder Metrorrhagie einige der obigen Erscheinungen hervorruft, wird CARB-V. die bessere Wahl sein.

Gesicht
Auch im Gesicht drückt sich die gefährliche Wirkung des Schlangengiftes auf den Organismus aus. Die wechselnde Gesichtsfarbe offenbart die Veränderungen innerhalb der Blutgefäße, während der ängstliche Blick und der verzerrte und eingefallene Ausdruck das Bild von Leid und Erschöpfung abrundet.

Lachesis: Ängstlicher und leidender Gesichtsausdruck, mit Stupor; entstelltes, gedunsenes Gesicht; sieht übernächtigt aus; heiß, rot und geschwollen; eingesunken; blaue Ringe um die Augen; erdiges graues Gesicht bei Abdominalbeschwerden oder im Fieberfrost.

Blutandrang zum Gesicht.

Wangen umschrieben gelbrot; auch die Nase. Konvulsionen des Gesichtes; Kaumuskelkrampf; Verzerrung der Gesichtszüge. Streckt den Körper nach hinten; Schreien; kalte und juckende Füße.

Plötzliche Gesichtsschwellung.

Erysipel mit berstendem Kopfschmerz beim Bücken. Geschwollenes, rotes Gesicht mit Hirnsymptomen, Schläfrigkeit usw., oder bläulichrote Teile, gangränös, pustulös; < links. Jucken, das kaum zu ertragen ist.

Klopfen im Gesicht; volles, langsames Schlagen der Karotiden.

Reißen im Jochbein, erstreckt sich bis zum Ohr.

Schrauben und Graben im Kieferknochen.

Lippenschwellung; sie springen auf und bluten.

Crotalus horridus und **Naja** gleichen LACH. in Ausdruck und Wechsel der Gesichtsfarbe und den Krampfsymptomen der Kiefermuskulatur. CROT-H. verursacht auch dieselbe erysipelatöse Entzündung und plötzliche Gesichtsschwellungen.

Elaps bewirkt eine ähnliche Reihe von Beschwerden, doch haben sich CROT-H. und LACH. klinisch größeres Ansehen erworben.

Vergleiche bei erysipelatösen Erscheinungen mit *Apis, Bell., Puls., Hep., Anac., Euph., Rhus-t., Am-c., Hyos., Sulph., Merc.* und *Carb-an.*

Mund

Die Schlangengifte wirken auf Mund und Hals, verursachen Stomatitis, reichlichen Speichelfluß, lockere oder zerfallende Zähne, Schwellung von Zahnfleisch und Zunge, Zusammenschnüren und Brennen im Hals. Die geschwollene Zunge ist vor allem bei CROT-H. und LACH. sehr auffällig.

Lachesis fühlt ein Krabbeln in den Zähnen oder die Zähne erscheinen zu lang; hohle, zerbröckelnde Zähne; Zucken und Reißen in den Zahnwurzeln des Unterkiefers, zuweilen durch den Oberkiefer bis zum Ohr; periodisch, immer nach dem Erwachen aus dem Schlaf, kurz nach dem Essen, sowie durch warme und kalte Getränke; Geschwulst des Zahnfleisches rund um einen hohlen Zahn, nach Eiterabsonderung bessert sich der Schmerz.

Schwammige, weiße, blutende Schwellung des Zahnfleisches.

Landkartenzunge; rote, trockene, glänzende Zunge, vor allem an der Spitze rissig; zittert, fängt sich in den Zähnen, beim Versuch, sie herauszustrecken; entzündet, geschwollen, ulzeriert; gangränös; Lähmung der Zunge.

Spricht wie ein Betrunkener, unverständlich, wie nach einem Schlaganfall.

Aphthöse, ihrer Haut entblößte Stellen, davor brennende Schmerzen und Roheit.

Trockener, ausgedörrter Mund mit blutenden Rissen an verschiedenen Stellen; brennende Bläschen an den Seiten der Zunge, mit wundem Gaumen; Gefühl, als löse sich die Schleimhaut ab; übler Mundgeruch; zäh haftender Speichel im Überfluß; auch in Verbindung mit Halsleiden.

Vergleiche bei zerfallenden Zähnen mit ANT-C., *Staph.*, MERC., *Kreos.*, HEP., SIL., RHOD. und *Thuj.*

Bei geschwürigen Zahnwurzeln mit *Fl-ac.*, *Petr.*, LYC., NAT-M., THUJ., MERC., HEP. und SIL.

Bei schwammigem Zahnfleisch mit MERC., CARB-V., NUX-V., *Nat-m.*, STAPH. und *Sars.*

Bei roter Zunge mit HYOS., *Bapt.*, RHUS-T., NUX-V. und *Bell.*

Bei glänzender Zunge mit *Kali-bi.* und BAPT. (Ränder).

Bei rissiger Zunge mit APIS, CARB-V., ARS., BRY., STRAM., *Mur-ac.*, RHUS-T., *Merc.*, KALI-BI., *Phos.*, *Nit-ac.*, *Bapt.* und *Sulph.*

Bei Zittern der Zunge mit *Apis*, GELS., BELL., ARS., *Lyc.*, SEC., *Stram.* und *Hyos.*

Bei Entzündung der Zunge mit APIS, ARS., *Con.*, MERC. und BELL.

Bei Landkartenzunge mit ARS., NAT-M., LYC., *Ran-s.*, *Tarax.* und *Nit-ac.*

Bei Zungenlähmung mit *Bar-c.*, BAPT., BELL., DULC., *Laur.*, HYOS., *Op.*, MUR-AC., STRAM. und LYC.

Wenn der Kranke wie ein Betrunkener spricht: *Bapt.*, BELL., STRAM., OP., HYOS., *Rhus-t.*, *Laur.* und *Lyc.*

Bei Stomatitis: *Apis, Ars., Carb-v., Bapt., Con., Kali-chl.*, MERC., *Mur-ac.*, NIT-AC., *Hep., Lyc.*, NAT-M., *Staph., Sul-ac., Sulph., Sal-ac., Hell.* und PHYT.

Bei verstärktem oder verändertem Speichelfluß: *Ars., Bell., Carb-v., Lyc.*, MERC., *Rhus-t.*, STAPH., OP., *Sulph.*, HEP., *Chin.*, HYOS., LAUR., *Nit-ac.*, SUL-AC. und STRAM.

Bei Mundgeruch: *Arn., Ars., Bapt., Bell.*, CARB-AN., *Chin., Hell., Hyos., Kali-bi., Lyc.*, MERC., *Nit-ac.*, RHUS-T., SUL-AC., SIL. und SULPH.

Kehlkopf, Lungen und Herz

Bei **Lachesis** besteht Trockenheit von Mund und Hals; er erwacht mit Erstickungsgefühl; kann kaum atmen, solange der trockene, glänzende Hals nicht angefeuchtet wird.

Hals und Kehlkopf schmerzhaft bei Berührung und wenn der Kopf bewegt wird.

Schmerzen: von der linken Halsseite zu Zunge, Kiefer und Ohr; Rohsein und Schwellung, Geschwürigkeitsgefühl und Brennen; Gefühl, ein Brotkrumen stecke darin; wie von einem Pflock; Hals empfindlich wie wund, durch Erkältung, mit Schmerz in der linken Halsseite, abends.

Schlucken: Essen bessert den Halsschmerz; Flüssigkeiten verursachen mehr Schwierigkeiten als feste Speisen; Getränke kommen wieder zur Nase heraus; Leerschlucken schmerzt anhaltend, Schlucken von Speisen nicht. Nach dem Kauen kann er das Essen nicht schlucken, da es an dem hinteren Teil der Zungenwurzel verbleibt und dort einen durchdringenden Schmerz verursacht. Schlucken verursacht Drücken, als ob ein Klumpen im Hals stecke; erregt scharfe Schmerzen, die sich zum Ohr erstrecken; Geschwürigkeitsgefühl im Hals; Schwellungsgefühl im Hals, als wäre der Schlund durch zwei faustgroße Klumpen von beiden Seiten verengt; nur beim Leerschlucken.

Wunder Hals mit Taubheit; typhoides Fieber.

Hochräuspern von Schleim mit Rauheit, nach kurzem Schlaf während des Tages.

Hohlheitsgefühl im Hals, als wäre der Schlund nicht mehr vorhanden.

Entzündeter Hals mit vergrößerten Tonsillen; die Erkrankung wandert von links nach rechts. Zäpfchen und Rachen entzündet. Die Schleimhaut ist dunkelrot oder purpurn und erscheint häufig stumpf trocken. Die diphtherische Membran breitet sich von links nach rechts aus; fötider Mundgeruch. Große Entkräftung, besonders bei bestehenden Herzsymptomen, wie schwachem Puls, kalten Gliedern und Ohnmacht; die Entzündung entwickelt sich maligne; vergrößerte Drüsen; das Zellgewebe des Halses schwillt an und wird blau, mit Brennen; dünn weiß belegte Zunge, wird zur Wurzel hin dicker und gelblich.

Vergrößerte Tonsillen; er räuspert ölige, weißliche Klumpen hoch.

Geschwüre im Hals, erstrecken sich bis hoch in die Choanen. Verursachen häufig einen quälenden Kitzelhusten.

Verlängerte Uvula; die Teile erscheinen purpurn.

Bei allen Beschwerden von Hals und Kehlkopf besteht sehr ausgeprägte Unverträglichkeit von leichtester Berührung oder Druck auf den Hals; muß die Kleidung lockern; spasmodische Kontraktionen, die ihn aus dem Schlaf wecken oder sich nach dem Erwachen entwickeln. Berührung löst neue Anfälle aus. Glottisspasmen; es läuft plötzlich etwas vom Hals zum Kehlkopf, weckt ihn und versetzt die Atmung. Neigung zu häufig rezidivierenden Anginen.

Gefühl, als befände sich ein Stück trockener Haut im Kehlkopf.

Hörbares Schlagen der Karotiden; schlagen mitunter langsam.

Kehlkopf: geschwollen, wund, roh und kratzend; auch bereits beim Drücken darauf; muß schlucken. Klopfen und Engegefühl, sehr schmerzhaft bei Berührung; Gefühl eines Pflocks, der sich auf und ab bewegt, mit kurzem Husten; Empfindung, als flattere etwas im Kehlkopf.

Schmerz in der Halsgrube, erstreckt sich zu Zungenwurzel, Zungenbein und linkem Tragus, hinter dem er herausschießt, bei Berührung schmerzend.

Heiserkeit, < abends; irgendetwas im Kehlkopf verhindert das Sprechen, es kann nicht hochgeräuspert werden, obwohl Schleim hochgebracht wird.

Husten: trocken, krampfhaft, hackend, kitzelnd. Ausgelöst durch Druck auf den Kehlkopf, Zurückwerfen des Kopfes, Essen, Trinken, Rauchen, wie durch Tabak; Halsgeschwüre; Kitzeln im Hals, unter dem Brustbein oder im Magen; Herzerkrankungen. < nach Schlaf, während Schlaf, ohne davon zu erwachen, durch Temperaturwechsel, alkoholische Getränke, Gemütserregung, Naßwerden beim Reiten durch den Wind (Kitzeln in der linken Seite des Halses ruft Husten hervor). Bei jedem Husten Stiche in den Hämorrhoidalknoten.

Auswurf: schleimig und blutig, wie bei Herzerkrankungen; blutgestreift, dick, gelb, wie bei Lungentuberkulose; schwer loszuhustende graue Klumpen; wäßriges, spärliches Sputum, mit schleimigen Klumpen vermischt; die Anstrengung verursacht Erbrechen und Schmerzen, er muß den Magen halten; < nach Schlaf, nach Sprechen.

Atmung: lautes Rasseln, Atemnot bei jeder Anstrengung, in erstickenden Anfällen aus dem Schlaf weckend; Erstickungsgefühl in der Fieberhitze, muß die Kleidung am Hals lösen, Gefühl, als behindere sie den Kreislauf; Erstickungsanfälle, muß sich im Bett aufsetzen; anhaltendes Bedürfnis, tief einzuatmen, besonders im Sitzen; Kurzatmigkeit, bei vielen Beschwerden; atmet so schwer und fühlt sich so schwach, daß er ohnmächtig wird, < beim Umherbewegen.

Die Brust ist abends, nach dem Hinliegen, so beengt, daß er fast erstickt.

Brustbeklemmung mit kalten Füßen; auch im Schlaf. Drücken auf der Brust, als sei sie voller Luft; scheint nach oben zu ziehen; > durch Aufstoßen.

Zusammenschnüren der Brust; sie fühlt sich wie verstopft an.

Stechen in der linken Brust, mit erschwerter Atmung, < beim Husten oder Atmen.

Wundheit in Brust und Brustbein.

Brennen in der Brust nachts, mit Schmerzen im Brustbein oder tief in der Brust.

Hepatisation, vor allem der linken Lunge; starke Atemnot beim Erwachen; Herzschwäche.

Tuberkelablagerung nach Pneumonie, bei übereinstimmenden Symptomen.

Eitrige Lösung der hepatisierten Lunge.

Drohende Lungengangrän.

Lungenödem, Hydrothorax usw., bei Vorliegen charakteristischer Atmungs- und Larynxsymptome. Besser im Liegen auf der linken Seite.

Herz: Zusammenschnürungsgefühl, krampfartige Schmerzen in der Herzgegend, verursachen Herzklopfen und Angst.

Fühlbares Schlagen des Herzens, mit Schwäche zum Hinsinken.

Herzklopfen: verursacht Angst, Herzflattern, Ohnmachtsschwäche mit Übelkeit und Schwäche des Magens mit Erstickungsgefühl, durch Unterdrückung alter Geschwüre verursacht.

Drücken wie vom Magen oder während Fieber.

Unregelmäßiger Herzschlag, bei jedem Aussetzen eines Schlages eine eigentümliche Empfindung am Herzen; Empfindung, der Kreislauf werde durch kurzes Schreien wieder in Ordnung gebracht.

Krampfhafte Affektionen des Herzens, mit dem Gefühl, das Trommelfell werde platzen.

Zyanose mit Erstickungsanfällen bei Bewegung.

Das Herz fühlt sich zu groß an; alles, was Brust oder Hals berührt, ist unerträglich; muß Aufsitzen und sich leicht nach vorne beugen; erwacht plötzlich, bei akutem Rheumatismus, mit erstickendem Gefühl, Beklemmung des Herzens und Herzklopfen; große, qualvolle Angst; der linke Arm ist taub; Steifigkeit der Schultern beim Tiefatmen oder beim Drehen zur rechten Seite.

Krampfhafter Schmerz um das Herz.

Alle Schlangengifte wirken auf den Hals und bewirken Zusammenschnürungsgefühl, Trockenheit, Schluckbehinderung, Heiserkeit, Empfindlichkeit des Larynx, Atemnot, Husten, Hämoptoe, Brustbeklemmung und Herzklopfen mit Angst.

Vipera torva verursacht heftige Brustschmerzen mit Frostigkeit; Schwellung der Brust mit erschwerter Atmung; heftiger Blutandrang zur Brust; reißt sich die Kleidung auf, mit schrecklichem Gefühl im Bauch; Herzangst; die oberen Extremitäten sind taub und lahm.

Bei Affektionen des Herzens ist LACH. bei beginnender rheumatischer Karditis spezifischer.

Naja ist dagegen für die Nachwirkungen der rheumatischen Karditis besser geeignet. Es verursacht stürmische, flatternde Herztätigkeit; kann nicht links liegen, doch bessert Liegen auf der rechten Seite bedeutend; Nervosität, Herzschmerzen; Gefühl, ein heißes Eisen sei in die Brust gestoßen worden; Kopfschmerzen in Stirn und Schläfen, mit großer Niedergeschlagenheit. Deutliche Herzschwäche bei beiden. NAJA hat auch Herzklopfen mit krampfhaften Schmerzen im linken Ovar.

Elaps verursacht Zusammenschnüren von Rachen und Speiseröhre; Flüssigkeiten werden plötzlich aufgehalten und fallen dann schwer in den Magen, wie feste Speisen. Es scheint, als ob die Krämpfe plötzlich den Weg freigeben und einen gegensätzlichen, paretischen Zustand hinterlassen. Spasmodische Striktur des Oesophagus findet sich bei LACH. und NAJA, bei CROT-H.; doch ist die paretische Wirkung bestätigt und kann bei der Differenzierung helfen; obwohl sie der Eigenart der anderen Schlangen nicht widerspricht, wurde dies von ihnen bisher nicht berichtet. ELAPS verursacht auch ein Gefühl, als würde das Herz zerquetscht. Blutandrang zu Brust und Hals.

Verwandte Arzneimittel

Trockenheit von Mund und Rachen: Alum.; Ars.; BELL., mit feuchter Zunge, oder mit dem Gefühl, als befände sich ein Häutchen auf der Zunge; Bry, Hyos., mit Brennen und Trockenheit von Zunge und Lippen; wie angesengtes Leder aussehend; bei Cinnb. müssen Mund und Hals bei jedem Erwachen angefeuchtet werden; reichlicher Schleim läuft aus den Choanen; Empfindung an der Nasenwurzel, als drücke ein metallischer Gegenstand darauf. Caust., Hep., Kali-bi., Kali-c. sind abends ohne Durst; Laur., *Lyc., Merc.*, Gaumen trocken wie von Hitze. Außerdem *Nux-m., Nat-m., Nux-v.*, Op., PHOS., Ph-ac., Plb., Rhus-t., Sec., Sil., *Stram.*, Sulph., Verat., *Wye.*

Heiserkeit derer, die zu viel sprechen: LACH., PHOS., Calc., CARB-V.

Kehlkopf bei Berührung schmerzhaft: PHOS., *Bell., Apis, Spong.*, *Hep.*, Chin-s., Brom., Bar-c. (Hals), Bry. (Hals) und Iod. (Druck auf Kehlkopf).

Gefühl von Rohsein im Hals: Alum., CARB-V., CAUST., Ign., *Lyc.*, MERC., *Nit-ac.*, Nux-v. und Phos.

Gefühl eines Krumens oder Splitters: Alum., Arg-n., Canth., HEP., Ign., Kali-c., *Merc.*, NIT-AC., Rhus-t.

Kloß- oder Pflockgefühl: Alum., Apis, Ars., Bar-c., *Bell.*, Caust., Carb-v., *Hep.*, Hyos., *Ign.*, Kali-bi., Kreos., Lyc., Merc., Nit-ac., *Nux-v.*, Ph-ac., Phyt., Sep., Sulph. u.a.

Gefühl, etwas steigt hoch, wie Globus hystericus: ASAF., Con., IGN., Lyc., Merc., *Mosch.*, Nit-ac., Nux-m., Plb., Spig., Sulph. u.a.

Verschlimmerung beim Leerschlucken oder beim Schlucken von Speichel: Bar-c., Bell., *Bry., Cocc., Hep.*, Lyc., *Merc.*, Merc-c., *Puls.* und *Rhus-t.*

Flüssigkeiten kommen zur Nase wieder heraus: BELL., *Lyc.*, Aur., Canth., Cupr., Ign., Merc., Phos. und Sil.

Besser beim Schlucken von Speisen: Mang. und Ign.

Pharynx fühlt sich wie hohl an: *Phyt.* und Chin.

Halsgeschwüre: Alum., *Apis, Arg-n., Ars.*, Bapt., Carb-v., Hep., Ign., Iod., KALI-BI., LYC., MERC., *Merc-c.*, MERC-CY., Mur-ac., NIT-AC., Ph-ac. und Sang.

Tonsillen vereitert: *Am-m.*, BAR-C., Bell., Canth., HEP., *Ign., Lyc.*, MERC., *Merc-c., Phyt.*, Sabad., SIL. und SULPH.

Diphtherische Membran: Ail., *Apis, Ars.*, BAPT., Ign., *Kali-bi.*, LYC., LAC-C., MERC-CY., *Merc-i-f., Merc-i-r.*, Mur-ac., *Nit-ac., Phyt.*, Rhus-t., Sul-ac.

Spasmodische Striktur des Oesophagus: Alum., Ars., Arg-n., Bapt., BELL., Bry., *Carb-v.*, Cic., Cocc., Hydr-ac., Hyos., Ign., Kali-bi., Kali-c., Lyss., *Naja*, Nat-m., Nit-ac., PHOS., Plb. und Verat-v.

Klopfen der Karotiden: BELL. und Phos.

Glottisspasmen: CHLOR., *Cupr., Iod.*, Meph., *Camph-br.*, PLB. und *Bell.*

Atemnot beim Einschlafen oder aus dem Schlaf weckend: *Ars., Sep.,* *Sulph.*, *Grin.*, SAMB. und *Carb-v.*; besonders *Apis* muß husten, bis der Schleim gelöst ist.

Herzhusten verursacht besonders LAUR.

Beklemmung der Brust, als wäre sie voller Luft: Carb-v., Chin., Lyc., Sulph. und Zinc.

Vernachlässigte oder schlechtbehandelte Pneumonie: besonders Sulph. und LYC.

Lungenödem, Hydrothorax: Ant-t., Am-c., Apoc., APIS, ARS., Aspar., Carb-v., *Dig., Kali-c.*, Kali-i., Lact., LYC., Merc-sul., *Phos.* und Sulph.

Lungengangrän: *Ars., Carb-an., Carb-v., Chin., Kreos.*, Osm., Sec.

Zusammenschnürungsgefühl des Herzens: Arn., Bufo, Just., Kali-c., Kali-chl., Lycps. und Cadm.

Taubheit des linken Armes, besonders bei Herzbeschwerden: RHUS-T.

Erwacht mit Erstickungsgefühl bei Herzerkrankung, sowohl organisch bedingt, wie auch aufgrund anderer Ursachen: ARS., *Dig.,* Grin., Kali-i., Lact., Merc-pr-r.

Zyanose: Ant-t., LAUR., Acon., Sec., *Dig., Camph., Op., Cupr.,* Verat.

Herz fühlt sich zu groß an: Sulph.

Rheuma greift auf das Herz über: Apis, ARS., *Bry., Dig., Kali-c., Phos.*, SPIG., Kalm., Sang., Rhus-t.

Unter den verwandten Mitteln sind die folgenden von größter Bedeutung.

Sowohl **Phosphorus** wie auch **Lachesis** bewirken nervösen Husten, Zusammenschnüren und Empfindlichkeit des Larynx und abendliche Heiserkeit; Husten durch Kitzel in Kehlkopf oder Luftröhre. Bei PHOS. besteht am deutlichsten brennendes Rohsein; Sprechen ruft starke Schmerzen hervor, da der Larynx nicht nur gereizt, sondern entzündet ist. Im weiteren Verlauf neigt die Entzündung dazu, sich bis in die Luftröhre und sogar in die Bronchiolen auszudehnen. Enge über der Brust ist ein auffallendes Symptom und wird von Schweregefühl und Beklemmung begleitet, als ob sich die Luftbläschen nicht füllten. Heiserkeit ist prägnant; beide Mittel passen bei membranösem Krupp und erfordern hier sorgfältige Differenzierung. Mit der Heiserkeit von LACH. ist ein Gefühl verbunden, als ob etwas im Kehlkopf klares Sprechen verhindere, doch nicht hochgeräuspert werden kann. Dies kann eine Membran oder, wahrscheinlicher, der Verschluß der Stimmritze sein. Damit zusammenhängend kommt es zu erstickenden Anfällen im Schlaf; das Kind erwacht unter Qualen, als würde es ersticken. PHOS. wird eher bei Krupp gebraucht, wenn Heiserkeit oder Aphonie in Folge davon auftreten; oder wenn das Nervensystem geschwächt ist und das Kind kalt und schwitzend daliegt, mit rasselnder Atmung. Es gibt hier die differenzierende Verschlechterung nach Schlaf. Beide verursachen präkordiale Angst, Herzklopfen, schwachen Puls und Blutandrang zum Herzen. Nur bei PHOS. kommt es zu heftigem Schlagen des Herzens bei der geringsten Bewegung. Auch wenn es stimmen sollte, daß beide auf den Vagusnerv wirken, entsprechen sich die Konsequenzen nicht im geringsten. Bei PHOS. entsteht Hungergefühl, das zum Essen nötigt, und wodurch auch Besserung eintritt; die Nervensymptome von LACH. sind Erstickungsgefühl und Zusammenschnüren des Halses.

PHOS. ist in seinen vielen Formen nervösen Herzklopfens kaum mit LACH. vergleichbar.

Bei der Folgebehandlung einer Lungenentzündung ist für die Wahl von PHOS. große Sorgfalt vonnöten, wenn eine tuberkulöse Ablagerung besteht. In diesen schwierigen Fällen ist oft LACH. angezeigt. Hiermit soll nicht gesagt werden, daß PHOS. niemals benutzt werden sollte, da seine unsachgemäße Anwendung jedoch derart katastrophale Auswirkungen haben kann, müssen wir uns seiner Eignung sicher sein, bevor wir das Risiko eingehen. Niemand ist in der korrekten Auswahl des Simillimums so sachkundig, daß ein warnender Hinweis nutzlos wäre.

Phytolacca schwächt die Lebenskraft und verursacht Erbrechen und Diarrhoe. Die letztgenannten Beschwerden sind verbunden mit Kälte und außerordentlicher Schwäche. Sie entwickeln sich langsam und gleichen so den begleitenden gastroenteralen Erscheinungen der Blutintoxikation im Verlauf einer Diphtherie. Folglich finden wir auch als Charakteristika Schwindel und Ohnmacht beim Aufstehen aus dem Bett, Übelkeit und Erbrechen. Die Herztätigkeit ist zuerst weniger betroffen, doch später werden die Schläge schwächer. Die tödliche Vergiftung scheint weniger die Folge der Herz-, sondern einer Atemlähmung zu sein. So ist die Herzschwäche hier nur ein weniger bedeutsames Symptom als bei LACH. Daneben ist es vor allem eine scharf wirkende Droge. Der Kranke leidet unter Frost, dem Fieber folgt. Der Körper schmerzt überall wie zerschlagen, mit heftigen Schmerzen in Stirn, Hinterkopf, Rücken und Gliedern. LACH. hat heftige Schmerzen am ganzen Körpers, die zum Verändern der Lage nötigen. Beide können die linke Halsseite befallen, mit starker Konstriktion, Schwellung, purpurner Tönung und Fäulnis. Aber PHYT. hat das Gefühl, eine glühendheiße Kugel säße im Schlund, sowie das Gefühl wie nach dem Schlucken von einem Apfelgriebs [als sei dieser steckengeblieben].

Bei **Mercurius cyanatus** zeigt sich die wundmachende Wirkung der Quecksilbersalze in rascher Ulzeration der Schleimhäute; ergänzt durch die nicht weniger rasch entstehende Entkräftung und gangränöse Degeneration aufgrund der Blausäure. Andere Symptome sind Schwellung der Drüsen und Tenesmus mit blutigen Stühlen. Hauptsächlich der Säure zuzuschreiben sind wohl das zyanotische Gesicht, die kalte Hautoberfläche, die Schwäche des Herzens, das postmortem Gerinnsel im Herzen aufweist, und die diphtherische Form der Entzündung. Dieses Mittel erlaubt etwas Hoffnung, wenn die diphtherische Membran auch auf Anus und Därme übergreift, mit blutigen und schrecklich stinkenden Stühlen mit Membranfetzen. Die Systemvergiftung verursacht in der Abneigung gegen alle Speisen ein gefährliches Symptom. Wenn das Kind nicht ißt und auch nicht dazu gebracht werden kann, wird die Situation sehr kritisch. Für diesen Notfall ist MERC-CY., neben *Mur-ac., Nit-ac.* und *Liquor calcis chloratae* eines der geeignetsten Mittel. Natürlich ist das Herz schwach, so schwach, daß der Kranke nicht in eine sitzende Position gebracht werden kann, ohne eine lebensgefährliche Synkope zu riskieren. Bereits zu Beginn der Erkrankung besteht adynamisches Fieber und die Kräfte lassen nach, bevor die lokale Membran im Hals den entsprechenden Anlaß für dieses plötzliche Absinken der Lebensenergie darstellen könnte - ein schwerwiegender Hinweis.

Mund und Rachen sind geschwollen und rot, von hellem Rot bis zu dunklem Purpur variierend. Die Membran ist weiß, schillernd oder grau; später gangränös und faulig. Die Zunge hat eine gelbe Basis, wird aber bald von einem diphtherischen, grauen Belag bedeckt, wobei die Ränder rot bleiben. Mit fortschreitender Erkrankung wird die Zunge dunkel, möglicherweise durch Veränderung des Belags. Die Ausbreitung erfolgt bis zu den hinteren und vorderen Nasenöffnungen und auch abwärts zum Kehlkopf. Reichliches Nasenbluten.

Lac caninum ist nach langer Kontroverse bei echter Diphtherie anerkannt. Es weist einige Übereinstimmungen mit LACH. auf, kann aber durch folgendes gut differenziert werden: die Symptome neigen dazu, abwechselnd auf beiden Seiten aufzutreten; die Membran ist gelblichgrau, Geschwüre glänzen wie Silber. Rote, glänzende Schleimhaut. Wundheit der Mundwinkel (wie bei ARUM-T.).

Mercurius iodatus flavus und **Mercurius iodatus ruber** befallen charakteristischerweise jeweils die gegenüberliegende Seite des Halses. MERC-I-F. befällt vor allem die rechte Seite und unterscheidet sich durch den dicken, schmutziggelben Belag, ganz hinten am Zungengrund. Bei MERC-I-R. entstehen unzählige Flecken auf der linken Tonsille. Beide rufen Drüsenstauung und starke Entkräftung hervor. Nasenbluten kann auftreten, doch niemals so anhaltend wie bei den Schlangengiften, dies offenbart eher Kongestion als Auflösung des Blutes.

Lycopodium ist ein bekanntes Komplement von LACH. Die Beschwerden wandern von rechts nach links, verlagern sich, oder bleiben hartnäckig auf die rechte Halsseite beschränkt. Beim Schlucken fühlt sich der Hals wie zu eng an; Speisen und Getränke regurgitieren durch die Nase. Ständiges Bedürfnis, zu Schlucken. Der Rachen ist tiefrot, mit Brennen und Wundheit. Die Zervikaldrüsen sind geschwollen und empfindlich. Immer ist die Nase beteiligt, mit Verstopfung der Nasenöffnungen, was das Kind zwingt, mit halbgeöffnetem Mund und vorgestreckter Zunge zu atmen. Der dumme Gesichtsausdruck des Kindes resultiert einerseits wohl aus dieser Form der Atmung, andererseits möglicherweise auch aus der Erschlaffung der Gesichtszüge aufgrund geistiger und physischer Schwäche. Bereits in frühen Stadien fährt das Kind erschreckt aus dem Schlaf hoch; es schlägt und tritt jeden, der es zu trösten versucht. Stupor. Wenn der Urin daneben noch, unwillkürlich abgehend oder nicht, rotes, sandiges Sediment absetzt, ist der Fall klar.

Wie PHOS. kann LYC. bei Heiserkeit nötig sein, die nach Krupp zurückbleibt; und wie bei LACH. kommt es zu nächtlichen Erstickungsanfällen; Husten wie durch Kitzel im Larynx, Zusammenschnüren der Brust usw. Bei LYC. sind Heiserkeit und Husten verbunden mit Schleimrasseln, < während Schlaf, was zu kurzer und erschwerter Atmung führt. Der Kitzel entsteht durch eine Reizung, wie von Schwefeldämpfen.

Die Brustsymptome entsprechen vollständig einem Katarrh. Rasseln ist auf beiden Seiten, vor allem aber der rechten, zu hören. Die erschwerte Atmung ist zum Teil der Schleimansammlung zuzuschreiben und bessert sich, wenn Schleim ausgeworfen wurde. Daneben trägt die flatulente Auftreibung des Abdomens zum Unbehagen durch Druck nach oben bei. Zwei weitere Ursachen können beobachtet werden. Eine ist der bereits erwähnte Wechsel zwischen Kontraktion und Expansion, wie er bei LYC. häufig auftritt; die andere ist die Neigung, paralytische Schwäche der Organe hervorzurufen (siehe unter *Gemüt).* Aufgrund der Erschlaffung sistieren die katarrhalischen und sonstigen Brustsymptome, die Ansammlung von Schleim und schleimigem Eiter setzt sich fort und bewirkt die rasselnde Atmung, die in Verbindung mit hängendem Kiefer und Stupor beobachtet werden kann. So rufen verschiedene Erkrankungsformen häufig nach LYC.: Lungentuberkulose, vernachlässigte Pneumonie, typhoide Pneumonie, Katarrh kränklicher Kinder usw. Bei den ersten drei Formen muß mit LACH. verglichen werden, das aber abendliches Alternieren von Frost und Hitzewallungen verursacht und krampfhaften, erstickenden Husten, der zum Aufsitzen und Halten des Magens nötigt. Schließlich kommt es halb zur Expektoration, halb zum Erbrechen eitrigen, übelriechenden

Sputums mit leichter Besserung. Sobald er einschläft, schwitzt er, besonders am Hals. LYC. entwickelt lockeren, tiefen Husten, als wolle er das gesamte Lungenparenchym auswerfen. Das Fieber nimmt zwischen 16 und 20 Uhr zu. Schleimiges, eitriges, zitronenfarbenes oder graues Sputum, salzig schmeckend.

Bei Hydrothorax ist LYC. dann hilfreich, wenn der Kranke nur auf der rechten; LACH., wenn er nur auf der linken Seite liegen kann. Verbunden damit sind bei beiden Ödeme der Glieder. Bei LYC. enthält der Urin einen roten Bodensatz; bei LACH. ist der Urin dunkel, fast schwarz.

Kalium bichromicum hat Erstickungsgefühl beim Hinlegen, schnauft und keucht beim Erwachen; Atemnot im Schlaf; Beklemmung der Brust, die ihn plötzlich weckt. Beklemmung an der Bifurkation der Luftröhre. Asthmatische Beschwerden sind frühmorgens immer schlimmer und werden offensichtlich begleitet, wenn nicht gar verursacht, durch Schwellung der Bronchialschleimhaut und Ansammlung zähen oder faserigen Schleims. Auswerfen des Schleims bessert umfassend. Diese Form erschwerter Atmung macht KALI-BI. zu einem guten Folgemittel von LACH. bei Diphtherie und Krupp, besonders, wenn sich die Erkrankung nach unten ausdehnte. Erfahrungsgemäß ergänzen sie sich gegenseitig gut und vorteilhaft.

Baptisia wurde bereits differenziert. Hinzugefügt werden muß hier noch sein Nutzen bei maligner Diphtherie. Vorherrschend typhoide Symptome und entschiedener Stupor. Der Kranke kann nur Flüssigkeiten schlucken. Mund und Rachen erscheinen dunkel, die Membran ist gangränös, der Atem schrecklich faulig. Starke Atembeklemmung durch pulmonale Kongestion mit Besserung bei geöffnetem Fenster. Wie bei AIL. besteht Schläfrigkeit und ein livider Hals. Dünner, ätzender Schnupfen, die Halsgeschwüre sondern eine ätzende Flüssigkeit ab. Von den mineralischen Mitteln bzw. Säuren zeigen ARS., MUR-AC. und NIT-AC. die stärksten Übereinstimmungen. ARS. wird durch seine Allgemeinsymptome unterschieden. MUR-AC. entwickelte eine grauweiße Membran im Rachen, mit einem Erstickungsgefühl beim Schlucken; die Teile erscheinen dunkel-bläulich; Rohsein und Beißen; dunkle, faulige Nasenabsonderung. Schwäche- und Leeregefühl im Magen, mit bedeutendem Appetitverlust; Nasenbluten, ist schwach und schläfrig; schwacher Puls, jeden 3. Schlag aussetzend; Heiserkeit. NIT-AC. wirkt noch ätzender als MUR-AC.; die Erkrankung erfaßt auch die Nasenhöhlen, mit Exkoriation der Lippen, was sich zwar auch bei MUR-AC. zeigt, doch dort weit weniger ernst ist. Der Puls setzt jeden 4. Schlag aus. Manchmal beschwert sich das Kind, daß sich angeblich ein Stöckchen oder Splitter in seinem Hals befindet.

Nux vomica hat wie LACH. eine Morgenverschlechterung, bei NUX-V. ist es jedoch der Tag an sich, der die Verschlimmerung bringt; bei LACH. handelt es sich um die Verstärkung der Symptome nach Schlaf. NUX-V. wird durch Schlaf gebessert, es sei denn, der Patient erwacht plötzlich; der Hals fühlt sich scharrig und rauh an, und auch wenn faulige Geschwüre, Zusammenschnüren und Pflockgefühl bereits das Leerschlucken erschweren, fühlt sich der Hals während und nach Schlucken fester Speisen noch schlimmer an; wogegen sich LACH. durch Schlucken fester Speisen bessert.

Ignatia entspricht, laut den aus Indien berichteten Intoxikationserscheinungen, weitgehend diphtherischen Symptomen. Wie bei LACH. bessert Schlucken fester Speisen und es befinden sich Geschwüre auf den Tonsillen. Doch wird bei IGN. deutlichere Verschlechterung zwischen den Schluckakten beobachtet und die Geschwüre auf den verhärteten Mandeln sind klein, flach und offen. Mitentscheidend ist auch das Temperament; der Kranke ist reizbar, weinerlich und nervös.

Spasmodische Strikturen des Oesophagus rufen oft nach PHOS. Wie ARG-N., Ars. und LACH. affiziert es besonders die Kardia, doch befällt LACH. außerdem auch die oberen Teile der Speiseröhre und gleicht darin BELL., *Hyos.*, *Stram.*, *Carb-v.*, Canth., *Alum.*, Ign., *Lyc.* und Cic.; ARS., Rhus-t. und Verat-v. erregen Spasmen im Rahmen einer Oesophagitis. LACH., *Ign.*, *Asaf.* und *Cocc.* passen für hysterische, nervöse Patienten mit entgegengesetzter Peristaltik (Siehe *Globus hystericus*).

Zur Differenzierung von HYOS. dient dessen Verschlechterung durch kalte Getränke, während feste und warme Speisen am wenigsten Probleme bereiten; Schluckauf ist ein häufiges Begleitsymptom.

Carbo vegetabilis bewirkt ein Gefühl, als sei der Rachen zusammengeschnürt oder zusammengezogen; Speisen können nur schwer geschluckt werden; der Hals scheint zusammengeschnürt zu sein, mit Krämpfen, doch ohne Schmerz.

Alumina verursacht Zusammenschnüren des Halses; Wundheit und Konstriktion durch jeden Bissen auf der gesamten Länge der Speiseröhre; doch bessern warme Getränke, wie auch Speichelschlucken.

Belladonna steht in enger Verwandtschaft zu LACH., obwohl die Krämpfe von Hals und Speiseröhre erheblich heftiger sind. Es erregt häufig wiederkehrendes Zusammenschnüren, besonders beim Versuch zu Schlucken; die gesamte Speiseröhre scheint verengt zu sein. Es kann auch dann von Nutzen sein, wenn ein großer Bissen oder ein Knochen im Oesophagus steckenbleibt und heftige, spasmodische Kontraktionen hervorruft (vergleiche CIC. und IGN.). LACH. hat eher das Gefühl eines in der Speiseröhre festsitzenden Krümels oder Knopfes; oder der Versuch zu schlucken löst ein Würgegefühl aus, als hätte das Essen „den falschen Weg" genommen. Bei Halsleiden, die auf die Tonsillen übergreifen, bilden Bell., Merc., Hep. und Lach. eine interessante Gruppe, der noch Amgd-p., Apis, Vesp. und Phos. hinzugefügt werden müssen.

Belladonna hat Trockenheit, Scharren, Brennen und Stechen; heftige und schmerzhafte Konstriktionen, < beim Versuch, Flüssigkeiten zu schlucken. Der Hals ist hellrot oder bei intensiver Entzündung tief karmesinrot. Die Anfälle entstehen plötzlich und entwickeln sich rasch, mit klopfenden Schmerzen, Stirnkopfschmerz und Gesichtsröte. Die Mandeln vergrößern sich schnell, mit drohender Eiterung; Schwellung der Halsdrüsen. Manchmal sitzt zäher Schleim im Hals. Laut den Prüfungen ist vor allem die linke Seite betroffen; klinisch gesehen, und in Übereinstimmung mit dem *Hering'schen Gesetz* über die Richtung der Symptome, wird aber meist die rechte Seite affiziert.

Auch wenn sich bereits Eiter bildet, muß das Mittel nicht gewechselt werden, solange die Allgemeincharakteristik der Intensität und Schnelligkeit noch besteht. Doch wenn unter Frösten und lokalem Klopfen der Rachen livide wird, mit Schmerzen, als würden Splitter darin stecken, und der äußere Hals sehr empfindlich wird, muß es durch HEP. ersetzt werden. Oder, wenn der Eiter nicht aufbricht, sich viel übelriechendes Phlegma ansammelt und unter großen Schmerzen ausgeräuspert wird; mit dunkelrotem Hals; der Schweiß verschlimmert eher als daß er lindert; Stiche erstrecken sich bis zu den Ohren; Getränke kommen zur Nase wieder heraus - dann wird MERC. gebraucht. Weiter geht es mit LACH. - der Hals wird purpurn, der Kranke ist sehr nervös; leichteste Berührung ist unerträglich, eher aufgrund von Hyperästhesie als durch das entzündete Wundsein der anderen Mittel; der Eiter der Mandeln ist degeneriert und es besteht Neigung zu Geschwürbildung (vergleiche *Sil.* und *Sulph).*

Amygdalus persica verursacht dunkelroten Hals und schreckliche, durch die Tonsillen schießende Schmerzen. Der Puls ist weniger hart als der von BELL. Es hat sich bewährt, wenn BELL. offensichtlich angezeigt war, doch die Schmerzen nicht besserte; und auch bei Bildung diphtherischer Membran (vergleiche *Merc-i-f.* und *Merc-i-r.*).

Phosphorus zeigt sich an Tonsillen und Uvula; die Uvula ist verlängert und manchmal ödematös; die Rachenwand geschwollen und glänzend; stechende Schmerzen, < abends; Roheit, < durch Sprechen; räuspert morgens Schleim von widerlichem Geschmack hoch. < beim Schlucken von Flüssigkeiten sowie während und nach festen Speisen.

Apis läßt die Halsschleimhaut rosig anschwellen, mit Stechen und Zusammenschnürungsgefühl, als müsse der Patient ersticken; Erosionsgefühl. Das Hauptmerkmal ist die Neigung der Schleimhaut, aufzuquellen oder anzuschwellen, was das Erstickungsgefühl auslöst. Wenn sich Geschwüre bilden, zeigen sie ödematöse Ränder. VESP. ist hierbei nahezu identisch und kann womöglich bei periodischem Rezidivieren der Erscheinungen notwendig sein.

Unter den neueren Anwärtern zur Differenzierung bei Halsbeschwerden steht WYE. Da von diesem Mittel gesagt wird, es bewirke Nervosität, Besorgtheit, Schwäche, langsamen Puls, Schmerzen im linken Ovar usw., scheint gelegentlich eine Abgrenzung seiner Halssymptome gegenüber denen von LACH. angebracht zu sein. Trockenheitsgefühl des Halses mit Brennen; mühsames Schlucken; ständiges Bedürfnis zu Schlucken, doch ohne Besserung der Trockenheit. Erfolgloses Räuspern, um den Hals freizubekommen. Ähnliche Trockenheit mit Jucken in den Choanen.

Das *Erwachen mit Erstickungsgefühl* wird zurecht als hervorragende LACH.-Indikation angesehen. Doch bei Asthma, Lungenödem, Hydrothorax, Herzerkrankungen u.a. ist es nötig, zwischen ihm und anderen Mitteln zu entscheiden.

Arsenicum album erwacht gegen Mitternacht oder später mit Angst und Erstickungsgefühl. **Kalium bichromicum** und **Kalium carbonicum** gegen 3 oder 4 Uhr morgens.

Lactuca virosa hat Engegefühl der unteren Brust; er erwacht nachts und springt hoch, um wieder frei atmen zu können.

Graphites entwickelt ein ähnliches Symptom, wird aber durch Essen gebessert.

Sambucus nigra fährt unter Erstickungsgefühl aus dem Schlaf hoch; Kopf und Hände sind bläulich und gedunsen. Sobald er erwacht, beginnt er zu schwitzen, Gesichtshitze während Schlaf.

Belladonna erwacht erstickend und erschreckt; Gesichtsröte; schreit im Schlaf auf.

Sepia und **Sulphur** erwachen mit Erstickungsanfällen; SULPH. hat außerdem deutlich plötzliches Zucken der Beine beim Einschlafen.

Phosphorus erregt Erstickungsgefühl im Moment des Einschlafens. Der Kranke ist hochgewachsen und dünn und zu Bronchitis prädisponiert. Herzklopfen und Erstickungsgefühl durch zu schnelles Wachstum.

Kalium iodatum erwacht mit Erstickungsanfällen. Dadurch ist es bei Herzerkrankungen und bei Lungenödem (grünliches, wie Seifenwasser erscheinendes Sputum) angezeigt.

Mercurius praecipitatus ruber verursacht Erstickungsanfälle im Moment des Einschlafens; muß aufspringen. Es heilte dieses Symptom in einem Fall reiner Entkräftung, ohne jede organische Erkrankung.

Grindelia: Atembeklemmung; das Herz fühlt sich zu schwach, um das einströmende Blut weiterzuleiten; beim Einschlafen setzt die Atmung aus - er erwacht mit Atemnot.

Baptisia erwacht mit erschwerter Atmung; > bei geöffnetem Fenster.

Asparagus sollte berücksichtigt werden, wenn Atemnot bei älteren Menschen mit Hydrothorax auftritt, mit Herzschwäche und Schmerzen im linken Acromion.

Vergleiche: *Lach., Apoc.,* DIG., ARS., *Phos.* und *Gels.* Alle haben Herzschwäche, APOC. genauso wie LACH. auch Verschlechterung vieler Symptome morgens; ebenfalls Sinkgefühl im Epigastrium; das Herz fühlt sich entkräftet an, flattert ab und zu, ist sehr schwach, danach langsam - alles Symptome der Herzwassersucht. GELS. unterscheidet sich durch das Gefühl, das Herz würde stehenbleiben, wenn sie sich nicht ständig umherbewegen würde.

Rhus toxicodendron verursacht wie LACH. Taubheit des linken Armes, und zwar tatsächlich noch viel charakteristischer. Sollten hier noch Zweifel bestehen, kann die RHUS-T.-Unruhe und das Schwächegefühl der Herzmuskeln entscheiden.

Bei **Spigelia** und **Lachesis** wird das Erstickungsgefühl durch Armbewegungen oder Angst ausgelöst. Doch wird bei rheumatischer Herzbeteiligung LACH. benötigt, wenn sich das Ausbreiten der Erkrankung durch plötzliches Erwachen mit Angst, Beklemmung und Unerträglichkeit von Druck ankündigt. SPIG. paßt eher bei wellenförmiger Herztätigkeit, schnurrendem Gefühl, scharf stechenden Schmerzen usw., mit Angst. Aussetzender Puls, durch beide verursacht, ist vor allem für SPIG. charakteristisch. In fortgeschrittenen Fällen von Herzbeschwerden mit Wassersucht verschlimmert sich SPIG. durch vornübergebeugtes Sitzen; LACH. bessert sich dadurch.

Verdauungsorgane

Die Schlangengifte schwächen die Verdauung und verursachen bitteren oder sauren Geschmack; saures und scharfes Aufstoßen, biliöses oder blutiges Erbrechen; Blähungskolik; Schwellung des Abdomens; biliöse, schleimige, blutige Diarrhoe.

Mund: salziger Geschmack; saurer und salziger Geschmack von Schleim und Speichel; bitterer, auch frühmorgens und nachts; Speisen schmecken bitter; metallisch, mit trockenem Mund.

Magen: Durst.

Appetit: Appetitverlust bei vielen Beschwerden. Zuzeiten guter Appetit, dann wieder fehlend. Hunger, kann nicht auf das Essen warten; Gesichtsblässe, Ohnmachtsgefühl. Abneigung gegen warme Speisen; warme Dinge. Verlangen nach Austern, die auch wohl bekommen; nach Wein, der verschlechtert; Kaffee, den er verträgt; Milch, die aber Übelkeit hervorruft.

Verschlimmerung durch: Branntwein; Obst; Tabak; Saures löst Diarrhoe und Fiebrigkeit aus oder verschleppt den Fall.

Vor dem Essen: Mattigkeit, kann sich kaum bewegen; Schläfrigkeit.

Nach dem Essen: Schläfrigkeit, mit Überfüllung des Magens; Trägheit, Verlangen, sich hinzulegen; Schweregefühl nach reichlichem Mahl; Übelkeit und Erbrechen; Drücken im Magen, mit Schwächegefühl der Knie; Aufsteigen von saurem Wasser; Regurgitation der Speisen. Essen bessert für kurze Zeit das Nagen im Magen.

Aufstoßen: Sauer; fühlt sich sehr krank, bis er aufstößt.

Übelkeit mit Ohnmachtsgefühl; muß die Kleider lockern.

Übelkeit in Anfällen. Übelkeit nach Trinken.

Neigung zum Erbrechen, mit Krankheitsgefühl, das ihn aus tiefem Schlaf weckt, auch morgens im Bett, wie bei Trinkern oder in der Schwangerschaft.

Erbricht Speisen, Galle, besonders morgens, mit Schleim.

Spasmodisches Erbrechen mit Diarrhoe.

Blutiges Erbrechen.

Erbrechen wird durch die geringste Bewegung erneuert; Übelkeit mit starkem Speichelfluß.

Druck wie durch eine Last nach dem Essen, fühlt sich nach jedem Aufstoßen von Wind erleichtert; < nach Mittagsschlaf.

Gefühl, etwas nage im Magen, doch ohne Schmerz; hierauf Nagen auf beiden Seiten und unter den Rippen, tief im Bauch.

Magengrube sehr schmerzhaft bei Berührung.

Empfindet großes Unbehagen durch zu enge Kleidung um die Hypochondrien.

Stechen erstreckt sich vom Magen zur Brust.

Große Verdauungsschwäche; mit viel Aufstoßen; es gibt kaum irgendwelche Arten von Speisen, die vertragen werden. Begleitsymptome: blasses, eingefallenes Gesicht, Schwindel. Ausgelöst durch: Mißbrauch von Chinin, Quecksilber, Alkohol etc. Fühlt sich unmittelbar nach dem Essen schlecht. Stark verstopft.

Verdauungsstörungen mit Hypochondrie; denkt, er werde von niemandem geliebt, ist argwöhnisch und voller Haß gegen seine Freunde.

Leber: Heftige Schmerzen in der Lebergegend; Kleidung belästigt.

Schmerz, als wäre etwas in der rechten Seite steckengeblieben, mit Stechen und Gefühl, als bilde sich ein Klumpen, der sich zum Magen hinbewegt.

Geschwüriger Schmerz in der Leber, besonders beim Husten.

Eiterung der Leber. Brennende Schmerzen.

Abdomen, Rektum und Stühle: Schmerz quer über das Abdomen, nach Gehen.

Gefühl, ein Ball rolle im Bauch.

Reißen im Abdomen. Schneidende und brennende Schmerzen.

Enteritis, Peritonitis, bei übereinstimmenden Symptomen; besonders bei Eiterbildung.

Brennen im Bauch, zur Brust aufsteigend und zu den Oberschenkeln absteigend. Brennen und Empfindlichkeit. Brennen mit Drücken, erstreckt sich zum Hals, bei spärlichen Menses. Brennen um den Nabel.

Krampfartige Schmerzen im Bauch, der heiß und sehr empfindlich ist.

Eingeklemmte Blähungen. Aufstoßen bessert; Magengrube bei Berührung schmerzhaft.

Abdomen aufgetrieben und hart; erweitert, muß die Kleidung lockern und jeden, auch leichtesten, Druck vermeiden.

Schneidende Schmerzen in der rechten Bauchseite, die Ohnmachtsanfälle hervorrufen.

Hernien, abgeschnürte; marmorierte, bläuliche Haut.

Zwickende Schmerzen von links nach rechts; Gefühl, als würde gleich Diarrhoe einsetzen.

Schmerzhafte Steifigkeit von den Lenden bis in die Oberschenkel.

Ziehen vom Anus zum Nabel.

Typhlitis - muß auf dem Rücken liegen, mit angezogenen Knien.

Brennen im Anus während und nach Stuhl.

Rektumvorfall, gefolgt von schmerzhaftem Zusammenschnüren des Anus.

Krampfhafte Schmerzen im Anus, innerlich, kurz vor und nach dem Stuhl.

Klopfen im After wie mit Hämmerchen, auch in den Hämorrhoiden; und auch nach abendlicher Diarrhoe.

Hämorrhoidalknoten treten hervor und sind abgeschnürt, mit Stichen nach oben bei jedem Husten oder Niesen (< im Klimakterium; bei Trinkern); mit spärlichen Menses.

Quälendes, beständiges Drängen im Rektum, doch es verstärkt den Schmerz; muß daher vom Stuhlgang ablassen.

Harte Stühle, wie Schafkot. Erfolgloses Drängen, der Anus fühlt sich wie verschlossen an.

Über Jahre bestehende Verstopfung mit hartem, aufgetriebenem Bauch.

Der Stuhl liegt im Rektum bis an den After, ohne jeglichen Stuhldrang.

Nach starkem Pressen erfolgt übelriechende Entleerung membranöser Massen.

Weiche, hellgelbe Stühle.

Auch nach Entleerung eines teigigen, übelriechenden Stuhls hält der Stuhldrang weiterhin an.

Plötzliche Diarrhoe mit starkem Drängen gegen Mitternacht; die Entleerungen stinken schrecklich.

Sogar geformter Stuhl riecht unerträglich.

Wäßrige Stühle mit Brennen im Anus, abends.

Blutige, eitrige Entleerungen. Dunkel, schokoladefarben oder wie verbranntes Stroh aussehend und sehr übelriechend.

Diarrhoe: im Frühjahr; nach Saurem; der Trinker; im Klimakterium; abends oder nachts; bei typhoidem Fieber; nach Schlaf.

Abwechselnd Diarrhoe und Obstipation.

Blutung aus dem Rektum; zersetztes Blut.

Von den übrigen Schlangen sind die Symptome von **Elaps** hier am besten bestätigt. Es kann dadurch unterschieden werden, daß kalte Getränke wie Eis im Magen liegen. Daneben hat es Sinkgefühl in der Magengrube, durch Liegen auf dem Bauch gebessert; Brennen im Magen; Verlangen nach gesüßter Buttermilch. Die Stühle gleichen den anderen Mitteln, doch besonders typisch ist Diarrhoe mit schwärzlichem, schaumigem Blut und dem Gefühl, als seien die Därme zusammengedreht. Nützlich bei Schwindsüchtigen.

Crotalus horridus hat brennenden Durst; heftiges, grünliches oder blutiges Erbrechen; schwarzes Erbrechen. Der Magen ist so reizbar, daß er nichts außer Branntwein und Gelatine behält. Berührung der Kleidung am Bauch ist unerträglich. Unregelmäßige Stühle mit Pickeln im Gesicht, Kopfschmerzen und Übelkeit, < bei Frühlingswitterung. Kolik nach Mittagessen und früh am Morgen. Blutung aus dem Rektum, wie aus jeder anderen Körperöffnung. Faulige Diarrhoe. Wundschmerz von der Magengrube zur Lebergegend, mit Unwohlsein, Übelkeit und grünlichem Erbrechen. Modriger Geruch aus dem Mund.

Naja zeigt ähnliche Symptome, die aber noch der Bestätigung harren.

Verwandte Arzneimittel

Verlangen nach Austern: Lyc., Brom., Rhus-t.

Verlangen nach Wein oder Branntwein: STAPH., *Sulph.*, *Sel.*, *Hep.*, SUL-AC. etc.

Kaffee bekommt gut: Ang., Ars.

Beschwerden der Trinker: ARS., Cimic. (siehe *Gemüt*), *Carb-v.*, *Nux-m.*, *Chin.*, *Hyos.*, *Op.*, *Stram.* und *Cann-i.*

Muß die Kleidung lockern: *Nux-v.*, LYC., *Carb-v.*, Kreos., Sulph., Am-c., *Graph.*, Kali-bi., Ph-ac., Stram., Aur., *Chin.* und Bov.

Galleerbrechen, schwarzes Erbrechen: ARS., Cur., CON., *Phos.*, *Plb.*, Op. und *Verat.*

Essen bessert den Zustand des Magens: *Petr.*, *Chel.*, ANAC. (während Essen), Mez., *Graph.*

Diarrhoe durch Saures: *Ant-c.*, *Ars.*, Ph-ac., Apis.

Verdauungsschwäche: HEP., CHIN., LYC., Arg-n., *Merc.*, SUL-AC., PULS., KREOS., NUX-V., *Dig.*, CARB-V., *Arn.*, *Nat-m.*, *Nat-c.*, Graph.

Gesichtsblässe und Abgespanntheit vor dem Essen: Kali-c.; Zinc. hat Schwäche, Zittern, Schwäche der Beine. SULPH., Phos. und Nat-c. entwickeln Schwäche- und Hungergefühl von 10 - 11 Uhr morgens. Blasses, eingesunkenes Gesicht: ARS., VERAT., *Nux-v.*

Übelkeit mit Ohnmacht: Alum., ARS., Chin., *Hep.*, *Phos.*, *Tab.*, *Verat.*, Kali-c., Kali-bi.

Drücken wie von einer Last nach Essen: NUX-V., *Abies-n.*, *Lob.* (wie ein Pflock), BRY., ARS., *Calc.*, *Kali-c.*, LYC., *Merc.*, *Puls.*, *Plb.*, *Phos.* (Kardialgie), Sep. (vor und nach Essen), Op. (wie durch zu harte Speisen).

Kältegefühl im Magen: Lach. weniger als ELAPS. Vergleiche: *Ars.*, Camph., Chin., *Colch.*, Kali-bi., Nat-m., Ph-ac., Sabad., Sulph., Sul-ac., Verat.

Magenbeschwerden schlimmer beim Erwachen: *Arg-n.*, Kali-bi., Kali-c., *Lyc.*, Nat-m., Puls., Ox-ac., *Staph.*, *Sulph.*, *Nux-v.*

Hypochondrie: NUX-V., *Chin.*, *Sep.*, *Aur.*, SULPH., *Sil.*, *Nat-c.*, *Nit-ac.*

Empfindliche Magengrube bei schwacher Verdauung: *Arn.*, *Nux-v.*, CALC., *Puls.*, *Chin.*, *Ars.*, *Sulph.*, *Phos.*, Sec., *Merc.*, *Bry.*, *Carb-v.*, Graph., *Sep.*

Empfindliche Leber: *Phos.*, MERC., *Bell.*, Lyc., *Ars.*, *Rhus-t.*, *Carb-v.*

Brennende Leberschmerzen: *Merc.*, ARS., Bry., Anac., Kali-c., Ph-ac., Sulph., Phos.

Abdomen empfindlich gegen Berührung: APIS, NIT-AC., *Phos.*, Ph-ac.

Schmerzen vor allem im Oberbauch: LYC., IP., Carb-v., Sep., Stann., Arn.

Entzündlicher Zustand, besonders mit Exsudation, Eiterung oder mit typhoiden Symptomen: MERC., *Bry.*, RHUS-T., *Merc-c.*, *Lyc.*, *Plb.*, ARS., BAPT., *Apis, Hyos.*, *Canth.*, *Ox-ac.*

Typhlitis [Appendizitis]: BELL., MERC., Gins., Op., Plb., *Rhus-t.*

Brennen im Bauch: Apis, ARS., Bell., CARB-V., *Colch.*, *Kali-bi.*, MERC., PHOS., Arn., Ph-ac., Sec., Sil.

Eingeklemmte Blähungen: *Arn.*, CARB-V., COCC., GRAPH., LYC., PLB., STAPH., Anil-s., SULPH., Phos.

Ohnmacht bei Bauchschmerzen: Alum., Am-c., Calc., *Chin.*, Sep., Sul-ac.

Eingeklemmte Hernie und Gangrän: ARS., *Carb-v.*, Plb.

Rektumvorfall mit schmerzhaftem Zusammenschnüren: *Mez.*, *Nit-ac.*, Sep. Krampfhafte Schmerzen im Anus: Laur.

Klopfen im Anus: Berb., Caust., Apis, Alum., *Nat-m.*

Konstriktion des Anus: BELL., *Alum.*, CAUST., *Colch.*, *Kali-bi.*, *Lyc.*, NAT-M., *Nit-ac.*, NUX-V., PLB., Sep., Sil., IGN., Staph., Cocc., *Mez.*, Sars., Sec.

Konstriktion nach Stuhl: IGN., Sep., Sulph., Kali-bi., *Nit-ac.*, *Colch.*

Obstipation mit aufgetriebenem Abdomen: Bell., *Graph.*, Hyos., *Sulph.*, Phos., *Lyc.*

Verstopfung, mit Harnverhaltung: Lach., Hyos., Laur., OP., Morph.

Stuhl liegt ohne Drang im Rektum: OP., ALUM., *Lyc.*, Hyos., Carb-v., Sep., Kali-c., Nux-m., SIL., VERAT., *Chin.*, *Graph.*

Stiche in Hämorrhoidalknoten bei jedem Husten: *Ign.*

Hämorrhoiden fallen vor und werden abgeschnürt: Sil., Nux-v., Ign.

Hämorrhoiden verhindern den Stuhlgang: Lach., Caust., Sul-ac.

Hämorrhagie aus dem Darm; dunkles Blut: ALUM., *Alumn.*, HAM., MERC., Ant-c., *Puls.*, SEC., Mur-ac., *Carb-v.*, NIT-AC. (schwarz und übelriechend oder hellrot), Ter.

Plötzliche Diarrhoe: Apis, Kali-bi., CROT-T., PODO.

Stuhl unwillkürlich: Op., *Mur-ac.*, RHUS-T., Colch., *Hyos.*, Bapt., Carb-v., *Arn.*, Ph-ac., *Apis.*

Stuhl übelriechend: BAPT., CHIN., ARS., GRAPH., *Colch.*, Lyc., Kreos., Nit-ac., *Op.*, PODO., RHUS-T., SEC., *Arg-n.*, CARB-V., *Stram.*, SIL., *Sulph.*, Arn.

Hellgelb, teigig: CHEL., Apis (orange), *Podo.*, *Gels.*, Nuph., Yuc., GAMB., *Hep.*, Rhus-t., *Nat-s.*, *Aloe*, Sul-ac., *Colch.*

Wäßrig: APIS, APOC., Cann-i., ARS., *Arn.*, CHIN., CROT-T., *Colch.*, *Chel.*, *Elat.*, *Gamb.*, *Hyos.*, *Kali-bi.*, *Mag-c.*, Mur-ac., PODO., PHOS., PH-AC., *Sec.*, SUL-AC., VERAT., *Rhus-t.*

Eitrig: *Arn.*, ARS., Bell., Apis, Calc., *Carb-v.*, *Calc-p.*, CANTH., Chin., Kali-c., *Lyc.*, MERC., *Puls.*, SULPH., SIL.

Membranös: MERC-CY., *Arg-n.*

Von den oben aufgeführten Mitteln gleichen den Schlangengiften nur wenige mehr als in Teilaspekten. Wie wir sehen, wirkt LACH. auf die durch Mangel an Lebenskraft geschwächte Verdauung. In Zusammenhang damit besteht immer eine Überempfindlichkeit gegen Berührung, Verschlechterung durch Schlaf und entweder Verstopfung oder übelriechende Stühle. Wie überall stehen auch hier Kontraktion und Zusammenschnürung im Vordergrund.

So erklären sich die erschwerten Stühle und die Kolik. Der Sphinkter ani neigt zu Konstriktion; in einem Fall kam es gar trotz Stuhldrangs zum Rückstau der Faeces; in anderen drohen die vorgefallenen Hämorrhoiden abgeschnürt zu werden. Damit gehen bei den Schlangengiften charakteristischerweise leichte Entzündungen des Abdomens oder der Bauchwände einher.

Angesichts dieser wesentlichen Aspekte erweisen sich bei näherer Untersuchung analoger Mittel, neben vielen anderen, folgende als besonders interessant:

Bei **Lycopodium** besitzen Speisen ihren natürlichen Geschmack. Trotzdem kann saurer und morgens bitterer Mundgeschmack bestehen. Aufstoßen bessert zwar das Völlegefühl, doch nicht das Krankheitsempfinden. Kleinste Mengen von Speisen füllen den Magen bis zum Bersten, dann muß die Kleidung gelockert werden. Hochkommen von Wasser, Brustbeklemmung, Hitze im Bauch, Kälte des Gesichts und Atembeklemmung durch Flatulenz, nicht durch Zusammenschnüren des Halses. Das Abdomen ist aufgetrieben, mit Kollern, vor allem in der Flexura lienalis, und daraus resultierende Schmerzen. Vorherrschend Obstipation; es besteht zwar häufiger Stuhldrang, doch ist der Anus zusammengeschnürt und verhindert die Entleerung; das Drängen im Rektum ist jedoch weniger schmerzhaft.

Bei Leberabszeß folgen sich LACH. und LYC. gegenseitig gut. LACH. hat Kontraktionsgefühl; LYC. ein Gefühl, als würden die Hypochondrien mit einem Strick zusammengeschnürt. Bei LACH. ist der Urin schwarz, schaumig oder, seltener, trübe, mit rotem Bodensatz; bei LYC. setzt sich roter Sand ab. Beide bewirken Gastralgie, doch ist sie für LYC. typischer, und nur bei den Schlangengifte bessert sie sich kurzzeitig durch Essen.

Nux vomica verändert den Geschmack erheblich; besonders morgens besteht saurer, fauliger oder bitterer Geschmack, nach Hochbringen von Schleim aus dem Hals. Meist kein Hunger, außer manchmal bestehendem Heißhunger als Vorzeichen einer Magenstörung. Allgemeine Verschlechterung nach dem Essen, besonders nach Mittagessen. Sehr auffallend ist auch die Verschlimmerung etwa eine oder zwei Stunden nach dem Essen (Duodenalverdauung). Wie bei LACH. ist die Übelkeit mit Ohnmacht und Krankheitsgefühl verbunden und Druck der Kleidung stört. Wenn diese Symptome aufgrund von Alkoholmißbrauch auftreten, ist die Wahl ausschließlich nach Lokalsymptomen schwierig. Meist paßt NUX-V. besser, wenn geistige und körperliche Überempfindlichkeit besteht; LACH., wenn der Kranke infolge wiederholter Ausschweifung stark geschwächt ist. Bei bestehender Obstipation ist das Drängen bei NUX-V. krampfhaft, unbeständig und erfolglos; bei LACH. wegen der Konstriktion des Anus schmerzhaft und wirkungslos; dabei große, purpurfarbene Hämorrhoiden, mit der Schwere des Alkoholmißbrauchs zunehmend.

NUX-V. dehnt das Abdomen aus, und die hauptsächliche Empfindung besteht hier, unserem Verständnis nach, in einem Spannungsgefühl, das in keinem Verhältnis zur objektiven Ausdehnung steht. Die charakteristische Reizbarkeit des Mittels offenbart sich in der kneifenden, greifenden Kolik, dem Schweregefühl im Abdomen wie von einem Gewicht, der Empfindlichkeit gegen Berührung und vor allem in dem erfolglosem Drängen zum Stuhl. Vorherrschend Verstopfung, obwohl auch Diarrhoe bestehen kann, meist spärlich, mit Drängen; blutig, schleimig, mit Tenesmus.

Bei typhoiden Zuständen mit ernsten Abdominalsymptomen, unwillkürlichem Stuhl, Sopor und herabhängendem Kiefer muß LACH. mit **Opium** verglichen werden, wenn Stertor auffällt.

Hyoscyamus bei vollständiger Apathie, mit Schleimrasseln in der Brust, wäßrigen Stühlen und Sphinkterlähmung.

Apis, wenn bei jeder Bewegung des Körpers wäßrige, gelbe Stühle durch den geöffneten Anus abgehen.

Muriaticum acidum, wenn der Kranke im Bett herabsinkt, der unwillkürliche Stuhl faulig ist und häufig in Verbindung mit reichlichen Blutungen auftritt.

Harnorgane

Lachesis: Stechende Schmerzen schießen von Ort zu Ort, vom Kreuz zur Leber (möglicherweise auch zu den Nieren), dann nach unten zur Urethra.

Nierenerkrankungen: Albuminurie, chronische Nephritis, nach Scharlach, nach übermäßigem Alkoholgenuß usw. Dabei dunkler und trüber Urin, eventuell Wassersucht mit Erstickungsanfällen und blassem, gedunsenem, gelbem Gesicht; schwarze Flecken im Urin, nach Scharlach.

Gefühl beim Umdrehen, als rolle eine Kugel in der Blase. Dumpfer Schmerz in der Blase bei Verstopfung.

Eigentümliches, unbehagliches Gefühl in der Blase, mit Harndrang und schleimigem Harnsediment. Übelriechender Schleim im Urin; Blasenkatarrh.

Heftiger Harndrang mit reichlicher Entleerung dunklen, schaumigen Urins.

Häufiges Urinieren.

Brennen während der Miktion.

Anurie.

Zu den anderen Schlangen kann in diesem Zusammenhang nur wenig gesagt werden, da sie klinisch kaum eingesetzt wurden. CROT-H. verursacht Hämaturie und wie bei Hepatitis gefärbten Urin und gleicht darin LACH. ELAPS erregt Konstriktion des Blasensphinkters; doch auch wenn diese Erscheinung in den LACH.-Prüfungen nicht beobachtet wurde, widerspricht sie nicht der spezifischen LACH.-Wirkung.

Verwandte Arzneimittel

Albuminurie nach Alkoholmißbrauch: ARS., CHIN., Led., Sulph., Aur., Bell., Calc-ar., Cupr.

Albuminurie nach Scharlach: APIS, ARS., DIG., HELL., Canth., Kali-c., Lyc., Hep., Ter., Helon.

Schwarzer Urin: *Colch.,* Nat-m., *Hell., Carb-ac., Dig.,*

Dunkler, trüber Urin: *Apis,* Am-be., *Ars., Benz-ac., Dig.,* Arn., Op., Carb-v., Kali-c., *Ter.*

Übelriechender Schleim: Dulc., Ph-ac., Pareir., Lyc., Uva., Coloc., Petr.

Schaumiger Urin: Laur., Cop., Cub., Lyc., Thuj.

Anurie: *Apis, Apoc., Cann-s.,* Elaps., Vip., Crot-h., *Hell.,* PULS., LYC., SULPH., STRAM., Bell., *Arn., Hyos., Laur., Ars., Camph.,* Plb., Rhus-t., Kali-bi., *Cupr.,* Tab., Canth., Carb-ac., Merc-c., Dig., Ter., Colch., Sec.

Carbolicum acidum wird über die Nieren ausgeschieden und verursacht schwärzlichen Urin, schwarz und meist klar. Die Folgerung einer Wirkung auf die Nieren liegt nahe, doch ob der schwarze Urin auch als Symptom benutzt werden kann, bleibt abzuwarten. Es sollte bei Nierenerkrankungen, Albuminurie u.a. eingesetzt werden, wenn damit Beschwerden verbunden sind, für die sich die Säure bereits bewährt hat, wie Diphtherie oder Scharlach mit den charakteristischen Symptomen von CARB-AC. Bei der Miktion geht unwillkürlich etwas Schleim aus dem Anus mit ab. Anurie und einfache Retention des Harns sollten sorgfältig unterschieden werden, da zwar beides ernste Anzeichen sind, ersteres jedoch schnell lebensgefährlich wird. Unsere Werke sind unentschuldbar sorglos darin, beide Symptome unter der Bezeichnung „Harnverhaltung" zu subsummieren (siehe *Boenninghau-*

sen's Therapeutisches Taschenbuch, aber auch andere); oder die es, noch
schlimmer, Anurie nennen, wenn nur eine Retention vorliegt.

Die obige Aufzählung der Mittel für Anurie erscheint uns ange-
messen, obwohl fehlerhafte Wortwahl der Prüfungen und Unterlassen
der Katheterisierung es nicht erlauben, mit der gewünschten Sicherheit darüber zu berichten. Durch die Prüfungen von Agar-ph., Ail.,
Ars., Bell., Camph., Canth., Caust., Con., *Cupr-a.,* Dig., Elaps, Hyos.,
Merc-c., Merc-cy., Phos., *Plb., Sec., Stram.,* Sul-ac., Tab. und Vip. wissen wir definitiv, daß sie Anurie hervorzurufen imstande sind. Trauma-
tisch verursachte Fälle verlangen nach ARN. Hyperämie der Nieren
mit Anurie wurde auch durch große Dosen von CANTH. erregt. Und
jedes Mittel, das spärlichen Urin als Symptom renaler Kongestion und
Entzündung erzeugen kann, wie BELL. oder CANN-S., kann angezeigt sein, wenn die Erkrankung heftig genug ist, die Urinsekretion
vollständig zu unterdrücken.

Die Fälle, in denen LACH. indiziert scheint - typhoide Zustände -
können außerdem auch nach *Apis, Ars., Apoc., Hell., Arn.,* Hyos., Lyc.,
Stram. oder Sulph. verlangen.

Apocynum cannabinum bewirkt Untätigkeit der Nieren. Und tatsächlich ruft die allgemeine Wirkung des Mittels funktionale Torpidität vieler Organe hervor; Schläfrigkeit, Schwere und Verwirrung im
Kopf; Puls 50; die Muskeln sind träge. Es kann insofern dann angezeigt sein, wenn mit der Ischurie Herzschwäche und Wassersucht verbunden sind.

Helleborus niger wirkt noch tiefer; das Sensorium ist so geschwächt,
daß der Kranke stumpfsinnig erscheint, er versteht nichts oder antwortet
nur langsam, die Sinne sind schwerfällig, die Muskeln versagen und das
Herz schlägt langsam. Die Pupillen sind erweitert, die Nase trocken
und die Nasenlöcher sehen rußig aus. In ernsten Fällen ist der Mund
halb geöffnet und die Stirn in Falten gezogen. Vergleiche mit LYC.,
von dessen funktioneller Inaktivität bereits die Rede war.

Sulphur behob Unterdrückung des Urins bei Cholera infantum, wenn
das Kind halbbewußtlos daliegt, mit kaltschweißigem Gesicht, Zucken
der Glieder etc. Vergleiche bei Puerperalfieber auch *Sec.,* (Bapt.) und Ars.

Harnverhaltung bei asiatischer Cholera kann auf CAMPH., *Verat.,*
Laur., *Sec.,* (Carb-v.), *Cupr., Ars.* oder *Kali-bi.* hinweisen.

Genitalien

Die Schlangen, soweit sie geprüft sind, mindern die männliche
Sexualkraft, und zwar häufig in Verbindung mit wollüstigen Phantasi-
en. Einige von ihnen affizieren auch Uterus und Ovarien.

Lachesis: *Männliche Genitalien* – Wollüstige Gedanken und Träume; sowohl mit Erektionen und sexuellem Verlangen, als auch mit physischer Schwäche.

Pollutionen erregen Heiterkeit und verbessern seine geistige Aktivität; oder verursachen starken Schweiß.

Epilepsie durch Masturbation.

Entzündete und verhärtete Vorhaut.

Phagedänische Geschwüre. Gangrän durch Paraphimose.

Rote Pickel und Flecken an der Eichel.

Syphilis mit obigen Symptomen und außerdem flachen Beingeschwüren mit blauer Umgebung; Karies der Tibia, die Teile sind empfindlich und livide; Halsgeschwüre; nächtliche Knochenschmerzen; alles nach Quecksilbermißbrauch.

Bubonen nach Quecksilbermißbrauch, mit wundem Hals und heftigen Kopfschmerzen im Hinterkopf oder an der Stirn.

Weibliche Genitalien – Nymphomanie, laszive Träume; kitzelndes Zucken von den Oberschenkeln zu den Geschlechtsteilen; Traurigkeit beim Erwachen; Schwellung der Labien mit starker, schleimiger Absonderung; Einsetzen der Menses bessert.

Menses spärlich und schwach; scharfe Absonderung oder klumpig, schwarz und aussetzend.

Vor den Menses: Fluor; etliche Tropfen Blut aus der Nase; Ohnmachtsneigung; Verlangen nach frischer Luft; Zerschlagenheitsschmerz in der Hüfte; Schneiden im Bauch; Schwindel; Kopfschmerz.

Während den Menses: Viele Beschwerden beruhigen sich mit dem Fluß und kehren wieder, sobald er nachläßt oder endet; es kann Blut oder Schleim aus dem Anus abgehen; Klopfen im Kopf oder wehenartiges Abwärtsdrängen können entstehen. Das Abwärtsdrängen kann in der Folge von schwachem Mensesflußes auftreten. Menstrualkolik beginnt im linken Ovar.

Uterusvorfall, besonders im Klimakterium. Schneiden, wie von einem in den Bauch gestoßenen Messer. Große Schwäche bei jeder Anstrengung. Schmerzen in der linken Ovarialregion und auf der linken Seite.

Schießen vom linken zum rechten Ovar.

Geschwüre an der Zervix, syphilitische, mit Kondylomen.

Affiziert vor allem das linke Ovar, mit Neigung, auch auf das rechte überzugreifen. Verhärtung, Schwellung oder Eiterung, mit brennend-bohrenden Schmerzen, durch Blutung aus der Vagina gebessert. Geistige Erregung oder Anstrengung verschlechtern.

Schmerzen in der rechten Leiste, erstrecken sich zum Uterus oder nach oben zu Leber und Brust.

Bei Uterus- und Ovarialbeschwerden treten unter anderem folgende Begleitsymptome auf: Hitzewallungen tagsüber, Frost nachts. Kleiderdruck ist unerträglich. Fällt leicht in Ohnmacht. Hysterisch, mit Globus hystericus, Erstickungsanfälle beim Einschlafen, erwacht morgens mit Unbehagen und ist unglücklich; eifersüchtig und lasziv; Besorgnis; mißtraut allem; Stolz; argwöhnische Stimmung; Ekstase; starke geistige Erregung; Redseligkeit, mit schnellem Gedankenfluß oder, häufiger, geistige Trägheit. Ruhelos, wie in Eile. Gemütsbewegung verschlimmert die Schmerzen der rechten Ovarialregion. Während den Menses sehr traurig, Seufzen bessert.

Aufschwulken saurer Flüssigkeit nach dem Essen, in der Schwangerschaft.

Ohnmacht während der Wehen; liegt wie tot, durch Herzsynkope.

Puerperale Konvulsionen beginnen auf der linken Seite und sind besonders stark an Hals und Nacken, mit Trismus und blauem Gesicht; der Körper wird zurückgebogen; Kälte der Extremitäten.

Mastitis mit Eiterung; die umgebende Haut ist bläulich.

Blaue, dünne Milch; besonders nach langdauerndem Kummer der Mutter.

Puerperalfieber; mit aufgetriebenem Abdomen; die Schmerzen scheinen zur Brust aufzusteigen; unterdrückter Urin; faulige, jauchige Lochien; Haut abwechselnd brennend heiß und kalt. Siehe auch *Peritonitis* unter *Abdomen*.

Bei Beschwerden der Wechseljahre ist es häufig angezeigt, besonders bei: Hitzewallungen; Schwindel; Ohnmacht; Anfälle von Blindheit; Schwäche, Zittern, Verlangen zu Liegen, < vor dem Frühstück; Herzklopfen, kalter Schweiß etc.

Von den anderen Schlangen entwickelt **Naja** Kopfschmerzen mit großer Niedergeschlagenheit, Schmerzen der Wirbelsäule und Herzklopfen durch sexuelle Störungen. Starkes sexuelles Verlangen mit physischer Kraftlosigkeit.

Sehr charakteristisch bei Frauen sind die krampfhaften Schmerzen in der linken Ovarialregion. Die Milchabsonderung ist vermindert.

Crotalus horridus verursacht dieselbe sexuelle Erregbarkeit bei erschlafften Organen. „Die Milch vergiftete das 5 Monate alte Baby." CROT-C. erregt Lanzinieren im Uterus beim Waschen mit kaltem Wasser. Manische Anfälle abwechselnd mit hellroter Metrorrhagie.

Elaps: Wie bei LACH. entzündete Vorhaut. Gewicht [Schwere] im Uterus, < beim Aufstehen und Gehen; Lanzinieren bis hoch zum Epigastrium. Schwere der Vagina nach hysterischer Kolik. Weißer Fluor. Verringerte Milchsekretion.

Verwandte Arzneimittel

Wollüstige Gedanken: CANTH., HYOS., LYC., *Calc.*, PHOS., PLAT., STRAM., Orig., *Lil-t.*, *Verat.*

Wollüstige Gedanken mit Schwäche der Sexualorgane oder ohne starke lokale Erregung (was für die Schlangengifte typisch zu sein scheint): Ambr., Calc., Agn., Staph., Ign., Calad., Sep., Aur., Graph., Sel., Sulph., Agar.

Samenerguß bessert: Agn., Calc-p., Zinc.

Epilepsie durch Masturbation: *Bufo, Plat.*, CALC., Kali-br., Sil., *Sulph.*

Syphilis nach Quecksilbermißbrauch: KALI-I., NIT-AC., HEP., *Aur., Staph., Carb-v.,* Ars., *Phyt.*

Vorhaut entzündet und verhärtet: Sulph., Sep.

Paraphimose mit Gangrän: Ars., Merc-c., Canth.

Phagedänische Schanker: *Ars., Merc-c., Nit-ac.*

Mit Quecksilber fehlbehandelte Bubonen, verbunden mit heftigen Kopfschmerzen: KALI-I., *Carb-an.* (im Hinterkopf), *Hep.* (Stirn), Phyt. (Stirn).

Nächtliche Gliederschmerzen, Syphilis: MERC., NIT-AC., *Lyc.*, Mez., KALI-I., HEP., Still., Syph., *Asaf.*

Nachlassen der Schmerzen nach Blutung aus dem Uterus: Zinc. (> während den Menses).

Schmerzen in der linken Ovarialregion: Apis, *Arg-m.*, Eup-pur., Brom., Coloc., *Lil-t.*, Graph., ZINC., THUJ., Ust., Podo., Psor., Sil., Caps., Merc., Ambr., Bov., Nat-m., Rhus-t., Carb-ac.

Syphilitische Ulzeration am Muttermund, mit Kondylomen: NIT-AC., THUJ., *Nux-v.*

Uterusvorfall mit Schmerzen in der linken Ovarialregion: *Arg-m., Lil-t.*, Podo.

Schmerzen erstrecken sich von Uterus- oder Ovarialregion nach oben: GELS., Calc., *Apis*, Lyss., *Sep.*, Podo.

Entzündung der Ovarien: APIS, BELL., *Ham., Lil-t., Pall.*, Canth.

Eiterung der Ovarien: Merc., Hep., Plat.

Verhärtung der Ovarien: Apis, Ars., Bar-i., Bar-m., Con., Bell., Graph., Iod., Psor., Pall., Plat.

Bohrende Ovarialschmerzen: *Coloc., Lyc., Zinc.*, Lil-t.

Lanzinierende Ovarialschmerzen: *Con., Apis*, Cur., *Lil-t., Lyc.*

Stechende Ovarialschmerzen: Ambr., Bry., Bufo, Canth., Carb-an., *Con.*, Cur., Graph., *Kali-c.*, Merc., Lyc., Coloc., Pic-ac., Plat., Sep.

Beschwerden im Klimakterium: *Sep.*, Sul-ac., Sulph., Aml-ns., Glon., Puls., Sang., Kali-bi.

Rücken, Extremitäten und Nerven

Lachesis: Kribbelnde Empfindung zieht langsam vom Nacken den Rücken herab, bei Epilepsie.

Nacken bei der geringsten Berührung schmerzhaft.

Steifigkeit des Nackens, bei Rheumatismus oder Katarrh.

Schwellung des Nackens.

Geschwüre am Nacken.

Schmerzen im Kreuz, mit Verstopfung, Herzklopfen oder Dyspnoe.

Reißen, mit Wundheits- und Zerschlagenheitsschmerz, Halsentzündung; Erkältung bei Frühlingswetter.

Ziehen im Kreuz und bis in die Beine, besonders in den Gesäßknochen, < abends.

Schmerzen im Steißbein; im Sitzen hat er das Gefühl, als säße er auf etwas Scharfem.

Rheumatische Schmerzen und Schweregefühl in den Schultern; Ziehen und Steifigkeit in Rücken und Gliedern; Reißen. Spannen und Verkürzungsgefühl der Kniekehlensehnen, mit Schwellung der Weichteile und unerträglichem Schmerz bei Berührung. Verrenkungsschmerz im Kreuz; der Gelenke. Die Schmerzen verhindern Schlaf. Chronischer Rheumatismus, < bei Wetterwechsel. Bläulichrote Schwellungen. Deformierte Gelenke. Reichlicher Schweiß, der aber nicht bessert. Schmerzen erst links, dann rechts, oder wechselnd. Knochenschmerzen.

Nervöse Erschöpfung mit nahezu allen möglichen Beschwerden. Mattigkeit, Müdigkeit; Zittern (wie bei Trinkern). Hinsinken vor Schwäche. Gefühl, als wenn der Körper von einer auflösenden Kraft überwältigt würde, mit Schwinden der Lebenskraft.

Linksseitige Lähmung, besonders nach Apoplexie.

Stolpernder, ungeschickter Gang, mit Taubheit von Händen und Füßen, sowie geistiger und körperlicher Schwäche. Unbeholfen morgens; der Hinterkopf fühlt sich bleischwer an; Schwäche, Ohnmacht; Steifigkeitsgefühl zwei bis drei Stunden nach dem Aufstehen. Eiskalte Füße. Hitzewallungen.

Gressus gallinaceus [Hahnengang].

Schwellung von Händen und Füßen.

Schwellung der Beine, < links; Wassersucht; Elephantiasis.

Schwellung der Füße, < nach Gehen (in der Schwangerschaft).

Aufgesprungene Haut auf oder zwischen den Zehen; tiefe Rhagaden zwischen den Zehen; manchmal syphilitisch.

Panaritium mit stechenden, prickelnden Schmerzen; heftige Schmerzen nachts, vor allem, wenn auch der Knochen befallen ist; umgebende

Teile dunkel und bläulich. Langsame, ungenügende Eiterung. Entzündete Lymphbahnen. Wildes Fleisch. Nach Quecksilbermißbrauch oder wenn HEP. nicht ausreichte.

Gangrän der Zehen; bläulichschwarze Bläschen; Kitzeln mit Hitze und Taubheit; die Teile scheinen wie von Eis berührt zu sein; Jucken; Reiben verursacht das Entstehen schmerzhafter Flecke.

Beingeschwüre.

Lachesis kann, dies zeigt die Beobachtung, reißende Schmerzen, Verrenkungsgefühl der Gelenke und Verkürzung der Sehnen hervorrufen. Folglich ist es für Rheuma, besonders chronischen Rheumatismus geeignet. Die Fallgeschichte wird oft den Mißbrauch von Quecksilber, eine syphilitische Belastung oder, am häufigsten, damit einhergehende, nahe an Lähmung grenzende nervöse Schwäche ergeben. Für akutes Rheuma wird es dann gebraucht, wenn ein Übergreifen zum Herzen droht.

Dieser rheumatische Zustand mit nervöser Schwäche erfordert die Differenzierung von LACH. mit LYC., COLCH., RHUS-T., *Sil., Caust., Ars.,* Rhod., Led. und Kalm.

Lycopodium paßt für chronische Formen; die betroffenen Teile sind taub; nächtliches Reißen in den Gliedern und Steifigkeit zu Beginn der Bewegung morgens; Schweiß ohne Besserung - insoweit gleicht es LACH. Bei LYC. jedoch besteht außerdem flatulente Auftreibung von Magen und Abdomen, < jeden 2. Tag. Rheuma des Fußrückens. Deutlicher als bei LACH. ist im Urin Harnsäuresediment zu finden.

Colchicum ruft starke Empfindlichkeit der Teile, Taubheit, Kribbeln und reißende Schmerzen geschwächter, erschöpfter Menschen hervor. Die entzündlichen Schwellungen sind blaßrot, die begleitenden Schmerzen abends unerträglich heftig. Die Erkrankung wandert transversal oder von links nach rechts.

Rhus toxicodendron gleicht den Schlangengiften in der morgendlichen Steifheit, der Schwäche, mit Taubheit und Ameisenlaufen; es hat auch den Schweiß ohne Besserung etc. Nackensteifigkeit besteht bei beiden, doch nur LACH. fühlt sich dadurch beim Wenden des Kopfes gestört. Bei RHUS-T. ist Bewegung günstig für den Kranken, nachdem die Teile „aufgelockert" sind, doch zu Beginn der Bewegung schreit er vor Schmerz und Spannung auf. Die Schmerzen ziehen von links nach rechts, bessern sich durch fortgesetzte Bewegung, mit erneuter Verschlechterung *nach* der Bewegung. Auch bei LACH. zeigt sich die Verstärkung des Leidens zu Beginn der Bewegung, doch ist eine Besserung durch anhaltende Bewegung weniger ausgeprägt. So verursacht nur RHUS-T. folgendes: die Schmerzen stören ihn, bis er seine Lage verändert, dann sind sie kurzzeitig besser, aber schon bald muß er erneut seine Lage verändern. Tatsächlich gibt es bei LACH. durch solche Lageveränderungen meist eine Verschlechterung.

Taubheit, davon war schon die Rede, bewirken zwar beide, auffallend ist dies aber vor allem bei RHUS-T., während bei LACH. die Hypersensibilität hervorragt. Verschlechterung durch Überdehnung findet sich nur bei RHUS-T.

Causticum erregt wie LACH. Zittern, Schwäche, Lähmung, Sehnenkontraktionen, deformierte Gelenke und nächtliche Schmerzen. Beide können bei Arthritis deformans der Frauen angewendet werden, doch ausschlaggebend ist, wodurch das Rheuma ausgelöst wurde. Bei CAUST. ist es trockenes, kaltes Wetter oder Schneeluft, bei LACH. feuchtwarme Luft, wie im Frühjahr oder vor einem Gewitter. In akuten Fällen besteht keinerlei Entsprechung.

Bei Rheuma mit bevorzugtem Befall des Bindegewebes, muß LACH. auch mit RHOD., *Led., Kalm., Mang.*, Mez. und Phyt. verglichen werden.

Rhododendron, **Ledum** und **Kalmia** verursachen zwar dieselbe nervöse Schwäche, sind jedoch ohne weiteres von LACH. abzugrenzen. **Rhododendron** hat reißende Schmerzen, Ameisenlaufen und Schwäche, > durch Bewegung; < bei rauhem, windigem Wetter. Beide zeigen eine Verschlechterung vor Gewitter. **Ledum** ruft aufsteigende Schmerzen hervor und verschlimmert sich allgemein durch Wärme. Bettwärme verschlechtert wie bei LACH. **Kalmia** wirkt auf das Herz, doch die Gliederschmerzen sind charakteristischerweise sehr heftig, bei bemerkenswertem Fehlen jeder Schwellung.

Schwäche des Nervensystems bis zur Lähmung ist eines der deutlichsten Phänomene von LACH. Als direkte hämolytische Konsequenz weist sie auf dieses Mittel hin, wenn sie bei solchen Erkrankungen wie typhoidem Fieber, Diphtherie oder Scharlach entsteht. Auch andere Ursachen sind möglich: Schlaganfall, Alkoholismus, besonders Apoplexie der Trinker oder durch organische Hirn- oder Rückenmarksveränderungen.

Die Lähmungen sind meist linksseitig, mit Ameisenlaufen, Kribbeln, Taubheit und Zittern.

Daneben wird durch das Schlangengift aber auch ein Zustand hervorgerufen, der den ersten Stadien spinaler Erkrankung gleicht und der auch durch Übergreifen von Rheuma auf das Bindegewebe bedingt sein kann. Symptomatisch dafür: Immer nach Schlaf ist er so steif, daß er sich kaum rühren kann; Reiben bessert. Unbeholfener, stolpernder Gang, bis eine oder zwei Stunden nach dem Aufstehen;

Verrenkungsschmerz im Kreuz, der fast keine Bewegung erlaubt. Verrenkungsgefühl der Gelenke.

Vergleiche bei Lähmungen toxischen Ursprungs: BAPT., GELS., ARS., *Rhus-t.*, MUR-AC., *Apis.*

Bei Lähmung nach Schlaganfall: *Apis, Arn.*, BELL., BAR-C., OP., Gels., Laur., Hyos., *Nux-v.*

Bei lähmungsartiger Schwäche mit Steifheit: RHUS-T., *Lyc., Con., Sil., Caust.*, Rhod., *Nat-m.* (verkürzte Sehnen und Kniekehlensehnen). [Siehe auch CAUST. und Am-m.]

Ungeschicklichkeit: *Apis, Bov., Nat-m.*, Sil., Agar.

Vergleiche hier auch die auf den vorhergehenden Seiten erwähnten typhoiden Symptome. LACH. hat mit MUR-AC., GELS. und ARS. die große Muskelschwäche gemein.

Gelsemium entwickelt motorische Lähmungen. Dabei besteht oft Ptosis palpebrae und durch mangelnde vasomotorische Steurung erweiterte Blutgefäße; so entsteht venöse Kongestion des Gesichtes bei vollem, aber nicht hartem Puls. Nie treten Fäulnisprozesse wie bei den Schlangengiften auf.

Apis soll bei tiefem, noch ausgeprägterem Koma als OP. passen. Lähmung einer und Konvulsionen der anderen Körperhälfte.

Belladonna ist bei rotem, gedunsenem Gesicht angezeigt; konvulsivische Bewegungen treten auf; rechtsseitige Lähmung. LACH. folgt gut.

Baryta carbonica ist für alte, kindisch gewordene Menschen geeignet.

Bei **Opium** ist das Gesicht eher bräunlichrot; heißer Schweiß; oft Trinker.

Nux vomica - bei Trinkern. Unvollständige Lähmung mit Schwindel und Gedächtnisschwäche; Verdauungsbeschwerden; Obstipation.

Rhus toxicodendron unterscheidet, daß die Steifigkeit nicht speziell nach Schlaf, sondern zu Beginn der Bewegung und nach Anstrengung auftritt.

Conium verursacht grundsätzlich motorische Lähmungen; träge Akkomodation der Augen; Schwindel, < beim Drehen des Kopfes.

Causticum hat ebenso ausschließlich motorische Lähmungen; Lähmung einzelner Teile; Ptose, einseitige Gesichtslähmung. Gliederkontraktionen sind ein Anzeichen der zentralen Reizung. Stolpernder Gang; Geistesschwäche; die Knöchel geben nach, so daß er fällt, wovon sich der „Hahnengang" bei LACH. deutlich unterscheidet.

Vergleiche bei Panaritium: APIS, HEP., *Rhus-t., Sil.*, Bufo, Ars., Lyc., Asaf.

Apis erregt ähnliches Stechen, doch ist die Entzündung eher oberflächlich und die Teile gespannt, rot, außerordentlich wund und empfindlich; nach Mißbrauch von *Sulph.*

Hepar sulphuris verursacht livide, klopfende Schwellungen, empfindlich gegen Druck und Berührung; mit Eiterbildung. Wenn HEP. darin versagt, den Eiter zu entleeren, oder der Abszeß nach dem Aufbrechen weiterhin Eiter absondert und die Umgebung eine bläuliche Färbung annimmt, muß es durch LACH. ersetzt werden.

Asa foetida gleicht den Schlangengiften bei Knochenbeteiligung, drohender Nekrose und heftigen Schmerzen nachts.

Rhus toxicodendron hat dunkel- bis düsterrote Schwellungen mit langsamer Entwicklungstendenz.

Haut

Die verschiedenen Schlangengifte wirken nahezu identisch auf Haut und Zellgewebe und verursachen dort: Jucken; Bläschenbildung, wobei die umgebenden Teile dunkelrot oder bläulich sind; Abschälen der Haut; Pusteln; Geschwüre; Erysipel. Gelbe Haut. Schwellungen der Extremitäten, mit Ödemen. Dunkelrote oder purpurfarbene Schwellungen. Maligne Pusteln (LACH.). Gangrän. Die Kapillaren sind vergrößert und dunkelgefärbt. Periodische Wiederkehr der Beschwerden.

Vipera torva heilt auffallend „blasenartige" Erscheinungen.

Lachesis: Wunde Stellen werden schwammig, dunkelrot bis braun, mit weißlichen Flecken und Brennen beim Abwischen. Fungus hämatodes. Brennen und Jucken hindern am Schlaf; Skabies, besonders bei großen, purpurfarbenen Blasen.

Bläschenartige Ausschläge; die Blasen sind groß, gelb, werden aber bald dunkler. Sie brechen auf und lassen eine exkoriierte Fläche zurück, die bei Berührung brennt; periodisch < in jedem Frühjahr.

Erythem, < durch Sonnenbestrahlung oder in feuchter Luft. Einzelne Teile der Körperoberfläche fühlen sich an, als wären sie durch die Sonne verbrannt. Nach Reiben entstehen empfindliche Stellen mit dunklen, blauroten Rändern und trockenem Schorf.

Pemphigus.

Scharlachrote Flecken.

Flüchtiger Hautausschlag der livide oder schwarz wird oder nur zögernd auftritt; Scharlach.

Kleine, flache Warzen an Händen oder Fingern.

Erysipel.

Miliare Ausschläge.

Alte Narben werden schmerzhaft und öffnen sich wieder oder bluten.

Kleine Geschwüre oder Pusteln sitzen um die größeren herum.

Krebs der Kaminkehrer.

Offene Krebswunden mit Blutung und bläulicher Basis.

Geschwüre brennen nachts, oder wenn sie berührt werden.

Furunkel (oder Karbunkel) nahe der Wirbelsäule, mit brennenden und klopfenden Schmerzen.

Dekubitus mit schwarzen Rändern.

Flache Geschwüre, die sich rasch ausbreiten.

Kleine Wunden bluten stark oder ausgesprochen lange.

Variköse Venen der Beine, besonders mit Bläue und drohender Ulzeration.

Gangrän aschgrauer Tönung und übelriechend.

Traumatische Gangrän.

Maligne Pusteln.

Wassersucht durch Leber, Milz- oder Herzerkrankungen; auch nach Scharlach; schwarzer Urin; ödematöse Beine, erst links, dann rechts.

Heftige Reaktion auf Insektenstiche.

Infizierte Wunden: die Teile erscheinen blau, sind geschwollen und Brennen, mit purpurfarbener Linie entlang der Lymphgefäße und starker Entkräftung, Stupor usw. Septikämie.

Gelbe Haut, wie durch Hepatitis, mit Ekchymosen und Blutungen.

Purpura haemorrhagica bei Typhus und ähnlichen Krankheiten.

Verwandte Arzneimittel

Die Wesenszüge von LACH. sind: Ausschläge von dunkler oder bläulicher Färbung; Entzündungen, die zu Ulzeration oder Gangrän degenerieren; Geschwüre sind gegen Berührung empfindlich, bluten und sind übelriechend; Erysipel. In dieser Hinsicht ähnelt es: APIS, ARS., CARB-V., *Chin.*, *Sec.*, NIT-AC., LYC., *Phos.*, *Ph-ac.*, *Mur-ac.*, Sil.

Fungus hämatodes: PHOS., *Sil.*, *Carb-an.*, *Carb-v.*, *Nit-ac.*,

Maligne Pusteln: *Bufo.*

Flache Warzen: Fl-ac., Dulc.

Erythem, < in der Sonne: *Canth.*

Pemphigus: *Ran-s.*, RHUS-T., ARS., Caust., Bufo.

Schwärzliche Hautflecke alter Menschen: *Con.*, Ars., Op., Sul-ac.

Karbunkel in der Nähe der Wirbelsäule: SIL., HYOS., Nit-ac.

Kleine Wunden bluten stark: PHOS., Sul-ac.

Variköse Geschwüre: SEC., *Ars., Ham.*, Sulph.
Infizierte Wunden: *Crot-h.*, CARB-V., *Rhus-t.*
Insektenstiche: Apis, Led.
Krebs der Kaminkehrer: Ars., Rhus-t., Sec.
PHOS. gleicht LACH. bei Fungus Hämatodes, stark blutenden Wunden usw. Bei LACH. koaguliert das Blut nicht, bei PHOS. schon. Auf der Haut beider entstehen Flecken, bei PHOS. sind sie rötlichbraun. Nur LACH. verursacht deutliche Bläue und Neigung zu gangränöser Ulzeration.

Beide können bei eitrigem Erysipel, wie bei Mastitis, angezeigt sein. Auch hier entscheidet die Färbung - PHOS. ist für die Entzündung nötig, die durch rote Flecken oder Streifen charakterisiert wird.

Sulphuricum acidum verdient hier Aufmerksamkeit, ist es doch in einigen Aspekten LACH. sehr ähnlich: Bei traumatischer Gangrän, blauen Flecken, wie bei Sugillationen [flächenhafte Blutung ins Gewebe]; Dekubitus; Fungus hämatodes, Blutungen aus Wunden; dunkle Pusteln. SUL-AC. folgt auf ARN., wenn eine Prellung weiterhin schwarz und blau bleibt, oder bei starker Blutung einer Wunde. Bei typhoiden Zuständen mit Petechien, dunklen, anhaltenden Blutungen und großer Entkräftung erscheinen die beiden Mittel sehr ähnlich, zumindest auf den ersten Blick. Doch die Art der Entkräftung unterscheidet sie. SUL-AC. hat ein tödlich blasses Gesicht und das subjektive Gefühl, zu zittern, die Zunge ist trocken oder rot und braun. Dies entspricht der bekannten Schwäche der Säuren. Zusätzlich können sich Aphthen bilden oder die Zunge wird rot, wie erodiert.

Bei seniler Gangrän ist LACH. sicherlich häufiger angezeigt. Bei Skabies wird dagegen SUL-AC. gebraucht, wenn die Haut jedes Frühjahr juckt und sich einzelne Pusteln entwickeln. Obwohl die Art der Periodizität an LACH. erinnert, genügen hier dessen große, gelbe [oder blauschwarze] Blasen zur Unterscheidung. Außerdem wechselt bei SUL-AC. das Jucken nach Kratzen die Stelle. Bei LACH. löst Kratzen Blasenbildung, Hautbrennen oder Bluten aus.

Bei Karbunkeln sind HYOS., SIL. und CARB-V. sehr ähnlich; auch ARS. und *Anthraci.*, die durch ihr schreckliches Brennen hervorstechen.

Hyoscyamus wird gelegentlich benötigt, wenn der Kranke außerordentlich nervös ist; Coma vigile.

Silicea paßt wie das Schlangengift bei sehr schleppender Krankheitsentwicklung mit Mangel an Lebenskraft und spärlicher, dünner und jauchiger Absonderung. Bei LACH. ist die Entkräftung noch intensiver, die Glieder kalt und feucht, der Geist benebelt. Die Teile sind bläulich und die Haut über den erkrankten Teilen ist abgestorben und schuppt sich. Blaue Schwellung der Lymphbahnen. SIL. erregt hektisches Fieber und damit verbunden Entkräftung und Schweiß gegen Morgen hin. Das Mittel hat die Fähigkeit, das Entleeren zerfallener Massen zu beschleunigen und eine gesunde Granulation zu fördern.

Wenn eiternde Furunkel gangränös zu werden drohen, ist SIL. nützlich, doch wenn sie vor dem Aufbrechen bläulich werden, ist LACH. vorzuziehen.

Die gelbe Haut der Schlangengifte ist möglicherweise ein Hinweis auf Hepatitis oder ähnliche Bedingungen wie bei Pyämie oder Gelbfieber, bei denen sich die Haut rasch gelb verfärbt. Wenn sich allerdings bei Gelbfieber im zweiten Stadium zusätzlich Hepatitis und Blutungen entwickeln, ist CROT-H. angezeigt.

Schlaf

Die Schlangengifte verursachen zwei gegensätzliche Zustände, einerseits Hirnreizung mit resultierender Schlaflosigkeit, andererseits Nervenschwäche und Blutintoxikation, die zu Schläfrigkeit bis Stupor führen. Da in jedem Fall auch das Herz befallen ist, sind die ängstlichen, lebhaften und wiederholten Träume bei ruhelosem Schlaf kaum verwunderlich.

Lachesis: Schläfrig, doch kann er nicht schlafen.

Hellwach, gesprächig; anhaltende Schlaflosigkeit Nacht für Nacht; Schlaflosigkeit durch nervöse Erschöpfung, wie nach übermäßiger geistiger Anstrengung.

Schlaflos durch innere Ruhelosigkeit; Bauch und Brust scheinen geschwollen zu sein.

Schlaflos durch Gedankenandrang.

Das Kind schläft ruhelos, mit Umherwerfen, Stöhnen und Ächzen.

Schläfrigkeit; schläfrig tagsüber.

Stumpfsinniger Zustand; Koma bei vielen Beschwerden.

Erwacht und kann dann nicht mehr einschlafen.

Plötzliches Erwachen aus dem Schlaf, besonders bei Larynx- und Herzbeschwerden.

Erwacht *immer mit einer Verschlechterung der Beschwerden*; erschreckt.

Träume: immer wiederkehrend; sie wecken ihn, doch döst er häufig wieder ein und sie wiederholen sich. Wollüstige; angenehme; phantastische; fröhliche.

Epilepsie, < nach Schlaf.

Immer schlimmer nach Schlaf.

Verwandte Arzneimittel

Lachesis ist durch Schlaflosigkeit mit geistiger Erregung charakterisiert. Das kann eine Begleiterscheinung der nervösen Schwäche sein, die sich zu einem Zustand entwickelt, der auch „reizbare Schwäche" genannt wird; oder sie ist durch Fieber, Blutverlust oder die beginnende Wirkung von Blutgiften bedingt. Auch nach übermäßiger Geistesarbeit durch anhaltendes Studium ist LACH. angezeigt, und auch hiermit können Herzerkrankungen verbunden sein.

Umgekehrt besteht auch Schläfrigkeit, die bei einigen der gefährlichsten Fieberformen oder bei Diphtherie auf LACH. hinweist.

Wichtig ist vor allem die Verschlechterung nach Schlaf. Sorgfalt ist nötig, um LACH. nicht mit BELL. zu verwechseln. Aufgrund verschiedener Ursachen sind beide schläfrig, ohne einschlafen zu können, mit ruhelosem Umherwerfen. Die Hirnreizung von LACH. ist Folge der Intoxikation des Blutes; die von BELL. Folge heftiger Kongestion oder Entzündung.

Vergleiche bei tiefem Schlaf und Sopor LACH. mit OP., BELL., *Hyos.*, *Nux-v.*, APIS, *Puls.* und *Stram.*

Opium paßt bei konvulsivischen Zuckungen, Stertor und rötlichbraunem Gesicht.

Belladonna kann benötigt werden, wenn das Gesicht rot ist; oder blaß und kalt und der Puls dabei klein und schnell; wilder Blick beim Erwachen.

Fieber

Die Schlangengifte verursachen Kälte durch Mangel an Lebenswärme, auch bis zum Kollaps; Frostigkeit mit reizbarer Schwäche; Hitze; Hitzewallungen; kalte Schweiße. Brennende Hitze. Fieber mit kalten Füßen und Beinen; typhoide Fieberformen. Intermittierendes oder remittierendes Fieber. Infolgedessen werden sie (vor allem LACH. und *Crot-h.*) bei schleichenden Fieberformen benutzt.

Lachesis: Puls klein, schwach, aber beschleunigt, häufig abwechselnd mit vollen und harten Schlägen; ungleich im Umfang, aussetzend.

Blutgefäße: am Hals erweitert. Variköse Venen.

Kongestionen: zu Kopf, Gesicht, den unteren Extremitäten.

< durch: Branntwein, Wein, Gefühlserregung und Hören unangenehmer Neuigkeiten.

Langanhaltender Frost, mit Schütteln und einer Art Kinnbackenkrampf.

Frost im Rücken, vom Kreuz herauf; < jeden 2. Tag.

Nach eisiger Kälte der Waden Schüttelfrost mit warmem Schweiß; dann rieselt es durch die Glieder, untermischt mit Hitzewallungen.

Durst eher vor als während Frost.

Abwechselnd Frost und Hitze mit Ortswechsel.

Kalte Füße mit Beklemmung der Brust.

Frost nachts, Hitzewallungen tagsüber.

Frostrieseln den Rücken herab, mit untermischter Hitze; Schwarzwerden vor den Augen und Vergehen der Gedanken.

Frost nachmittags, gefolgt von Hitze und Schaudern beim Heben der Bettdecke; danach Schweiß.

Frost verschlimmert sich: nachmittags und abends; jeden 2. Tag; jedes Frühjahr wiederkehrend. Nach Chinin-Mißbrauch.

Begleitet von: Ruhelosigkeit (zu Beginn des Frostes); glänzenden Augen, Zähneklappern. Krämpfe gestillter Kinder. Beklemmung der Brust. Kopfschmerzen mit Gesichtsröte und kalten Händen und Füßen.

Verlangt, während Frost nahe am Feuer [Ofen] zu sein und zu liegen; er fühlt sich dort besser, obwohl es die Paroxysmen nicht verkürzt. Will festgehalten werden, um das Schütteln und die Schmerzen in Kopf und Brust zu bessern.

Hitze mit innerlichem Frost.

Hitze, besonders abends, in Händen und Füßen.

Inneres Hitzegefühl mit kalten Füßen.

Brennen in Handflächen und Sohlen, nachts.

Hitzewallungen mit großer Empfindlichkeit des Halses, abends und nachts. Blutwallungen.

Hitzewallungen in den Wechseljahren.

Trockene, brennende Haut; trockene, belegte Zunge mit Durst; kleiner, schneller Puls und stumpfe Augen.

Katarrhalisches Fieber mit Hitze und Völle des Kopfes, Ziehen in Zähnen und Gesichtsknochen, glänzenden Augen; Schnupfen.

Aufsteigende Hitze.

Hitze einzelner Teile; Oesophagus, Hände, Handflächen, Beine, Füße, Sohlen. Dehnt sich von den Füßen her aus.

Hitze ist schlimmer abends und nachts.

Hitze mit: Geschwätzigkeit. Rotem oder gelbem, aschfahlem Gesicht. Kopfschmerzen. Halsschmerzen. Meist Durstlosigkeit. Fließschnupfen. Diarrhoe. Schlaf. Empfindlichkeit des äußeren Halses. Brennende, reißende Schmerzen; mit Chinin fehlbehandelte biliöse Fieber.

Übelriechender Nachtschweiß.

Schwitzt zu leicht.

Schweiß: rot; blutig. Färbt die Wäsche gelb. Kalter. Reichlicher, bei vielen Beschwerden.

Verschlimmerung: während der Schmerzen. Nachts oder nach Mitternacht. Während Rheuma viel Schweiß, doch ohne Linderung. *Fieberformen: Intermittierend.* TYPHOID. *Remittierend.* Gelbfieber. *Biliös.* Katarrhalisch, nach Naßwerden der Füße. Hektisches Fieber. *Puerperalfieber.* Von den übrigen Schlangen wurden vor allem CROT-H. und ELAPS am häufigsten benutzt.

Crotalus horridus wird für das zweite Stadium von Gelbfieber empfohlen, wenn Blutungen und schwarzes Erbrechen bestehen. Delirium mit offenen Augen; Ruhelosigkeit und Schmerzen am ganzen Körper; kleiner Puls mit Ohnmachtsanfällen; blutiger Schweiß; kann außer Branntwein und Gelatine nichts im Magen behalten; gelbe Haut; purpurfarbene Flecken.

Elaps wurde erfolgreich bei intermittierendem Fieber eingesetzt. Kältegefühl des Rückens. Frost ohne Durst und von Hitze gefolgt. Kaltes Getränk läßt ihn schaudern; es fühlt sich in Brust und Bauch eiskalt an. Nachts Hitze; muß sich aufdecken. Atemnot. Nächtliche Hitzewallungen.

Zyanose wird durch LACH. (während Fieber), CROT-H., BOTH., und VIP. verursacht.

Verwandte Arzneimittel

Aufsteigender Frost: *Dig., Hyos., Phos., Sep., Gels., Sulph.*

Frost breitet sich vom Rücken her aus: *Hyos., Eup-per., Eup-pur.*

Durst vor dem Frost: *Ars., Caps., Chin., Eup-per., Puls., Sulph.*

Durstlos beim Fieber: Ars., *Carb-v., Chin., Hell., Mur-ac., Nux-v.,* Ph-ac., Puls., *Sep.,* Sulph.

Frost kehrt jedes Frühjahr wieder: Carb-v., Sulph.

Glänzende Augen während Frost: *Lachn.,* Bell., Sep.

Brustbeklemmung während Frost: Apis.

Krämpfe während Frost: Hell., *Hyos.,* Ars., Camph., Op.

Will während Frost nahe am Feuer sein: *Ars.,* CAPS., IGN., *Kali-c., Meny.,* Ther., Hell.

Will beim Frost festgehalten werden: Gels.

Brennen in Handflächen und Fußsohlen: STANN., PHOS., *Ars.,* LYC., MUR-AC., Sep., Sulph.

Hitzewallungen: SULPH., *Sep.,* SUL-AC., PHOS., *Lyc., Calc., Carb-v.,* Elaps, *Ign.,* Rhus-t.

Geschwätzigkeit im Hitzestadium: STRAM., Carb-v., Bell., Verat., Rhus-t.

Brennende, zerreißende Schmerzen im Hitzestadium: *Ars.*, CHIN., Eup-pur., *Rhus-t.* (weniger Brennen), Lyc.

Schläfrigkeit im Hitzestadium: *Ant-t., Apis, Arn., Bell., Caps., Hep.*, GELS., OP., *Stram.*

Blutiger Schweiß: Nux-m., Crot-h., Arn.

Roter Schweiß: *Carb-v.*, NUX-M., Arn.

Schweiß färbt die Wäsche gelb: *Carb-an.*, GRAPH., *Merc.*, SEL., *Verat.*

Kalter Schweiß: ANT-T., ARS., CAMPH., CARB-V., CHIN., Elaps, *Dig., Hell., Hep., Hyos., Ip., Stram., Sulph.*, VERAT.

Schweiß lindert nicht bei Rheuma: MERC., *Chin., Lyc.*

Achselschweiß riecht nach Knoblauch: Tell., Osm., Bry., Nux-v., Sep.

Übelriechender Schweiß: *Hep.*, Dulc., *Nit-ac., Sel., Sep.*, Sulph., PETR.

Lachesis ist angezeigt durch Verlangen nach Wärme bei brennender Hitze oder Hitzewallungen, Frühjahrsverschlimmerung und vorangegangenem Chinin-Abusus. In ernsten Fällen wird das Hitzestadium durch Schlaf mit tiefer Atmung oder durch Gesprächigkeit charakterisiert. In anderen, eher entkräfteten Fällen, unabhängig, ob durch Arzneimittelmißbrauch oder aufgrund anderer Ursachen, können folgende Symptome vorliegen: Eiseskälte, besonders der Füße, der Nasenspitze, der Ohren usw. Die Haut erscheint livide und verschrumpelt, der Puls ist fadenförmig.

Bei katarrhalischen Fieberformen besteht Schnupfen, allgemeines Wundheitsgefühl und die gut beschriebenen Schmerzen im Hals; Kopfschmerzen gehen dem Schnupfen voran und der Kranke fühlt sich schwach und muß liegen.

Vergleiche bei intermittierenden Fieberformen: CARB-V., CHIN., *Caps., Ars.* und Meny. Wenn verbunden mit großer Erschöpfung, an Kollaps grenzend: CAMPH., CARB-V., *Ars., Laur.*, oder HYDR-AC. und VERAT., *Cupr., Hell., Apis, Phos., Dig., Sec.*

Beschwerden durch: Chinin, Solanaceae, *Hep., Merc.*, Quecksilberdämpfe, Mißbrauch von *Apis* oder Alkohol.

Antidote: Die Schlangengifte werden durch Alkohol, Hitzestrahlung und Ammonium [muriaticum] antidotiert, einige Symptome und chronische Auswirkungen auch durch ARS. und BELL.

PICRICUM ACIDUM
und
verwandte Arzneimittel

Eindringlich angezeigt wird der Nutzen von PIC-AC. durch ein Bild der Zerrüttung bei Rückenmarks- und Gehirnerkrankungen, typhoiden Zuständen und anderen Verfassungen, bei denen das Blut verarmt und nur unvollständig regeneriert. Wenn die einzelnen Symptome in einen Zusammenhang gebracht werden, erkennen wir den unschätzbaren Wert dieser Säure bei überarbeiteten, vor allem geistig überbeanspruchten Patienten; und wie oft sind wir gefordert, Menschen zu behandeln, die durch strenges Studium oder verwickelte Geschäftsangelegenheiten zusammengebrochen sind. Wenn PIC-AC. das richtige Mittel ist, finden sich dumpfe, pressende Kopfschmerzen mit Verschlimmerung durch geistige Arbeit; dumpfe Hinterhauptkopfschmerzen; Schweregefühl, das sich die Wirbelsäule herab erstreckt; keinerlei Verlangen zu Studium oder Arbeit; immer müde; Schweregefühl; große Schwäche von Beinen oder Rücken, mit Wundheit von Muskeln und Gelenken; Brennen entlang der Wirbelsäule, durch Studieren verschlimmert. Bei anderen Patienten mit zerebrospinalen Affektionen kommt es zu ruhelosem Schlaf - gestört durch anhaltende Erektionen; heftige Schmerzen in Nacken und Hinterkopf erstrecken sich hoch zur Supraorbitalkerbe und dann in die Augen herab; Hitzegefühl in der unteren Dorsal- und Lumbalregion; schwere, dumpfe Schmerzen; Schmerzhaftigkeit und Zerren in der unteren Lumbalregion und den Beinen, durch Bewegung schlimmer; Müdigkeitsgefühl in der Lumbalregion und den Beinen beim Erwachen; die Beine sind schwer und schwach; Schwere- und Taubheitsgefühl, mit Kriechen, Zittern, Prickeln wie von Nadeln; prickelnde Lippen; heftiges Kribbeln und Ameisenlaufen am Kopf. Entkräftung bei der geringsten Bewegung oder Anstrengung, verstärktes sexuelles Verlangen, fürchterliche Erektionen - all dies sind Symptome von Spinalerkrankungen.

Phosphorus verursacht wie PIC-AC. fettige Degeneration des Blutes, der Nieren und auch Erweichung von Hirn und Rückenmark. Die sexuellen Symptome entsprechen sich; beide sind nützlich bei Hirnmüdigkeit durch Studium und geistige Überanstrengung. Beide haben Hitze des Kopfes, Prickeln, Ameisenlaufen, Taubheit, Schwäche von Rücken und Beinen, Brennen in der Wirbelsäule und Zittern, kongestiven Schwindel, große allgemeine Nervenschwäche, auch mit organischen Veränderungen der Nervenzentren, besonders bei Erweichung des Rückenmarks, Muskelzucken mit Rückenschmerzen, hier und da schießende Schmerzen.

Phosphorus erregt aber stärkere reizbare Schwäche, Überempfindlichkeit gegen äußere Eindrücke. Daher sind die Sinne häufig geschärft oder, wenn dies nicht der Fall ist, besteht Funkensehen, laute Ohrgeräusche und Empfindlichkeit gegen Gerüche oder Veränderungen der atmosphärischen Spannung.

Traurigkeit, von Angst und Ruhelosigkeit gefolgt; < in der Dämmerung. Die reizbare Schwäche offenbart sich auch durch Erregbarkeit, Geistesschwäche, kann nicht denken, < durch laute Geräusche und Musik; die Rückenschmerzen verursachen ein Gefühl, als würde der Rücken bei Bewegung brechen; Brennen an einzelnen Stellen, durch Reiben gebessert; die sexuelle Erregung ist sehr stark, doch es treten nicht so starke Erektionen wie bei PIC-AC. auf; weniger Priapismus, obwohl die Laszivität bei PHOS. deutlicher ist. Sogar in fortgeschrittenen Fällen, wenn alle Reizbarkeit gewichen ist, offenbart die Fallgeschichte, daß dies früher charakteristischerweise bestanden hat.

Nux vomica gleicht PIC-AC. manchmal bei zerebrospinalen Affektionen, doch die Reizbarkeit (entsprechend der von PHOS.) und das Vorherrschen gastrischer Symptome unterscheiden es.

Argentum nitricum scheint, besonders bei den Veränderungen des Blutes, sehr ähnlich zu sein. Doch sind seine zerebrospinalen Symptome zu eindeutig, um mißverstanden zu werden; Schwindel, fürchtet sich, an vorstehenden Objekten vorbeizugehen, sie könnten auf ihn fallen; nervös, ängstlich, zaghaft; Rückenschmerzen, < beim ersten Aufstehen; die Knochen des Sakrums geben nach; die Glieder zittern. Impotenz; geschrumpfte Sexualorgane.

Alumina wird unterschieden durch seine Schmerzen in den Fußsohlen beim Gehen, als ob sie weich und geschwollen wären; Brennen in der Wirbelsäule wie durch heißes Eisen; stolpert beim Gehen im Dunkeln mit geschlossenen Augen; Obstipation durch Untätigkeit des Rektums; Einschlafen der Gesäßbacken.

Silicea ist PIC-AC. bei Nervenerschöpfung sehr ähnlich. Nach *Jones*, der eine Bemerkung *Dunham's* zitiert, ist SIL. dann nützlich, wenn der Kranke zwar geistige oder physische Anstrengung fürchtet, doch gut arbeitet, nachdem er sich dazu aufgerafft hat. Bei Spinalaffektionen besteht die bekannte Verstopfung; die Beine scheinen ihre Kraft verloren zu haben; Taubheit von Fingern und Zehen, die Glieder schlafen leicht ein.

Vergleiche mit folgenden Mitteln, die ebenfalls heftige Erektionen verursachen: *Canth.* (wo es aber ein unbeständiges Symptom sein soll), *Phos., Caps., Agar., Puls., Mygal., Plat., Op., Hyos., Stram., Ambr., Zinc., Phys., Pip-m., Petr., Sel.* (mit Priapismus ohne Krümmung des Penis). Für Erektionen bei Gonorrhoe sind *Canth., Caps., Cann-i.,*

Cann-s., Mygal. und *Puls.* hervorragend geeignet, obwohl *Canth., Mygal.* und *Puls.* auch in Fällen zerebraler oder spinaler Verursachung Anwendung finden können.

Silicea hat Priapismus bei spinalen Affektionen.

Oxalicum acidum: Erektionen mit Dumpfheit im Hinterkopf.

Oenanthe crocata entwickelt Semi-Priapismus, wie z.B. bei Epilepsie.

Häufige Erektionen mit spasmodischen Strikturen haben *Nux-v., Cic., Staph., Thuj., Graph., Fl-ac., Lach.* und *Kali-c.*

Moschus: Der kleine, zurückgezogene Penis eines Achzigjährigen nahm plötzlich wieder seine ursprüngliche Größe an; ein impotenter Mann wurde wieder aktiv, mit erregtem Verlangen.

Natrium carbonicum: Eine Art Priapismus gegen Morgen; Samenerguß ohne sexuelles Verlangen.

Natrium muriaticum und **Magnesia muriatica**: Erektionen und Brennen im Penis.

Rhus toxicodendron: Erektionen, auch mit Rückenmarkserkrankungen; *Sulph.* usw.

Bei Affektionen des Rückenmarks sollten folgende Mittel berücksichtigt werden: *Phos., Sil., Rhus-t., Ox-ac., Staph., Lach., Mosch., Nat-c., Kali-c., Nat-m., Nux-v., Puls., Mygal., Agar., Plat., Phys.* und *Zinc.*

Bei alten Menschen: *Fl-ac., Ambr.* (mit Taubheit).

Bei sexuellen Exzessen: *Phos., Nux-v., Staph., Kali-c., Agar.* und *Zinc.*

Mit Lüsternheit: *Phos., Canth., Lach., Plat., Stram., Hyos., Nux-v., Thuj., Nat-c.* und *Pip-m.*

Besserung der Nervosität durch geistige Beschäftigung: *Sulph., Staph., Mosch.*

Kopf

Schwindel: kongestiver, mit Kopfschmerz und Übelkeit, < beim Bücken, Aufstehen, Gehen oder Treppensteigen. Kopfschmerz: dumpf, berstend; Völle, Schwere, scharfe Schmerzen, Klopfen; < durch Studieren, Bücken oder Augenbewegung, durch jede Bewegung; > in frischer Luft, durch Ruhe oder festes Bandagieren des Kopfes.

Augen

Trübsehen, durch Schleim verschwommen; erweiterte Pupillen. Funken vor den Augen. Entzündet, trocken, brennend, beißend mit Gefühl von Stöckchen in den Augen; < beim Arbeiten [durch anhaltenden Gebrauch der Augen]; Schwere der Lider, dicke Massen in den Canthi, < durch künstliches Licht.

Ohren
[Äußeres Ohr:] Brennen; Schwellung; Krabbeln wie von Würmern.

Nase
Nasenbluten bei Hitze und Kongestion des Kopfes. Die Nase ist voller Schleim; kann nur bei offenem Mund atmen, > in frischer Luft.

Mund
Schaumiger, fadenziehender Speichel; saurer oder bitterer Geschmack.

Hals
Rauheit und Kratzen, > durch Essen; heiß; rot; Wundheit beim Leerschlucken, < nach Schlaf; dicker, weißer Schleim auf den Mandeln; Gefühl beim Schlucken, als würde der Hals zerreißen ; Pflockgefühl beim Speichelschlucken.

Magen
Durst; verstärkter oder verminderter Appetit; saures Aufstoßen bei Stirnkopfschmerz; bitteres Wasseraufschwulken; Übelkeit um 5 Uhr; todesähnliches Hinsinken, < beim Aufstehen und Umhergehen, mit Schwindel oder Kopfschmerz. Druck und Schwere im Magen, will aufstoßen, scheint aber nicht über genügend Kraft dafür zu verfügen.

Rektum
Zerstört das Epithel der Bauchorgane.
Diarrhoe mit dünnen, gelben, öligen Stühlen, mit Drängen zum Stuhl, mit Brennen; Beißen am Anus und Erschöpfung.
Erfolgloser Stuhldrang.

Nieren
Kongestion der Nierenrinde; Urin zuckerhaltig; hohes SG: 1030; albuminös, dunkelrot; Übermaß an Harnsäure und Phosphaten; Sulphate und Urate vermindert.

Haut
Gelb; auch Skleren und Urin. Papeln im Gesicht entwickeln sich zu kleinen Furunkeln.

Glieder

Kalte Füße; Frost, kann nicht warm werden, gefolgt von kaltem Schweiß.

Allgemeinsymptome

Vorherrschend Frostigkeit. Hitzegefühl in Kopf und Rückenmark; Klopfen, Zucken der Muskeln bei heftigem Frost; große Schmerzen zwischen den Hüften; dumpfe, zerrende, schießende Schmerzen hier und da; in die Knochen hinein.

SEPIA
und
verwandte Arzneimittel

Sepia ist der bedeutendste Vertreter der Mollusken.

Als medizinischer Wirkstoff ist SEP. spezifisches Eigentum der Homöopathie. *Hippokrates* benutze sie zwar, wie auch *Dioscorides, Plinius* und einige andere; doch ist SEP. heute so wenig bekannt, daß *Stille* und *Maisch* sich nur auf den Tintenfisch-*„Knochen"* beziehen und diesen (wegen seiner Härte), zu Pulver verarbeitet, als Bestandteil von Zahnputzmitteln empfehlen.

Wir nutzen nicht den „Knochen", sondern stellen Triturationen und Tinkturen aus der Tinte der *Sepia* her, aus dem SUCCUS SEPIAE.

SEP. wirkt tiefgehend und anhaltend auf den menschlichen Organismus. Zumeist ist es bei Beschwerden aufgrund von Störungen der Sexualsphäre angezeigt, besonders bei Frauen, obwohl es auch für Männer nicht selten paßt.

Gemüt

Traurige, weinerliche Stimmung; mit Mattigkeit; mit Sorgen über die Zukunft. Neigung, alle paar Minuten grundlos zu weinen.

Niedergeschlagen, weiß nicht, was aus ihr werden soll.

Schwermütig und leicht gereizt.

Angst mit Blutwallungen; Ruhelosigkeit und Reizbarkeit.

Leidenschaftlich, reizbar; verdrießlich bei geringem Anlaß; zum Zanken aufgelegt; erhitzt sich bei lebhafter Unterhaltung.

Gleichgültigkeit und Apathie. Gleichgültig gegen alles was geschieht; gegen die Angehörigen; keine Lust zu arbeiten oder zu denken.

Schwerer Gedankenfluß. Erinnerung an vergangene Unannehmlich-
keiten versetzt sie in Unmut.
Beschwerden durch einseitige geistige Beschäftigung.
Spricht langsam; kann die Aufmerksamkeit nicht fixieren. Vergeßlich;
< bei feuchtem Wetter. Launenhaft; schwermütig.
Eingenommenheit des Kopfes, mit Schwindel, mit Unfähigkeit zu
denken.
Schmerzhafte Verwirrung im Kopf, besonders in der Stirn.
Schwindel beim Gehen, als ob sich die Gegenstände bewegten; es
geht alles im Kreis herum.
Plötzlicher Schwindel, wie betrunken, beim Gehen.
Schwindel, als wollten die Sinne vergehen. Stumpfsinnig und schwin-
delig; er weiß nicht mehr, was er tut.

Verwandte Arzneimittel

Sepia verursacht einen Zustand von Schwermut, Angst und Hoffnungslosigkeit. Damit vermischt ist eine Reizbarkeit, wie sie bei Frau-
en, die unter Uterusbeschwerden oder auch Kreislaufstörungen leiden,
häufig zu beobachten ist.

Der geistige Zustand ist zum Teil der bereits erwähnten Erregbarkeit zuzuschreiben. Aber bald folgt Schwermut und die Reizbarkeit
weicht einem Zustand von Teilnahmslosigkeit und Mattigkeit, der Gedankenfluß verändert sich zu geistiger Trägheit und Vergeßlichkeit.

Es ist eine Vermischung verschiedener Zustände zu beobachten,
wie zum Beispiel Schwermut mit reizbarer Laune; traurig und nervös;
dumpf, vergeßlich und launenhaft usw.

Der Schwindel entsteht durch Störungen des Hirnkreislaufs, als Reflex auf uterine Beschwerden oder als Folge der Hirnmüdigkeit aufgrund
von geistiger Anstrengung, Säfteverlusten oder anderen schwächenden
Umständen.

Auch bei drohendem Apoplex kann es angezeigt sein, besonders bei
jenen Patienten, die ihre Lebenskraft geschwächt haben, und wo sich
durch Alkoholmißbrauch venöse Hyperämie des Gehirns entwickelte,
oder durch sexuelle Exzesse. Schwindel beim Gehen, fühlt sich stumpfsinnig und verwirrt, ist leicht vergeßlich; läßt Gegenstände aus der
Hand fallen. Schwindel morgens im Bett beim Aufrichten; oder Bene-
belung beim Aufstehen aus dem Bett. Wie betäubt durch körperliche
Anstrengung. Gedankenschwäche, Traurigkeit, Trübsinn und wie
betäubt im Kopf nach Koitus.

Sehr charakteristisch ist der teilnahmslose Geisteszustand, der als Begleitsymptom von Dyspepsie, Uterusbeschwerden oder Leberstörungen
auftreten kann.

Vergleiche mit: PULS., NAT-M., *Phos., Cimic.*, Stann., Hep., LIL-T., *Plat.*, GRAPH., SULPH., CAUST., *Nux-v.*

Pulsatilla ist zweifellos das nächststehende Analogon. Beide erregen einen weinerlichen Zustand, Angst mit Hitzewallungen, mürrische Verstimmtheit, Besorgnis um die Gesundheit. Doch nur PULS. hat das sanfte, nachgiebige Wesen, ist anhänglich und sucht Trost. Sie kann zwar mürrisch, verdrießlich oder unentschlossen sein, aber die ärgerliche Reizbarkeit von SEP. fehlt ihr, und deren kalte Gleichgültigkeit ist ihr völlig fremd.

Bei PULS. wird außerdem der Schwindel beim Gehen in frischer Luft gebessert und die trunkene Schwindeligkeit ist mit Hitze im Kopf verbunden, wobei das Gesicht blaß bleibt.

Natrium muriaticum ist zu SEP. *komplementär.* Übereinstimmung besteht im Hervorbringen von weinerlicher Stimmung und Gehirnerschöpfung.

Verwirrung und Schwindel. Hastiges Wesen, Nervosität. Auffallend ist bei NAT-M. die Verschlechterung durch Trost, wobei SEP. klinisch gesehen ein ähnliches Verhalten entwickelt. Daneben entwickeln beide Beschwerden durch Verdruß und Ärger.

NAT-M. kann nötig werden, wenn der Gemütszustand von Uteruserkrankungen oder Regelstörungen beeinflußt wird. Doch wird es sich hierbei allenfalls um Uterusprolaps, nie um einen Zustand von Stauung des Uterus wie bei SEP. handeln.

Die Gleichgültigkeit von NAT-M. ähnelt eher der von PHOS., wenn auch weniger ausgeprägt. Jene von SEP. entspricht weitgehend der Indifferenz von FL-AC.: Gleichgültigkeit, ja sogar Haß gegen diejenigen, die er am meisten liebt.

Kopf

Blutandrang zum Kopf, mit rotem und heißem Gesicht.

Schwäche des Kopfes - die fast gar nicht denken läßt; < bei feuchtem Wetter.

Der Kopf schmerzt, als wolle er bersten.

Schwere, drückende Schmerzen oder Völlegefühl in der linken Schläfe und linken Kopfseite, mit gelegentlichen Stichen durch die Augäpfel und Kopfseite, oder über die Kopfseite zum Hinterkopf; < durch geistige Arbeit; > nach Essen.

Einzelne, heftige, wellenartige Rucke von drückendem Kopfweh, ganz vorn in der Stirn.

Heftiges Stechen über der linken Augenhöhle; mit gänzlicher Zusammenziehung des Auges.

Reißen im linken Stirnhügel. Auch im oberen Teil der rechten Stirn.

Stechen in der Stirn mit Übelkeit; > durch Niederlegen.

Kopfschmerz in Stirn und Scheitel, darauf Ängstlichkeit in der Herzgrube, mit Zittern; danach starkes Nasenbluten.

Völlegefühl in Schläfen und Stirn und Klopfen der Karotiden.

Reißen in der linken Schläfe bis in den oberen Teil der linken Kopfseite.

Klopfendes, sehr schmerzhaftes Kopfweh im Scheitel, früh, bald nach dem Aufstehen.

Druck oben auf dem Scheitel, nach Kopfarbeit. Drückende, zusammenziehende Schmerzen.

Kopfschmerz in der rechten Seite von Kopf und Gesicht; einzelne, heftige, wellenartige Rucke von drückendem Kopfweh, ganz vorn in der Stirn; die gegen das Stirnbein schlagen; nach dem Schweiß.

Kopfschmerz morgens mit Übelkeit bis mittags.

Von innen nach außen bohrender Kopfschmerz, vormittags bis abends, < durch Bewegung und Bücken; gebessert in Ruhe, beim Schliessen der Augen, durch Schlaf und durch Druck.

Pulsierender Kopfschmerz im Kleinhirn, von morgens bis mittags oder abends; < durch Bewegung; > in Ruhe und in einem dunklen Raum.

Schweregefühl und Druck im Hinterkopf und die Wirbelsäule herab; verschwindet nach dem Aufstehen.

Ausfallen der Haare; auch bei chronischen Kopfschmerzen.

Kopfhaut schmerzhaft bei Berührung, als täten die Haarwurzeln weh.

Schorf auf dem Kopf. Übelriechender Hautausschlag auf Scheitel und Hinterhaupt, mit stechend-juckendem Prickeln und Rissen; erstreckt sich bis hinter die Ohren herab. Kopfschuppen in Flecken, geformt wie Ringelflechte.

Der Kopf ruckt vorwärts und rückwärts; < im Sitzen, am Vormittag.

Kältegefühl auf dem Scheitel.

Sepia ist ein nützliches Mittel bei der Migräne hysterischer Frauen, bei mangelndem Ernährungszustand der Gewebe, blasser oder schmutziggelber Haut, zierlichem Körperbau und spärlichen Menses. Sudor hystericus, in vielen Fällen. Die Schmerzen sind durchdringend, bohrend oder klopfend; sie schießen aufwärts, sind zum Schreien heftig und kulminieren in Erbrechen. Die Anfälle werden erneuert oder verschlimmert durch Bewegung, Licht, Geräusche oder Gewitter, sie bessern sich durch Schlaf oder Ruhen in einem dunklen Raum.

Ebenfalls hilfreich ist SEP. bei arthritischen Kopfschmerzen, besonders wenn sie, wie bei NUX-V., morgens schlimmer sind, mit Übelkeit und Erbrechen. Natürlich ist die Leber mitbetroffen und der Urin ist mit Harnsäure überladen.

Offene Fontanellen schlossen sich nach SEP., wenn die typischen ruckenden Bewegungen des Kopfes vorhanden waren.

Bei Kopfschmerzen durch Gehirnermüdung macht SEP. durch seinen allgemein kachektischen Zustand auf sich aufmerksam. Besonders wirksam soll SEP. hier dann sein, wenn einseitige Beschäftigung zu der Gehirnerschöpfung führte.

Schweregefühl der Augenlider ist ein häufiges Begleitsymptom der SEP.-Kopfschmerzen.

Nux vomica paßt eher für Männer, wird aber bei einigen, SEP. sehr ähnlichen Zuständen gebraucht; wie noch gezeigt wird, wirken beide Mittel synergetisch. NUX-V. heilt ziehend-drückende Schmerzen, als würde ein Nagel in den Kopf getrieben, oder als ob das Gehirn zerschmettert würde. Das Gesicht ist blaß, blaßgelb oder rot auf fahlem Grund. Die Anfälle beginnen frühmorgens und steigern sich stufenweise zu rasender Heftigkeit. Verursacht werden sie wie bei SEP. durch Hämorrhoiden, Pfortaderstauung oder geistige Übermüdung. Im allgemeinen jedoch wirken die beiden Mittel sehr unterschiedlich.

Augen

Vergehen der Sicht. Gegenstände werden plötzlich schwarz, bei großer Schwäche, die beim Niederlegen vergeht; auch während den Menses.

Feuerfunken, feuriger Zickzack vor den Augen, schwarze Flecke in alle Richtungen.

Vertikale Hemiopie.

Schnelles Ermüden der Augen, besonders bei künstlichem Licht.

Müdigkeitsgefühl und injizierte Augen; Schweregefühl, Neigung zum Schliessen der Lider. Ptose der Lider bei Kopfschmerzen.

Schwellung in den Augen [Bindehaut ?], Brennen; Tränenfluß, der die Beschwerden lindert.

Brennen, Wundheit und Rauheitsgefühl nach Gehen in kaltem Wind, < durch künstliches Licht und Lesen.

Katarakt, besonders bei Frauen.

Die Augen fühlen sich wie Feuerbälle an.

Röte des Weissen im Auge, früh, mit brennendem Beissen und Drücken.

Die Augenlider schmerzen beim Erwachen, wie zu schwer.

Lidränder trocken und heiß; Jucken; verschorft oder mit kleinen Pusteln zwischen den Wimpern. „Gefühl von Kratzen in den Augen, nachts und tags, immer wenn er sie schließt; die Lider fühlen sich so straff an, daß er glaubt, sie können die Augen nicht mehr bedecken."

„Akute katarrhalische Konjunktivitis, mit Ziehen im äußeren Augenwinkel und Stechen in den Augen, > durch Baden in kaltem Wasser*, < morgens und abends." Schleimig-eitrige Absonderung morgens und starke Trockenheit abends.

Follikuläre Konjunktivitis, < bei heissem Wetter.

Trachom, mit oder ohne Pannus, besonders bei teetrinkenden Frauen.

Die Augensymptome von SEP. können zusammengefaßt werden: Katarakt; Konjunktivitis, besonders bei asthenischen Patienten; Trachom; schorfige Lider oder kleine Pusteln der Lider mit Ausschlag im Gesicht; schleimig eitrige Absonderung morgens, Trockenheit abends; die Augen sind empfindlich gegen Licht, auch bei geschlossenen Lidern; hängende Augenlider; drückende, stechende Schmerzen, < durch Reiben. Aufgrund von Uterus- oder Lebererkrankungen, Skrofulose, Teetrinken. < morgens und abends, bei heißem Wetter; > durch Kaltwaschen und nachmittags.

Verwandte Arzneimittel

Die schleimig-eitrige Absonderung von **Pulsatilla** ist milde und verschlimmert sich nachts; die Lider sind morgens verklebt; feine Granulation der Lider; rezidivierende, hochentzündete Gerstenkörner.

Bei **Graphites** sind die Augenwinkel aufgesprungen und bluten; die Lidränder sind blaß und geschwollen oder schälen sich.

Auch **Thuja** wirkt besonders bei Teetrinkern; braune, kleieartige Schuppen an den Wimpern; warzenartige Tarsaltumoren.

Staphisagria: Trockenheit der Lidränder, alte, knötchenförmige Gerstenkörner, Quecksilbermißbrauch.

Sulphur hat wie SEP. kleine Pusteln, doch immer mit roten Lidrändern; die Schmerzen sind frühmorgens schlimmer; beide verschlechtern sich bei heißem Wetter.

(*) In *Hahnemanns „Chronischen Krankheiten"* findet sich das Symptom (Nr. 236): Entzündung der Augen, welche *kein* kaltes Wasser verträgt. Anm. d. Red.

Nux vomica entspricht SEP. hinsichtlich der Leberbeteiligung, sowie dem morgendlichen Auftreten und der Besserung einiger Symptome durch Kaltbaden.

Auch **Natrium muriaticum** verursacht Augenbeschwerden als Reflex auf Uterusreizung; die Lider sinken herab. Doch besteht mehr krampfhaftes Schliessen der Lider während Konjunktivitis; die Absonderung ist dünn und scharf; die Augenwinkel sind aufgesprungen (*Graph.*), wie auch die Mundwinkel; Schmerzen über den Augen, < beim Sehen nach unten.

Alumina hat wie SEP. das Zufallen der Lider, Trockenheit, Brennen und Trübsichtigkeit; die Symptome verschlimmern sich hier aber abends und nachts; betroffen sind die inneren Canthi.

Herabhängende Lider offenbaren die Kraftlosigkeit von SEP., die jedoch weniger ursächlich paralytisch ist wie bei RHUS-T., CAUST., GELS. oder Con.

Vergleiche bei Hemiopie: Lyc., Nat-m., Calc., Bov., Viol-o., Murac., Lob., Chin-s. und Titan.

Ohren, Nase und Gesicht

Sehr empfindlich gegen Geräusche.

Sausen und Brausen in den Ohren; mit Empfindung, als wären sie verstopft. Tieftönendes Heulen beim Liegen auf dem Ohr, im Takt des Pulses.

Otalgie, < beim Gehen im Wind, > im warmen Zimmer. Herauspressender Druck; oder Schmerz, der sich zur Parotis und zum Mastoid erstreckt.

Dünner Eiter fließt aus dem Ohr, mit Jucken; eitriges, weißliches Ohrschmalz.

Gesteigerter Geruchsinn.

Trockenheit der Nase, wie verstopft. Stockschnupfen und Husten.

Nasenbluten während den Menses. Ausschnauben von Blut oder Blut und Schleim. Starkes Nasenbluten.

Nasenlöcher wund, brennend, an den Flügeln schmerzend; Verstopfungsgefühl rechts, doch besteht leichte, wäßrige Absonderung.

Häufiges Niesen, fast ohne Schnupfen. Krampfhaftes Niesen jeden Morgen.

Gelbe Absonderung aus der Nase. Schnaubt morgens grüne Pfröpfe aus. Nase entzündet, geschwollen, mit wunden, geschwürigen Nasenlöchern, die sich wie roh anfühlen, mit Beißen.

Nasenspitze schmerzhaft, rot; Ausschlag.

Rotes, errötetes Gesicht - blaß und gedunsen - gelb, besonders um den Mund und wie ein gelber Sattel über den oberen Teilen von Wangen und Nase.

Kleine rote Pickel auf der Stirn; Rauheitsgefühl. Leberflecken.

Reißende Schmerzen in den Gesichtsknochen und Zähnen; < oder nur nachts auftretend.

Verwandte Arzneimittel

Beim Studium dieser lokalen SEP.-Wirkungen, in Verbindung mit seinen allgemeinen Charakteristika, ist zu erkennen, wie Erethismus, venöse Kongestion und organische Veränderungen den Einfluß von SEP. auf Augen, Ohren und Gesicht bestimmen. Die Sinne sind gereizt, wie häufig bei nervösen oder hysterischen Frauen. Brausen in den Ohren, Nasenbluten und Erröten des Gesichts sind Anzeichen der venösen Völle; die gelbe, erdige Haut und der veränderte Nasenschleim weisen auf organische Veränderungen hin. Sogar die Empfindungen in der Nase entsprechen den allgemeinen Symptomen der SEP.-Wirkung auf die Schleimhäute: Rohsein, Beißen und Kribbeln. Auch die Empfindlichkeit gegenüber Kälte und Feuchtigkeit, mit der Folge von Otalgie oder Schnupfen, ist eine allgemeine Charakteristik. SEP. läßt sich bei chronischer Otalgie gut mit SULPH. vergleichen. Es ähnelt daneben bei chronischer Otitis externa mit Jucken folgenden Mitteln: SULPH., ARS., GRAPH., *Petr., Nux-v., Sil., Tell., Bar-c.* und *Psor.*

Sepia hat, und zwar bestätigt, Jucken und Kratzen im Ohr und verursacht wäßriges Nässen.

Bei **Arsenicum album** ist der Gehörgang trocken und voller Schuppen.

Graphites verursacht eher klebrige Absonderung.

Bei **Petroleum** besteht deutliche Trockenheit, doch mit feuchtem Wundsein hinter den Ohren; klopfende Kopfschmerzen des Hinterkopfes.

Schorfige, feuchte Ohren verlangen auch nach *Sep.,* PSOR., GRAPH., SULPH., CALC. und OLND.

Bei **Sepia** handelt es sich um einen flechtenartigen, rauhen, pustulösen und roten Ausschlag; viele Schuppen und etwas Feuchtigkeit.

Psorinum entwickelt schuppigen, übelriechenden Hautausschlag an Ohren und Wangen.

Bei **Oleander** besteht unerträgliches Jucken einzelner Körperteile beim Ausziehen; die Haut wird durch leichtes Reiben wundgescheuert.

Sepia besserte Nasenkatarrh, wenn, vor allem morgens, grüne Pfröpfe ausgeschnaubt werden. Hier ähnelt es KALI-BI., wo die Pfröpfe allerdings fester und zäher sind.

Teucrium marum verum heilte, laut *Dr. Walter Williamson*, große, unregelmäßige Pröpfe (Lyc., Arum-t., Nat-ar. u.a.).

Von allen Mitteln unterscheidet sich SEP. durch seine Verschlechterung während den Menses.

Die Gesichtsfarbe von SEP. läßt auch an NUX-V. und SULPH. denken, bei biliösen Patienten (siehe auch unter *Magen* und *Abdomen*), sowie an CAUST. CAUST. hat vor allem Gelbheit der Schläfen; bei NUX-V. und SEP. um Mund und Nase.

Für die sogenannten Leberflecken sind mit SEP. zu vergleichen: *Nux-v.*, LYC., *Sulph.* und Cur. (von *Dr. Baruch* empfohlen; in zwei Fällen besserte es). Auch Caul. wurde vorgeschlagen.

Mund, Magen und Abdomen

Trockenheit der Lippen; sie springen leicht auf.

Schwellung der Unterlippe, mit Wundheit, brennenden Schmerzen; Schneiden [in der Oberlippe], wie von einem Holzsplitter.

Mund und Hals trocken und rauh, am Morgen.

Mund innerlich verschwollen; schmerzhafte, kleine, weiße Bläschen und Geschwüre.

Zunge wie verbrüht, besonders an der Spitze; Bläschen und Schmerzen wie verbrannt; trocken und rauh.

Zunge weiß belegt; schmutziggelb mit fauligem Geschmack; schleimbedeckt.

Speichelfluß: Mund voll von salzigem Speichel, doch sind Rachen und Hals so trocken, daß der Patient kaum einen Ton herausbringt *(Dunham)*.

Zahnfleisch blutet leicht; ist geschwollen und dunkelrot; mit ausgesprochen schmerzhaftem Klopfen, als beginne es zu eitern; wund und geschwürig. Zahnschmerz und Klopfen im Zahnfleisch während den Menses.

Zahnschmerzen: Ziehen, Reißen zum linken Ohr heraus; Stiche; Stechen bis ins Ohr. < nachts, durch kalte Luft oder Wind, Heißes oder Kaltes im Mund (das Reißen); in der Schwangerschaft oder während den Menses.

Schneller Verfall der Zähne. Lockerwerden der Zähne. Alle Zähne schmerzen, besonders ein hohler Molar, mit Schmerz wie verlängert und geschwollen, mit Schwellung von Zahnfleisch und Wangen, wobei der Schmerz nachläßt.

Geschmack: bitter oder sauer morgens; sauer-bitterlicher; garstiger, wie alter Schnupfen; verdorben oder faulig; wie faule Eier, mit gleichartig schmeckendem Aufstoßen.

Häufiges Aufstoßen, bitter, sauer, oder sauer und übelriechend, wie verfaulte Eier. Sodbrennen. Schluckauf nach dem Essen.

Übelkeit: Morgens mit Schwäche, > nach Essen; Schwarzwerden vor den Augen, sogar Ohnmacht. Übelkeit beim Ausspülen des Mundes oder beim Zähneputzen.

Übelkeit ruckweise [*Hahnemann*], den ganzen Tag über, auch nach dem Essen, mit Zufluß wäßrigen Speichels, bei stetem säuerlich-bitterem Mundgeschmack ohne Eßlust, doch richtigem Geschmack der Speisen. Erbrechen in der Schwangerschaft; folgt oft der Frühübelkeit; biliös, mit viel Würgen. Tagsüber Anfälle von Zusammenschnüren der Hypochondrien und Übelkeit. Erbricht milchiges Wasser.

Hunger, Heißhunger; bald nach dem Essen erneut hungrig. Verlangen nach Essig, Eingelegtem und Pikantem.

Appetitverlust; Speisen sind geschmacklos oder es besteht eine entschiedene Abneigung gegen Speisen; Übelkeit bereits beim Denken an Speisen.

Durst; obwohl meist durstlos.

Magen: Drücken, Brennen, Unbehagen, mit Empfindlichkeit gegen Berührung oder Kleiderdruck; Schmerzhaftigkeit und Klopfen, > durch Aufstoßen; Unbehagen verschlechtert sich nachmittags, hört nach dem Abendessen annähernd auf.

Klopfen in der Magengrube, morgens, dann Wallungen zur Brust wie Herzklopfen, gefolgt von subjektiv brennender Hitze von Gesicht und Körper; kein Durst, doch etwas Schweiß.

Gefühl von Hinsinken: mit Schwäche und Herabdrängen; Leeregefühl, mit Übelkeit beim Denken an Speisen; ohnmachtartiges Gefühl des Hinsinkens; mit oder ohne Schmerz bei Druck.

Nach dem Essen: Hitze und Herzklopfen; oder der Patient ist reizbar und hat eine Abneigung gerade gegen jene, die er am meisten liebt; aufgeblähtes Abdomen; Säure im Mund; Wasserzusammenlaufen; Übelkeit; Diarrhoe (nach Fleisch oder Milch); Drücken im Magen, wie von einem Stein.

Leber: Völlegefühl; Stichschmerz; Stechen; Wundschmerz. Empfindlichkeit beim Fahren auf unebenem Wege. Gefühl von Völle und Aufgeblähtsein über dem Epigastrium.

Abdomen: Leeregefühl, Zerren, Schwere; Auftreibung mit Windabgang, < bereits nach wenigem Essen; lautes Kollern.

Schneidende Schmerzen, quer über den Leib, sich manchmal bis zur Brust ausdehnend* (siehe auch *Genitalien*).

Brennen, Beißen und Jucken des Anus.

Hitze, Brennen und Schwellung des Anus.

Drücken im Anus, > durch schnelles Gehen.

Schwächegefühl des Rektums, abends im Bett, und davon Unruhe.

Zusammenziehschmerz im Rektum, auch bis zu Perineum und Scheide, oder bis hoch in den Bauch.

Schmerzhafte und blutende Hämorrhoidalknoten; Schleimabsonderung mit Stechen und Reißen, doch ohne Stuhl.

Rektumvorfall während Stuhlgang.

Gefühl eines Gewichtes im Anus, durch Stuhlgang nicht gebessert.

Stühle: viel Anstrengung ist nötig, sogar bei weichem Stuhl; ungenügend, verzögert; wie Schafkot; weißlich.

Diarrhoe: grün, schleimig, sauer oder stinkend.

Kleine, gallertartige Stühle mit Tenesmus und Ermattung.

Diarrhoe < durch kalte oder gekochte Milch.

Bandwürmer oder Madenwürmer.

Verwandte Arzneimittel

Der Verdauungstrakt und die damit verbundenen Organe werden von SEP. tiefgehend beeinflußt. Seine speziellen Merkmale treten hier sehr augenscheinlich zutage: venöse Plethora, erschlaffte Gewebe, Funktionsträgheit, Reizung der Schleimhäute mit Brennen und Beißen, Gelbfärbung der Haut usw. *Dunham* beschrieb genau die Beziehung von SEP. zu funktionellen Leberstörungen; *Raue* wies auf seinen Nutzen bei Abdominalbeschwerden hin, wenn die Gesamtheit der Symptome des Patienten tiefgehende Störungen des Verdauungssystems vermuten ließ.

Einer der Prüfer hatte eine gelbbelegte Zunge, mit roter Spitze und Rändern; braunbelegt mit roten Rändern; trockene, aufgesprungene Lippen; Übelkeit; dumpfes Schweregefühl und sehr schwacher Rücken.

Die spezifischen Lippensymptome führten zu seiner erfolgreichen Anwendung bei Epitheliom. Das Splittergefühl legt einen Vergleich mit HEP. und NIT-AC. nahe.

Bei Zahnerkrankungen skrofulöser Kinder sollte SEP., als antipsorisches Mittel, mit LYC., CALC., SULPH., *Merc.* und *Carb-an.* differenziert werden. Laut einem Autor folgt LYC. auf CALC. bei dumpfen

---

(*) *Farrington* gibt hier *Dunham* als Quelle an; diese Symptomatik findet sich bereits bei *Hahnemann* in den *„Chronischen Krankheiten".* Anm. d. Red,

Zahnschmerzen, < nach dem Essen; kleine Geschwülste oder Geschwüre des Zahnfleisches.

Calcarea carbonica wirkt gut, wenn die kariösen Zähne sich durch jede Einwirkung kalter Zugluft verschlimmern, übereinstimmende Allgemeinsymptome vorausgesetzt.

Carbo animalis hilft, wenn durch salzige Speisen reißende und pochend klopfende Schmerzen entstehen; Empfindlichkeit gegen Kälte.

Mercurius solubilis unterscheidet sich durch die Zahneindrücke der Zunge, Verschlechterung durch Bettwärme und Schweiß, der keine Besserung bringt.

Vergleiche bei Zahnschmerzen in der Schwangerschaft MAG-C., PHOS. und RAT., die alle wie SEP. nächtliche Verschlimmerung erfahren. Bei MAG-C. und RAT. muß der Patient umhergehen, um die Schmerzen zu lindern.

Bei gastroenteralen Beschwerden ist SEP. besonders für chronische Fälle nützlich. Charakterisiert wird es durch saures und übelriechendes Aufstoßen, oft beides zusammen, Hinsein im Epigastrium, Übelkeit und biliöses Erbrechen morgens; erwacht mit Übelkeit und Kopfschmerz, wie durch Ausschweifung. Bereits geringe Mengen von Speisen füllen ihn, wie LYC. Pfortaderstauung wie NUX-V. und SULPH., doch mit mehr Drücken, Ohnmacht und Gefühl von Hinsein. Die damit verbundene Gleichgültigkeit, Nächsten und guten Freunden gegenüber, ist als Symptom von Bedeutung. Gelbfärbung von Skleren und Haut, sowie weißliche Stühle, weisen auf eine Leberfunktionsstörung hin, übelriechende Winde gehen ab; der Urin setzt rotes Sediment ab. Katarrh: zeigt sich durch verschleimten Mund, Rauheit im Hals, schleimbedeckte Faeces; schleimige, grüne oder gallertartige Entleerungen; Proktitis mit schleimigem oder eitrigem Heraussickern.

Bei „morgendlicher Übelkeit" ist SEP. unübertroffen. Ein Prüfer verwies auf die Übelkeit mit Unbehagen im Becken, was auf die Fähigkeit des Mittels hinweist, den Beckenkreislauf, und damit den Muttermund zu beeinflußen - eine vielverheißende Anwendungsmöglichkeit. Vergleiche hier: NUX-V., PULS. und Kreos.; bei Verschlimmerung durch morgendliches Fahren [in einem Wagen] auch COCC. und PETR. Erbrechen milchigen Wassers tritt nur bei SEP. auf.

Vergleiche bei Abdominalbeschwerden LYC., NUX-V., Puls. und SULPH.

Lycopodium schwächt die Organfunktionen wie SEP. und führt dadurch zu Trägheit und chronischer Erkrankung. Beide entwickeln Völlegefühl nach geringen Mengen von Speisen, Aufgeblähtsein; Verstopfung; gelbe Haut, Fehlfunktion der Leber mit abdominaler Kongestion, Hämorrhoiden; Beeinträchtigung der Assimilation; roter Bodensatz des Urins.

Völle ist bei LYC. charakteristischer; Leere- und Schwächegefühl dagegen bei SEP. In der Tat stellt die Völle von LYC. andere Symptome in den Schatten und besteht häufig ohne gravierende Veränderungen der Zunge. Saurer Geschmack und saures oder brennendes Aufstoßen sind dagegen oft vorhanden. Der Bauch befindet sich in einem Gärungszustand; nach dem Essen kommt es zu Zirkulationsstörungen mit unwiderstehlicher Schläfrigkeit. Harnsediment aus feinem, rotem Sand. Obstipation mit Drängen und Zusammenschnüren des Anus. SEP. verursacht dagegen mehr fauliges Aufstoßen; Erregbarkeit; ängstliches Ohnmachtsgefühl nach dem Essen; Harnsediment setzt sich am Gefäßrand ab; Verstopfung mit Trägheit des Rektums.

LYC. heilte Enteritis der Kinder nach Speisen, die sie noch nicht verdauen konnten (von *Teste* und *Hughes* bestätigt).

Mit **Sepia** besitzen wir ein Mittel für Kinder, die auf jeden Wetterwechsel mit Verdauungsstörungen reagieren. Der Atem ist sauer, die Zunge weiß und mit Bläschen besetzt, ängstliche Träume und hohes Fieber.

Sulphur gleicht SEP. in vielerlei Hinsicht. Beide passen für torpide Fälle mit mangelnder Reaktionsfähigkeit. Es besteht Pfortaderstauung, Leberkongestion, Hämorrhoiden und Obstipation; Hunger gegen 11 Uhr; bitterer oder saurer Geschmack; saures Aufstoßen, oder wie von faulen Eiern; Völlegefühl nach wenigem Essen. Subakute, schleichende Entzündungen.

Bei SULPH. ist das Gesicht stärker gedunsen, rot, zuweilen fleckig; der Speichel erregt Übelkeit; erbricht Speisen, chronisches Erbrechen; Verlangen nach Branntwein oder Bier; Verlangen nach Süßigkeiten, die aber nicht vertragen werden; Hunger gegen 11 Uhr. Bei SEP. ist es eher ein Schwäche- oder Ohnmachtsgefühl. Die Verstopfung ist verbunden mit erfolglosem Stuhldrang wie bei NUX-V. Es besteht nicht die Trägheit von SEP., doch dessen Kongestion, die Reizung der Muskelfasern und in der Folge Empfindlichkeit, Tenesmus und anfallartiges Drängen zum Stuhl. Ein Allgemeinsymptom von SULPH. ist Angst, Blutwallungen und Reizbarkeit mit Verzagtheit. Bei Vorliegen einer Entzündung ist die Zungenspitze rot und das damit verbundene Fieber verursacht anhaltende, trockene Hitze.

Sepia steht zwischen NUX-V. und PULS.; es hat gemeinsam mit NUX-V. gelbe Haut, Pfortaderstauung, sauren Magen, Morgenkopfschmerz wie nach Ausschweifung und Verstopfung.; mit PULS. den „Schleim" [übler Mundgeschmack], die Frostigkeit und das faulige Aufstoßen.

Für Schwäche- und Leeregefühl im Epigastrium kommen außerdem folgende Mittel in Frage: *Calc., Ign., Cimic., Kali-c.,* Nicc., *Hydr., Phos., Merc., Sulph.,* Nat-c., Nat-m., Nat-p., Murx., Thea, Podo., Stann., COCC., *Carb-an.* und *Staph.*

Sepia ist zwar meist hungrig, doch bessert Essen nicht unbedingt. Dies entspricht der allgemein erschlaffenden Wirkung des Mittels, die sich in nahezu allen Körperteilen ausdrückt.

Carbo animalis wird durch Säfteverluste, wie z.B. durch Stillen, geschwächt.

Cimicifuga wirkt hervorragend, wenn mit dem Ohnmachts- und Schwächegefühl im Epigastrium ein Empfinden von Zittern und Wogen besteht, das sich vom Magen über den ganzen Körper ausbreitet.

Hydrastis bessert, wenn ein Gefühl des Hinsinkens, Herzklopfen und schleimbedeckte Stühle auftreten.

Ignatia seufzt dabei.

Niccolum ist dabei ohne Verlangen nach Nahrung.

Oleander: Mit Gefühl von Ausdehnung des Bauches; Leere- und Kältegefühl in der Brust.

Sarsaparilla: Mit Kollern im Bauch.

Thea chinensis erregt Schwäche- und Ohnmachtsgefühl; Kopfschmerzen mit Übelkeit [Migräne], von einem Punkt ausstrahlend; Schmerzen im linken Ovar, dann Übelkeitskopfschmerz.

Ipecacuanha, Staphisagria und **Thea chinensis** haben alle ein Leere- und Erschlaffungsgefühl des Magens, der herabzuhängen scheint.

Hydrastis, Calcarea carbonica und **Mercurius solubilis** verursachen, wie SEP., ohnmachtsartige Schwäche.

Hals und Brust

Hals rot, trocken, mit Spannungsgefühl, obwohl sich Schleim ansammelt.

Rachen rauh, rot, beißend, brennend; Schneiden im Hals, < beim Räuspern.

Drücken in der Gegend der Mandeln, wie durch ein zu eng gebundenes Halstuch. Pflockgefühl. Schwellung der Halsdrüsen.

Kehlkopf trocken; Gefühl wie wund, roh und kratzend, mit Husten. Schleimansammlung. Heiserkeit bei Schnupfen.

Husten durch Kitzel im Kehlkopf, wie vom Magen oder Unterbauch oder durch Verstopfung ausgelöst. < durch Naßwerden, kaltfeuchte Luft, saure Speisen, nach dem Essen. Manchmal durch Niederlegen gebessert, obwohl auch häufig hackender Husten abends nach dem Hinlegen entsteht, mit oder ohne bitterem Erbrechen;

schlaflos wegen unaufhörlichem Husten; trockener, keuchender, erstickender Husten, der sie zwar nicht weckt, doch beim Erwachen sehr heftig ist.

Salziges Sputum; eitriges, mit Beklemmung der Brust; geringste Bewegung nimmt den Atem und verursacht Erschöpfung; blutgestreift; koaguliertes Blut; grau, gelb; von fauligem Geschmack und Geruch; reichlicher Auswurf. < morgens, abends und nachts.

Husten mit Stechen in Epigastrium, Leber und Brust; bitteres oder biliöses Erbrechen, danach von Speisen.

Kurzatmig beim Gehen; Atemversetzung durch geringste Anstrengung; erwacht mit Atemnot und Schweiß; asthmatische Atmung nach geistiger Anstrengung, mit Herzklopfen. Lange, erschwerte und geräuschvolle Ausatmung.

Kongestion zur Brust, mit Herzklopfen.

Beklemmung der Brust, < morgens und abends. Zusammenschnüren und Zusammenziehen.

Leeregefühl in der Brust.

Die Brustsymptome nötigen zum Drücken mit der Hand auf die Brust und werden dadurch gebessert (*Boenninghausen*).

Braune Flecken auf der Brust.

Heftiges Herzklopfen und Schlagen der Arterien; auch mit Stechen in der linken Brustseite. < nach Gefühlserregung oder Anstrengung, bei Schweißausbruch; in Verbindung mit Hitzewallungen und Ohnmacht. Bei einer Form gibt es eine Besserung durch schnelles Gehen.

Blutwallungen mit Angst, Ohnmacht, Übelkeit und Ruhelosigkeit; < nachts. Spürt überall den Puls, vor allem jedoch in der gesamten linken Brust.

Puls nachts schnell, morgens langsam; aussetzend.

Auf die Schleimhäute wirkt SEP., wie bereits erwähnt, reizend, verursacht Trockenheit, Brennen, Roheit und Beißen. Der Schleim ist verändert, wird dick, gelb oder gelblichgrün; schleimig-eitrig. In den Bronchien kann es zur Ansammlung von eitrigem oder fauligem Sputum kommen. Die Symptome weisen auf chronischen Katarrh, vernachlässigte Bronchitis und auch tuberkulöse Ablagerungen.

Das Mittel kann auch für Husten eingesetzt werden, der durch Tabakmißbrauch entsteht, insbesondere aufgrund der schädlichen Gewohnheit, den Zigarettenrauch zu schlucken. Vergleiche hierbei ATRO. und NUX-V. Bei ATRO. wurde dieses Symptom zweimal bestätigt. Wundheitsgefühl im Hals; trockener, kitzelnder Husten, der durch Rauchen erregt wird.

Ausgesprochen wichtig ist der nächtliche und abendliche Husten von SEP. Das Mittel wurde bei Tuberkulose mit eben dieser Hustenform eingesetzt.

Krampfhafter Husten mit bitterem Erbrechen führte zu seiner erfolgreichen Anwendung bei Keuchhusten. Vergleiche hier: KALI-C., *Bry.*, Carb-v., Lach. und *Sulph.*

Vergleiche bei Abendhusten, < durch Niederlegen, auch: CALC., *Kali-c.*, SULPH., CON., *Phos., Rhus-t., Bry., Puls., Hyos.,* CIMIC., DROS., HEP., *Carb-v.* und Nit-ac.

Husten vom Magen oder Bauch ausgehend: *Ant-c.,* Verat., *Bry., Nit-ac.,* Hep., Puls. und *Sulph.* (Schwertfortsatz).

Besserung durch Hinlegen: Mang. und Calc-p.

Eitriges Sputum: CALC., CARB-V., *Con., Hep.,* KALI-C., LYC., PHOS., *Ph-ac., Rhus-t.,* SIL. und SULPH.

Übler, fauliger Geschmack oder Geruch des Sputums: *Carb-v., Carb-an.,* Con., LYC., Rhus-t., *Sulph., Sil., Phel., Sang.* und *Stann.*

Wenn SEP. das Mittel ist, handelt es sich aber im allgemeinen um chronische Fälle, oder der Kranke leidet unter Verdauungsstörungen mit mangelhafter Assimilation, ist entkräftet und bleich, mit träger Leber und Pfortaderstauung. Möglicherweise ein skrofulöses, dünnes und schwaches Kind, das unter Diarrhoe nach gekochter Milch leidet. Oder eine Frau, die lange an Uterus- oder Ovarialerkrankungen gelitten hat. Es scheint, daß die Neigung zu Katarrh von Nase, Hals oder Bronchien viel mit der Wirkung von SEP. auf das Gefäßsystem zu tun hat; da passive Kongestion sicherlich auch Katarrh begünstigt.

Von allen Hustensymptomen ist das wichtigste der charakteristische Abend- oder Nachthusten, mit Erstickungsgefühl, Erbrechen, Atemnot und Erschöpfung. Häufig führt, bei Übereinstimmung mit dem bisher besprochenen Zustand, dieses Symptom zu SEP., wenn der Fall bisher auf übliche Arzneien wie DROS. oder BRY. nicht reagierte.

In bezug auf Analogmittel müssen hier verglichen werden: SULPH., CALC., SIL. und LYC. bei zugrundeliegender skrofulöser Konstitution; STANN., PULS., KALI-C. und CIMIC. bei gleichzeitigen Uteruserkrankungen; und bei Pfortaderstauung NUX-V. und SULPH.

Sulphur ist sehr ähnlich, doch der Husten beginnt im Hals oder am Schwertfortsatz. Es besteht stärkerer Schmerz in der linken Brust als in der rechten oder der Mitte. Der Husten kann durch Bewegung des Schleims in den Luftwegen erregt werden, wenn es sich um einen lockeren Husten handelt.

Calcarea carbonica gleicht SULPH. hinsichtlich des abendlichen Kitzelhustens, und obwohl er sich auch bis in den Schlaf erstrecken kann, läßt er aber trotzdem nach, sobald die Nacht naht - dies tritt vor allem während der Zahnung oft auf. Dicke, blonde Kinder mit offenen Fontanellen. Husten wie von einer Feder oder Staub im Hals. Die Brust ist empfindlich gegen Berührung, wogegen SEP. durch Druck gebessert wird. Der Auswurf ist dick; ins Wasser gespuckt hinterläßt er eine Schleimspur wie eine Sternschnuppe, während er zu Boden sinkt.

Silicea verursacht Husten durch Kitzel in der Halsgrube oder wie durch ein Haar, das von der Zungenspitze bis in den Hals reicht. Fauliger Fußschweiß ist deutlicher als bei SEP. Kavernen in den Lungen mit reichlichem, übelriechendem Eiter. Kinder mit großem, verschwitztem Kopf; schlecht ernährt und rachitisch.

Lycopodium heilte trockenen Husten schwacher, abgemagerter Kinder. Häufig besteht ein Gefühl, als seien die Lungen voller Schleim, und das Kind weist eine deutlich rasselnde Atmung während des Schlafs auf. Trockener, kitzelnder Abendhusten, wie von einer Feder (Calc.), oder wie durch Schwefeldämpfe. Lockerer Husten, der sich anhört, als sei das gesamte Lungenparenchym aufgeweicht.

Einige dieser Mittel sind auch bei alten Fällen von Lungenkatarrh angezeigt.

Silicea: Bei alten Menschen; der Husten klingt, als wären die Lungen voller Schleim; der Auswurf ist eitrig und übelriechend; einige kleinere Vorfälle von Erbrechen - eine nicht seltene Folge lange bestehender Fälle von fibroider Tuberkulose.

Lycopodium: Bei vernachlässigter Pneumonie; häufige Attacken von Lobulärpneumonie; lockerer, rasselnder Husten; graues, übelriechendes, eitriges Sputum; Schleimrasseln, zumeist in der rechten Brust; Atemnot, einerseits durch den Zustand der Lungen, andererseits durch das krampfhafte Zusammenschnüren der Brust bedingt, mit fächerartigen Bewegungen der Nasenflügel.

Sepia hat reichlich eitriges Sputum und Rasseln; geringste Bewegung nimmt ihr den Atem und erschöpft sie.

Zu Beginn einer tuberkulösen Erkrankung wetteifert SEP. mit Cimicifuga, das quälenden, hackenden Husten erregt, < nachts und durch jede Kälteeinwirkung erneuert. Hilft oft.

Drosera wird von anhaltendem Husten geplagt, sobald sie sich hinlegt; oder er kommt in Anfällen; krampfhaftes Zusammenschnüren des Zwerchfells, sie muß auf Magen oder Hypochondrien drücken, nicht, wie SEP., auf die Brust selbst.

Hepar sulphuris verursacht abends quälenden Husten, eher nach Einwirkung trockener, kalter Winde, als aufgrund feuchter oder nasser Witterung. Der Husten kann eine Kombination von Härte mit Rasseln darstellen.

Conium maculatum hat nächtlichen Husten, oder immer dann, wenn sie sich hinlegt.

Da **Sepia** Atemnot beim Erwachen entwickelt und bei chronischer Bronchitis hilfreich ist, wurde es auch bei den Folgen einer Bronchitis, also Bronchiektasie und Emphysem angewendet.

Es gleicht in der Dyspnoe beim Erwachen SULPH. und LACH. Daneben auch ANT-AR. (sehr wertvoll bei Atemnot), *Chin-ar.*, Naphtalin, *Carb-v.*, ARS. u.a.

Klinisch besserte **Sepia** Asthma mit verlängerter, erschwerter und geräuschvoller Ausatmung. Dies ist eigentlich ein Symptom von Emphysem und wird auch bei ARS. beobachtet. Mehrfach wurde mit ARS. das Beschwerdebild einer Dame gebessert, die jahrelang unter Asthma litt. Beim Aufsetzen im Bett atmete sie schwer. Die Auskultation ergab erschwerte und mühsame Einatmung, gefolgt von langgezogener, sehr schwieriger Ausatmung. Die Brust war erweitert, wie bei Emphysem. Nach ARS. wurden die Anfälle weniger häufig und kehrten seltener wieder.

Harnorgane

Dumpfes Drücken in der Nierengegend. Stechen.

Die Blase fühlt sich wie zu voll an und es ist, als ob sie über der Scham herausfallen wolle; ständiges Verlangen, sie zurückzudrücken.

Drücken; Harndrang; Brennen nach der Miktion.

Empfindung, es kämen Tropfen aus der Blase, was aber nicht der Fall ist.

Brennen in der Blase. Spasmen.

Harnröhre: Feuchtes Aussickern nach dem Urinieren. Chronischer Harnröhrenausfluß.

Brennen im vorderen Teil der Urethra; Beißen; Prickeln am Meatus.

Uriniert häufig, mit Harndrang und Abwärtsdrängen im Becken; der Harndrang wird im Blasenhals verspürt. Häufiges Urinieren nachts, mit Jucken in der Blasengegend.

Muß etwas warten, bis der Urin kommt.

Harn: trübe, übelriechend, dick und schleimig. Blaß und reichlich. Enthält Gallensäure u.a. Periodische Schleimabsonderung in kleinen Klumpen, nach dem Urinieren; vermischt mit dunklem Pigment.

Gelbes, teigiges oder rötliches, sandiges und haftendes Sediment; weiß. Häutchen an der Oberfläche.

Unwillkürliches Urinieren nachts, besonders im ersten Schlaf (kleine Mädchen).

Verwandte Arzneimittel

Die eigentümlichen Empfindungen in der Harnröhre und die milchige oder gelbliche Schleimabsonderung führten zur Anwendung von SEP. bei Gonorrhoe oder gonorrhoischer Absonderung. *Dr. Franklin,* möglicherweise *Jahr* folgend, nutzte das Mittel zu Beginn einer gonorrhoischen Entzündung. Prickeln, Beißen, Brennen u.ä. wiesen definitiv in diese Richtung. Heute gibt es keinen Zweifel über den Wert seiner Behauptung, daß eine frühe Verabreichung von einer oder zwei Gaben SEP. die Erkrankung hemmt oder beschränkt. Bei gonorrhoischer Absonderung wirkt es genauso gut.

Das unter SEP. beobachtete eigenartige Drücken und die verzögerte Miktion bestimmen genauestens, wann SEP. bei Blasenreizung in Verbindung mit Uteruserkrankungen angewendet werden kann.

Sediment und Geruch des Urins sind ausgesprochen charakteristisch. Vergleiche: LYC., Nat-m., PULS., *Dulc., Benz-ac., Calc.,* LIL-T., *Hep.,* Nux-v. und *Kreos.*

Bezüglich Geruch oder Sediment kann SEP. mit LYC., *Calc., Benz-ac.* und *Kreos.* verwechselt werden. Eine Verwechslung mit BENZ-AC. ist unwahrscheinlich, da die Wirkung beider Mittel beträchtlich auseinandergeht. Der Urin von BENZ-AC. riecht weniger faulig, sondern aufgrund des übermäßig hohen Anteils von Hippursäure wie Pferdeharn. Von CALC. kann SEP. durch Überwiegen des roten Sediments und dem eher fauligen als stechenden Geruch unterschieden werden; daneben neigt der CALC.-Harn stärker dazu, klar zu sein. Von LYC. wird SEP. durch das Anhaften des Sediments am Gefäßrand differenziert.

Der Geruch des SEP.-Urins scheint von der Zersetzung des Schleims herzurühren. Pathologisch ähnelt es hierin Dulc., Seneg., Lyc., Par., Puls., Lach., Sal-ac., Carb-ac., Nit-ac., Ph-ac. u.a.

Bei Blasenkatarrh ist der nächste Verwandte von SEP. zweifellos PULS. SEP. paßt besser für chronische Fälle, PULS. sowohl zu akuten als auch chronischen. PULS. ruft stärkere Empfindlichkeit über der Blasengegend und Unwohlsein im Bauch hervor. Nach dem Urinieren krampfhafte Schmerzen im Blasenhals, die sich ins Becken und die Oberschenkel erstrecken.

Harninkontinenz weist auf CAUST. hin (ebenfalls im ersten Schlaf, doch wirkt es besser als SEP. vor allem bei Kindern, die besonders eine Verschlechterung durch kaltes Wetter zeigen; tagsüber und nachts), SULPH., GRAPH., PLAN., *Equis., Kreos.,* Sil., *Puls.* und Chlol. (besonders im letzten Teil der Nacht).

Durch Atonie, und weniger aufgrund von Spasmen oder Entzündung, entsteht die verzögerte Miktion bei den folgenden Mitteln: SEP., HEP., MAG-M. (muß die Bauchmuskulatur einsetzen), Am-m., Sel., Stram., Nat-p., Laur. und Alum. (kann nur während Stuhlgang urinieren).

Männliche Sexualorgane

Neigung zum Koitus, mit Schwäche der Organe. Auf Koitus folgt Gedankenschwäche, Erschlaffung der Gewebe, Niedergeschlagenheit, Schwindel oder Angst und Ruhelosigkeit. Die Samenentleerung kann schwach und wäßrig sein. Schwache Erektion, oder starke, mit zu raschem Samenerguß.

Unwillkürliche Pollutionen im Schlaf.

Absonderung von Prostatasekret oder Samenflüssigkeit beim Stuhlgang; auch nach der Miktion geht Prostatasekret ab.

Verwandte Arzneimittel

Wie bereits angedeutet, paßt SEP. bei Männern mit geschwächter Sexualkraft, aufgrund von Mißbrauch oder allgemeiner nervöser Schwäche. Der Koitus erschöpft, auch wenn er sich selten darauf einläßt.

Vergleichbar: SULPH., LYC., GRAPH. (hervorragend, besonders bei anhaltendem Verlangen, wenn die Organe nicht mitspielen), PETR., SEL., PH-AC., *Nux-v.* und SIL. (mit lähmungsartiger Empfindung in der rechten Kopfseite; der gesamte Körper fühlt sich wie zerschlagen an).

Weibliche Sexualorgane

Vermindertes sexuelles Verlangen. Der Koitus ist schmerzhaft, danach erfolgt eine Blutung aus der Vagina.

Menses spärlich, dunkel, klumpig - spärlich, blaß und scharf - zu spät; seltener zu früh und reichlich oder spärlich. Verspätete Menarche.

Vor den Menses einige Tropfen Blut (fünfzehn Tage vor den Menses); Kolik, Bauchschmerzen, Schaudern über den Körper; Ohnmacht, Abwärtsdrängen; Manie (reichliche Menses); scharfer Fluor; Exkoriation und Schwellung der Vulva; Vergrößerungs- und Wundheitsgefühl des Perineums; Verschlimmerung aller Beschwerden.

Während den Menses Abwärtsdrängen mit krampfhaften Kontraktionen im Abdomen; muß zur Linderung die Beine kreuzen; Ruhelosigkeit, ziehende Gliederschmerzen, Reißen in der Tibia; Zahnschmerzen; Trübung oder Vergehen der Sicht; Ohnmachtsanfälle; Herzklopfen, Atemnot; Kopfschmerzen, Nasenbluten; große geistige Schwäche, Weinen. Reißen im Rücken, Frost und Hitze, Durst und schmerzhaftes Zusammenschnüren der Brust, was am Schlafen hindert. Empfindung eines schweren Klumpens im Rektum. Zerren und Schwächegefühl im Rücken. Schmerzen um das Becken herum, vom Sakrum zur Leiste (bei spärlichen Menses).

Menorrhagie oder Metrorrhagie; Menses fließen nur oder vermehrt morgens; Klimakterium. Blutandrang und Hitzewallungen, Ohnmachtsanfälle.

Uterus: Lanzinieren vom Uterus zum Nabel.

Schmerzhaftes Steifigkeitsgefühl in der Uterusregion.

Schießendes Stechen, nach oben, im Gebärmutterhals, mit Brennen.

Gefühl, als würde der Uterus gepackt und plötzlich wieder losgelassen; Übelkeit.

Kongestion des Uterus, Vergrößerung, Verhärtung, besonders des Gebärmutterhalses. Wassersucht.

Lageanomalien jeder Art, - Prolaps, Anteversion, Retroversion.

Abwärtsdrängen (und ähnlich geartete Empfindungen): Gewicht im Abdomen; Schwere; Abwärtsdrängen, Zerren von Brust, Bauch, Beckenregion oder Rücken aus, mit Beklemmung der Brust oder Leere- und Schwächegefühl in Bauch und Brust. Drängen und Abwärtsdrücken im Becken; Gefühl, als wolle alles zur Vulva herausfallen. Besserung durch Sitzen mit gekreuzten Beinen; < beim Stehen. Abwärtsdrängen mit einem eigentümlich unbehaglichem Gefühl im Becken. Druck auf die Blase, als wolle sie über dem Schambein herausfallen, zum Teil durch harten Druck gebessert. Abwärtsdrängen im Becken, mit leichtem Zerren vom Sakrum. Brennender Schmerz im Kreuz mit Abwärtszerren. Gefühl eines Gewichtes im Anus.

Ovarien: Drücken und Schwere sowie Drängen zum Urinieren. Stiche. Kongestion. Scharfe, schiessende Schmerzen (rechts). Wie ein straff gespannter Faden vom rechten Ovar zum Uterus; Wundheit bei Druck. Stechen durch das linke Ovar.

Vagina (ähnliche Schmerzen zum Uterus): Brennen, scharf schießende Schmerzen, < bei ruhigem Sitzen. Zuckender Schmerz von unten nach oben, < morgens beim Erwachen. Zusammenziehende Schmerzen.

Vulva: Wundheit und Röte der Labien, auch zwischen den Schenkeln und am Perineum. Übelriechender Schweiß.

Fluor wie Milch, mit brennender Exkoriation zwischen den Schenkeln; reichlich nach Urinieren - schleimige Klumpen, faulig, scharf - mit Wundheit der Scham; sieht wie Eiter aus; gelb, grünlich-bräunlich, ätzend, wäßrig und übelriechend.

Brustwarzen: Risse über dem vorderen Bereich; bluten; Jucken und Stechen.

Verzögerte Wehen durch Induration des Muttermundes, mit krampfhafter Kontraktion des Gebärmutterhalses und nach oben schießenden Schmerzen. Schaudern bei den Schmerzen.

Abort im fünften oder siebten Monat; Pfortaderstauung, Empfindung eines Gewichtes im Anus.

Verwandte Arzneimittel

Der anatomische Zusammenhang uteriner und ovarieller Blutgefäße mit der Pfortader einerseits, und den Hämorrhoidalvenen andererseits, ermöglicht die Ausbreitung vaskulärer Störungen von einem Bereich auf die übrigen Teile. So können wir bei SEP. beobachten, daß es Pfortaderstauung, Kongestion von Uterus und Hämorrhoiden verursacht. Auf diese Weise kommt es gleichzeitig zu Hämorrhoiden und Katarrh der Vagina, da die Arteria iliaca interna sowohl die vaginale, als auch die hämorrhoidale Blutversorgung trägt.

Sepia wird selten ohne Anstieg der Blutmenge im Becken von Nutzen sein.

Das Abwärtsdrängen dieses Mittels wird unserer Meinung nach durch Erschlaffung der Gewebe vom Zwerchfell bis zum Perineum verursacht; dies fördert das Herabsinken der Bauchdecken; von daher das Zerren.

Durch den Blutandrang wird dieser Vorgang noch intensiviert, die überfüllten Gefäße reizen die Muskelfasern und veranlassen sie zur Kontraktion. Daneben besteht eine gewisse ovarielle Reizbarkeit, weniger heftig, aber doch kräftig genug, um reflexartig starke hysterische Spasmen und wilde Erregung auszulösen. Dies ist zwar ein eher unterschwelliger Zustand, doch ist er anhaltend und wird schließlich durch die langdauernde Kongestion und den Reaktionsmangel chronisch. Als Konsequenz entwickelt sich eine Kombination aus Erregbarkeit, Nervosität und Angst, mit geistiger Schwäche, Ohnmacht und außerordentlicher Abgespanntheit.

Langbestehende Kongestion kann organische Uteruserkrankungen, wie Vergrößerung, Verhärtung, Ulzeration, hervorrufen. Fortgesetzte Irritation begünstigt das Wachstum fibröser Gewebe, und die nachgeburtliche Rückbildung des Uterus wird unter solchen Umständen nur zum Teil erfolgen; demgemäß kommt es zur Subinvolution.

Für die Einschätzung der Beziehung von SEP. zu anderen Mittel sollten wir zunächst verschiedene Gruppen ähnlicher Arzneien betrachten, zuerst jedoch jene, die abdominale Kongestion hervorrufen. Eine andere und ebenfalls bedeutende Betrachtungsweise ist die Beziehung zur Chronizität in bezug auf andere Mittel. Es ist, laut *Hering*, ein „abschliessendes Mittel" und wird infolgedessen, es sei denn, die Symptome widersprechen nachdrücklich, als ein Mittel betrachtet, das auf andere folgt, und weniger als eines, das zu Beginn einer Behandlung angezeigt ist. Natürlich wird ausdrücklich vorausgesetzt, daß die „Totalität" immer maßgebend entscheidet. Doch erscheint die obige Regel in unsicheren Fällen sehr sinnvoll, und so definiert, zögern wir nicht, sie auch zum Gebrauch zu empfehlen.

So können wir SEP. bei Kongestion mit MURX., NUX-V., SULPH., *Aloe, Aur.*, BELL., *Puls.* LYC., *Podo.*, Aesc. und Coll. vergleichen; bei Abwärtsdrängen und -zerren mit STANN., *Ant-c., Aster.*, Alum., *Apis*, Agar., LIL-T., *Plat.*, CIMIC., Alet., *Calc., Calc-p., Con., Kreos., Inul.*, NAT-C., NAT-M., Kali-fcy., Phyt., Ferr. und *Ferr-i.*; bei Verhärtung mit AUR., *Aur-m-n.*, PLAT., CARB-AN., BELL., Alumn., Am-m., NAT-C. und Iod.; oder auch mit LIL-T., BELL., APIS, *Graph., Arg-m., Con., Carb-an., Podo.*, Phyt., *Plat., Pall.* und *Kali-c.*

Lilium tigrinum hat ein trichterförmig zur Vulva gerichtetes Abwärtsdrängen, so daß manueller Druck dort bessert. Die Ovarialschmerzen sind, ebenso wie die des Uterus, heftiger als bei SEP.; Bohren, Ziehen, Schießen und Schneiden im (linken) Ovar; Stechen, und scharfe Schmerzen. Wundheit der Ovarialregion, bei Berührung empfindlich. Scharfe Schmerzen über der Scham; > durch Reiben mit der warmen Hand. Krampfartige Schmerzen. Brennen, wie von glühenden Kohlen. Der Uterus ist so empfindlich, daß die geringste Erschütterung oder Gehen auf unebenem Boden unerträglich ist. (Bezüglich der Schmerzen gleicht es eher CIMIC.) Brennen im gesamten Bereich von Schamgegend und Genitalien.

Lilium tigrinum erzeugt außerdem eine, SEP. zwar sehr ähnliche, doch auffallendere Nervosität; sie ist erregt, das sexuelle Verlangen ist gesteigert und sie ist genötigt, sich zu betätigen, wodurch sich ihr Zustand bessert, [aber nur solange, wie sie die Beschäftigung aufrecht erhält]; geschäftiges, hastiges Verhalten.

Bei SEP. dagegen ist die Geschlechtslust vermindert. LIL-T. verursacht Beißen der Körperöffnungen nach Diarrhoe und Miktion; biliöse Stühle. Bei SEP. ist es weniger Beißen, sondern lediglich Brennen. LIL-T. verursacht wie SEP. Kreislaufstörungen, doch in Form von Beklemmung, Herzflattern, Kongestion zu Kopf und Brust; > in frischer Luft (und gleicht darin stark PULS.); Ohnmacht im warmen Raum. Flatterndes Herzklopfen nach Gehen; > bei Beschäftigung; SEP. bessert sich durch schnelles Gehen. Charakteristisch für LIL-T. ist ein Schmerz von der linken Mamma zum Rücken.

Die Verschlechterungszeit von LIL-T. ist nachmittags, die von SEP. vormittags.

LIL-T. kann sich so erregen, daß es zu hysterischen Anfällen kommt. Hier weicht es von SEP. ab und nähert sich PLAT., mit dem es auch hinsichtlich des sexuellen Verlangens übereinstimmt.

Verwandte Arzneimittel

Aloe, Helon., Plat., Graph., Cimic., Ust., Vib., Murx. und Kreos.

Rücken und Glieder

Steifigkeit von Nacken und Rücken.

Rückenschmerzen, < im Sitzen; Druck bessert meist. Schwere, früh beim Erwachen, als könne sie sich nicht gut wenden und aufrichten, oder als hätte sie unrecht gelegen. Rückenschmerzen, > durch Aufstoßen.

Schmerz zwischen den Schultern und unter dem linken Schulterblatt, erstreckt sich zur linken Lunge; < beim Ausatmen. Anhaltender Schmerz zwischen den Schultern und den Rücken herab. Drücken über der Lendengegend.

Ziehendes Drücken und brennender Schmerz über der Dorsalregion, wie durch Nähen [mit der Nähmaschine verursacht] *(Dunham)*.

Kreuzschmerzen; Schwäche; Ermüdungsschmerz. Schmerz wie verrenkt.

Beim Bücken arger Schmerz, wie ein Schlag; Andrücken des Rückens an einen harten Gegenstand lindert.

Stiche hinten über der rechten Hüfte; konnte vor Schmerz nicht auf der rechten Seite liegen; beim Anfühlen schmerzte die Stelle wie unterschworen.

Drückende, zerrende Schmerzen über Kreuz und Hüften; brennendes Drücken in der Wirbelsäule.

Drücken im Sakrum, durch Druck gelindert; Kreuzschmerz durch Hüften und Oberschenkel bis zu den Knien, mit Schwäche und Mattigkeit bei Bewegung, besonders beim Treppensteigen, als ob die Glieder versagten.

Glieder: Einschlafen der Glieder; Schweregefühl; wund, wie zerschlagen.

Unruhe in den Beinen, besonders abends.

Steifigkeit oder Schwächegefühl der Gelenke, als könnten sie leicht ausrenken. Nach Anstrengung Gefühl in den Schultergelenken wie verrenkt. Arthritis.

Krämpfe der Oberschenkel beim Gehen; Krämpfe in den Hinterbacken beim Ausstrecken, nachts.

Schwellung der Füße; auch der anderen Glieder; < im Stehen, > beim Gehen.

Spannung in der Achillessehne; Schwellung.

Verwandte Arzneimittel

Sepia ist nicht das empfehlenswerteste Mittel bei Rückenmarksreizung mit Hyperästhesie. Es ist dann vorzuziehen, wenn Schmerzen, Steifigkeit und Schwäche bestehen; eine gewisse Reizbarkeit zeigt sich durch unruhige Glieder, Nervosität; Unterschworenheitsgefühl unter der Haut. Erschöpfung herrscht vor, der Rücken schmerzt und ist passiv kongestioniert; Schwäche von Rücken und Gliedern, mit Ermüdung der Muskeln und Gelenke, sowie Taubheit der Glieder nach Anstrengung (ein sehr charakteristisches Symptom). Die Gelenke sind schwach; durch Anstrengung scheinen sie sich auszurenken. Dieser Effekt ist Teil der allgemeinen Wirkung von SEP. - der Erschlaffung der Gewebe.

Das Mittel ist von daher nach langdauerndem Mißbrauch der Sexualorgane nützlich; auch für Frauen, die unter Uterus- und Ovarialbeschwerden leiden oder durch Säfteverluste geschwächt sind. In jedem Fall sollten die Symptome grundsätzlich den Allgemeincharakteristika von SEP. entsprechen.

Unter den Modalitäten der Rückenmarkssymptome sind folgende charakteristisch: lumbosakrale Schmerzen, < durch Stehen; sie fühlt sich schwach und unwohl. Rückenschmerz, Drücken und Brennen mit Kongestion; > durch Druck; < *durch Sitzen.* Rückenschmerzen < nachts. Beim Erwachen Steifigkeits- und Ermüdungsgefühl; Kopfschmerzen; enorme Schwäche.

Zu den verwandten Mitteln zählen: Nat-m., Puls., Helon., Murx., Sulph., Lil-t., Cimic., Lyc., Pic-ac., Nux-v., Cocc., Kali-c., Kreos., Graph., Calc., Mitch.

Pulsatilla verursacht deutlicheres Unterschworenheitsgefühl; es hat auch Schwere, wie von einem Stein [im Abdomen]; vor allem aber ein Gefühl im Kreuz, wie von einem straffen Band; der Rücken fühlt sich steif an, wie ein Brett (dieses Symptom besserte sich sowohl bei Frauen, als auch bei Männern).

Natrium muriaticum bringt wie SEP. lähmungsartige Schwäche des Rückens, Steifheit und Zerschlagenheitsgefühl hervor; Gliederschmerzen wie nach Verrenkung; die Beine sind schwach und schlafen ein; Krämpfe; Fußschweiß; Unsicherheit der Beine. Aber das Salz entwickelt stärkere Reizung, mit Empfindlichkeit des Rückgrats und Sehnenkontraktionen (Kniekehlensehnen). Gefühl, als wäre das Kreuz zerbrochen. Nur SEP. verursacht Schmerzen von der Sakral- und Lumbalregion herab zu den Beinen, oder herum zu den Leisten. Auch die Begleitsymptome differieren. Bei NAT-M. sind es Herzflattern, Zittern, Ohnmacht und Zusammenschnüren; bei SEP. deutlichere Wallungen, heftiges Schlagen des Herzens, Völlegefühl im Herzen und Ohnmacht.

Rückenschwäche findet sich überdies auch bei COCC., CON., HELON., PIC-AC., ZINC., Lil-t., *Alum.,* Cimic., AESC., GRAPH., SULPH., PHOS., *Arg-n.* und *Gels.*

Cocculus indicus schwächt die Lebensenergie und verursacht Muskellähmung, oft verbunden mit Zuckungen, bis hin zu Krämpfen - eine Art reizbarer Schwäche, ähnlich der Wirkung von IGN. oder NUX-V. Äußere Eindrücke sind unerträglich; Geräusche stören, sie ist empfindlich gegen Gerüche, Tabakrauch, kalte Luft. Lähmiger Schmerz über den Hüften, Steifheitsgefühl der Lenden; krampfhaftes Zusammenschnüren entlang der gesamten Wirbelsäule. Parese von Augenlidern, Zunge, Rachen und Gliedern, mit Zittern; Einschlafen einer Hand und eines Fußes, zu anderen Zeiten der anderen Hand und des anderen Fußes; geistige Schwäche - alles vorübergehende Symptome.

Diese Erscheinungen sind häufig bei geschwächten, nervösen Frauen zu beobachten, und logischerweise führt die Neigung zu spasmodischen Symptomen und Erregbarkeit dieser Personen - also Beschwerden aufgrund einer Reizung der geschwächten Nerven - zur Anwendung des Mittels bei Konvulsionen nach Schlafmangel; bei Menstrualkolik, scharf schneidenden Schmerzen im Uterus, der sich erweitert anfühlt; bei Schlaflosigkeit durch geistige Aktivität usw. Doch herrscht allgemein Torpor vor; der Kranken wird beim Aufrichten aus liegender Position schwindelig und sie sinkt ohnmächtig nieder; Gefühl von Seekrankheit; der Rücken fühlt sich schwach und wie gelähmt an, mit oder ohne Zucken der Muskeln. Leeres, hohles Gefühl in einer oder allen Körperhöhlen; auch der Kopf fühlt sich leicht und leer an; der Hinterkopf scheint sich zu öffnen und zu schließen; Sprechen erschöpft und verursacht oder verstärkt das Schwäche- und Leeregefühl in der Brust.

Conium maculatum lähmt die Wirbelsäule von unten nach oben (*Hughes*, aber auch Symptom 991 bei *Allen*). Es verursachte und heilte: „Fluor, davor Schwäche und Lähmigkeitsgefühl im Kreuz, danach Mattigkeit." In dieser Hinsicht ähnelt es SEP. (Rückenschwäche beim Gehen; Schmerzen nach kurzem Sitzen); GRAPH. (Fluor reichlicher und wäßriger); AESC. (Iliosakralgelenke geben beim Gehen nach); *Nat-m.* (Rücken fühlt sich wie lahm und zerschlagen an) und natürlich COCC.

Argentum nitricum hat ebenfalls Rückenschmerzen; < während des Sitzens. Paralytische Schwere und Rigidität; die Beine sind schwach und zittern; Schwäche der Iliosakralgelenke (wie AESC.). Es fehlt das Klopfen und andere Kongestionserscheinungen, die SEP. charakterisieren.

Picricum acidum ähnelt SEP. zum Teil, und zwar bei Ermüdung und Rückenschmerz. Nicht selten klagen Frauen über Müdigkeit mit Muskelschmerzen und Wundheitsgefühl; Gehen ist sehr anstrengend, wenn nicht gar unmöglich; Hände und Füße fühlen sich taub und schwer an.

Helonias dioica bringt oft nur kurzfristige Besserung; der Rücken ist schwach, wund und brennt; geringste Anstrengung ermüdet sie.

Cimicifuga hilft ebenfalls, besonders bei Rheumakranken; Schwere und Zittern der Rücken- und Beinmuskeln; lahmes, müdes Gefühl; schwacher Puls; allgemeine Wundheit und Steifheit, wie nach Anstrengung.

Gelsemium besserte das: „Ich fühle mich so müde"; was sich auch im Gesicht ausdrückt; die Augenlider sind nur halb geöffnet, die Sprache ist schwer oder kloßig und sie kann kaum einen Arm heben. Sie ist schwach, fühlt sich wie zerschlagen und ist schläfrig.

Doch bei einer anderen Art von Fällen ist **Picricum acidum** das Mittel: die Muskeln fühlen sich wund, *schwer* und schwach an; *Schwere* und Zerren im Rücken, mit Hitze. Völlig ermüdet; fehlende Willenskraft, irgend etwas zu unternehmen.

Sowohl **Sepia** als auch **Picricum acidum** verursachen Rückenmarkserschöpfung. Bei PIC-AC. herrscht Erschöpfung vor und die vollentwickelte Symptomatik gleicht weitgehend der einer Rückenmarkserweichung. Natürlich beinhalten die oben angesprochenen Zustände keine so schwerwiegende Läsion wie die Erweichung. Doch sie umfassen Fälle von Erschöpfung mit so starker Funktionseinschränkung, daß die entstehenden Symptome sehr stark den eher anhaltenden Auswirkungen organischer Veränderungen gleichen.

Haut und Drüsen

Rote Hautausschläge mit Rauheit der Haut. Die Oberhaut schält sich, besonders an den Händen. Psoriasis.

Gelbbraune Flecken; schuppen ab, wenn sie gerieben werden; schuppige und feuchte Hautausschläge.

Feiner, flüchtiger Ausschlag am ganzen Körper, doch vor allem in den Ellbeugen und Kniekehlen; verschwindet in kalter Luft und es folgen rheumatische Schmerzen in Ellbogen- und Kniegelenk.

Jucken an einzelnen Stellen, durch Kratzen gebessert, danach rosafarbene Tönung der Haut. Juckende Schärfe, hinten an beiden Ellbogen. Prickeln der Haut, besonders nach Warmwerden im Bett. Rhagaden.

Die Haut ist sehr empfindlich; Kratzer heilen schwer. Schmerzlose Geschwüre; oder juckend, stechend und brennend; finden sich meist auf oder in der Nähe von kleinen Gelenken; auch an den Fersen, auf Blasen folgend.

Kleine, juckende Pusteln. Furunkel. Bläschen werden zu Pusteln; Scabies. Ekthyma [flache Hauteiterung].

Gelbe Nägel; verkrüppelt. Harte, hornige Warzen, oder lang und rauh; besonders wenn sie an Händen und Fingern sitzen.

Verwandte Arzneimittel

Sepia verursacht gelbbraune Flecken, Jucken, Röte, Bläschen, Feuchtigkeit und Rauheit, Abschilferung, Pusteln. Im warmen Raum fühlt sich der Urtikaria-Patient wohl, doch die Bettwärme verstärkt das Prickeln der Haut.

Ringelflechte wurde, den Berichten nach, häufig mit SEP. geheilt. Leider hat es uns in einigen Fällen enttäuscht.

Dr. Dunham empfiehlt SEP., geleitet durch dessen Neigung zur Abschilferung, als Antidot bei Rhus-t.-Vergiftung.

Nachdem *Jahr* Ekthyma mit SEP. heilte, wandte er es auch, weil es isolierte Pusteln entwickelt, bei Krätze an, wenn die Bläschen sich mit Eiter füllten.

Die nächsten Verwandten von SEP. bei Hautaffektionen sind NAT-M., NAT-P., SULPH., RHUS-T., THUJ., TELL., CALC., CALC-A., LYC. und CUR.

Die Natriumsalze gleichen SEP. in bezug auf: Jucken, Herpes, schuppiger Haut und der Bevorzugung kleiner Gelenke, insbesondere der Knöchel.

Thuja occidentalis bringt wie SEP. schuppige, aber dabei trockene Hautausschläge hervor, während bei SEP. die Teile feucht sind.

TELL., CALC. und CALC-A. und sind laut *Dunham* bei Ringelflechte nützlich; TELL. vor allem dann, wenn der Ausschlag einen großen Teil des Körpers mit sich überschneidenden Ringen abdeckt.

Auch SULPH. kann bei Ringelflechte nötig werden; bei heftigem Jucken ARS. und CROT-T.

Gelbbraune Flecken verschwanden auch nach LYC., NUX-V. und SULPH. *Dr. Baruch* benutzte CUR. Nach unserer Erfahrung wurde durch CUR. ein Fall abgeschwächt, und wir kennen einen anderen, geheilten Fall.

Sepia hat, nach *Ars.* und ARS-I., bei der Behandlung der Psoriasis seinen Platz. Vergleiche HEP., COP. (Hände), SULPH., TEUCR. (schuppige Haut der Finger), IRIS (glänzende Schuppen), GRAPH. und LYC. *Kafka* verabreichte zuerst SULPH., dann SEP., in absteigenden Potenzstufen.

Bei Rhagaden steht SEP. hinter CALC., PETR. und SARS.

Verkrüppelte Nägel sind als Symptom eher für GRAPH., CAUST. und *Sil.* charakteristisch. Doch ist Gelbfärbung der Nägel bei SEP. erheblich deutlicher als bei den oben aufgeführten Mitteln. Vergleichbare Gelbfärbung entwickeln CON., SULPH., MERC., NIT-AC. und *Nux-v.*

Ausgesprochen charakteristisch für SEP. sind herpetische Ausschläge. Bläschen um den Mund (wie RHUS-T. und NAT-M.); am Nacken, hinter den Ohren, in den Gelenkbeugen und an den Genitalien. Die Eichel ist heiß, die Vorhaut wund, juckend und beißend. Die Labien sind, wie auch das Perineum, wund und rot - charakteristisch ist in den meisten Fällen bestehende Feuchtigkeit, Roheit, Beißen und Jucken.

Vergleiche bei Warzen an der Hand THUJ., *Sulph., Dulc.* etc.

Als wertvolles Begleitsymptom der Hauterscheinungen, besonders feuchter Hautausschläge an Kopf, Gesicht und hinter den Ohren, ist bei SEP. häufiges Vor- und Zurückzucken des Kopfes zu beobachten. Dadurch ist bei Ohrekzemen eine eindeutige Differenzierung von Graph., Petr. und Olnd. möglich.

Das Ekzema marginatum [mit begrenztem Randwall] von SEP. hat in *Nat-m.* ein Äquivalent. Vergleiche außerdem *Ars.,* Hydr. und Arg-n.

Schlaf

Schläfrigkeit tagsüber, besonders während des Vormittags.

Unruhiger Schlaf durch Hitze und Blutwallungen, oder das Gefühl eines Gewichtes auf dem Körper. Spricht im Schlaf; erwacht schreiend, wie durch Schreck. Die Glieder zucken beim Einschlafen. Erwacht gegen 3 Uhr und kann nicht wieder einschlafen; manchmal mit Ideenzudrang.

Beim Erwachen morgens ist er müde und steif; kann sich kaum bewegen; Kopfschmerzen und Übelkeit, wie nach „durchzechter" Nacht.

Verwandte Arzneimittel

Die Schlafsymptome von **Sepia** entsprechen vollständig der allgemeinen Wirkung des Mittels. Schläfrigkeit und Trägheit, Ruhelosigkeit und Schlaflosigkeit durch Blutwallungen, Überdruß beim Erwachen, alles wird durch gestörten Kreislauf und geschwächten Zustand des Nervensystems hervorgerufen. Die Verschlimmerungszeit gegen 3 Uhr stellt SEP. in die Nähe von Mitteln, die Leber und Darm beeinflußen, wie NUX-V., SULPH., *Ars.* u.a.

Die Beschwerden am frühen Morgen belegen die enge Beziehung von SEP. zu NUX-V., PULS. und SULPH.

Nux vomica hat weniger lähmige Steifheit, dafür mehr Würgen und spärliche, lockere Stühle mit viel Pressen oder erfolglosem Drängen.

Sulphur gleicht SEP. weitgehend bezüglich: abendlicher Schläfrigkeit, unruhigen und schlaflosen Nächten und daraus folgender Müdigkeit und allgemeiner Verschlimmerung der Symptome beim Erwachen. Die Blutwallungen sind jedoch bei SULPH. erheblich deutlicher; der Patient erwacht oft und ist jedesmal hellwach; seine Nacht besteht aus vielen „Nickerchen".

Pulsatilla ist abends nicht schläfrig; der Schlaf kommt erst spät, und als Konsequenz besteht Abneigung, früh aufzustehen. Doch verschlechtert sich die Mehrzahl der Symptome im Gegensatz zu den anderen Mitteln morgens nicht. Zumeist besteht dann nur trockener Mund, bitterer Geschmack oder Kopfschmerzen.

Frost, Fieber und Schweiß

Vorherrschend Frost. Frost mit Durst, gefolgt von Nachtschweiß.

Frost < abends oder nachts; < durch jede Bewegung; < durch äußere Wärme (Frost mit Kopfschmerzen).

Kälte mit feuchter Haut; eiskalte Hände und Füße, wie von Eiswasser. Hände kalt, die Füße warm; wenn die Füße kalt werden, werden die Hände warm.

Hitze, meist in Form von Hitzewallungen; < nachmittags und nachts, danach Schweiß mit Ängstlichkeit.

Angeregtes Sprechen erhitzt ihn.

Schweiß eher nach, als während Erregung oder Anstrengung.

Übelriechender Fußschweiß. Übelriechender Schweiß an den Genitalien.

Kalter Nachtschweiß an Brust und Rücken; mehr an der oberen Körperhälfte.

Verwandte Arzneimittel

Sepia verursacht Frostigkeit mit Mangel an Lebenswärme und stimmt damit stark mit PULS. überein.

Das Abwechseln von Kälte und Wärme der Hände und Füße ist eigenartig und sehr charakteristisch.

Eiseskälte mit Feuchtigkeit erinnert an die Kalksalze, doch obwohl bei CALC. und SEP. Erregung und Anstrengung Schweißausbruch erregen, tritt der Schweiß, laut *Boenninghausen,* bei CALC. während, bei SEP. nach Anstrengung auf.

Hitzewallungen, als einziger fieberhafter Ausdruck von SEP., führten zum Gebrauch von SEP. während des Klimateriums, in der Schwangerschaft und bei Uterusverlagerungen. Symptomatisch gesehen steht SULPH. sehr nahe, doch auch andere Mittel wie AML-NS., GLON., Kali-bi. und LACH. sind ähnlich.

Erhitzung durch angeregtes Gespräch kann neben SEP. auch auf AM-M. hinweisen.

Der Schweiß in SEP.-Fällen ist reichlich und schwächend. Wie bei SIL. ist der Fußschweiß übelriechend, doch bei SEP. kommt es seltener zur Wundheit der Füße. Vergleiche bei übelriechendem Achselschweiß PETR., *Sulph.* und *Hep.;* bei übelriechendem Schweiß der Brust LYC.; der Genitalien Fl-ac., Sulph. und *Thuj.;* der Füße SIL., *Graph.,* THUJ., *Nit-ac., Puls.* und *Bar-c.*

TARENTULA
und
verwandte Arzneimittel

Die von den Spinnen herrührenden Gifte wirken zwar kraftvoll, doch weniger verhängnisvoll als jene der Schlangen.

Auffallend unter den Wirkungen der Spinnengifte sind Störungen des Nervensystems, Ängstlichkeit, Zittern und choreatische Bewegungen. Hysterische Anfälle und große Unruhe werden häufig ausgelöst. Zu beobachten ist Überempfindlichkeit, z.B. durch Geräusche (THER., TARENT.). Nervöse Erschöpfung; Periodizität.

Gebissene Teile schwellen an, werden rot oder gar livide, mit dunklen Streifen entlang dem Verlauf der Lymphbahnen. Knochenschmerzen (THER., TARENT., ARAN.). Intermittierende Fieber. Blutungen (ARAN.,

TARENT., TELA). Der Organismus wird durch die Spinnengifte tiefgehend beeinflußt, weshalb sie auch bei ernsten und chronischen Beschwerden zur Anwendung kommen.

Der Biß der LYCOSA HISPANICA [TARENTULA] verursacht Schwellung und Verfärbung der Teile; Schmerzen und Jucken; und als Allgemeinsymptome Kälte, präkordiale Angst und Schwindel. Dann folgt eine lange und meist unheilbare Reihe nervöser Symptome. Zum einen bestehen sie aus aufkommender Ruhelosigkeit und konvulsivem Zittern, zugleich finden wir Kräfteauszehrung, Melancholie und Gedächtnisschwäche. Musik und bestimmte Farben haben eine besänftigende Wirkung, beruhigen für kurze Zeit die angespannten Nerven und lindern die geistige Schwäche. Der „Tarantella" genannte Rhythmus scheint besonders wirksam zu sein. Sobald der Leidende diese Melodie hört, wird er erregt und beginnt zu tanzen, und damit schwindet die Melancholie. Schließlich kann reichlicher Schweiß folgen, mit allgemeiner Besserung.

Die charakteristischen Symptome und Begleiterscheinungen sind in Kürze die folgenden: Anfälle von Geisteskrankheit - sie reißt an ihrem Haar, schlägt ihren Kopf mit den Händen; allgemeines Zittern; Ruhelosigkeit der Beine und häufig sexuelle Reizbarkeit. Sie singt, tanzt und schreit; ohne Fieber.

Hysterie: Simulierte Paroxysmen. Lacht übermäßig und in unkontrollierbaren Anfällen. Singt, bis er heiser und erschöpft ist. Erstickungsanfälle mit Weinen und Schreien. Präkordiale Angst; stürmisches Herzklopfen; Verlangen nach Luft. Plötzliches Ausbleiben des Herzschlags, wodurch der Patient zu sterben glaubt. Herzschmerzen, als würde es zusammengequetscht. Veränderliche Stimmung; streitsüchtig, mit Gedächtnisschwäche, doch erregtem sexuellen Verlangen; Lüsternheit, mit schamlosem Entblößen; Kontraktionen des Uterus.

Tiefsitzender Kummer und Angst.

Verlangen zu schreien; allgemeine Aufregung.

Verlangen zu Spaßen, Spielen und zu Lachen. Anfälle nervösen Lachens.

Verdrehungen von Kopf und Händen, mit nervöser Aufregung und Wut.

Muß ständig beschäftigt sein oder Hände und Füße bewegen; kann sich nicht ruhig verhalten. Unregelmäßige Bewegungen des Kopfes und der oberen Extremitäten. Musik mildert die choreatischen Bewegungen.

Schwindelgefühl vor den Spasmen; große Qual in der Herzgegend während der Anfälle.

Neigung, ärgerlich zu werden und schroff zu sprechen.

Melancholische Stimmung ist stark vorherrschend.

Furcht und Zittern; Besorgtheit.

Gedächtnisschwäche bei vielen Symptomen.

Intensiver Kopfschmerz, der zum Bewegen von einem Platz zum anderen zwingt.

Muß den Kopf bewegen oder ihn gegen etwas reiben.

Kopfschmerzen, < beim Erwachen; Schmerz wie geschlagen, mit Steifheit des Nackens.

Kopfschmerz, als ob kaltes Wasser über den Kopf geschüttet würde; > durch Druck und frische Luft.

Die Kopfschmerzen sind verbunden mit Zittern, Brustbeklemmung, Herzklopfen, starker Nervosität und Empfindlichkeit der Wirbelsäule, oder mit Uterussymptomen. Zusammenschnürende Kopfschmerzen mit Schmerzen des Uterus.

Getrübtes Sehen. Leuchtende Flecke vor den Augen.

Magenbeschwerden mit kongenialen Schmerzen von Kopf, Gesicht, Ohren, Zähnen und Kieferknochen.

Im Uterus ein Gefühl, als enthalte er einen Fremdkörper.

Kontraktionen im Uterus.

Empfindlichkeit des Uterus, viel Blähungsabgang aus der Vagina. Schmerzen im Uterus mit Austreibung von Gas, davor Hysterie.

Schmerzen im Uterus mit heftigen, zusammenschnürenden Kopfschmerzen.

Schwellung und Induration des Uterus, mit erschwertem Gehen.

Schmerz in Hypogastrium, Hüften und Uterus, wie zusammengedrückt; unbeherrschbare Schläfrigkeit.

Brennschmerz in Hypogastrium und Uterus, mit Gefühl großer Schwere, gestaltet sich beim Gehen wie bei Prolaps und verursacht Juckreiz der Vulva.

Fibroide Tumoren, mit Absonderung blassen Blutes.

Reichliche Menses; danach Pruritus vulvae.

Schlaflosigkeit mit nervöser Unruhe.

Zittern der Glieder; das Krabbeln und Jucken in der Nacht zwingt zu ständiger Bewegung.

Anhaltender Frost und Kälte, außer nachts im Schlaf; Zerschlagenheitsgefühl des ganzen Körpers, besonders bei Bewegung; Schmerzen in Beinen und Kopf; biliöses Erbrechen; brennende, sengende Hitze, abwechselnd mit heftiger Kälte, was Zittern verursacht.

Brennende Hitze und Durst; Verlangen nach Schlaf, ist aber so nervös, daß sie nicht schlafen kann.

Verwandte Arzneimittel

Tarentula ist offensichtlich ein Mittel von großer Kraft, doch machen die Unsicherheit und die mangelnde Bestätigung der veröffentlichten Symptome eine erschöpfende Analyse unmöglich. Alle bei *Allen* (Vol. IX) mit „16" markierten Symptome sind unbestreitbar wertlos, da der „Prüfer" durch eine auf dem Postweg verschickte Tarantel vergiftet wurde, deren Zerfall zweifellos bereits eingetreten war, so daß es sich hierbei möglicherweise um Symptome handelt, wie sie vom Skalpell [durch Sektionsverletzung] oder andere Art tierischer Giftwirkung [Zerfallsgifte] hervorgerufen werden können (*Allen*, Vol. X, Seite 637). Desweiteren zweifelte *Dr. R. Hughes Baglivi's* Fälle an, die *Dr. Nunez* selbst als möglicherweise durch einen Skorpion, statt durch eine Tarentula verursacht ansah (Pharmacodynamics 4. Auflage, Seite 891). Später kritisierte *Dr. Houard* Prüfungen von *Nunez* und behauptete, daß nicht alle Symptome **Tarentula** zugeordnet werden könnten*. Doch gibt es dennoch eine Anzahl von Symptomen, die wir so klar darzustellen versuchen, wie die Umstände dies zulassen, und die sehr wahrscheinlich der LYCOSA TARENTULA zuzuordnen sind.

Unsere begrenzten Erfahrungen zeigen, daß **Tarentula** für einige Erkrankungen hilfreich ist, bei denen der Patient, männlich oder weiblich, nervös, ruhelos und gezwungen ist, ständig in Bewegung zu bleiben. Die Kopfschmerzen sind heftig und manchmal durch Reiben des Kopfes am Kissen zu bessern. Tatsächlich scheint die Überempfindlichkeit der peripheren Nerven eine allgemeine Charakteristik zu sein; da der Kranke sich nur wohl fühlt, solange die Finger in geschäftiger Bewegung sind, die Hände gerieben oder die Füße bewegt werden.

Die Wirbelsäule ist oft außerordentlich empfindlich, Zittern und Überdruß offenbaren den allgemein erschöpften Zustand. Deutlich vorhanden sind choreatische Symptome, die auch hinweisend auf die Anwendung bei Paralysis agitans sind. Es zeigt sich ein klares Bild von Hysterie, sogar bis zur Neigung dieser Personen, andere zu täuschen. Bei Übereinstimmung der Harn- und Gemütssymptome ist eine gute Mittelwirkung zu erwarten.

Tarentula cubensis wird als Konkurrent von ARS., CARB-V. u.a. bei der Behandlung von Karbunkeln und ähnlichen Beschwerden angesehen. Es lindert die heftigen Schmerzen und beschleunigt die Heilung. Es sollte infolgedessen mit ARS., daneben auch mit LACH., ANTHRAC. und SIL. verglichen werden.

(*) Wir meinen, vor einigen Jahren zu schnell die Verteidigung von *Dr. Nunez* gegen die Angriffe von *Dr. S.A. Jones* im *North American Journal of Homoeopathy* übernommen zu haben. Bei dieser Gelegenheit möchte ich meinen Standpunkt einschränken und *Dr. Jones* sagen: „Peccavimus."

Von den übrigen Spinnen ist **Mygale lasiodora** bei choreatischen Symptomen das ähnlichste Mittel, THER. bei Schwindel und Nervosität und ARAN. bei intermittierendem Fieber.

Mygale lasiodora verursacht deliröses Reden über Geschäfte, nächtliche Ruhelosigkeit, Furcht vor dem Tod; Verzagtheit mit ängstlichem Blick. Übelkeit mit starkem Herzklopfen, getrübtem Sehen und allgemeiner Schwäche. Zittern des ganzen Körpers abends. Dreißig Minuten heftiger Frost, danach Fieber mit Zittern.

Klinisch erwies sich MYGAL. bei Chorea als nützlich. In einem Fall wurden die konvulsivischen Symptome rasch beseitigt und die Kranke, ein kleines Mädchen, blieb über Jahre stabil. *Dr. G. Houard* überlieferte folgende Beschreibung: „Zucken der Gesichtsmuskeln, Mund und Augen öffnen und schließen sich in rascher Abfolge; kann die Hand nicht bis zum Gesicht führen, auf halbem Weg wird sie angehalten und nach unten geschleudert. Unsteter Gang; die Beine bewegen sich beim Sitzen und werden beim Gehen nachgezogen. Ständige Bewegung des gesamten Körpers."

Es gibt, unseres Wissens nach, keine Hinweise auf hysterische Symptome, so daß in dieser Hinsicht eine Verwechslung von MYGAL. mit TARENT. ausgeschlossen ist.

Mygale lasiodora heilte auch extreme Chorda.

Aranea diadema entwickelt, soweit geprüft, nicht die außerordentliche Erregung der drei oben aufgeführten Mittel. Doch gibt es genügend Hinweise für eine Beeinflussung des Nervensystem: Verwirrung und Kopfschmerz nach dem Essen; durch Rauchen gebessert, aber nicht beseitigt. Kopfschmerz läßt in frischer Luft nach. Unangenehmes Gefühl von Zittern, beim Lesen und Schreiben, unter Erhöhung der Kopfschmerzen. Plötzliche, heftige Schmerzen in den Zähnen des gesamten Unter- und Oberkiefers nachts, sofort nachdem er sich hinlegt. Ruheloser Schlaf mit häufigem Erwachen, immer mit dem Gefühl von großer Schwellung der Vorderarme und Hände, als wären sie schwerer und größer als gewohnt (bestätigt).

Die markantesten Wirkungen von ARAN. betreffen jedoch die intermittierenden Symptome. Hierin ist es den anderen Arachnoidea weit überlegen. Beschwerden treten täglich zur selben Stunde auf, etwa Kneifen im Bauch, Fröste usw.; Frostigkeit, als seien die Knochen aus Eis; Knochenschmerzen; Hitze und Schweiß können fehlen; < an feuchten Orten und bei anhaltend feuchter Witterung; Milzschwellung, in einem Fall mit Hämoptyse.

Tarentula verursacht Frösteln und Schaudern; anhaltend Frost und Kälte, außer nachts im Schlaf; fühlt sich völlig erschöpft und am ganzen Körper zerschlagen, besonders bei Bewegung; brennende Hitze; Schweiß. Zeigte sich als hilfreich beim Wechselfieber hysterischer Kranker. < durch Nässe und Wetterwechsel.

Den Prüfungen von TARENT. ist zu entnehmen: Rachitis infolge von Syphilis; Knochenerkrankungen allgemein; Schmerzen, besonders der Armknochen. Obwohl tatsächlich vorhanden, sind die Schmerzen nur schwer [örtlich] festzulegen. Erfahrungsgemäß sind für Knochenaffektionen *Aran.*, und besonders THER. die bestgeeignetsten Mittel dieser Gattung.

Theridion curassavicum wird häufig bei Skrofulose, Rachitis, Karies und Nekrose gebraucht, „um das Übel an der Wurzel zu packen und die Ursache zu beseitigen", wenn gutgewählte Mittel versagten. Knochenschmerzen, als ob sie auseinanderfallen wollten; Kälte, kann nicht warm werden. Unserer Ansicht nach kann es auch Ozaena mit Karies heilen, da es die Knochen angreift und häufig folgende Symptomatik beseitigte: gelbe oder gelblich-grüne Absonderung aus der Nase, dick und stinkend.

Aranea diadema hat heftige, stumpf wühlende Knochenschmerzen im rechten Fersenbein, wenn der Fuß aus der Ruhestellung bewegt wird; bei fortgesetzter Bewegung verschwindet der Schmerz; vergleichbare Schmerzen in den Gliedern.

Ein eigentümliches Symptom des Mittels ist das Gefühl in den Ring- und kleinen Fingern beider Hände, als seien sie eingeschlafen und taub.

Was die Verwandtschaft zu anderen Mitteln betrifft, lohnt sich der Vergleich folgender Mittel mit **Tarentula**:

Bei choreatischen Symptomen CIMIC., STRAM., *Hyos., Croc.,* AGAR., *Caust.* (MYGAL. ist mit denselben Mitteln zu differenzieren).

Hysterische Symptome: IGN., MOSCH., STRAM., *Plat., Hyos.,* Bell., Nux-m., Nux-v., Lach., Phos., Zinc., Orig.

Von diesen gleichen sich STRAM., IGN., Hyos. und Bell. weitgehend bezüglich der Gemütssymptome; MOSCH., IGN. und *Lach.* bei Erstickungsgefühl; *Mosch., Plat., Zinc., Hyos., Stram.,* Phos. und Orig. bei sexueller Erregung.

Dem prägnanten Zusammenschnürungsgefühl von Uterus, Herz und Kopf bei TARENT. kommen am nächsten: BELL., *Sec.,* CHAM., IGN., NUX-V., PLAT., *Lach.* und *Sep.* (uterin); CACT., *Lil-t., Agar.,* LACH., *Nat-m., Nux-m.* (Herz).

Allgemeine Hyperästhesie: BELL., *Hyos., Nux-v., Chin.,* Nat-m. und Sep.; sowie AGAR., CIMIC. und Stram. (der Wirbelsäule).

Ruhelosigkeit der Beine: *Am-c., Cimic., Caust., Asaf.,* Bell., *Mosch.,* Nat-m., *Calc-p.,* Stram., ARS., *Meph.,* Sulph., Hyos. und *Zinc.*

Zittern: *Agar., Arg-n.,* Bell., *Cimic., Cic., Ign., Stram.,* Caust., Zinc., Lach. und *Plat.*

Induration des Uterus: *Plat.*, Alumn., Aur., Sep. u.a.

Theridion sollte verglichen werden mit:

Kopfschmerzen < durch Geräusche: Spig; < durch Erschütterung des Bodens: *Bell., Sang.*

Schwindel < durch Schließen der Augen: LACH., Apis, Pip-m., Sil., Ars., Thuj., Petr. u.a.

Skrofulose: Sulph., Calc., Lyc. und Sil.

Schmerzen in der oberen linken Brust: MYRT-C., PIX., SULPH., *Anis.*

Als reaktionsförderndes Mittel mit Ambr., Valer., Cast. und Sulph. (diese vier besonders dann, wenn mit fehlender Reaktion vorherrschend Nervosität verbunden ist); auch Op., Laur., Psor. u.a.

Aranea diadema sollte verglichen werden mit:

Periodizität der Symptome: CHIN-S., Gels. und *Cedr.*; die *Schlangengifte,* Carb-v., Rhus-v. und Sulph. (jährliches Auftreten); Sabad. (Fieber und Schweiß); *Cact., Spig.,* Hell., *Bov.,* Lyc.; Sil. (Fieber und Schweiß.

Vorherrschend Frost, ohne Hitze: *Verat., Lyc.,* Caps., Dig., Caust., Bry. u.a.

< durch regnerische Tage oder an feuchten Orten: *Nux-m., Rhus-t.,* Lyc., *Calc.,* Cean. und *Nat-s.*

Milzschwellung, Milzveränderung durch Wechselfieber: CEAN., Chin. und Sul-ac. (wie Aran. mit Blutungen); Nux-m., Nat-s., *Carb-v.,* Ars. und *Nat-m.*

Ringfinger und kleiner Finger wie eingeschlafen (Nervus ulnaris): Con., Nat-m. (Ringfinger), Lyc., Sulph., Sabad. (Ringfinger), Thuj., Caust. (Taubheit).

Agaricus muscarius kann bei choreatischen Bewegungen durch Krämpfe der Augen und Augenlider, sowie Jucken und Brennen an verschiedenen Stellen des Körpers differenziert werden. Röte der inneren Canthi. Ebenso berühmt ist der Nutzen des Mittels bei Gehirnreizung mit heftigem und schnellem Rollen des Kopfes, verstärkter körperlicher Beweglichkeit mit Zuckungen der Muskeln. Die Verstandesfähigkeiten sind fast bis zur Imbezillität herabgesetzt. Hierin stimmt **Tarentula** überein und sollte berücksichtigt werden, wenn Reiben, in Form von Rollen des Kopfes auf dem Kissen, eine Besserung zu bewirken scheint*.

(*) *Dr. Korndörfer* erreichte durch die geniale Wahl von AGAR. im Fall eines zweijährigen Kindes mit offensichtlicher Meningitis, das keine Reaktion auf Apis, Sulph. u.a. zeigte, ein Nachlassen des Kopfrollens; die drohenden Anzeichen der Imbezillität schwanden und er erzielte eine vollständige Heilung. Wir benutzten AGAR. in einem Typhusfall, bei dem das Kind mit dem Kopf rollte und in sein Nachthemd biß. Es folgte mäßige Besserung. Dann wurde TARENT. verabreicht, worauf erst eine leichte Verschlechterung, danach aber anhaltende Besserung folgte. Bei drohender Imbezillität sind beide Mittel zu berücksichtigen.

Stramonium wird folgendermaßen charakterisiert: Das Mienen-
spiel ändert sich fortwährend; jetzt lacht er, dann sieht er verstört aus
[wie durch Furcht und Angst]; die Zunge wird rasch vorgestreckt, der
Kopf vor- und zurückgeworfen; krampfhaftes Winden des Rückens
und des ganzen Körpers; die Glieder sind in ständiger Bewegung,
nicht immer nur in Form von Zuckungen, sondern zuweilen in rotie-
renden, kreisenden, sogar grazilen Bewegungen. Die Muskeln des
ganzen Körpers sind in ständiger Bewegung. Stottern. Ist das Gemüt
mitbetroffen, erschrickt der Kranke leicht; erwacht mit Schreck aus
dem Schlaf und nimmt eine betende Haltung ein, mit inbrünstigem
Ausdruck und gefalteten Händen. Hebt häufig den Kopf vom Kissen.

China officinalis und **Chininum sulphuricum** gleichen ARAN. im
periodischen Auftreten der Symptome: Milzschwellung; intermittierendes Fieber durch Aufenthalt an feuchten Orten.

Cedron, von dem behauptet wird, den Biß der Klapperschlange
heilen zu können und Hydrophobie abzumildern, kann vermutlich
auch als den Spinnen analog betrachtet werden. Die beste Wirkung
soll es bei nervösen, reizbaren und sogar lüsternen Patienten, besonders Frauen, erzielen. Die fieberhaften und neuralgischen Symptome
erscheinen mit uhrwerkartiger Regelmäßigkeit. Es wird bei Wechselfieber eingesetzt, das in heißen Gegenden oder in niedrigem Marschland
erworben wurde und zeigt in der Beziehung zu letzterem eine gewisse
Ähnlichkeit mit ARAN. CEDR. erwarb sich seinen Ruf jedoch
hauptsächlich in heißen Klimazonen, während ARAN. bei Frost günstiger ist, der durch Aufenthalt an kalten und nassen Orten ausgelöst
wurde. Frost überwiegt, während die Hitze nur gering ist oder fehlt.
Demgegenüber entsteht bei CEDR. Kongestion zum Kopf, fliegende
Hitze im Gesicht, abwechselnd mit Frost und trockener Hitze mit
vollem, schnellem Puls.

In gewisser Beziehung stehen sich SULPH., CALC., LYC., und
Theridion sehr nahe, da THER. wirksam wird, wenn die anderen drei,
obwohl augenscheinlich angezeigt, versagten.

Lachesis gleicht THER. bei Schwindel, Ohnmachtsanfällen usw.,
wenn Augenschließen verschlimmert. Hilfreich ist es auch bei Anthrax
der Schafe, wo die Orangenspinne heilend wirken soll, wenn das Mittel vor der Blaufärbung der geschwollenen Teile gegeben wird. Sehr
wahrscheinlich wird es auf THER. folgen und damit möglicherweise
Leben retten, wenn die Teile *doch* blau werden und drohen, gangränös
zu werden.

Vergleichende Nebeneinanderstellung von Arzneimitteln

ACTAEA RACEMOSA   CAULOPHYLLUM
(CIMICIFUGA)

Cimicifuga weist viele gemeinsame Symptome mit *Caulophyllum* auf. Bei Uteruserkrankungen zeigt *Cimic.* im allgemeinen anhaltende Schmerzen und tonische Krämpfe; *Caul.* dagegen hat intermittierende Schmerzen und klonische Krämpfe. *Cimic.* erleichtert, als ein Mittel neben anderen, die Geburt, wenn es in dem Monat zuvor gegeben wurde. Krampfende Schmerzen in den Leisten, Stiche (sowohl als Nachwehen, wie auch bei nichterweitertem Muttermund). *Caul.* nützt dann, wenn die Patientin so schwach zu sein scheint, daß keine Wehen zustandekommen. *Cimic.* verursacht deutliche allgemeine Wundheit; Empfindlichkeit im Hypogastrium bei Dysmenorrhoe; *Caul.* dagegen hat intermittierende, krampfhafte Schmerzen überall, in Hypogastrium, Blase, Brust usw., bei Dysmenorrhoe.

Es besteht auffallende Schlaflosigkeit, aber nur *Cimic.* hat Taubheitsempfindungen überall, die am Schlaf hindern. *Caul.* bewirkt große Erschlaffung und ist daher bei Schlaflosigkeit aufgrund nervöser Erschlaffung zu bevorzugen.

Cimic. wirkt hervorragend bei Entzündungen mit nervöser Erregung; obwohl meist Schwäche hervorrufend, bleibt die Neigung zur Erregbarkeit oft erhalten; nervöses Zittern; nervöser Frost (häufig im ersten Stadium der Wehen); vor den Menses; Zittern durch Schwäche, sogar geringste Geräusche, Berührung oder Bewegung usw. sind unerträglich. *Caul.* zeichnet sich bei Erschlaffung und Uterusverlagerung aus, bei daraus entstehender Lähmung, sowie Lähmung durch Entkräftung.

Cimic. heilt Fluor mit anhaltenden abwärtsdrängenden Schmerzen; *Caul.* (oft bereits vorpubertär), wenn er reichlich ist, wie durch Atonie der Schleimhaut verursacht. Entsprechend erregt *Cimic.* Durchfall mit Tenesmus; *Caul.* reichliche, wäßrige und schmerzlose Entleerungen.

Die Ausbauchung der Muskeln befallender Rheumatismus, Metastasierung zum Herzen, dies indiziert *Cimic.* Rheuma der kleinen Gelenke der Hand, mit Übergreifen zum Genick, keuchender Atmung und Delirium verlangt nach *Caul.*

Bei *Cimic.* entstehen pustulöse Hautausschläge, bei *Caul.* „Motten"-Flecken.

CIMICIFUGA (*Actaea racemosa*) beeinflußt Rheuma der Muskelausbauchungen oder Rheuma der unteren Extremitäten; ACTAEA SPICATA nur Rheuma der kleinen Gelenke.

AILANTHUS

ARUM TRIPHYLLUM

Gemüt

Niedergeschlagen, depressiv.

Anhaltendes Delirium, *leises Murmeln; Empfindungslosigkeit.*

Reizbarkeit[1].

Delirium, wirft sich herum; *zupft an den trockenen Lippen oder an einer anderen Stelle im Gesicht; bohrt in der Nase.*

Unfähig, sich zu konzentrieren.

Vergeßlich.

Schwindel mit großer *Geistesverwirrung,* apoplektische Völle; *Schläfrigkeit, wie betrunken.*

Schwindel mit Völle des Kopfes und Geistesabwesenheit; nicht so stumpfsinnig wie *Ail.*; schläfrig.

Kopf

Kopfschmerz mit dumpfem Schweregefühl, Abneigung zu Denken, Gedankenverwirrung und Schläfrigkeit; Hitze und Röte des Gesichts.

Kopfschmerz mit dumpfem Schweregefühl, manchmal mit Abwesenheit jeglicher Gedanken, jedoch *ruhelosem Schlaf;* mehr schießende Schmerzen, wie bei Katarrh.

Augen

Buchstaben erscheinen verschwommen, tanzen auf und nieder; Schwindel.

Trübsichtigkeit, wie von einem Schleier vor den Augen, durch Benutzung einer Brille nicht gebessert.

Wäßrige Augen; erschreckter Blick, wenn er geweckt wird; erweiterte Pupillen.

Augen trübe, schwer, schläfrig; hängende Lider (besonders die unteren).

Beißen und Brennen in den Augen; eiterartige Absonderungen.

Beißender Tränenfluß, geschwollene Lidränder.

---

(1) Reizbarkeit und Erregbarkeit entspricht dem scharf wirkenden *Arum-t.*; Niedergeschlagenheit eher dem [„wie betrunken machenden"] toxisch wirkenden, betäubenden *Ail.* Diese Merkmale ziehen sich durch die gesamte Pathogenese. Erregung dominiert bei *Arum-t.*, Torpor bei *Ail.* Die Unterscheidungslinien zwischen diesen beiden Mitteln sollten sehr scharf gezogen werden, sind sie doch beide bei ernsten Verlaufsformen von Scharlach und ähnlichen Krankheiten angezeigt. Ein Fehler hätte hier fatale Folgen.

Nase, Mund, Hals

Beide Mittel greifen die Schleimhaut von Nase, Mund und Hals an, unterscheiden sich jedoch in der Intensität. Auch hier zeigt sich, daß *Arum-t.* eher Exkoriation, mehr Reizbarkeit verursacht, *Ail.* dagegen Symptome eines typhoiden Zustands (siehe auch *Zähne, Zunge*).

Reichliche, jauchige Absonderung aus der Nase; Blut und Eiter.

Die Absonderung *macht Nasenlöcher und Oberlippe roh und wund; bohrt in der Nase.*

Die Lippen sind aufgesprungen; Bläschen oder rauhe, kleine Geschwüre nahe der Mundwinkel.

Lippen geschwollen, *Mundwinkel wund, roh, rissig und blutend.*

Die Zähne sind mit braunem Sordes überzogen.

Innerer Mund wund; *Verlangen, ihn anzufeuchten, doch weigert sich das Kind zu trinken; es schreit, wenn ihm etwas angeboten wird.*

Zunge trocken, rot, rissig; feucht und weiß belegt mit *livider Spitze und Rändern;* weiß, *in der Mitte bräunlich.*

Zunge rissig, brennend, rohe Stellen; rote Zunge; *aufgerichtete Papillen; das Kind will den Mund nicht öffnen.*

Der Hals fühlt sich an wie nach Einwirkung eines adstringierenden Mittels;

Gefühl von Zusammenschnürung im Hals, mit Niesen.

Wundheitsgefühl beim Einatmen kalter Luft; Völlegefühl über dem Sternum; empfindlich und wund beim Schlucken, die Schmerzen erstrecken sich in die Ohren; Hals livide, geschwollen; Tonsillen sind mit tiefen, entzündeten Geschwüren belegt, mit fötider Absonderung; Hals geschwollen; Drüsen vergrößert und empfindlich.

Gefühl von etwas Heißem, während des Einatmens; Schwellung im Bereich des Kehlkopfs; Schlucken und Kauen ist durch Wundheit von Mund und Rachen fast unmöglich; Brennen und Rauheit im Kehlkopf; trockene Uvula; Fäulnis im Hals, *brennt stärker als bei Ail.; Schwellung des Halses* und der Drüsen.

Magen, Abdomen

Großer Durst; oder er trinkt nur beim Essen.

Will nur den Mund befeuchten oder lehnt Wasser ab; Wundheit des Mundes.

Abneigung gegen Speisen; inaktiver Magen; großer Hunger während Frost; *Schwächegefühl* im Magen.

Appetitverlust; Übelkeitsgefühl; *brennende Hitze* in Rachen, Speiseröhre und Magen.

Schläfrigkeit oder Völle des Kopfes nach Wein.

Kopfschmerzen und Hitze im Kopf nach Kaffee.

Plötzliches, heftiges Erbrechen beim Aufsetzen.

Krankheitsgefühl, Unbehagen und brennende Hitze im Magen.

Leeregefühl im Magen; der Magen ist *untätig, zieht sich nicht zusammen.*

Krämpfe im Magen; *übermäßige Reizbarkeit des Magens.*

Schmerz wie von Verengung unter den kurzen Rippen; Empfindlichkeit über der Lebergegend.

Schmerz in der Leber, von vorne nach hinten; Schmerz unter den linken kurzen Rippen.

Rektum, Stuhl

Häufiger, schmerzhafter Stuhl, viel blutiger Schleim; Dysenterie; Meteorismus.

Weicher Stuhl mit sehr heftigem Tenesmus; lautes Kollern im Abdomen.

Dünne, wäßrige Stühle, werden mit großer Gewalt entleert; *Schwäche und Brennen* in den Eingeweiden.

Dünne, wäßrige Stühle, gelblich-braun, mit Brennen am Anus.

Urin

Beide Mittel verursachen spärlichen oder unterdrückten Urin (bei Scharlach)[2]. *Ail.* läßt, seinem typhoiden, apathischen Zustand entsprechend, unwillkürlich Harn.

---

(2) Wenn der Urinfluß bei Scharlach nach *Arum-t.* reichlich wird, ist der Kranke auf dem sicheren Weg der Besserung.

Luftröhre, Brust

Arum-t. wirkt vor allem auf den Kehlkopf, *Ail.* eher auf Bronchien und Lungen.

Heisere Stimme, zuweilen versagend.	*Unsichere, unkontrollierbare Stimme* (Sänger etc.).
Trockener, hackener Husten, zäher Auswurf; Beklemmungsgefühl in den *Bronchien*; kann die Brust nicht ausdehnen; *Gefühl, als seien die Alveolen zusammengeklebt.*	Trockener, quälender Husten; *ständiger Schmerz im Kehlkopf;* erschwertes Atmen durch Schleimansammlung in der Trachea; *Larynx empfindlich; Stimmverlust; nach [trockenen] Nordostwinden.*
Die Lungen sind wund und empfindlich; Brennen in der Brust.	Mehr Roheit; Brennen von der Brust bis zum Magen.
Puls schnell, kaum zählbar.	Puls stärker beschleunigt; erregter Kreislauf.

Nacken, Rücken

Dorsalwirbel schmerzen, Druckgefühl; Schmerzen in Kopf, Nacken und Rücken mit Taubheit unter dem linken Schulterblatt; Schmerz von der linken Lunge zum Rücken.	Atlas und Halswirbel schmerzhaft; Kopfschmerzen und Steifigkeit des Nackens; Drücken zwischen den Schulterblättern.

Extremitäten

Kribbeln und Prickeln des linken Arms; Taubheit; Kopfschmerzen.	Beide Hände fühlen sich steif und geschwollen an.
Die Beine fühlen sich taub an, Prickeln, wie eingeschlafen.	Krämpfe im (rechten) Bein, < beim Erwachen.
Schmerzen im Fuß; Spannen beim Gehen.	Füße stechen, sind wund, schmerzen beim Gehen.

Schlaf

Schläfrig oder sehr ruhelos bei Delirium; *schnell in Empfindungslosigkeit übergehend.*	*Schlaflosigkeit,* Nervosität durch *Jucken der Haut oder Wundheit des Mundes;* schläfrig, aber kein Stupor.

Fieber

Frost, mit Hunger und Leere-gefühl.

Trockene, heiße Haut, von morgens bis mittags (Lungen); Hitzewallungen nach dem Frost.

Typhoides Fieber; *erbricht beim Aufsitzen;* schneller, kleiner Puls; rotes, heißes Gesicht; große Angst und Ruhelosigkeit; *später schläfrig, bewußtlos, murmelndes Delirium; Sordes der Zähne;* trockene Zunge, *livide oder in der Mitte bräunlich* (siehe Haut); *Torpor.*

Wiederholte Fröste, Gähnen, Niesen, jeweils zur selben Stunde an 2 Tagen.

Trockene Haut, intensive Hit-ze mit brennendem Gesicht von 16 - 19 Uhr; Hitzewallungen.

Typhoide Symptome sind nicht so hervorstechend, aber manchmal kommt es zu Ruhelosigkeit, Um-herwerfen im Bett, will entfliehen; ist sich nicht bewußt, was er tut oder was zu ihm gesagt wird; *stän-diges Zupfen an den trockenen Lip-pen, bis sie bluten; bohrt in der Nase oder kratzt sich an einer Stelle;* Harn spärlich oder *unterdrückt;* stärkere *Erregbarkeit* als bei *Ail.*

Haut

Ail. entwickelt sehr charakteristische Hautsymptome, die seine Wahl bei Scharlach, besonders bei den *malignen Formen,* entscheiden können. Ein *Exanthem,* wie Miliaria, erscheint *vor dem Frost* in Form einzelner Flecken. Zwischen diesen Stellen ist die Haut *dunkel, fast livide.* Das Exanthem selbst ist von Anfang an *dunkel und livide* (Scharlach). Nach Darüberstreichen mit dem Finger, *verblaßt das Exanthem und erscheint dann langsam wieder.* Das Jucken ist kaum zu ertragen. Manchmal er-scheinen Blasen, die mit *rötlichem Serum* gefüllt sind; *Petechien.*

Arum-t. entwickelt scharlachähnliche Hautausschläge. Starkes Jucken ruft *Schlaflosigkeit und Ruhelosigkeit* hervor, doch fehlt jeder Hinweis auf Malignität wie bei *Ail.* Die Haut *schält sich,* charakteristisch für Schar-lach, *in großen Fetzen,* was sich manchmal zwei- oder *dreimal* wieder-holen kann.

Allgemeines

Große Erschöpfung; kann nicht Aufsitzen (Scharlach); wankender Gang; kann nicht lange stehen; kann kaum die Füße voreinander-setzen.

Große Erschöpfung (meist im letzten Stadium von Typhus; even-tuell bei Urämie); Lähmigkeit der rechten Seite während der Zah-nung.

Augenentzündungen durch Kälteeinwirkung.

Meist linksseitig.

Morgens: < der nervösen Symptome; Halsweh; eitrige Absonderung aus den Augen; Übelkeit; Diarrhoe. > der Schwere.

Abends und nachts: Nervosität; Neuralgie beim Hinlegen.

Vergleiche: *Arn.* (Wundheit der Lungen); *Hydr-ac., Bry., Phyt., Nit-ac., Bapt.* usw. (bei Scharlach).

Antidote: *Aloe* (Kopfschmerz); *Nux-v.;* Stimulantien.

Heiserkeit durch Nordostwinde.

Von rechts nach links.

Morgens: Krämpfe, Schweregefühl, Kopfschmerzen; wunder Mund; Diarrhoe. Schwellung der Hände ist >.

Abends und nachts: Kopfschmerzen; Schläfrigkeit; der Hals brennt beim Liegen stärker.

Vergleiche: *Lyc., Nit-ac., Am-c.; Am-m., Sil.* (Scharlach, Angina); *Calad., Nit-ac.* (Typhus).

Antidote: Buttermilch wurde mit Erfolg angewandt.

ALOE

SULPHUR

Gemüt

Hypochondrische Laune; < bei bewölktem Wetter; während Schmerzen; bei Verstopfung.

Angst mit Blutwallungen, generell abdominell bedingt; haßt Menschen, stößt jeden zurück; verdrießlich.

Kinder [sind sehr lebhaft], sie plaudern und lachen.

Schwindel, alles scheint zu schwanken.

Beschwerden durch Ärger.

Hypochondrische Laune; < tagsüber; > abends[1].

Qualvolle Angst mit heißem Kopf; präcordial oder abdominell; sorgt sich um sein Seelenheil, seine Gesundheit und seine Familie; Weinen; Verdrießlichkeit.

Kinder sind keck, schnell oder unruhig.

Schwindel, als würde der Boden schwanken.

Beschwerden durch Demütigung, mit Furcht.

(1) *Aloe* bewirkt ebenfalls Fröhlichkeit am Abend, aber bei *Sulph.* tritt dies deutlicher auf.

Kopf

Kongestion, mit Klopfen in der Mitte des Gehirns, Kältegefühl am Hinterkopf; > durch Kaltwaschen und in frischer Luft; < im warmen Raum. Muß aufsitzen.

Stiche in den Schläfen bei jedem Schritt.

Kopfhaut fleckweise empfindlich.

Kongestion, mit Brennen, Klopfen, Summen, Kältegefühl am Scheitel; < durch Kaltwaschen und in frischer Luft; > im warmen Raum. Muß mit erhöhtem Kopf liegen.

Jeder Schritt verursacht Schmerzen durch den Kopf.

Kopfhaut am Scheitel empfindlich.

Augen

Halbgeschlossene Augen bei Kopfschmerzen.

Augen glänzend; hervorgetrieben.

Schließt die Augen bei Kopfschmerzen.

Augen gewöhnlich eingesunken.

Ohren

Ohrenschmerzen mit Qualen im Abdomen; Kongestion zu Ohren und Kopf, mit Taubheit, durch feuchte Räume verursacht[2].

Knacken in den Ohren, bei lautem Lesen.

Ziehen im Ohr beim Aufstoßen; Kongestion zum Ohr, Taubheit, davor sehr scharfes Gehör.

Knacken beim Kauen; Knacken wie das Reißen einer Schnur.

Beide Mittel zeigen Kongestion zu den Ohren, mit Summen, Brennen, Pulsieren; dies gilt besonders für jene Patienten, die auch unter Hämorrhoiden leiden.

Nase

Die Nase wird in frischer Luft rot.

Nasenbluten beim Erwachen.

Die Nase wird im warmen Raum rot[3].

Nasenbluten meist nachmittags.

(2) Die Verschlechterung der Ohrenschmerzen bei Abdominalbeschwerden offenbart die Übereinstimmung beider Mittel. Beide bewirken Blutandrang zum Bauch und Pfortaderstauung.

(3) *Sulph.* hat Blutandrang zur Nase in kalter Luft. Die rote Nase ist skrofulösen Ursprungs, seltener durch Trunksucht bedingt.

Mund, Hals

Die Lippen sind bei beiden trocken, rot, rissig und schorfig.

Entzündung der Uvula und *Gaumenbögen*; < beim Gähnen und Leerschlucken, nicht < durch Schlucken von Speisen.	Entzündete Uvula und *Tonsillen*; < durch Schlucken fester Speisen und nach dem Essen.
Räuspert gallertartige Schleimklumpen aus (vergleiche Stuhl).	Räuspert harte Schleimklumpen hoch.

Geschmack, Appetit

Geschmack erdig, wie Tinte, bitter, sauer, metallisch.	Geschmack wie verbrannt, bitter, sauer, metallisch.
Verlangen nach Brot, Bier, saftigen Dingen, Äpfeln.	Verlangen nach Bier, Branntwein[4], flüssigen Speisen; Abneigung gegen Brot.
Hunger nach dem Essen[5], um 7 oder 22 Uhr; während Diarrhoe.	Hunger während der ganzen Nacht, muß etwas essen; von 10 - 11 Uhr.
Schwäche mit veränderlichem Puls, wenn er nicht essen kann.	Kopfschmerz, Müdigkeit, muß sich Hinlegen, wenn er nicht essen kann.
Übelkeit durch Bewegung	Übelkeit beim Fahren.

Magen, Abdomen

In den Bauchorganen offenbaren *Aloe* und *Sulph.* ihre größten Gemeinsamkeiten. Es besteht Kongestion des Pfortadersystems, Kongestion der Leber, der Eingeweide und des Uterus. Daraus resultieren Spannung, Brennen, Pulsieren, Völle- und Schweregefühl, Bluterbrechen, Entzündungen und sogar Ulzeration. Erröten des Gesichts, Klingeln in den Ohren, heißer Mund, rote Zunge, *rote Lippen,* aphthöser oder geschwüriger Mund und sogar Spinalkongestion sind die Folge.

(4) Der *Sulph.*-Patient mag normalerweise keinen Wein, da er ihm nicht „kräftig" genug ist. Er ist schmutzig, hat einen groben Geschmackssinn und auch ein solches Verhalten. *Aloe* ruft ein unnatürliches Verlangen nach Bier hervor und wird deshalb wohl auch zum Verschneiden von Lagerbier [dunklem Bier] usw. benutzt.

(5) Der Hunger nach dem Essen ist bei *Aloe* Folge des trägen Magens; noch nicht einmal *eine geraume Zeit nach einem Mahl* registrieren die Magennerven den tatsächlichen Zustand, was noch den Eindruck von Hunger erweckt.

Bauchschmerzen durch einen Fehltritt.

Bauchschmerzen durch Anstrengung (der Bauchdecken).

Flatulenz; Gurgeln im Abdomen, wie Wasser aus einer Flasche, rinnt entlang des Colon descendens.

Flatulenz; Bewegungen wie vom Arm eines Foeten; Rumpeln im Abdomen, meist in der Flexur des Colon sigmoideum.

Obwohl beide Mittel Flatulenz bewirken, ist dies für *Aloe* charakteristischer. Die unteren Bauchorgane und besonders das Rektum sind voll und schwer. Der Stuhlgang macht viel Mühe, und doch kommt es nur zum Abgang von wenig Schleim oder Kot, bei enormem Blähungsabgang.

Die Stühle enthalten gallertartige Massen; Stühle wie lange Schnüre, wie kleine Fleischstückchen; biliöse Stühle; hell, goldgelb.

Schleimige Stühle, oder aus schaumigem, weißem Schleim bestehend; veränderlich in der Farbe; biliöse Stühle - grünlichgelb.

Erschlaffte Darmmuskulatur; harter Stuhl geht unbemerkt ab; Entleerungen beim Urinieren, bei Bewegung; im Gehen oder Stehen abgehende Blähungen. Unzuverlässigkeit des Sphinkter ani.

Erschlaffte Muskulatur; unwillkürlicher Stuhlabgang oder plötzlicher Drang, so daß er aus dem Bett eilen muß; Entleerung mit abgehenden Blähungen; Schwäche der Abdominalmuskeln, er kann kaum aufstehen. Prolaps des Rektums.

Drängen zum Stuhl, muß aus dem Bett eilen, oder auch abends auftretend; ist hungrig; die Därme fühlen sich wie abgeschabt an.

Stuhldrang, treibt morgens aus dem Bett; Empfindung, als seien die Därme zu Knoten verschnürt.

Vor Stuhlgang: Kolik um den Nabel; abgehende Blähungen; Völle- und Schweregefühl im Anus.

Vor dem Stuhl: schneidende Schmerzen; Kollern durch Blähungen, als würde das Rektum vorfallen.

Während Stuhlgang: Taubheit und Schwäche der Oberschenkel; allgemeines Kältegefühl; Hunger; Schleimerbrechen.

Während Stuhlgang: Krämpfe in den Gliedern; Frost, vor allem in der unteren Bauchregion; ständiger Hunger; Übelkeit.

Nach Stuhlgang: Stuhldrang; Gefühl von Schwere im Anus.

Nach Stuhlgang: Drängen; Prolapsus ani.

Stuhlbeschwerden: < in feucht-heißem Klima; durch Aufenthalt in feuchten Räumen; durch Verdruß; beim Erwachen, um 7 Uhr morgens oder um 22 Uhr; > durch dunkles Bier [Ale].

Die Hämorrhoiden fallen wie Weintrauben vor; Empfindung beim Urinieren, als würde Stuhl mit abgehen.

Stuhlbeschwerden: < in feucht-kaltem Klima; durch Abendluft; beim Erwachen frühmorgens; nachts (Dysenterie); dunkles Bier [Ale] verschlimmert.

Hämorrhoiden jeglicher Art; Brennen in der Urethra während der Miktion.

Urin

Gelbrotes Sediment; schleimig oder blutig.

Gesteigerte Urinmenge; muß nachts häufig aufstehen.

Urin von übelriechendem, ammoniakalischem Geruch.

Dunkelrotes Sediment; schleimig, lehmig oder blutig.

Verminderte Urinmenge; oder auch vermehrt oder unwillkürlich nachts.

Fötider Urin, Fetthäutchen auf der Oberfläche.

Männliche Genitalien

Erektionen nach dem Urinieren; verstärktes sexuelles Verlangen; < nach dem Essen[6]. Verbindet die aufgerissenen Teile der Vorhaut bei Kindern wieder .

Kalte Hoden, erschlafftes Skrotum; Penis geschrumpft, übelriechender Genitalschweiß; erwacht mit Harndrang und Erektionen[7].

Schwache Erektionen; verstärktes sexuelles Verlangen, doch ohne körperliche Erregung. Heilte viele Fälle von Phimose.

Kalte Hoden, erschlafftes Skrotum, Penis geschrumpft, übelriechender Schweiß; wäßrige Samenflüssigkeit; Kopfschmerz, Hunger, Schwäche der Beine.

(6) Möglicherweise eines der besten Mittel, ein allzu lebhaftes Bedürfnis, besonders bei Kindern, einzudämmen, was nur wenige Medikamente bewirken können (*C. Hering*). *Sulph.* ist andererseits das beste Mittel bei üblen Folgen von Masturbation.

(7) *Aloe* zeigt Symptome sexueller Erregung mit verstärktem Blutandrang und umgekehrt auch mit Kälte, Schrumpfung usw., als Folge venöser Stase. Der Ejakulation folgt verstärkte Erregung, Miktion und Stuhl; wird durch das geringste Geräusch erschreckt. *Sulph.*, mit der gleichen lokalen Schwäche, entwickelt konstitutionelle Symptome größerer Bedeutung.

Folgen von Gonorrhoe: Stechen und Brennen in der Urethra bis hoch zur Blase; der Penis krümmt sich bei der Erektion; Epididymitis; dünne Absonderung.

Folgen von Gonorrhoe: skrofulöse oder psorische Patienten; hämmernde Empfindung in den Hoden; Epididymitis; eitrige oder *weiße* Absonderung.

Weibliche Genitalien

Völlegefühl, Schwere und Drängen im Becken; < im Stehen; besser durch Kaltwaschen.

Völle- und Schweregefühl usw.; < beim Stehen; < durch Kaltwaschen.

Menses zu früh; ziehende Ohrenschmerzen, wehenartige Schmerzen erstrecken sich in die Oberschenkel; Völlegefühl im Rektum.

Menses *immer* zu spät[8]; wehenartige Schmerzen in Bauch und Rücken; Zahnschmerzen; Mattigkeit der Glieder; Stuhldrang.

Abort mit reichlichen, schleimigen Stühlen.

Abort mit Verstopfung; Blennorrhoe.

Kehlkopf, Brust

Erschwerte Atmung mit Gliederschwäche; Ängstlichkeit beim Treppensteigen; muß sich hinsetzen und schlafen; das Blut zieht sich von der Körperoberfläche zurück.

Erschwerte Atmung durch Kongestion, mit zitternden Gliedern, Ohnmachtsgefühl; < nachts im Liegen.

Keuchen durch Rauchen von Tabak.

Keuchen in verrauchter Atmosphäre.

Heisere, belegte Stimme.

Eher tiefklingende Stimme.

Rücken, Glieder

Schmerzen im Lumbalbereich, < im Sitzen, > bei Bewegung.

Schmerzen im Lumbalbereich, < beim Gehen als im Sitzen.

Lähmige Schwäche der Glieder, mit Schwere im Becken; Trägheit der Därme; der Stuhl geht beim Urinieren mit ab.

Lähmige Schwäche der Glieder durch Rückenmarkerkrankungen; kein Harnabgang[9].

(8) Das entspricht der Aussage *Boenninghausens;* doch ist *Sulph.* damals wie heute auch bei frühzeitigen, reichlichen Menses angezeigt.

(9) *Sulph.* c.m. in wiederholten Gaben alle 3 Stunden, über einen Monat oder länger, bewirkte Lähmung der Beine (*Macfarlan*). Seither heilte es einige Fälle von Paraplegie, verursacht durch Rückenmarkerkrankungen. *Aloe* verursacht Schwäche der Oberschenkel, mit Dysenterie, anscheinend durch den Druck im Becken und möglicherweise durch Kongestion des Rückenmarks entstehend. Schwäche der Handgelenke und Knöchel findet sich bei beiden Mitteln.

Schlaf

Schlaflos, bei *körperlicher und geistiger Angeregtheit;* Hirnerregung, Harn- und Stuhldrang, sexuelles Verlangen; Schlaflosigkeit durch kalte Füße.

Schlaflos oder „Katzenschlaf"; erwacht *häufig, oft hellwach;* plötzliches Zucken der Beine beim Einschlafen; Schlaflosigkeit durch brennende Füße.

Allgemeines

Hilfreich bei ernstem, schmerzhaftem Verlauf chronischer Erkrankungen. Hypochondrisch, sitzende Lebensweise, lymphatisch, < durch bewölktes Wetter.

Das führende antipsorische Arzneimittel; ermöglicht dem Organismus, auf andere Mittel zu reagieren. Hypochondrisch, sitzende Lebensweise, lymphatisch, jedoch schnell reagierend.

Liegt auf der Seite; Verschlechterung beim Liegen auf dem Rücken.

Liegt normalerweise auf dem Rücken, auch wenn es sich dadurch verschlechtert.

Antidote: Essig, *Sulph., Nux-v., Lyc.* (Ohrenschmerzen).

Antidote: *Puls., Sep., Merc., Chin., Nux-v.*

Ähnliche Mittel: *Sulph., Nux-v., Lyc., Carb-v., Puls., Sabad., Calc., Cham., Coloc., Jal., Phos., Rheum.*

Ähnliche Mittel: *Puls., Lyc., Calc., Sep., Sil., Acon., Nux-v., Merc., Rhus-t., Nit-ac., Chin.* usw.

Aloe und *Sulph.* sind Komplementärmittel, deshalb wird, wenn das eine teilweise Besserung erzielte, das andere die Heilung vollenden. Sie besitzen etwa einhundert identische Symptome. Bei der Behandlung chronischer Fälle mit *Sulph.* oder verwandten Mitteln, leistet *Aloe* gute Dienste, um die auftretenden akuten Symptome zu beherrschen, während danach wieder *Sulph.* angezeigt ist. Viele Symptome, insbesondere jene der Haut, sind sich so ähnlich, daß eine Differenzierung unmöglich erscheint.

ANTIMONIUM CRUDUM   LYCOPODIUM

Gemüt

Schwermut bezüglich seiner gegenwärtigen und zukünftigen Situation; wehmütige Stimmung.

Schwermut hinsichtlich seines Seelenheils; überzogene Gewissenhaftigkeit.

Kinder wollen weder berührt, noch angesehen werden.

Plötzliche Verstopfung bei Kindern; erwachen mürrisch.

Stumpfheit des Geistes; oder ekstatische Stimmung.

Niedergeschlagenheit; oder ängstlich, stolz und gebieterisch.

Suizidale Stimmung aufgrund von körperlichen Leiden.

Abscheu vor dem Leben[1], durch körperliche Beschwerden verursacht.

Geistige Schwäche, fast Idiotie. So apathisch, daß er weder eigenen Willen zeigt, noch ein Bewußtsein der Stuhlentleerungen hat; sitzt sprachlos, zupft sinnlos an seiner Krawatte; gastrische Schwäche.

Geistige Schwäche, wie von Überlastung des Gehirns. Gleichgültigkeit; spricht klar von abstrakten Dingen, aber vergißt Alltägliches; setzt Buchstaben oder Namen an die falsche Stelle; große Erschöpfung[2].

Schwindel mit Übelkeit; Nasenbluten und enormer Schwäche beim Treppensteigen.

Schwindel mit Übelkeit, beim Sehen auf etwas, das sich dreht, oder beim Gehen entlang eines Gitterzauns[3].

---

(1) *Ant-c.* verursacht Kolikkopfschmerzen und Hauterkrankungen mit der Neigung, sich zu erschiessen oder zu ertränken. Der Überdruß von *Lyc.* ist Teil der deutlichen Hypochondrie, vor allem der unter Lebererkrankungen Leidenden.

(2) *Ant-c.* ist eher töricht; der *Lyc.*-Zustand dagegen entsteht bei sehr erschöpfter Konstitution, sei es nach Apoplexie, Typhus oder in Fällen beginnender Gehirnerweichung. Es kann auch bei Aphasie von Bedeutung sein.

(3) *Lyc.* hilft dann, wenn das Erblicken von etwas Neuem, etwa einem neuen Teppich mit seltsamer Musterung, schnelles Vorbeigehen an einem Lattenzaun oder Gehen, auf einem in Serpentinen verlaufenden Pfad, Schwindel auslöst.

Kopf

Betäubender Kopfschmerz, ist schlimmer abends; Übelkeit.

Rheumatischer Kopfschmerz, mit reißenden, bohrenden oder krampfartigen Schmerzen zu der Stirn, dem Scheitel oder den Schläfen heraus; < beim Treppensteigen; *Übelkeit.*

Haarausfall durch nervöse Kopfschmerzen.

Betäubender Kopfschmerz, ist schlimmer von 16 - 20 Uhr, Mund und Lippen trocken.

Rheumatischer Kopfschmerz, mit reißenden Schmerzen zu Schläfen, Gesicht, Augen oder Zähnen; < beim Aufrichten im Bett; Ohnmacht[4].

Haarausfall durch Abdominalerkrankungen oder nach Entbindung.

Augen

Entzündung der Augen, auf die Canthi beschränkt; äußere Augenwinkel wund und feucht.

< durch Sonnenstrahlung, von Feuerschein oder durch den Glanz von Schnee.

Entzündete Augen, mit so viel Eiter, daß die Lider anschwellen; Sickern aus den Augenlidern[5].

< durch den Schein einer Kerze oder Lampe (nach *Calc.*).

Ohren

Hitze, Schwellung, Schmerzen; > durch Berührung (Otitis ähnlich *Puls.*).

Eher für *Otorrhoe nach* Otitis oder *exanthematischem* Fieber[6].

(4) Beide Mittel bessern sich in frischer Luft, wie das mit beiden verwandte *Puls.* Wenn gastrische Symptome vorherrschen, nachdem *Puls.* nur zum Teil besserte, kann *Ant-c.* folgen. Wenn die Schmerzen nach *Puls.* sich noch immer zum Gesicht erstrecken (und *Puls.* ist - nebenbei erwähnt - so gut wie spezifisch für diese Schmerzen), kann *Lyc.* verabreicht werden.

(5) Beide Mittel zeigen eine Affinität für „Winkel"; Mundwinkel; Canthi; Hautfalten usw., doch sind entzündete Canthi für *Ant-c.* charakteristischer, während für *Lyc.* eher eitrige Konjunktivitis typisch ist.

(6) Beide Mittel bewirken Taubheit durch unterdrückte Hautausschläge oder Geschwüre; *Lyc.* eher nach unterdrückter Otorrhoe. *Lyc.* bessert außerdem nervösen Gehörverlust, abwechselnd mit Überempfindlichkeit gegen Geräusche (*Sulph.*).

Nase

Trockener Katarrh mit abendlicher Verstopfung und wunden, *rissigen und verkrusteten* Nasenlöchern.

Trockener Katarrh; *kann nachts nicht mit geschlossenem Mund atmen;* Krusten sitzen hoch oben in der Nase[7].

Gesicht

Hautausschläge des Gesichtes, *gelbgrüner* und *harter* Schorf *reißt auf* und Eiter strömt heraus; *Mundwinkel rissig und verkrustet.*

Hautausschläge des Gesichtes, *dicker* Schorf, aus dem fauliger Eiter sickert; befällt vor allem die *Unterlippe*, jedoch auch die Mundwinkel.

Trauriger, wehmütiger, auch dummer Gesichtsausdruck.

Trauriger Gesichtsausdruck; tief gefurcht, hängender Kiefer, trübe Augen[8].

Zucken der Gesichtsmuskeln; deliröse, schläfrige Kinder; heiß.

Die Gesichtsmuskeln ziehen sich abwechselnd zusammen und dehnen sich aus; Nasenflügel-Atmen[9].

Mund, Hals

Mund trocken oder Speichelfluß; viel Durst nachts.

Mund und Zunge trocken, ohne Durst.

Ptyalismus; salziger Speichel.

Speichel trocknet auf den Lippen und am Gaumen ein.

(7) *Lyc.* erregt scharfen, wundmachenden Schnupfen mit Hitze in der Stirn und Kopfschmerz (bei Scharlach usw.). Dies wurde bei *Ant-c.* nicht beobachtet. *Lyc.* heilte Ozaena mit orange-gelber Absonderung, womit am ehesten der gelbliche Schleim vergleichbar ist, den *Ant-c.* aus den Choanen räuspert. *Ant-c.* ruft Verschlechterung aller Symptome durch *Einatmen frischer Luft* hervor.

(8) *Lyc.* offenbart hier Symptome beginnender Zerebralparalyse, es kann solch verhängnisvolle Entwicklung bei Typhus, Scharlach oder Apoplexie verhindern. Die trüben, *wäßrigen Augen* und die rasselnde Atmung ermöglichen die Unterscheidung von *Nux-v., Op. Lach.* usw.

(9) Diese wohlbekannte „fächerartige" Bewegung der Nasenflügel muß unterschieden werden von den ausgedehnten Anstrengungen, Luft zu holen, die *Ant-t., Ars.*, und vielleicht allen Mitteln mit starker Dyspnoe eigen ist. Bei *Lyc.* handelt es sich um *abwechselnde Kontraktion und Expansion, ein muskuläres Oszillieren*, das sich durch die gesamte Pathogenese zieht. So verstanden kann es in dramatischen Fällen ein Fingerzeig des Himmels sein.

Zahnschmerz in *hohlen Zäh-nen*; < durch kaltes Wasser; > beim Gehen in frischer Luft.

Zahnschmerz mit Eiterbeulen des Zahnfleisches und geschwollener Wange; > durch warme Anwendungen.

Zunge wie gekalkt oder mit Blasen besetzt.

Zunge trocken, Bläschen unter der Spitze; Geschwüre; Knötchen.

Pflockgefühl im Hals; < links; räuspert gelblichen Schleim hoch.

Hals wie zusammengeschnürt; < *auf der rechten Seite;* räuspert blutigen Schleim hoch[10].

Magen, Abdomen

Sogar nach dem Essen noch hungrig.

Ist bald nach dem Essen erneut hungrig.

< durch Butter, Fett, Fleisch, besonders Schweinefleisch; Verlangen nach Saurem (obwohl es verschlechtert).

< durch blähende Speisen; Austern (trotz großen Verlangens danach); Verlangen nach Süßigkeiten.

Launenhafter Appetit: Nur wenig Verlangen nach Dingen, allgemeine Abscheu vor Speisen. Tabak ruft Kopfschmerzen und Schluckauf hervor.

Launenhafter Appetit: Verlangen nach Tabak oder Abneigung gegen Rauchen. Tabak verursacht Impotenz.

Gastritis mit quälendem Brennen in der Magengrube; Krämpfe treiben bis zum Selbstmord; kann nicht die geringste Berührung ertragen; < oder verursacht durch Wein, Saures oder Baden in kaltem Wasser.

Gastritis mit Brennen bis zum Hals oder Schmerz *zum Rücken, abwechselndes Zusammenziehen und Ausdehnen des Magens*[9,10], Abscheu vor dem Leben; < oder verursacht durch verschnittenen Kaffee, saures Bier, Wein, *Austern, Schwarzbrot.*

(10) Auch hier dasselbe Alternieren von Kontraktion und Expansion - wie bereits in Fußnote (8) erwähnt. Bei *Krupp,* Diphtherie, Pneumonie usw. zeigen sich *abwechselnd Erstickungszustände und freie Intervalle; lockerer Husten tagsüber, Erstickungsanfälle nachts.* Unter den Symptomen der Zunge findet sich auch, daß der Kranke ein „O" bildet, wenn er eigentlich „A" sagen wollte. Auch hier schnellt die Zunge schlangengleich aus dem Mund heraus und *bewegt sich vor und zurück, oder wie ein Pendel.* Vergleiche *Sulph., Cupr., Acet-ac., Cham.*

Nach dem Essen *Aufstoßen mit dem Geschmack des eben Genossenen*; aufgeblähtes Abdomen; anhaltender Hunger.	Nach dem Essen Aufschwulken der Speisen; *Völlegefühl bis hoch in den Hals, bereits nach dem ersten Bissen*[11]; Empfindung, als würde er fasten.
Wenige Lebersymptome; biliöses Erbrechen durch zurückströmende Galle im Verlauf der Magenreizung[12].	Viele Leberbeschwerden; gastrische Beschwerden mit Ikterus, Leberschwellung, Gallensteinen usw.
Kolik mit *starkgefärbtem Urin, hartem Stuhl* (bei Kindern); durch Überessen; durch Blei; das Kind will weder berührt, noch angesehen werden.	Kolik mit *Schreien* [*vor Schmerz*], *bevor roter, sandiger Urin abgeht* (bei Kindern); durch Arzneimittelgebrauch der Mutter; das Kind erwacht mürrisch, tritt mit den Füßen.
Durch enorme Größe des Stuhls bedingter schwieriger Stuhlgang, viel Drängen während des Stuhlgangs; Empfindung reichlicher Stuhlentleerung beim Abgang von Blähungen, *später folgt dann fester Stuhl*.	Erschwerter Stuhlgang durch Zusammenschnüren des Anus; Drängen zum Stuhl noch lange nach dem Stuhlgang; Gefühl des Zurückbleibens großer Massen im Rektum, mit *schmerzhafter Ansammlung von Blähungen*.
Weißer, trockener, unregelmäßig geformter Stuhl; feste Anteile, die in flüssigem Stuhl schwimmen.	*Blasser*, fauligriechender Stuhl, oft mit harten Knoten vermischt[13].
Wäßrige Diarrhoe während der Schwangerschaft, morgens und nachts; Übelkeit und anhaltendes Erbrechen.	Diarrhoe während der Schwangerschaft, < von 16 - 20 Uhr; Übelkeit beim Fahren; erdfahles Gesicht.

(11) Dieser üble Zustand ist zwar sehr häufig, für *Lyc.* aber sehr charakteristisch, wenn dabei bitterer Geschmack und Druck auf die Leber bestehen.

(12) Es zeigt sich nur Spannung im rechten Hypochondrium, die eine geringfügige Hyperämie anzeigen kann, wie sie physiologisch nach Essen oder Überessen auftritt.

(13) Bei *Lyc.* ist die blasse Färbung durch fehlende Galle bedingt, genauso der Geruch; bei *Ant-c.* rührt das Weiße von unverdauter Milch her und tritt demgemäß nur bei Kindern auf. Diese stoßen auch nach dem Stillen etwas saure Milch auf.

Hämorrhoiden mit umfangreicher Absonderung von gelbem Schleim; so unruhig, daß er kaum stillhalten kann.

Dunkle Darmblutung; die Absonderung enthält feste *Klumpen*; abwechselnd Diarrhoe und Obstipation.

Die Hämorrhoiden schmerzen noch Stunden nach dem Stuhlgang; der Schmerz ist schlimmer im Sitzen.

Helle Darmblutung; *Gärungsgefühl im Bauch;* hartnäckige Obstipation.

Urin

Häufiges und reichliches Urinieren nachts, mit schleimiger Absonderung; Kreuzschmerzen; Katarrh.

Unwillkürlicher Harnabgang beim Husten.

Häufig nachts, wenig am Tage; Harndrang mit Entleerung milchigen, eitrigen, *übelriechenden* Urins, der alle Symptome bessert[14]; Katarrh.

Nächtliche Inkontinenz.

Männliche Genitalien

Atrophie der Hoden.

Verhärtung der Hoden.

Bei beiden Mitteln besteht verstärktes sexuelles Verlangen oder *Impotenz.*

Weibliche Genitalien

Menstruationsblutung dunkel oder flüssig mit Klumpen.

Amenorrhoe nach kaltem Bad; nach Überhitzung.

Drücken im Uterus, als ob etwas herauskommen wolle.

Menstruationsblutung mal hell, dann wieder schwarz; klumpig, flüssig.

Chronische Amenorrhoe, nach Schreck mit Zorn.

Drücken auf Blase oder Rektum, Herauspressen in der Vagina beim Bücken.

---

(14) *Lyc.* ist bei Erkrankungen der Harnorgane von großem Nutzen. Rückenschmerzen, Drücken auf die Blase, Nierenkolik mit Schmerzen von der rechten Leiste zur Blase usw., wobei *alles durch Urinieren gebessert* wird. Kinder halten sich mit der Hand den Unterbauch, schreien *ungeduldig, besser durch Urinieren.* Der Urin hat bei beiden Mitteln einen roten, sandigen Bodensatz, wobei *Lyc.* für Steine oder Gries besser paßt.

Ovarialregion empfindlich gegen Berührung; weiße Zunge.

Leukorrhoe scharfen Wassers, enthält feste Klumpen; erregt Beißen, die Beine hinab.

Abwechselnd Diarrhoe und Obstipation; Magensymptome; ekstatisch, sentimentale Stimmung, alles bei Beschwerden der Genitalorgane.

Bohrende, stechende Schmerzen in den Ovarien; besser nach dem Urinieren.

Leukorrhoe in *Güssen; Schmerzen von rechts nach links über das Abdomen;* Zucken der Glieder; verursacht Jucken der Labien.

Hartnäckige Obstipation mit eingeklemmten Blähungen oder Flatus aus der Vagina[15]; Schläfenkopfschmerz, wie zusammengeschraubt[8,9]; traurig, weinerlich, alles bei Genitalbeschwerden.

Luftröhre, Brust

Stimmverlust oder schwache Stimme, nach Überhitzung; rauhe Stimme.

Husten, < morgens, im Sonnenschein, im warmen Raum, nach exanthematischen Fiebern; durch Reizung des Abdomens erregt; Auswurf zäh haftenden Schleims, gemischt mit dunklem Blut, schal schmeckend.

Tiefe Atmung, Seufzen, Erstickungsgefühl; heißer Atem; erstickender Katarrh alter Menschen, Brennen in der Brust.

Rauhe Stimme, klingt schwach, belegt[16].

Husten, < von 16 - 20 Uhr, im warmen Raum, im Wind, nach (membranösem) Krupp; durch Reizung in der Trachea erregt - wie von Schwefel; Auswurf von blutigem Schleim, oder *zitronenfarbener,* grüner, salzig schmeckender Auswurf.

Kurze Atmung, Rasseln (bei Kindern); Beklemmung; erstickender Katarrh mit Gefahr von Lungenlähmung.

Rücken, Glieder

Rheuma mit weißer Zunge, Übelkeit, großem Durst in der

Rheuma mit saurem Aufstoßen, Übelkeit frühmorgens, Flatulenz;

(15) *Lyc.* verursacht umschriebene, *veränderliche* Tumoren im Abdomen, als Folge eingeklemmter Blähungen; aber auch „Phantom-Tumoren" im Rahmen von Hysterie können beeinflußt werden.

(16) *Lyc.* hat auch erschwertes Sprechen durch Verdickung (Knötchen) oder Paralyse der Zunge.

Nacht; die Schmerzen verschlimmern sich durch Wärme, heiße Sonnenstrahlung, Arbeiten im Wasser; Muskeln und Sehnen schmerzhaft verkürzt; besonders der Biceps flexor cubitalis.

Wundschmerzhaftigkeit der Fußsohlen und Fersen durch Gehen, besonders durch Gehen auf Steinpflaster.

Steifheit der Knie; Gelenktuberkulose.

Entzündung der Fersen.

die Schmerzen sind in der Nacht[17] schlimmer, besser bei Wärme; Muskeln und Gelenke steif, fühlen sich taub an; besonders die Fingergelenke und der *Rist*.

Wundheit und Schwellung der Fußsohlen und Knöchel durch Gehen.

Weiße Kniegelenksgeschwulst [Gelenktuberkulose] (*Lippe*).

Rhagaden der Fersen.

Schlaf

Schläfrig, (Kinder) heiß, delirös, rotes Gesicht; < nach kaltem Baden. Schläfrig *vormittags*.

Angenehme, verliebte Träume; oder schreckliche, die ihn hochfahren lassen.

Schläfrig, liegt im Stupor, rasselnde Atmung, (Kinder) herabhängender Kiefer, blasses Gesicht. Den ganzen Tag schläfrig.

Erwacht mit einem *Schrei*, will nicht alleingelassen werden; Zucken der Glieder, im Schlaf oder auch, wenn er wach ist[18].

Fieber

Frost mit Durst (nach Bier); oder durstlos; Schaudern über den Rücken, eiskalte Füße.

Hitze durch geringste Anstrengung.

Morgenschweiß, der die Fingerspitzen schrumpfig macht [*Jahr*].

Durst geht dem Frost voraus; Frost mit tauben Händen und Füßen.

Schweiß durch die geringste Anstrengung.

Morgens (und nachts) Schweiß mit kaltem Gesicht.

(17) Besser durch Bettwärme, doch schlimmer durch warme Anwendungen.

(18) *Lyc.* spreizt die Oberschenkel unwillkürlich auseinander und drückt sie danach wieder zusammen; Auf- und Ab-Zucken der Arme oder Beine; unwillkürliches Kopfnicken vorwärts und rückwärts. Vergleiche Fußnoten (9) und (10). Das oben erwähnte Schreien ist auch bei Erkrankungen der Hüfte (*Stram.*) sehr charakteristisch.

Partielle Kälte; Nase innen eiskalt.

Bei intermittierendem Fieber:
wehmütige Stimmung; bitteres Erbrechen.

Bei Masern, Scharlach usw.; gehen Konvulsionen voraus; Schläfrigkeit; Ohrenschmerzen.

Fieber durch Überhitzung oder
Baden; gastrisches Fieber.

Partielle Kälte; einseitige; *ein
Fuß kalt, der andere warm.*

Bei intermittierendem Fieber:
weinerliche Stimmung; saures Erbrechen.

Masern, Scharlach usw. mit
Koma, drohender Zerebralparalyse; Otorrhoe und Gehörverlust.

Fieber durch Naßwerden (der
Füße); biliöses Fieber.

Gewebe

Hornige Auswüchse, harte Hühneraugen, meist an der Fußsohle.

Grüne, *harte,* hornige, eitrige
Hautausschläge.

Hornige Warzen.

Verhärtete Haut, wird *schrun-
dig.*

Nägel splittern, wachsen hor-
nig.

Geschwüre um die Warzen.

Fettsucht oder Abmagerung.

Allgemeine ödematöse Schwellungen.

Entzündete Hühneraugen, pulsierendes Reißen.

Hautausschläge mit dicken Krusten, die *aufreißen; fötider Geruch.*

Gestielte Warzen.

Haut wie Pergament oder *feucht
in den Falten (Intertrigo).*

Niednägel.

Geschwüre durch variköse Venen.

Oberere Hälfte des Körpers abgemagert, untere Hälfte dagegen
voller[19].

Ödeme, besonders der Knöchel,
wandern von rechts nach links (bei
Herzerkrankungen).

---

(19) Bei *Ant-c.* handelt es sich um einen ziemlich robusten, korpulenten Patienten,
der zu gastrischen Störungen neigt. *Lyc.* präsentiert einen Kranken von scharfem Intellekt, doch schwacher muskulärer Entwicklung, mager und zu Lungen- und Lebererkrankungen prädisponiert. Bei Brustsymptomen ist es *Phos.* sehr ähnlich, und es ist zu
geben, wenn *Phos.* als das am besten passende Mittel erscheint, und, obwohl gutge-
wählt, die Symptome verschlimmert. Bei fahlem Gesicht, grauem Auswurf und bestehender vernachlässigter oder falschbehandelter Pneumonie ist *Lyc.* die sichere Wahl.

Venöse Hyperämie; Pulsieren in den Venen.	Blutwallungen; Gefühl, als stocke der Kreislauf in den Venen.

Allgemeines

Miliare, *pustulöse* Exantheme; wie Nesselsucht.	Feuchte, schorfige, eiternde Hautausschläge; wie Nesselsucht[20].
Furunkel (am Perineum).	Furunkel an Nasenspitze oder Oberarm[21].
Linke Seite vorherrschend.	Vorherrschend rechts.
Dunkles Haar.	Helles Haar.
< im *Mondschein.*	< bei Neumond.
< alle 2 oder 3 Wochen; jeden 2. Tag.	< jeden 2. Tag; von 16 - 20 Uhr.
< in der Sonne und durch gleißenden Schnee.	< in Schneeluft.

Bei *Ant-c. bessert,* bei *Lyc. verschlechtert:* Steigen, Bücken, Aufstoßen, Abdecken.

Bei *Ant-c. verschlechtert,* bei *Lyc. bessert:* warmes Zudecken, Sitzen.

APIS	**BELLADONNA**

Gemüt

Hydrozephalische Enzephalitis, auf unterdrückten Hautausschlag (Urtikaria u.ä.) folgend; *Exsudationsstadium.* Deutlich ausgeprägter Hirnschrei; moschusartiger Kopfschweiß; Zähnebeißen; Urin spärlich, aber oft milchig; intermittie-	Hydrozephalische Enzephalitis; *Kongestionsstadium* oder beginnende Exsudation - weniger bei bereits eingetretener Exsudation. Stöhnen oder Auffahren im Schlaf; heißer, scharfer Schweiß (manchmal kalter Stirnschweiß); Zähneknirschen; dunk-

(20) Deshalb paßt *Ant-c.* bei Masern, Windpocken, Hitzepickeln, Insektenbissen usw., *Lyc.* dagegen eher bei Flechte, Ekzem und Erythem. Doch *ausschlaggebend* sind natürlich *immer, so vorhanden, die subjektiven Symptome* . So ist *Lyc.* bei Scharlach, Sopor, rasselnder Atmung usw. angezeigt, unabhängig davon, von welcher Art der Hautausschlag ist.

(21) *Lyc.* heilt große Furunkel, besonders dann, wenn sie nicht reifen, sondern blau bleiben.

render Puls; voll und nur anfangs schnell; Glieder zittern; großer Zeh hochgebogen; Schielen; Steifheit des Körpers, wenn er berührt oder bewegt wird.

ler, feurigroter, trüber und spärlicher Urin; voller, schneller Puls; klopfende Karotiden; Gliederzucken; Konvulsionen der Arme; starrende oder rote, wilde Augen, glühendes Gesicht, später Schielen. Schreie, wenn er berührt oder das Bett erschüttert wird.

Zerebrale oder spinale Kongestion; Gefühl, als müsse er Kopf und Augen gesenkt halten; die Kopfsymptomatik ist besser, wenn er unbedeckt ist.

Besserung der Kongestion durch Zurückbiegen des Kopfes, Verschlechterung beim Vorwärtsbeugen; warmes Zudecken bessert.

Delirium, Murmeln, Stupor, Schläfrigkeit. Deutlichere Apathie als bei *Bell.*

Delirium, murmelnd, heftig, abwechselnde Phasen von Wut und Koma. Apathie, Gleichgültigkeit.

Furcht vor dem Tode.

Furcht oder *Gleichgültigkeit.*

Angst wird im Kopf empfunden.

Angst wird präkordial empfunden.

Ungeschicklichkeit, zerbricht unbeholfen Gegenstände und lacht darüber.

Ungeschickter Gang; gehetzte Art; hebt beim Gehen die Füße auffällig hoch.

Ständig geschäftig; wechselt die Beschäftigung (Hysterie).

Sitzt den ganzen Tag und zerbricht Nadeln (Hysterie).

Imbezillität von Kindern; Müdigkeitsgefühl des Gehirns; bei Abmagerung.

Kinder: frühreif, schüchtern; Fettsucht.

Schwindel, im Sitzen und Liegen < als beim Gehen.

Schwindel, < beim Gehen.

Schwindel beim Schließen der Augen.

Visionen beim Schließen der Augen.

Prosopalgie mit geschwächtem Gedächtnis.

Prosopalgie mit Hirnreizung.

Erysipel, weißlich oder rosa; ödematöse Aufgedunsenheit unter den Augen; brennende, stechende Schmerzen; wenig Durst. Ödematöse Erscheinungsformen.

Glattes, glänzendes, scharlachrotes Erysipel; < auf der rechten Seite; großer Durst; Stiche im Kopf.

Flüchtiges Erysipel.

Metastasierung zum Gehirn tritt bei beiden Mitteln auf.

Augen

Schleimabsonderung der Augen.

Augenlider sind ödematös angeschwollen; granuliert, < an den Lidrändern.

Zucken der Augäpfel; Schielen.

Chemosis[1].

Staphylom[2].

Kornea grau, rauchig, opaque [undurchsichtig].

Trockenheit der Augen oder heiße Tränen.

Augenlider sind interstitiell geschwollen; granulierte Lider, und zwar die gesamte innere Oberfläche.

Zucken, Spasmen der Augen und Lider; Schielen.

Augengeschwüre.

Markschwamm [Fungus medullaris].

Gefleckte Kornea oder Geschwüre auf der Kornea; Pannus.

Gesicht

Schwellung der Oberlippe, mit prickelnden Schmerzen; Neuralgie; Erysipel etc.

Geschwollenes, (unter den Augen) ödematöses Gesicht oder Schwellung bei Nesselsucht; blaß, wächsern oder rosig, purpurn.

Schwellung der Oberlippe, mit geschwollenem Zahnfleisch; Struma, Erysipel etc.

Geschwollenes, abgestumpftes Gesicht, wie durch Kongestion; scharlachrot, scharlachrote Flecken oder gelblich-rot, dunkelrot.

(1) *Apis* neigt dazu, neben reiner Konjunktivitis auch massive seröse Ergüsse zu verursachen, mit Erschlaffung der einzelnen Gewebe der Augen; es entwickeln sich aufgequollene Lider, Chemosis oder Staphylom. Im Vergleich zu *Bell.* hat es nur geringen Nutzen bei Entzündung des gesamten Auges mit Eiterungstendenz oder bei eitriger Ophthalmie. *Bell.* paßt bei Pannus am besten, da dies häufig die Folge einer eitrigen Ophthalmie darstellt. Bei Verschleimung ist *Apis* vorzuziehen; bei heftiger Entzündung *Bell.*

(2) Zwar empfiehlt *Payr Bell.* zur Prävention eines Staphyloms, doch ist *Apis* weit eher vorzuziehen.

Mund

Mund und Rachen entzündet, rosarot; Gruppen von Bläschen am Zungenrücken; brennende, stechende Schmerzen; der Patient ist reizbar, geschäftig.

Mund und Zunge sind wie verbrüht, brennend, stechend.

Weiße Zunge (bei Diarrhoe); tiefrote, mit Bläschen bedeckt (bei Scharlach).

Mund und Rachen entzündet; stark injiziert, heiß, trocken; Zungenspitze sieht aus wie voller Bläschen; greinende Stimmung, Weinen [Abwechslung von Weinen und ärgerlicher Laune], heißer Kopf.

Mund und Zunge ausgetrocknet, wie durch etwas Scharfes oder Ätzendes.

Zunge in der Mitte weiß, mit roten Rändern, rot, aufgerichtete Papillen (bei Scharlach).

Hals

Tonsillen geschwollen, rot (meist durch Entzündung der Schleimhaut); Zusammenschnüren und Rohsein im Hals, < morgens; erschwertes Schlucken durch Zusammenschnürungsgefühl, Schwellung oder Schwäche der Schluckmuskulatur (bei Diphtherie).

Diphtherie, Hals wie glasiert oder marmoriert; schmutziggraues Exsudat; Schmerz in den Ohren beim Schlucken; von Anfang an Entkräftung; taube Glieder; Kehlkopfschwäche; juckendes, stechendes Exanthem.

Tonsillen geschwollen (Entzündung der gesamten Drüsen, auch bis hin zur Eiterung) dunkelrot; Zusammenschnürungsgefühl wie durch Krämpfe, < um 15 oder 24 Uhr; erschwertes Schlucken durch Zusammenschnüren des Rachens oder Kehlkopfs, was Regurgitation hervorruft.

Diphtherie, hochentzündeter Hals; zäh haftender Schleim auf den Tonsillen (ohne Exsudat); Schmerzen schießen zu den Ohren, auch wenn er nicht schluckt; Ruhelosigkeit, Hirnreizung; Haut rot oder mit scharlachrotem Exanthem überzogen[3].

(3) Jene Therapeuten, die sich durch die Symptome leiten lassen, brauchen sich nicht davor zu ängstigen, *Bell.* bei Diphtherie zu verschreiben, auch wenn es nicht zur symptomatischen Exsudation, Erschöpfung und Lähmung zu passen scheint. Kompetente Behandler wandten es im Stadium der Reizung an, doch nicht mehr dann, wenn die Membran sich gebildet hatte. Es paßt zu vielen zerebralen, fieberhaften und sich auf der Haut entwickelnden Symptomen. *Apis* ruft *zusätzlich* Harnsymptome und äußerste Entkräftung bei oder nach Diphtherie hervor. Der schleimige Belag der Tonsillen von *Bell.* findet sich eher bei Tonsillitis als bei Diphtherie, wo albuminöse Exsudation besteht.

Hals geschwürig, erysipelatös (bei nichtentwickeltem Scharlach).	Hals geschwürig, schnelles Erscheinen der Ulzera auf den Tonsillen.
Struma, in Verbindung mit Ovarialerkrankungen.	Struma empfindlich; mit Kongestion zum Kopf.

Magen etc.

Beide haben eine Übelkeit, die im Hals empfunden wird.

Nach Essen oder Trinken Hitze und Brennen im Magen, Übelkeit, Aufstoßen.	Nach Essen oder Trinken zusammenziehender Schmerz im Magen, der manchmal Erbrechen auslöst.
Magengrube empfindlich gegen Berührung; Brennen; schmerzlose, gelbe Diarrhoe; Brennen durch Trinken.	Leichteste Erschütterung oder Berührung ist unerträglich; Brennen mit Drücken, klemmender Schmerz; schleimige Diarrhoe; Wasser verursacht Völle und intensiven Schmerz.

Beide trinken wenig oder häufig, oder sie sind durstlos; aber nur bei *Bell.* tritt brennender Durst mit Abneigung gegen Wasser auf.

Verlangen nach Saurem.	Abneigung gegen Saures, außer in der Rekonvaleszenz, wenn Saures die Heilung fördert.

Abdomen

Ist bei beiden empfindlich gegen Berührung, Druck der Bettdecke oder der Kleidung; Auftreibung.

Neigung zu Wassersucht mit Schwellung der Füße, spärlichem Urin; oder die Bauchorgane fühlen sich im entzündeten Zustand wie zerschlagen, roh und wund an; schmerzlose Diarrhoe. Oberflächlicher Schmerz wie wund, als sei sie geschlagen worden.	Neigung zu eitriger Entzündung; höchstempfindlich gegen die leichteste Berührung oder Erschütterung; schmerzhafte Diarrhoe. Wunder Schmerz *tief* im Bauch, wie geschwürig.
Peritonitis im Exsudationsstadium, mit Ödemen; dunkler, spärlicher Urin; mit Metritis als mög-	Peritonitis im Entzündungsstadium; mit zerebraler Kongestion; gelber, spärlicher Urin; die

liche Komplikation.
Scharfe, plötzliche Schmerzen; große Entkräftung.

Wirkt stärker auf die Milz als auf die Leber. Biliöse Diarrhoe; auch Erbrechen bitterer Flüssigkeit.

Vorgefallene Hämorrhoiden, geschwollener Anus; Geschäftigkeit; Ruhelosigkeit; Reizbarkeit; spärlicher Urin; Obstipation.

Dysenterie - mehr Drängen als tatsächliche Schmerzen; blutiger Stuhl, doch nur geringe Schmerzen; Anus wie roh; trockene, glänzende oder weiße Zunge; Urin häufig, reichlich, oder Strangurie; heiße, trockene Haut, doch wenig Durst; gestörter Schlaf mit Murmeln.

Cholera infantum mit Neigung zu Hydrozephalus; Stupor, fährt mit schrillem Schrei aus dem Schlaf hoch; kalte, *blaue* Hände. Stuhl grün, gelb, schleimig; offener Anus; < morgens.

Schmerzen kommen und gehen plötzlich; Appendizitis und Metritis[4].

Wirkt stärker auf die Leber als auf die Milz. Viele biliöse Symptome: Kongestion der Leber; Gallensteine usw.

Vorfallende und durch Krämpfe des Anus zusammengeschnürte Hämorrhoiden; fiebrige Ruhelosigkeit; Dysurie; Tenesmus auch bis in den Rücken spürbar.

Dysenterie mit so heftigem Tenesmus, daß er Schaudern hervorruft; schneidende, reißende Schmerzen; Brennen im After; Zunge trocken, sehr rot an der Spitze oder mit zwei weißen Streifen auf rotem Grund; reichlicher oder unterdrückter Urin; trockene, heiße Haut oder heißer Schweiß; Durst, doch Abneigung zu trinken; Auffahren im Schlaf; Stupor.

Cholera infantum mit Symptomen der Gehirnkongestion; Stupor mit häufigem Auffahren; ängstlich beim Erwachen; kalte Hände und Füße, bei heißem Kopf; Stuhl lehmfarben, grün oder mit kreideartigen Klumpen; < nachmittags.

---

(4) *Bell.* hat eine spezifische Affinität zum Blinddarm und seinem Fortsatz; weshalb es bei Ulzeration der Peyer´schen Plaques im Rahmen von Typhus mit Delirium etc. eingesetzt wird. Bei Peritonitis oder Enteritis, mit oder ohne Eiterung, ist es das wichtigste Medikament, wenn der Blinddarm die hauptsächlich betroffene Region darstellt.

Nieren, Urin

Zerschlagenheitsschmerz in der Nierenregion; < beim Bücken.

Chronische Nephritis mit wächserner, blasser Haut; Ödeme vor allem unter den Augen; Hydrothorax; Atembeklemmung, muß sich aufsetzen; Urin milchig, spärlich oder wie Kaffeesatz[5].

Strangurie, mit Herunterdrücken im Bereich des Blasensphinkters; durch vergrößerte Prostata. Muß lange pressen, bevor der Urin kommt.
Die Blase fühlt sich wie zerschlagen an, mit stechenden Schmerzen.

Unwillkürlicher Urin mit großer Reizung der Teile; < nachts und beim Husten; klarer, strohfarbener Urin.

Urin erst reichlich, später spärlich[6].

Stechende Schmerzen von den Nieren, die Ureter entlang zur Blase; Nierenkolik.

Chronische Nephritis mit abwechselnd rotem und blassem Gesicht; Kopfneuralgie; Krämpfe des Zwerchfells; spärlicher, blutiger, feurigroter Urin[5].

Strangurie, Abwärtsdrängen, als ob sich etwas in der Blase drehe; Sphinkterkrämpfe durch Alkohol, Striktur, Gicht oder Prostatitis. Urin kommt nur tropfenweise, mit Furcht vor dem Pressen durch die extreme Empfindlichkeit der Blase.

Unwillkürlicher Urin, tagsüber und nachts, bei Mädchen oder skrofulösen Kindern; Harn enthält weiße Epithelien.

Spärlicher, aber später reichlicher Urin[6].

(5) *Bell.* entspricht blutüberfüllten Nieren mit Albuminurie, spärlichem, blutigem Urin und intensiver, an Entzündung grenzender Reizung. Bei Scharlach-Ödemen ist es hilfreich, wenn die inaktive Haut den Nieren zusätzliche Leistung abfordert; sie füllen sich mit Blut und ihre Sekretion läßt schleichend nach. Anzeichen der Kongestion finden sich überall, in Gehirn, Leber und dem Herzen. Urämie tritt hier jedoch weniger deutlich auf als bei *Apis*, wo das Blut eher dazu neigt, sich zu verändern, gleichzeitig die Nieren gereizt und die Sekretion zurückhalten wird. Ein Zustand der, laut *Buchner,* unter dem gärenden Einfluß degenerierten Fibrins häufig nach *Am-c.* wechselt. *Bell.* tendiert stärker zur Reizung der Gewebe, Blutalteration ist untypisch; *Apis* dagegen vergiftet das Blut rasch und erhöht so die Gefahr. *Bell.* ist vorzuziehen, wenn Gicht, Alkohol, Blasenkrämpfe oder Steine offensichtliche Ursache der Nierenkongestion sind.

(6) Dieser Kontrast in der Primär- und Sekundärreaktion beider Mittel belegt deren unterschiedliche Wirkungen auf die Nieren. *Apis* scheint die Malpighi-Körperchen primär zu verstärkter Absonderung anzuregen, während *Bell.* sie vor allem kongestioniert und so die Absonderung vermindert. Der später spärliche Urin von *Apis* ist durch sekundäre Veränderungen bedingt, der von *Bell.* durch reine Kongestion.

Männliche Genitalien

Verstärktes sexuelles Verlangen.	Vermindertes sexuelles Verlangen
Ödematöse Schwellung des Skrotums.	Verhärtung der Hoden.

Weibliche Genitalien

Verstärktes sexuelles Verlangen; oder bei Witwen vermindert; stechende Schmerzen in den Eierstöcken durch Koitus.

Nymphomanie; trockene, heiße Vagina verhindert Koitus.

Ovarialtumoren, meist ödematösen Charakters; brennende, stechende Schmerzen; oder intensiver Wundschmerz, wie zerschlagen.

Verhärtung der Ovarien mit krampfartigen Schmerzen; das Abwärtsdrängen ist stärker als bei *Apis;* krallende, schneidende Schmerzen.

Entzündung der äußeren Genitalien, stechende Schmerzen; erysipelatös; bläschenförmig; gangränös.

Entzündung mit Trockenheit und heißer, der untersuchenden Hand brennend erscheinender Haut; strahlenförmiges Erysipel; Gangrän mit Klopfen und Schweregefühl.

Entzündung der inneren Genitalien; Neigung zu Ödemen oder Gangrän. Metritis nach Entbindung; scharfe, stechende Schmerzen.

Entzündung der inneren Genitalien: Neigung zur Verhärtung, Eiterbildung oder Gangrän. Metritis nach Entbindung. Schießende oder krallende Schmerzen.

Unterdrückte Menses mit zerebraler Kongestion, Delirium; Rücken fühlt sich steif und wie zerschlagen an; Gliederschwellungen.

Unterdrückte Menses mit zerebraler Kongestion, Delirium; der Rücken schmerzt wie zerbrochen; Zucken der Glieder.

Menses mit nur spärlicher Blutung, dunkel, mit Schleim vermischt; Abwärtsdrängen, < in den Ovarien; Ruhelosigkeit, Gähnen, wechselt die Lage, was aber nicht bessert (Dysmenorrhoe); reichliche, flüssige Menses (afibrinös), mit Ohnmachtsgefühl (Metrorrhagie).

Menses reichlich, hellrot; stärkere Neuralgie als bei *Apis*; Abwärtsdrängen mit Schweregefühl, vor allem in der Vulva; Gähnen; Zucken der Arme (Dysmenorrhoe); Menses reichlich, hellrot oder faulig und klumpig, Ohnmacht, ist delirös (Metrorrhagie).

Dünne, eifersüchtige Mädchen; frivole Leichtfertigkeit; Ungeschicklichkeit; ist geschäftig, tut aber nicht wirklich etwas.

Phlegmasia alba dolens in der Stillphase, ruheloser Lagewechsel, ohne daß dadurch Linderung erzielt wird; die Glieder erscheinen wächsern, ödematös.

Entzündete Mammae, erysipelatös; mit brennenden, stechenden Schmerzen.

Verminderte Milchmenge.

Mädchen mit dünner Haut oder Plethora; geschwätzig, hastig, argwöhnisch.

Phlegmasia alba dolens in der Stillphase, purpurfarbene Glieder; Ruhelosigkeit, bewegt ständig die Glieder; Kälte der Glieder.

Entzündete Mammae; klopfende, stechende Schmerzen.

Vermehrte Milchmenge.

Bell. verursacht aber auch Verminderung der Milchmenge; Schweregefühl, Kopfschmerzen, rote Augen und andere Anzeichen zerebraler Kongestion.

Fluor reichlich, gelb oder grün und scharf, mit schmerzhafter Miktion; Harn strohfarben, nicht so tief gefärbt wie *Bell.*

Fluor, akuter Katarrh mit Schleimabsonderung; kolikartige Schmerzen; < morgens; Strangurie; der Harn färbt die Wäsche gelblich.

Luftröhre, Brust

Stimme heiser, rauh, belegt; wenig klarer Schleim, der nur schwer hochgeräuspert wird; verstärkter Speichelfluß; Aphonie als Folge von Erkrankungen mit toxischer Blutveränderung und Lähmung der Teile (Diphtherie etc.).

Husten mit zähem, spärlichem Auswurf, der geschluckt werden muß; < durch Einwirkung von Feuchtigkeit und Kälte.

Erschwerte Atmung, < beim Vorwärts- oder Rückwärtsbeugen; weiß nicht, wie sie überhaupt nur einen Atemzug machen soll.

Stimme heiser, rauh, schrill oder schwach und keuchend; Schleimrasseln, doch wenig Auswurf; vermehrter oder fädiger, schleimiger Speichel; Aphonie, katarrhalisch oder in Verbindung mit Hysterie.

Krampfhafter Husten ohne Auswurf; oder blutiger Auswurf, < durch Wechsel von warm zu kalt.

Unregelmäßige Atmung, mühsam, mit Stöhnen; > durch Zurückbeugen des Kopfes oder Anhalten des Atems; erschwerte Atmung durch Schleim in der Brust.

Neigung zu seröser Infiltration der Brust.

Die Brust fühlt sich zerschlagen an, wie gequetscht; Trockenheit der Atemwege, mit Gefühl von Brennen, wie verbrüht.

Neigung zu Krämpfen oder eitriger Infiltration der Brust.

Die Brust fühlt sich roh und wund an; Trockenheit der Atemwege, vor allem der Luftröhre, mit Kitzel, wie von Rauch.

Herz

Herz: Schmerzen lassen ihn den Atem anhalten; fiebrige Erregung, qualvolle Angst; Ruhelosigkeit, doch ohne Besserung durch Lageveränderung; Hydroperikard; ein blasendes Geräusch in der Diastole.

Puls voll und beschleunigt; fadenförmig; intermittierend, aber gleichmäßig im Volumen (Typhus).

Herz: Schmerzen nehmen ihm den Atem; heftiges arterielles Klopfen; Angst, zerebrale Kongestion; Entzündungsstadium, keine Klappenfehler.

Puls voll, beschleunigt und *hart*, weich und klein, oder langsam und voll (bei Apoplexie), unregelmäßig und von wechselndem Volumen (Herzerkrankungen).

Schlaf

Beiden gemeinsam ist Schläfrigkeit mit Unfähigkeit, einzuschlafen; vielleicht zeigt *Bell.* eher Schläfrigkeit mit zuckenden Gliedern und Aufschreien im Schlaf; *Apis* mehr sogenannte Nervosität mit weniger Gesichtsröte. Die Kongestionen von *Apis* sind selten so heftig wie die von *Bell.*, doch besteht geringere Vitalität und ungenügende Absorption.

Fieber

Frost mit Durst.

Frösteln an leidenden Teilen.

Frost beginnt in Bauch, Händen, der Brust oder den Knien; < durch Wärme; > durch Abdecken.

Frost ohne Durst.

Kälte der leidenden Teile.

Frost beginnt in den Armen; > durch Wärme und < durch Kälte oder Abdecken.

Frost von 15 bis 16 Uhr.

Frost abends oder morgens.

Bei beiden heißer Kopf im Frost; Frösteln durch die geringste Bewegung.

Leber unauffällig, doch Wundschmerzhaftigkeit der Milzregion;

Sowohl Leber, als auch Milz geschwollen; beginnende Ödeme;

Ödeme, geschwollene Füße, wächserne Haut; Diarrhoe; spärlicher Urin; Schwellung des Abdomens.

Hitze mit Brennen in der Brust, bewirkt Erstickungsgefühl.

Schweiß abwechselnd mit trockener Haut; verstärkter Schweiß im geschlossenen Raum.

mit Chinin fehlbehandelte Fälle; Obstipation.

Hitze mit klopfenden Arterien, Gesichtsröte, Delirium; Erstickungsgefühl im Hals.

Schweiß stellenweise, meist am Kopf oder an bedeckten Teilen; im geschlossenen Raum weniger Schweiß.

Scharlach - beide zeigen eine rote, gereizte und empfindliche Haut sowie Ruhelosigkeit; sind schläfrig, ohne schlafen zu können; Schwellung des Halses; rote Zunge usw.

Die Haut sticht und brennt; ödematöse Schwellungen der Augenlider; erysipelatöse oder ödematöse Geschwüre im Hals; Bläschen auf der Zunge; bei unterdrücktem Exanthem entzündeter Hals und dünnjauchige Absonderung aus der Nase; murmelndes Delirium; große Schwäche, typhoider Status. Eher mit *Rhus-t.* verwandt (obwohl feindlich), *Ars.* (bei Scharlach).

Heiße, der untersuchenden Hand brennend erscheinende Haut; Gesicht, innerer und äußerer Hals durch kongestive Stauung geschwollen; „Erdbeerzunge"; bei unterdrücktem Exanthem rasendes Delirium, Ruhelosigkeit; Schnarchen im Sopor; Rucken, Zucken; paßt am besten bei glattem, scharlachfarbenem Exanthem. Eher mit *Lach.*, *Op.*, *Stram.* (bei Scharlach) und *Sulph.* verwandt.

Masern - bei beiden mit kruppartigem Husten, entzündeten Augen etc.

Zusammenfließende Hautausschläge bei Erysipel oder Ödem; ödematöser Hals.

Typhus; nützlich bei Febris nervosa putrida, Entkräftungsstadium; Anzeichen von Zersetzung des Blutes.

Apathie; Stupor mit murmelndem Delirium; Hörschwäche; freund-

Exanthem auf roter Haut; geschwollene, aufgedunsene Haut; Schwellung der Parotiden.

Typhus, im Entzündungsstadium hilfreich, wenn sich abwechselnd Symptome von Reizung und Schwäche zeigen[7].

Tiefes Koma mit Schnarchen *oder* rasendes Delirium; Gehör-

(7) Bei Auflistung der abwechselnden und der mit „*oder*" bezeichenbaren Symptome zeigt sich die wechselseitige Wirkung von *Bell.*, die umfassende Reichweite und die Notwendigkeit seiner sorgfältigen Auswahl.

licher, glücklicher Gesichtsausdruck mit empfindungsloser Apathie; kann nicht sprechen oder die Zunge herausstrecken; erschwertes Schlucken; unwillkürlicher Urin oder Stuhl; rutscht im Bett herab - alles Zeichen einer Lähmung durch Zersetzung des Blutes. Zunge rissig, wund, ulzeriert und mit Bläschen bedeckt; zäh haftender Schleim im Hals, der schwierig zu entfernen ist; erschwertes Schlucken durch Muskelschwäche; trockene, brennende Haut oder stellenweise klebriger Schweiß; unwillkürlicher Urin, übelriechend wie Pferdeharn, dilatierte Pupillen; weißes, miliares Exanthem; aufgetriebenes, wundschmerzhaftes Abdomen, wie zerschlagen.

verlust *wechselt* mit überempfindlichem Gehör; niedergeschlagener Gesichtsausdruck; gläserne *oder* stiere Augen, rasendes Delirium; Zunge zittert, schwere, stammelnde Sprache oder Aphonie; kein Stuhl, verzerrter Mund; Erschöpfung mit Schläfrigkeit - alles bedingt durch Reizung und Kongestion der Nervenzentren. Zunge rot, heiß, trocken, rissig oder mit roten Rändern; weißes Zentrum; fädiger, brauner Schleim auf der Zunge und im Hals, *oder* trockener Hals; schwieriges Schlucken durch Krämpfe *oder* Lähmung; trockene, heiße Haut, *oder* heißer Schweiß *oder* kalter Gesichtsschweiß; hellgelber Urin oder spärlicher und roter Harn; kontrahierte *oder* dilatierte Pupillen; rotes Exanthem; aufgetriebenes Abdomen, Schmerzen vor allem in der Ileozäkalregion.

Glieder

Rheumatische Schmerzen, Brennen, Stechen oder wundes, zerschlagenes Gefühl in den Muskeln. Arthritische Knoten; < bei feuchtem Wetter; nach unterrückter Gonorrhoe; chronische Formen.

Rheumatische Schmerzen mit Stechen und streifenförmiger Röte; extrem empfindlich gegen Berührung. Arthritische Schmerzen, bohrend, blitzartig von den Gelenken die Knochen entlangschießend; < beim Wechsel von warm zu kalt; akute Formen.

Haut etc.

Urtikaria mit Katarrh des Uterus.

Urtikaria mit reichlicher Menstruation.

Große Furunkel; meist vor Beginn der Eiterbildung.

Kleine Furunkel; < im Frühjahr; Klopfen, Eiterungstendenz.

Punktförmige Wunden mit traumatischem Erysipel.

Nervöse Symptome aufgrund von Erschütterungen; Entzündung durch Verrenkung.

Beide Mittel entwickeln Beschwerden durch [Insekten-]Stiche und ansteckenden Milzbrand. Symptome von Hydrophobie finden wir nur bei *Bell.*

Wunden werden ödematös.

Wunden mit reichlicher Eiterbildung.

Allgemeines

Verlangen nach frischer Luft. Blut schwarz, zähflüssig, nichtkoagulierend (afibrinös).

Abneigung gegen frische Luft. Blut hellrot, klumpig; später jedoch, bei destruktiven Erkrankungen wie Krebs u.a., übelriechend und wäßrig.

Linke Seite. Beschwerden durch *Iod., Sulph.*

Rechte Seite. Beschwerden durch *Merc., Plb., Iod., Chin.*

Ähnliche Mittel: *Ran-b., Nat-m., Rhus-t.*

Ähnliche Mittel: *Hep., Lach., Merc.,* Narkotika.

Remission während des Tages.

Remission nach Mitternacht und am Vormittag.

Apis zeigt *Verschlechterung, Bell. Besserung* durch: Wärme; Liegen im Bett; Bücken; Niedersetzen; Anhalten des Atems; Einhüllen.

Apis bessert, aber *Bell. verschlechtert sich* durch: frische Luft; Kaltwaschen; Aufstehen vom Bett; Abdecken.

APIS   # CANTHARIS

Gemüt

Geistige Symptome eher solche, die aufgrund nachlassender Gehirntätigkeit entstehen - Koma, Imbezillität, Ermüdungsgefühl des Gehirns, Hydrozephalus; Ergüsse

Geistige Symptome eher in Form von Hyperaktivität - Raserei, heftiges Schreien, Geisteskrankheit, wilder Blick, zerebrale Entzündung mit heftigen Sym-

tuberkulöse Art; Geistesabwesenheit.

Ruhelosigkeit mit dem sinnlos geschäftigen Verhalten Schwachsinniger: hat immer zu tun, ist dabei ungeschickt, zerbricht Gegenstände und lacht darüber. Empfindlich gegen Schmerzen.

Koma durch hydrozephalischen Erguß; tuberkulöser Erguß; eine Seite gelähmt, die andere zuckend; schrilles Schreien; bohrt den Kopf ins Kissen; Schielen. Atembeklemmung, < im Liegen. Der große Zeh wird hochgezogen.

ptomen auch bei Bewußtlosigkeit. Wahnvorstellungen (siehe *Schlaf*).

Ruhelosigkeit, Aufgeregtheit, Wutanfälle; entzündlicher bzw. erregter Zustand von Körper und Geist; wilde Gemütsäußerungen, Brennen der Teile. Ist außer sich vor Schmerzen.

Koma durch innerlich gelegene Entzündungen von Schleimhäuten oder Eiterung; die Arme liegen leblos, mit gelegentlichen Zuckungen; Stirnrunzeln, Bellen; geschlossene oder ausdruckslose Augen, wenn sie geöffnet sind. Atembeklemmung > im Liegen.

Gesicht

Gesichtserysipel, beginnt um Augen oder Schläfen; Bläschen, aber nur kleine, wenn sie überhaupt auftreten.

Trockenheit der Nase (wie bei Scharlach) oder Stockschnupfen morgens, abends dagegen fließend.

Unwillkürliches Zusammenbeissen der Zähne (Gehirnreizung). Gruppen von Bläschen am Zungengrund oder entlang der Ränder; geschwollene Zunge, brennt und sticht.

Erysipel, brennt wie verbrüht; beginnt am Nasenrücken; große Blasen.

Schwieriges Loslösen zähen Schleims aus den hinteren Nasenöffnungen, was ein brennendes, beißendes Gefühl zurückläßt.

Zähneknirschen. Hydrophobie; Krämpfe, obszöne Manie. Bläschen im Mund, auf der Zunge, brennen, sind wund, eitern; Brennen bis zum Magen.

Hals

Diphtherie, anhaltende Entkräftung von Anfang an; Hals wie glasiert, rosig, marmorierte oder graue Membran; zäher, fädiger Speichel; flüchtiges Exanthem; Schwel-

Diphtherie mit erst später eintretender Entkräftung, Ohnmachtsanfällen und Kälte; exkoriierter Hals, brennend, dunkelrot; schaumiger, blutiger Speichel; flüchtiges Exan-

lung des Halses.

Tonsillen geschwollen, rot, hochentzündet; erysipelatös.

Schwieriges Schlucken von fester Nahrung und von Flüssigkeiten, da der Hals geschwollen und verengt ist, oder die Muskeln zu schwach sind.

them scheint durch die Epidermis; Krämpfe im Hals.

Tonsillen dunkelrot geschwollen, brennen, eitern.

Schwieriges Schlucken von Flüssigkeiten durch Krämpfe im Hals - ist oft unmöglich; bereits der Anblick von Wasser löst Erstickungsanfälle aus.

Strangurie bei Diphtherie verursachen beide Mittel.

Magen, Abdomen

Entzündung innerer Organe, die Teile fühlen sich wund und wie zerschlagen an; Ödeme folgen.

Allgemein nur geringer Durst; wenn überhaupt, dann trinkt er oft und wenig.

Magenentzündung mit brennenden und stechenden Schmerzen; Fieber, trockene Haut, voller Puls, Ruhelosigkeit.

Peritonitis, besonders mit Exsudation und Entkräftung. Wächserne Schwellung der Füße. Abdomen so wund und wie zerschlagen, daß Druck unerträglich ist. Metritis als Komplikation.

Verstopfung, oder schmerzloser gelber Stuhl. Aszites kann folgen, mit unwillkürlicher Diarrhoe durch erschlafften Sphincter ani.

Die Stuhlentleerungen sind vor allem durch den katarrhalischen Zustand der Darmschleimhaut be-

Entzündung innerer Organe mit intensivem Brennen und Wundsein; mehr Eiterung als bei *Apis*.

Durst, trinkt selten und viel auf einmal, oder Abneigung, da Trinken Schmerzen hervorruft.

Magenentzündung, gequältes Umherwerfen, Brennen wie von glühenden Kohlen; Gefühl als sei der Magen zusammengeschraubt.

Peritonitis, besonders bei Erosion oder Eiterung. Schneidende, brennende, quälende Schmerzen. Verzweiflung, eingefallenes Gesicht. Komplikation durch Entzündung der Serosa der Harnblase.

Blutiger, schleimiger Stuhl, nötigt Schreie ab. Eiterbildung mit Koma kann folgen, die Arme hängen leblos, schwacher Puls, kalte Hände, gelegentliches Auffahren.

Stuhlentleerungen eher durch die heftige, destruktive Entzündung, mit schneidenden, brennen-

dingt; subakute Entzündung, Ge-
fäßkongestion. Deshalb schmerzlos
und schleimig; Schleim mit Tenesmus oder kneifendem Rohsein,
zerschlagenes Wundheitsgefühl, blutige Stühle.

Im Hydrozephaloid-Stadium
von Cholera infantum mit Koma
angezeigt; kalte blaue Hände. Ähnlich wie *Calc., Phos., Sulph., Zinc.*

Affiziert vor allem die Milz;
folglich Erkrankungen mit Min-
derung der Blutbeschaffenheit.

den, quälenden Schmerzen; große
Qual und Zerrüttung der Kräfte.
Fetzen der Darmschleimhaut im
Stuhl; blutige, korrosive Stühle;
Schreie beim Tenesmus.

Paßt für den Kollaps bei Dysenterie, Peritonitis usw., verfällt zusehends, Anfälle von todesähnlicher
Hinfälligkeit. Ähnlich wie *Camph.*

Affiziert eher die Leber; deshalb gelbe Haut, gelbe Skleren
etc.

Nieren, Urin

Zerschlagenes Gefühl in den
Nieren[1], < beim Bücken.

Schmerzen von der Blase zu
den Nieren.

Stiche in den Nieren, nehmen
den Atem.

Schmerzen von den Nieren
zur Blase.

Strangurie, Reizung des Blasenhalses, Brennen während und nach
der Miktion finden wir bei beiden.

Reichlicher Urin bei Hemiplegie. Inkontinenz mit großer Reizung der Teile; < nachts und beim
Husten.

Spärlicher, blutiger, kaffeesatzartiger oder milchiger Urin (bei
Scharlach).

Ödeme mit spärlichem Urin,
Durstlosigkeit, defibriniertem Blut[1].

Reichlicher, unwillkürlicher Urin,
nach *langer Harnverhaltung* oder bei
Paraplegie.

Spärlicher Urin, enthält Epithelzylinder, flockig, eitrig.

Ödeme durch Harnverhaltung
oder Atonie der Harnorgane.

---

(1) *Cantharis* ist das beste Mittel bei Nephritis vera mit Eiterungsneigung oder
kruppöser Exsudation. Auch bei chronischer Nephritis ist es angezeigt, wenn die urämi-
schen Symptome von der destruierenden Entzündung herrühren und die Nierenfunktion
beeinträchtigt ist. *Apis* dagegen wird wohl kaum bei echter Nephritis anwendbar sein, da es
selten parenchymatöse Gewebe befällt und kaum Eiterbildung oder fibrinöse Exsudation
hervorrufen kann. Die *Apis*-Urämie ist durch defibriniertes Blut und Albuminurie bedingt.
Es hat Vorrang, wenn die Blutbeschaffenheit Ursache der Erkrankung ist (Scharlach u.a.).

Sexualorgane

Das sexuelle Verlangen kann sehr stark sein; bei Witwen oft vermindert.	Priapismus, intensives Verlangen, oft mit Blasenentzündung etc.

Für Nymphomanie ist *Canth.* aufgrund seiner lasziven Symptome ein hervorragendes Mittel, obwohl *Apis* ebenfalls Ausschläge und Entzündungen der äußeren Genitalien verursacht, die häufig die anscheinende Ursache für diese Erkrankung darstellen.*

Entzündung vorherrschend der Gefäße, erysipelatös. Kratzen läßt Knötchen entstehen, wie Nesselsucht.	Entzündung destruierenden Charakters. Kratzen (Juckreiz) läßt kleine Tumoren entstehen.
Gonorrhoe, Systemintoxikation [miasmatische Auswirkung] - Kniegelenksentzündung, Fieber, schleimige, gonorrhoische Absonderung. Hydrogenoide Konstitution *Grauvogls.*	Gonorrhoe, intensive Entzündung, breitet sich zur Blase, den Nieren oder der Prostata aus. Manchmal in sekundärer Form, wenn die Absonderungen wieder zunehmen - selten wirkliche gonorrhoische Absonderung.
Rechtsseitige Ovarialerkrankungen; Brennen, Stechen; Wundheit der oberen linken Brust, Taubheit bis zu den Oberschenkeln oder den Rippen. Aufgequollene, blasse Erscheinung, wächserne, ödematöse Glieder; spärlicher Urin; Obstipation.	Ovarialerkrankungen; Brennen, Zwicken, Stiche, die den Atem nehmen. Ödeme bei kränklicher Erscheinung; mehr Strangurie als bei *Apis;* Tenesmus von Rektum und Blase.
Abort mit direkter Kongestion und Abwärtsdrängen; Schweregefühl im Bauch; Blutung mit Gähnen und Ohnmacht.	Abort, Strangurie; eignet sich besonders zum Austreiben von Molen oder abgestorbenen Feten; Blutung dunkel, klumpig.
Beschwerden von Witwen.	Sterilität, Neigung zur Bildung von Molen.
Dysmenorrhoe, scharfe, stechende Schmerzen in Kopf oder Uterus, Blutandrang zum Kopf.	Membranöse, brennende Dysmenorrhoe; Lanzinieren tief im Gehirn.

* Siehe hierzu *„Homöopathie in Gynäkologie und Geburtshilfe"; H. N. Guernsey* – Kapitel *Nymphomanie* (*Similimum-Verlag*, 1995).

Brust

Brustwassersucht, ohne Entzündung; weiß kaum, wie er noch
einen Atemzug machen soll. Ruhelosigkeit, kann sich weder nach
vorne, noch nach hinten neigen.

Husten, weckt vor 24 Uhr, erschwerte Expektoration, spärlich,
zäh, klar.

Beschleunigte Atmung; schmerzhaft, spasmodisch, < im Liegen (zerebrospinale Erkrankungen etc.).

Schwäche der Atemwege bei
Erkrankungen, die das Blut an-
greifen - Diphtherie etc.

Wundheitsgefühl der Brust, wie
gequetscht oder zerschlagen.

Herzklopfen nicht sehr deutlich. Voller Puls, beschleunigt, aussetzend oder fadenförmig.

Ödeme nach Pleuritis; dermaßen ausgeprägte Schwäche der
Brust, daß er kaum noch Atem-
holen, geschweige denn Sprechen
kann. Verzweifelter Gesichtsausdruck, kalter Schweiß; Synkopen.

Husten früh beim Aufstehen;
schwierige Expektoration, zäh,
blutig.

Atembeklemmung mit krampfartigen Schmerzen in der Brust; > im
Liegen (zerebrospinale Erkrankungen etc.).

Schwächegefühl in den Luftwegen, wie durch erschöpfende
Entzündung oder Eiterung etc.

Schneiden, Brennen und Stiche in der Brust.

Heftiges Herzklopfen. Voller
und *harter* Puls, oder aussetzend
und *hart*, oder kraftlos und langsam.

Rücken, Glieder

Steifer Rücken oder Schwäche
im Kreuz (siehe Nieren).

Stiche den Rücken hoch in
die Achselhöhle oder in das Abdomen[2].

Kalte, blaue Hände bei Diarrhoe.

Kalte Hände bei Erkrankungen der Blase.

Schlaf

Schlaflosigkeit durch nervöse
Erregung; nervöse Geschäftigkeit.

Schlaflosigkeit durch Wahnvorstellungen von Personen, die

---

(2) *Canth.* verursacht sowohl Symptome einer Neuralgie, als auch einer Reizung
von Nieren, Blase und Urethra. Bei *Apis* finden wir nur die Reizung.

durchs Zimmer gehen und etwas mit dem Bett anstellen.*

Fieber

Scharlach - bei beiden mit Nierenbeteiligung, Wassersucht, Strangurie, Urämie usw. Siehe Fußnote (1).

Halsentzündung, bei Nichtentwicklung des Exanthems [z.B. bei Scharlach]; murmelndes Delirium oder Sopor; trockene Nase, oder Absonderung weißen oder blutigen Schleims.

Frost < durch die geringste Bewegung; Gesicht und Hände heiß. < im warmen Raum.

Hitze mit Murmeln, Bewußtlosigkeit; Schläfrigkeit oder Schlaflosigkeit; meist durstlos. > durch Abdecken.

Intermittierendes Fieber, alle Stadien sehr deutlich ausgeprägt; Durst während Frost.

Besserung nach Aufhören der Schweißabsonderung.

Schweiß nicht sehr deutlich; abwechselnd mit trockener Haut; moschusartig, bei Gehirnerkrankungen.

Hals ist mit zähem Schleim bedeckt; hinfälliger, finsterer Gesichtsausdruck, Schlaflosigkeit, und große Qual; Nase trocken, Brennen oder jauchige Absonderung.

Frost < durch Aufrichten aus dem Bett; blasses Gesicht; Wärme bewirkt manchmal nichts, aber normalerweise tritt eine Besserung dadurch ein.

Deliröses Fieber, spricht von Geschäften oder vom Tod; großer Durst; manchmal durstig, doch mit Abneigung gegen Trinken. < durch Aufdecken.

Intermittierendes Fieber bei Strangurie; Durst nach dem Frost. Ausgeprägtes Froststadium.

Besserung *nach* Schweißabsonderung.

Reichlicher Schweiß; Kälte der Hände und Füße (Kollaps etc.).

---

* Erscheinungen, als gehe Etwas leise im Zimmer, klopfe unter dem Bett und hebe dasselbe in die Höhe; oder als ergreife ihr Jemand die Hand, die auf- und abgebogen wird, mit nachfolgendem Gefühl, als werde sie am Hals von kalten Händen gepackt - *Jahr.*

Haut

Haut und Muskeln rigide.	Haut und Muskeln schlaff.

Die Haut wellt sich; fühlt sich wund und wie zerschlagen an; Brennen, Stechen. Nesselsucht.

Die Haut ist von bläschenartiger Erscheinung oder ist wirklich mit Bläschen überzogen; brennt wie Feuer. Blasen. Verbrennungen. Pemphigus.

Rotes Areal um Karbunkel, Furunkel, Geschwüre; (erysipelatös) mit brennenden, stechenden Schmerzen. Gangrän.

Rotes Areal um Pickel; Geschwüre brennen, reißende Schmerzen. Gangrän mit Bläschen.

Hautausschläge > durch Waschen.

Hautausschläge < durch Waschen.

Entzündungen des Periosts.

Reißen in den Knochen.

Remission während des Tages.

Remission morgens; von abends bis um Mitternacht.

Allgemeines

Apis zeigt *Verschlechterung, Canth.* dagegen *Besserung* durch: Wärme; warme Luft; im Liegen; beim Warmwerden im Bett.

Apis zeigt *Besserung, Canth.* dagegen *Verschlechterung* durch: frische Luft; Kaltwaschen; Befeuchten der leidenden Teile.

APIS   LACHESIS

Gemüt

Stets geschäftig, doch ungeschickt, zerbricht Gegenstände; wechselt die Beschäftigung. Übertriebene Fröhlichkeit, glücklicher Gesichtsausdruck. Typhus mit murmelndem Delirium, trockener, rissiger Zunge, die schwer herauszustrecken ist, geschwollen;

Hastig, ungeschickt beim Aufstehen, der Körper neigt sich nach links; wechselt beim Sprechen das Thema. Spricht in fremder Sprache, oder schreit, weint und lacht dann dümmlich; leerer Gesichtsausdruck. Typhus mit Murmeln; trockene, rissige, *schwarze* Zunge, rutscht im Bett herab; Augen nach oben gedreht, Schielen oder seltsamer, glücklicher Blick; fauliger, unwillkürlicher Stuhl, unwillkürlicher Urin; die Stimme versagt.

Geistesabwesend - Müdigkeitsgefühl des Gehirns.

Beschwerden durch Zorn, Ärger mit Schreck.

zittert beim Herausstrecken, fängt sich in den Zähnen oder rollt sich im Mund zusammen; der Unterkiefer hängt herab, hängende Augenlider; ständiges Augenrollen; eingesunkenes Gesicht; übelriechender Stuhl; nasale oder undeutliche Stimme.

Geistig aktiv - kann nachts gut lernen.

Beschwerden durch Kummer, enttäuschte Liebe.

Kopf, Gesicht

Stirnkopfschmerzen, > durch Druck.

Staphylom.

Gesichtserysipel, beginnt um die Augen herum; blaß, rosig.

Morgens Stockschnupfen, abends Fließschnupfen.

Scheitelkopfschmerz, < durch Druck.

Pterygium; Tränengangsfistel.

Gesichtserysipel; beginnt an den Wangen; blau oder purpurn.

Fließschnupfen, davor pulsierende Kopfschmerzen.

Mund

Zunge und Mund entzündet; Rachen und Tonsillen rosig; Gruppen von Bläschen am Zungengrund oder entlang des Zungenrandes.

Bläschen an der Zungenspitze; neigen zur Ulzeration; prickelnde Schmerzen.

Hals

Diphtherie mit Schwäche von Anfang an; schmutziggraue Flecke oder Rachen wie glasiert; schwache Stimme, Taubheit des Kehlkopfs; < beim Schlucken von Flüssigkeiten oder festen Speisen; Taubheit der Beine; wächserne Haut; trockene Nase.

Diphtherie mit purpurfarbenem, gangränösem Hals; < auf der linken Seite; Kehlkopf empfindlich gegen die leichteste Berührung; < durch Schlucken von Flüssigkeiten und *Speichel;* marmorierte, livide Beine; dünne, schleimige, stinkende Absonderung aus der Nase.

Heisere, rauhe Stimme; erschwerter Auswurf, spärlich, klar[1].

Heisere, schwache, leise Stimme; erschwerter Auswurf, wäßrig, salzig.

Zusammenschnüren des Halses, Roheit und Stechen bei beiden.

Zusammenschnüren hier weniger deutlich; eher wie ein tonisches Zusammenziehen; schwieriges Schlucken durch verminderte Kontrolle über die Schluckmuskulatur. Gefühl, als seien Hals und Mund verbrüht.

Zusammenschnüren wie *klonische* Spasmen; erstickt fast beim Schlucken; Flüssigkeiten werden durch die Nase herausgebracht. Einzelne trockene Stellen; weniger ausgeprägtes verbrühtes Gefühl; prickelnde Schmerzen.

Magen, Abdomen

Aszites durch Tumor (uterin oder ovariell); Wundheit des Abdomens, wie zerschlagen.

Aszites durch Vergrößerung von Leber, Milz, Herz; < durch die leichteste Berührung, oder Gefühl wie geschwürig[2].

Entzündung innerer Organe, anschließend ödematöse Schwellungen.

Entzündung innerer Organe, Eiterbildung oder Stauung folgen.

Brennen im Magen, < durch Essen; gelbe, schmerzlose Diarrhoe. Eher die akute Symptomatik eines Magenkatarrhs.

Brennendes Drücken, Nagen, > durch Essen; erscheint bald nach dem Essen wieder, und zwar umso heftiger, je leerer der Magen ist; eher Symptome eines chronischen Katarrhs, Gastralgie etc.

Diarrhoe, gelb-grüner Schleim; < morgens; kalte, blaue Hände.

Gelbe, durchfällige Stühle, < nachts; abwechselnd mit Verstopfung.

Dysenterie mit einem Zerschlagenheitsgefühl der Eingeweide; Tenesmus *nach dem Stuhlgang.*

Dysenterie mit aashaft stinkenden Stühlen; geschwüriges Gefühl im Abdomen; Tenesmus *während* des Stuhlgangs.

---

(1) *Apis* wurde bei Halsleiden von Rednern nach Kauterisation angewendet. (Vergleiche *Ars.* und *Nat-m.*)

(2) Diese Unterscheidung ist von Bedeutung, da *Apis* nur selten, *Lach.* dagegen häufig Eiterbildung verursacht.

Verstopfung; große, schwierige Stühle; Anus wie roh.

Verstopfung; natürlicher oder schafkotartiger Stuhl; übelriechend; Brennen am Anus. Stuhlgang wird durch Zusammenschnüren des Anus verhindert.

Vorfallende Hämorrhoiden; der Patient ist zappelig, ruhelos; stechendes Wundheitsgefühl; Anus geschwollen.

Vorfallende Hämorrhoiden; Stiche beim Husten; bereits die geringste Berührung ist unerträglich (nervöser Zustand); Analprolaps.

Nieren, Urin

Urin spärlich, doch häufige Miktion; strohfarben (nicht so tiefgelb wie manchmal bei *Lach.*); eine eher akute Blasensymptomatik; Blasentenesmus, Urin mit Blut vermischt. Weniger *Drücken* als bei *Lach.*, auch weniger *chronische* Symptome.

Urin häufig und reichlich; schaumig (biliöses Stadium); mit schlimm aussehendem Schleim (Zystitis); Drücken auf die Blase, wie von Blasenhämorrhoiden (nach Alkohol). Manchmal setzt sich Blut wie verbranntes Stroh ab.

Wundheit und Zerschlagenheitsgefühl der Nieren; Wundheitsgefühl des Rückens beim Bücken; Steifigkeits- oder Schwächegefühl des Rückens (siehe Scharlach).

Stiche und Wärmegefühl in den Nieren; wie ein sich bewegender Ball; Ziehen zu den Hüften mit Harndrang; Steifheit von den Lenden zum Sakrum und den Oberschenkeln.

Genitalien

Beschwerden von Witwen.

Beschwerden im Klimakterium.

Rechtes Ovar; Schmerzen bis hoch zu den Rippen; Spannung von Hüfte zu Hüfte; Schwellung der Ovarien.

Linkes[3] Ovar: Schmerz zu Leber, Brust oder Genitalien; Eiterung der Ovarien.

Menstruation mit Schweregefühl im Bauch; Abwärtsdrängen, meist im rechten Ovar; Kongesti-

Menstruation mit Reißen im Abdomen; Herabdrängen im linken Ovar; Blutandrang zum Kopf,

---

(3) *Lach.* wurde zwar auch bei Tumorbildung in der rechten Leiste verabreicht, doch bezieht sich seine Hauptwirkung auf das linke Ovar.

on zum Kopf; Verstopfung; ödematöse, wachsfarbene Beine; Ruhelosigkeit, Unbehagen; Gähnen.

Starkes sexuelles Verlangen; jedoch manchmal, bei Witwen, nur schwach; Stechen in den Ovarien beim Koitus.

Milchmenge vermindert.

Nasenbluten; Diarrhoe; Beine geschwürig, purpurn; Frostigkeit tagsüber, Hitzewallungen nachts.

Starkes sexuelles Verlangen, unwiderstehlich, oft mit funktioneller Schwäche; Pollutionen oder Koitus bessern.

Verdorbene Milch [in der Stillperiode].

Brust

Husten mit Wundheitsgefühl in der linken oberen Brust; < vor Mitternacht, nach dem Hinlegen, nach Schlaf; zähes, spärliches Sputum, das geschluckt werden muß; geringer Auswurf.

Husten mit geschwürigem Schmerz in der Brust; < im Liegen, *während und nach* Schlaf; Sputum muß geschluckt werden; Auswurf tagsüber.

Beide Mittel husten anhaltend, bis sich der Schleim gelöst hat.

Erschwerte Atmung beim Vor- oder Zurücklehnen; weiß kaum, wie er noch einen Atemzug machen soll; Ruhelosigkeit, doch ohne Besserung durch Lagewechsel; schnelle Atmung; Asthma im Winter.

Besserung der Atmung durch vornübergebeugtes Sitzen; erwacht mit Erstickungsgefühl, keuchend, ängstlich; qualvolle Angst durch die geringste Bewegung der Arme; langsame Atmung; Asthma bei warmem, feuchtem Wetter (im Frühjahr).

Gefühlserregung beeinflußt das Herz bei beiden Mitteln.

Beschleunigter, voller Puls, oder fadenförmiger; wenn aussetzend, dann periodisch.

Äußere Plethora (meist).

Oberflächliches Wundheitsgefühl über den gesamten Körper.

Voller oder auch kleiner und schwacher Puls; unregelmäßig.

Innere Plethora (meist).

Innerliches Wundheitsgefühl.

Fieber

Der Frost ist im warmen Raum schlimmer; morgens; Brennen in der Brust; mit Erstickungsgefühl in

Der Frost ist im warmen Raum besser; abends, mit Brennen des Gesichts; Reißen und Engegefühl der Brust; beginnt in Brust, Magen oder Händen.

Hitze, will sich abdecken.

Schweiß abwechselnd mit trockener Haut.

Kein Durst beim Schweiß.

Scharlach; erregte Ruhelosigkeit; Reizung der gesamten Halsschleimhaut; Erysipel des Halses; Schwellung des *gesamten* Halses; zäher, faseriger Speichel; Ödeme mit spärlichem, milchigem Urin; wächserne Haut.

Beim Zurücktreten oder ausbleiben des Exanthems verschlimmert sich die Halssymptomatik; Delirium, bohrt den Kopf ins Kissen, schrilles Schreien; stellenweise heiße, an anderen Stellen kalte Haut; ödematöses Gesicht.

in der Brust; läuft den Rücken hoch.

Hitze, mit Abneigung gegen Aufdecken.

Schweiß bei der Hitze; < bei Bewegung.

Durstlos während Frost; aber Durst vor dem Frost.

Scharlach; Neigung zu Gangrän des Halses; Eiterung der Tonsillen und Drüsen; Schwellung der *Halsvorderseite;* reichlicher, zäher oder schleimiger Speichel; Ödeme mit reichlichem Urin, der schwarze Flecken aufweist.

Beim Zurücktreten oder Ausbleiben des Exanthems eingesunkenes Gesicht und herabhängender Kiefer; kalte Haut, stellenweise purpurn.

Schlaf

Bei beiden Mitteln Schlaflosigkeit durch Nervosität mit Verlangen nach Schlaf.

Haut

Furunkel, Abszesse etc; Entzündungsstadium (Erysipel) oder Gangrän.

Panaritium mit Brennen und Stechen; weit ausgedehntes Erysipel im Umfeld.

Abschälen der Haut.

Brennen und Stechen bei Krebs und Hautausschlägen; gelbe, schmerzlose Diarrhoe.

Furunkel, Abszesse etc. mit verzögerter Eiterbildung; werden später bläulich.

Panaritium mit eher prickelnden als stechenden Schmerzen; weit ausgedehnte Bläue im Umfeld.

Haut eitert.

Krebs mit lanzinierenden Schmerzen; Hautausschläge eher in Verbindung mit Verstopfung.

Variköse Venen brennen und stechen.	Variköse Venen ulzerieren.
Haut und Muskeln rigide.	Haut und Muskeln schlaff.

Allgemeines

Verwandt mit *Nat-m., Ran-b., Sulph.*	Verwandt mit *Hep., Merc., Solanaceae.*
Beschwerden durch *Anthraci., Iod., Sulph.*	Beschwerden durch *Merc., Chininmißbrauch.*
Remission tagsüber.	Remission von Mitternacht bis Mittag.
Verlangen nach frischer Luft.	Abneigung gegen frische Luft (meist).

Bei *Apis* finden wir *Verschlechterung,* bei *Lach.* dagegen *Besserung* durch: Bewegung; Wärme; Kopfschütteln; nach Aufstehen vom Sitzen; Schlucken von Speisen; kaltes Wetter; Einatmen.

Apis zeigt *Besserung, Lach.* dagegen *Verschlechterung* durch: Halten leidender Teile; beim Einnehmen einer aufrechten Haltung; Aufstehen vom Bett; frische Luft.

APIS   NATRIUM MURIATICUM

Gemüt

Furcht vor Apoplexie; eher Apoplexie als Paralyse[1].	Grundlose Furcht; eher Paralyse als Apoplexie.

Bei beiden Mitteln finden wir Beschwerden nach Schreck mit Ärger; mit Zorn.

Eifersucht.	Stiller Verdruß.

---

(1) *Apis* verursacht selten Paralyse, außer in Fällen von Blutintoxikation (Diphtherie etc.) oder durch zerebrale Störungen (Tumoren, Apoplexie usw.).

Nat-m. bewirkt Lähmungen durch Gefühlserregung, Schmerzen, Masturbation, Alkoholexzesse; folglich auch direkt durch nervöse Erschöpfung.

Flatterhafte Unbeständigkeit; närrische Fröhlichkeit, übertriebene Fröhlichkeit.

Geschwätzigkeit.

Traurig, weinerlich, oder abwechselnd traurig und unangemessen fröhlich[2].

Wortkarg.

Beide Mittel rufen Geistesabwesenheit, geistige Schwäche, Stumpfheit, Imbezillität und Müdigkeitsgefühl im Kopf hervor.

Ungeschicklichkeit; zerbricht Gegenstände aus Schusseligkeit.

Ungeschicklichkeit; hastig; läßt aus nervöser Schwäche Dinge fallen.

Kopf

Schwindel beim Liegen mit geschlossenen Augen; Übelkeit und Kopfschmerzen; aufgrund von Blutandrang durch unterdrückte Menses; Ohnmacht beim Bücken, mit Drehschwindel; Abendschwindel nach Schlaf; durch Sonne oder im warmen Raum; im Frühjahr.

Schwindel beim Aufrichten; läßt nach, wenn er eine Weile liegt; aufgrund von Blutandrang durch unterdrückte Hämorrhoidalabsonderung oder in der Schwangerschaft; Ohnmacht durch Bewegungen; Morgenschwindel; durch alkoholische Getränke; durch Anstrengung der Augen oder übermäßiges Lernen[3].

Nervöser Kopfschmerz; muß sich den Kopf halten und die Augen schließen; > in frischer Luft.

Nervöser Kopfschmerz mit zusammenziehenden Schmerzen; Schneiden; < in frischer Luft und beim Gehen; die Augen werden zusammengezogen.

Blutandrang; Druck in der Stirn; > durch Gegendruck mit der Hand; Klopfen und Brennen; < bei Bewegung oder Bücken[4].

Blutandrang; Klopfen wie von kleinen Hämmern; Drücken auf beiden Seiten des Kopfes, wie von einem Schraubstock; < beim Aufstehen morgens; (< beim Erwachen); bei Bewegung; > durch Schweiß.

(2) Das Abwechseln der Symptome bei *Nat-m.* ist sehr charakteristisch und ein Hinweis auf seine Wirksamkeit bei nervösen Erkrankungen, besonders bei Hysterie.

(3) Sonnenhitze scheint alle Beschwerden der *Natrium-Salze* zu verschlimmern. *Nat-m.* entwickelt besonders Schwäche- und Ohnmachtempfinden in Brust und Kopf beim Gehen in der Sonne, und nicht so sehr Schwindel, wie es bei *Apis* oder *Nat-c.* der Fall ist.

(4) Im allgemeinen ist es so, daß sich *Apis* besser fühlt, wenn der Schweiß nachläßt. Möglicherweise ist das auch bei Kopfschmerzen der Fall.

Augen

Staphylom der Kornea.

Bläschen auf der Kornea; rauchige Kornea; reichlicher Tränenfluß; Zucken des Augapfels; Granulation der Lider. Skrofulöse Ophthalmie durch unterdrückten (juckenden) Hautausschlag; darin *Sulph.* gleichend.

Verdunkelung des Sehens, mit Schwindel oder aufgrund von Trübung der Kornea. Entzündung des *Tränensacks* (wie *Puls.*).

Eiterung der Kornea.

Scharfes, wundmachendes Tränen der Augen; Zucken der Augäpfel und krampfhafter Verschluß der Lider. Dermoid-Tumor am Lidrand. Skrofulöse Ophthalmie, durch Mißbrauch von Silbernitrat[5]; wie *Ars.*

[Plötzliche] amaurotische Verdunkelung, durch erschöpfende, nervöse Einflüsse. Tränengangsfistel.

Ohren

Erysipelatös, Röte der Ohren.

Rote Ohren durch Kongestion, zusammen mit Otorrhoe, Klopfen und Pulsieren.

Nase

Trockenheit der Nase, oder weißer und dicker, oder scharfer, blutiger, fauliger Schleim.

Stockschnupfen morgens; abends Fließschnupfen.

Erysipel der Nase; ödematös.

Dicker Schleim mit Geruchs- und Geschmacksverlust; verdickte Schleimhaut.

Abwechselnd Stock- und Fließschnupfen.

Rote und geschwollene Nase; Taubheit der Nase.

Gesicht

Neuralgie mit oder gefolgt von geschwächtem Gedächtnis[6].

Neuralgie nach Chinin; die Schmerzen verursachen paralytische Symptome.

(5) Da *Apis* Halsleiden nach Kauterisation heilte, ist es denkbar, daß es ebenfalls bei den Augen eine ähnlich gute Wirkung zeigt.

(6) *Apis* bewirkt Schwindel mit Verdunkelung des Sehens, Drehschwindel, Neuralgie mit Gedächtnisschwäche und Hemiplegie, alles Symptome zerebraler Tumoren, für deren Behandlung es vielleicht nützlich sein könnte. Viele *Apis*-Symptome weisen auf organische Hirnveränderungen hin.

Blasses, wächsernes oder pur-
purrotes Gesicht.

Glänzendes, gelbliches oder li-
vides Gesicht; eine Wange rot.

Mund

Oberlippe geschwollen, fühlt
sich steif an.

Oberlippe geschwollen, fühlt
sich taub an.

Entzündeter Mund, rosarot,
trocken, wie verbrannt; oder Bläschen, meist entlang der Zungen-
ränder; Prickeln der Zunge.

Entzündeter Mund, Zunge und
Zahnfleisch geschwollen, Bläschen;
deutlichere Geschwürbildung als
bei *Apis*; Zahnfleischbluten; Ptyalismus; Zunge einseitig taub[7].

Zunge trocken, weiß.

Landkartenzunge.

Speichel zäh und schaumig.

Reichlicher, blutiger oder klarer Speichel.

Hals

Erschwertes Schlucken durch
Zusammenschnürungsgefühl im
Hals; durch Schwellung; oder verminderte Kontrolle über die Hals-
muskulatur (Diphtherie).

Erschwertes Schlucken, wie von
einem Pflock im Hals; durch
Pharynxkrämpfe[8]; Speisen gehen
„den falschen Weg" oder überhaupt nicht herunter; Schwäche
der Schluckmuskulatur; beein-
trächtigtes Sprechen.

Trockener, glänzender Hals;
oder ödematös; oder gangränöse
Ulzera (Scharlach).

Trockener Hals, obwohl er
ständig Schleim hochräuspert;
faulige, geschwürige Stellen im
Hals und am Zahnfleisch (Skorbut).

Struma, besonders mit Ovarialerkrankungen.

Struma mit chronisch wun-
dem Hals; Drüsenbeschwerden <
beim Husten und Schlucken.

---

(7) *Nat-m.* entwickelt skorbutische Symptome und verursacht immer stärkeres
Empfinden von Exkoriation und Roheit als *Apis*.

(8) *Nat-m.* erregt krampfhafte, kolikartige, spasmodische Schmerzen an fast jedem
Ort des Körpers; *Apis* zeigt eher Symptome von Gefäßreizung. Beide eignen sich zur
Behandlung der Hysterie, wobei *Nat-m.* jedoch den Hauptteil der Fälle abdeckt.

Magen

Übelkeitsgefühl im Hals.

Verlangen nach Saurem.

Durstlosigkeit (bei Wassersucht), oder trinkt wenig und häufig; Trinken löst Brennen und Übelkeit aus.

Bitteres Aufstoßen.

Geringer Appetit (bei Diarrhoe).

Symptomatik akuten Magenkatarrhs; Brennen; Empfindlichkeit gegen geringste Berührung; Wundheitsgefühl; schmerzlose, gelbe Diarrhoe.

Übelkeitsgefühl im Magen.

Verlangen nach bitteren Dingen.

Anhaltender Durst; Übelkeit nach Trinken.

Leeres oder saures Aufstoßen.

Verstärkter Hunger, oft bei verringertem Appetit. Hungrig auf das Abendessen.

Symptome chronischen Katarrhs; Krampfschmerzen; Brennen, abwechselnd mit Kältegefühl; Drücken, mit Übelkeit und plötzlichem Sinken der Kräfte; schläfrig nach dem Essen.

Abdomen

Spannung der Haut über dem Abdomen von Hüfte zu Hüfte finden wir bei beiden Mittel.

< beim Hochheben der Arme; durch Ovarialbeschwerden bedingt.

Abdomen fühlt sich wund und wie zerschlagen an, < beim Gehen oder durch die geringste Berührung.

Aufgetriebenes, ödematöses Abdomen.

- muß die Kleidung lösen.

Beim Gehen fühlen sich die Baucheingeweide wie lose an, wie nachgeschleppt.

Aufgetriebenes Abdomen mit Blähungen[9].

(9) *Nat-m.* bewirkt Abmagerung bei Hunger; Verstopfung wechselt mit Durchfall ab, da eine Erkrankung des Lymphsystems vorliegt. *Apis* neigt zur Entwicklung von Wassersucht mit Albuminurie.

Rektum, Därme

Verstopfung mit sehr großen Stühlen; Empfindung, als würde etwas Gespanntes im Abdomen reißen, wenn er sich zu sehr zum Stuhlgang anstrengt.

Schmerzlose, blutige (ruhrartige) oder schmerzlose, gelbe Diarrhoe; < morgens; Abmagerung mit Anasarka, unbeschreibliche Schwäche; blaue und kalte Hände (Cholera infantum), Aszites.

Hydrozephaloid-Symptome bei Cholera infantum.

Kleine, vorfallende Hämorrhoiden, die Beißen und eine zappelige Unruhe hervorrufen; sehr spärlicher Urin.

Verstopfung mit harten, trockenen Stühlen; zerkrümelnd; Analfissuren; Druckgefühl vom Nabel aus nach unten, mit bleierner Schwere um Blase und Becken[10].

Grünliche, wäßrige, blutige Diarrhoe, < tagsüber; Abmagerung vor allem am Hals; ißt gut, aber nimmt nicht zu; abwechselnd Obstipation und Diarrhoe; eingesunkenes oder aufgetriebenes Abdomen[9].

Hämorrhoiden, mit Rektumvorfall und viel Beißen; Schneiden in der Urethra nach der Miktion; Herpes um den Anus.

Analprolaps.

Nieren, Urin

Wundes, zerschlagenes Gefühl in der Nierenregion; schmerzhafte Steifheit, < beim Bücken; spärlicher, roter, blutiger Urin.

Harninkontinenz nachts oder beim Husten, mit starker Reizung der Teile[11].

Spannung und Hitze in der Nierenregion, auch beim Sitzen; Gehen ermüdet schnell; Urin mit Ziegelmehlsediment.

Harninkontinenz nachts und tagsüber beim Husten, Gehen oder Lachen.

(10) Krümelnder Stuhl scheint eine Besonderheit der *Chloride* zu sein, jedenfalls finden wir bei *Mag-m.*, *Am-m.* und *Nat-m.* diese Art von Stuhl; auch *Kali-m.* verursacht harten, *trockenen* Stuhl, möglicherweise handelt es sich dabei um ein Vorstadium dieser Art von Stuhl.

(11) *Apis* paßt bei Reizbarkeit der Blase mit begleitender Enuresis. *Nat-m.* entwickelt eher paralytische Zustände, also weniger Reizbarkeit. *Apis* kann möglicherweise umfassende paralytische Enuresis bei Hemiplegie verursachen.

Brennen vor und nach dem Urinieren; Strangurie.

Stiche in der Blase, Brennen während dem Urinieren; Schneiden in der Urethra, nach der Miktion.

Spärlicher, albuminöser Urin, oft kaffeesatzartig.

Allgemein reichlich Harn oder kaffeesatzartig, schwarz.

Gonorrhoische Absonderung mit Kniegelenksentzündung (Rheumakranke). Vergleiche Fußnote (5).

Grüne, gonorrhoische Absonderung (Frauen), intensiv juckend; die Genitalien weisen einen starken Geruch auf (Männer), sind feucht, jucken; Herpes an Skrotum und Anus. Nach Anwendung von *Silbernitrat*.

Genitalien

Sexuelles Verlangen verstärkt oder, bei Witwen, verringert.

Körperliche Erregung; Schwäche der Geschlechtsteile; Impotenz.

Schmerzen in der Ovarialregion nach Koitus (Frauen).

Koitus wirkt sich schwächend aus; Kälte der Gelenke[12] (Männer); fühlt sich erst leicht und unbeschwert, später setzt schlechte Laune ein[13] (Frauen).

Unterdrückte Menses, dadurch Blutandrang zum Kopf, Schwindel, Delirium; Ungeschicklichkeit, ständig in Eile, aber erledigt nichts richtig.

Menses verzögert, was blutigen Speichel, Gesichtshitze und Schweregefühl im Bauch hervorruft; Blutandrang zum Kopf eher *nach* den Menses; hastig, ungeduldig.

Erysipelatöse Vulvitis; oder Exanthem mit Stechen wie von einem Bienenstich.

Vulvitis mit Haarausfall im Genitalbereich; Pickel auf dem Schamhügel und an der Haargrenze, am Nacken.

(12) Dieses Kältegefühl entspricht ähnlichen Empfindungen an anderen Körperstellen und läuft durch die gesamte *Nat-m.*-Pathogenese.

(13) Nach den Menses jedoch ist die *Nat-m.-Frau* dem Koitus abgeneigt, der durch die Trockenheit der Vagina schmerzhaft wird. Die Schwermütigkeit ist zu dieser Zeit so charakteristisch, daß sie diese Aversion mitbedingt.

Reichliche, gelbe Leukorrhoe; grün und scharf, mit Dysurie.

Weiße, dicke, transparente oder grüne Leukorrhoe mit Kolik; erregt beim Gehen Beissen und Jucken[8].

Abwärtsdrängen, meist in der Ovarialregion (kongestiv).

Morgens Drücken von den Bauchseiten her, muß sich Niedersetzen, um einen Uterusprolaps zu verhindern.

Neigt zu Wassersucht, bei Uterus (und Ovarial-)Erkrankungen.

Chlorotische Symptome bei Uteruserkrankungen.

Kehlkopf, Lungen, Herz

Heiserkeit, rauhe, belegte Stimme; spärlicher, klarer Schleim, der schwer hochzubringen ist; Halsbeschwerden von Rednern [durch Überbeanspruchung der Stimmwerkzeuge].

Heiserkeit, mit Trockenheit in Kehlkopf und Nase; morgendliche Schleimansammlung; in den chronischen Fällen mit Pflockgefühl beim Schlucken.

Beide wurden erfolgreich nach Mißbrauch von *Silbernitrat* angewandt.

Husten < von abends bis um Mitternacht; nach dem Niederlegen; nach Schlaf.

Husten < abends im Liegen; durch Bewegung.

Zähe, spärliche Expektoration, die geschluckt werden muß. Husten verursacht Wundheitsgefühl in der linken Pektoralregion.

Gelbe, blutgestreifte Expektoration, schal oder säuerlich, seltener salzig schmeckend. Husten mit Schneiden[14] oder Reißen in der Brust, berstender Kopfschmerz.

Fötider Atem (bei Kopfschmerz).

Heißer Atem.

Bei beiden Mitteln Beklemmung der Brust, die sich im geschlossenen Raum verstärkt.

Dyspnoe; meint, kaum den nächsten Atemzug vollbringen zu können (Pneumothorax). Schmerz

Dyspnoe aufgrund von manueller Tätigkeit*.

---

(14) Vergleichbar hiermit ist das Schneiden, das ebenfalls als charakteristische Empfindung bei Kopfschmerz, Husten, Rückenschmerzen und bei der Miktion auftritt; häufig in Verbindung mit krampfhaften Schmerzen.

(*) [Emphysem, (Hysterie ?)]. Dies ist eine Anmerkung *Farringtons*.

in der Nähe des Herzens läßt beinahe die Atmung stocken.

Muß aufsitzen, < beim Vorwärts- oder Rückwärtsbeugen.

Erstickendes Völlegefühl in Kehlkopf und Brust, weniger Zusammenschnürungsgefühl.

Die Schmerzen nehmen den Atem und lähmen fast.

Beim aufrechten Sitzen entsteht Husten.

Beklemmung, wie zugeschnürt oder als seien die Lungen zu eng gebunden; Brennen der Hände.

Bei beiden Mitteln besteht Zerschlagenheitsschmerz in der Brust[15] und Gefühlsregungen wirken sich bei beiden auf das Herz aus.

Erkrankungen der Herzklappen; fiebrige Erregung, Unbehagen, qualvolle Angst, Ruhelosigkeit ohne Besserung durch Wechsel der Lage. Blasendes Geräusch in der Diastole.

Erkrankungen der Herzklappen; chronische Formen, mit Schwäche- und Ohnmachtsgefühl, muß sich hinlegen; Herzflattern[16], < beim Liegen auf der linken Seite; Kältegefühl um das Herz aufgrund geistiger Anstrengung; < durch die geringste Bewegung.

Beschleunigter Puls, voll oder fadenförmig; im Volumen gleichbleibender intermittierender Puls.

Puls beizeiten schnell und schwach, dann wieder voll und langsam; spürt den Puls bei jeder kleinen Bewegung am ganzen Körper; Puls unregelmäßig, aussetzend, zitternd[16].

Rücken, Glieder

Hitzewallungen über den Rücken, als ob Schweiß ausbrechen wolle, mit Schmerz im linken Iliosakralgelenk.

Klopfen im Kreuz; die gesamte Wirbelsäule ist gegen Druck oder Berührung überempfindlich.

(15) Die Zerschlagenheitsschmerzen von *Nat-m.* lassen sich von denen bei *Apis* durch das Fehlen der Überempfindlichkeit gegenüber Berührung differenzieren, was für *Apis* sehr charakteristisch ist.

(16) Entsprechend verursacht *Nat-m.* zitternden Puls, Herzflattern, zitternde Hände beim Schreiben, Gliederzittern beim Gehen, Zittern nach dem Mittagsschlaf, Flattern im Ohr, Liderzittern, Buchstaben laufen zusammen.

Krampfhafte, schnelle, schmerzhafte Atmung mit Blutandrang zu Kopf und Rückenmark.	Schweregefühl in Rücken und Schultern, mit Dyspnoe. Spinalirritation.
Rückenmuskeln fühlen sich steif und müde an; Schwäche, muß Liegen.	Paralytische Schwäche in der Lumbalregion.
Steifheit und Schwellung der Glieder (Ödeme).	Steifheit, Rigidität paralytischer Natur.
Entzündliches Rheuma, < bei feuchtem, kaltem Wetter; brennende, stechende Schmerzen.	Rheuma mit geringerer Entzündung, aber ausgeprägter Muskelkontraktion, vor allem der Kniegelenksehnen.
Prickeln mit feurigem Brennen der Fingerspitzen.	Prickeln überall in den Gliedern; vor allem an den Fingerspitzen.
Panaritium, brennend und stechend.	Panaritium beginnt am Niednagel.
Kalte blaue Hände.	Hände brennen oder sind verschwitzt.

Unterdrückter Fußschweiß bei beiden.

Schlaf

Beiden gemeinsam ist die Schlaflosigkeit durch nervöse Ruhelosigkeit mit *Verlangen* zu schlafen; sie erwachen erregt oder unerfrischt. Die Ruhelosigkeit von *Nat-m.* zeigt sich besonders in den Beinen.

Erwacht mit schrillem Schrei; hydrozephalisch[17].	Erwacht wie durch Schreck, mit Klopfen im ganzen Körper; *Kopfschmerzen.*

Bei beiden schreckliche Träume mit gestörter Atmung. Nur *Nat-m.* verursacht das wirkliche *Alpdrücken* und das Symptom: „Träumt von Räubern; beim Erwachen will sie das ganze Haus durchsuchen lassen."

---

(17) Das Adjektiv *hydrozephalisch* wird benutzt, da das Symptom bei Kindern ohne objektive Ödeme des Gehirns entstand, die aber für diese Erkrankung prädisponiert waren.

Fieber

Frost nachmittags (15 - 16 Uhr); beginnt in der Brust.

Durst während Frost; Brennen und Brustbeklemmung, als ob er ersticken würde.

Hitze mit Neigung, sich Abzudecken.

Während des Hitzestadiums Delirium und Murmeln, Bewußtlosigkeit; Diarrhoe; kurze Atmung; schläfrig oder schlaflos.

Schweiß spärlich oder abwechselnd mit trockener Haut. Urtikaria.

In der Apyrexie Schmerz unter den kurzen Rippen; Wundheit der Glieder und Gelenke; vergrößertes Abdomen; Schwellung der Füße, spärlicher Urin.

Typhus abdominalis; – exanthematicus; zerebrales Fieber. Delirium, rutscht im Bett herab. Allgemein durstlos; und wenn er doch etwas trinkt, dann nur kleine Mengen auf einmal; Bewußtlosigkeit.

Frost morgens (10 Uhr)[18]; beginnt im *Rücken*, an Händen, Füßen, rechtsseitig.

Während Frost anhaltendes Erbrechen, Erschöpfung, Gesichtsblässe (*C. Pearson*).

Hitze mit Abneigung gegen Aufdecken.

Im Hitzestadium heftige Kopfschmerzen, Stiche im Kopf, Bewußtlosigkeit, Blindheit oder verschwommenes Sehen.

Reichlicher Schweiß, der alle Symptome bessert. Hidroa [bläschenartiger Hautausschlag].

In der Apyrexie gelbes Gesicht, Magenbeschwerden; Schwellung von Leber und Magen; Ziehen in den Gliedern.

Typhus versatilis; gastrische Symptome; beim Aufstehen sinkt er zu Boden. Unstillbarer Durst, trockene Zunge; Wasser schmeckt verdorben; Übelkeit durch Trinken; Bewußtlosigkeit.

Haut, Knochen etc.

Bei beiden Mitteln entwickelt sich Urtikaria, mit Verschlimmerung durch heftige Anstrengung; mit roten Flecken auf dem Bauch; stechende Schmerzen; Lichen; Juckreiz; daneben auch Hautausschläge mit dünnem, schuppigem Schorf. Impetiginöse und andere pustulöse Ausschläge, sowie rauhe, exkoriierende Hautausschläge passen eher zu *Nat-m.*

(18) Es kann auch abendlicher Frost bei *Nat-m.* auftreten, innerlich, wie von fehlender Lebenswärme. Erscheint häufig bei Chlorose und ähnlichen Krankheitszuständen.

Große Furunkel; vor der Eiterung stehend[19].

Kleine Furunkel; besonders Blutschwäre; in den Mundwinkeln.

Punktförmige Wunden werden erysipelatös.

Wunden werden schmerzhaft und eitern; Schmerzen in alten Narben.

Arthritische Knötchen.

Arthritische Kontraktionen.

In den Muskeln die Empfindung wie gequetscht oder zerschlagen.

Gefühl, als würden die Muskeln von den Knochen gerissen.

Gangränöse Geschwüre.

Fistulöse und .phagedänische Geschwüre.

Erysipel entsteht vorherrschend bei *Apis*, doch auch *Nat-m.* kann es hervorrufen.

Allgemeines

Beschwerden von Kindern und Frauen (Witwen).

Beschwerden alter Menschen.

Lähmung durch Druck (bei Schwellung der Ovarien); durch Blutveränderungen (Diphtherie); Hemiplegie (durch serösen Hirnerguß); nicht so vorherrschend wie bei *Nat-m.*

Lähmung durch Wechselfieber; durch sexuelle Exzesse oder nervöse Erschöpfung aufgrund anderer Ursachen; durch Diphtherie; durch Zorn oder Gemütsbewegungen; auch durch Schmerzen.

Krämpfe durch zerebrale Ergüße; ausgehend von den Sexualorganen (bei Frauen). Hysterie, Manie der Frauen.

Chronische oder hysterische Krämpfe; treten bei Vollmond auf. Manie, besonders, wenn sie von lähmiger Schwäche begleitet wird[20].

Krämpfe bei Bewußtlosigkeit.

Krämpfe bei vollem Bewußtsein.

(19) Laut *Virchow,* ist die Degeneration tieferer Schichten notwendige Voraussetzung für eine Eiterung. Da *Apis* selten das Parenchym beeinflußt, verursacht es auch kaum Eiterung (siehe *Groß* [-*Hering*], *Apis* - *Lach.*).

(20) *Nat-m.* erzeugt abwechselnd Schweregefühl und Leichtigkeit der Glieder; Körperteile bewegen sich unwillkürlich oder weiter als gewollt; beim Gehen scheint sich eine Seite schneller zu bewegen als die andere. Dies weist auf eine Störung der Nervenzentren hin; letzteres insbesondere auf eine des Cerebellums.

Die *linke* Seite ist hauptsächlich betroffen.	*Rechte* Seite vorherrschend betroffen.
Remission tagsüber.	Remission nachmittags.
Empfindlich gegen Berührung; Überempfindlichkeit gegen Schmerzen.	Empfindlich gegen Berührung, doch Taubheit ist vorherrschend.
< in der Sonnenhitze.	< bei heißem, schwülem Wetter[3].
< im Liegen; > durch Aufrichten im Bett.	> im Liegen; < beim Aufrichten im Bett.
< durch Trinken kalten Wassers.	> durch Trinken kalten Wassers.
> durch Wein.	< durch alkoholische Getränke.
> durch Abdecken; durch feuchte Anwendungen.	> durch Zudecken.

Apis und *Nat-m.* sind komplementär. *Hering* wies als erster darauf hin, bestätigt wurde es durch *Raue, Lippe* und viele andere. Chronische Symptome als Folge eines Bienenstichs werden durch *Nat-m.* - in sehr hoher Potenz - geheilt. Fälle, die durch *Apis* gebessert wurden, erlangen vollständige Heilung durch *Nat-m.*, wenn die Symptome passen.

APIS   RHUS TOXICODENDRON

Gemüt

Reizbar, jähzornig, mürrisch, zappelig, alberne Fröhlichkeit.	Normalerweise traurig, verzweifelt, leicht verärgert, aber er zeigt es nicht.
Angst wird im Kopf empfunden; fürchtet Schlaganfall.	Angst wird präkordial empfunden; Furcht, vergiftet zu werden.
Beschwerden durch Schreck, Zorn, Ärgernis, Eifersucht, Hören *schlechter Nachrichten.*	Beschwerden durch Ärger mit *Angst;* alle Beschwerden werden durch jedes geringe Ärgernis schlimmer.
Todesfurcht, oder Gefühl, als könne er nicht mehr atmen.	Furcht vor dem Tode mit Seufzen, Schwindel; Verlangen zu sterben, bei Melancholie.

Schwaches Gedächtnis bei oder nach Prosopalgie.

Langsames, erschwertes Denken, Gedächtnisschwäche durch feuchtes Wetter; Blutandrang, Verletzungen.

Auf unterdrückte Hautausschläge folgt hydrozephalische Kongestion.

Auf unterdrückte Hautausschläge folgen Melancholie, Angst und Lähmungen.

Herabstimmung des Sensoriums finden wir bei beiden Mitteln, mit Geistesabwesenheit, Apathie, Stupor, leise murmelndem Delirium, Geistesverwirrung, Eingenommenheit des Kopfes.

Müdigkeitsgefühl des Gehirns; Imbezillität; immer geschäftig, ohne etwas richtig zu tun; ungeschickt, zerbricht Dinge.

Empfindung von Schwanken des Gehirns bei Erschütterung, er wird bereits beim Drehen des Kopfes fast besinnungslos; Abneigung zu Arbeiten oder zu Denken.

Schwindel beim Schließen der Augen, Übelkeit.

Schwindel nach einem Mahl, Frostigkeit.

Delirium, undeutliches Murmeln, Stupor, empfindungslose Apathie oder glücklicher, freundlicher Gesichtsausdruck.

Mildes Delirium, murmelt oder schwatzt mit sich selbst oder scheint weit abzuschweifen; Stupor, wie betrunken.

Kopf

Drücken in der Stirn; < durch Wärme.

Herausdrücken in Schläfen und Seiten, > durch Wärme[1].

Brennen und Stechen im Kopf und der Kopfhaut; > durch Kaltwaschen.

Brennen, Prickeln[2] oder Stechen in Kopf, Gesicht und Kiefer; < durch Gehen.

Hydrozephalus; Pferde schlagen aus und neigen dazu, durchzugehen.

Hydrozephalus; Pferde rucken mit dem Kopf.

---

(1) Die Empfindlichkeit der Kopfhaut verstärkt sich bei *Rhus-t.* allerdings durch Warmwerden im Bett.

(2) Dieses Prickeln [Kriebeln] ist ein bedeutender Ausdruck der paralytischen Tendenz von *Rhus-t.*, wogegen es bei *Apis* weniger deutlich auftritt, außer im Rahmen umfassender Blutvergiftung (nach Typhus, Diphtherie etc.) oder bei Hemiplegie, wo es dann intrakranial bedingt ist.

Augen

Brennen und Stechen in den Augen; Steifheit.

Brennen, Schneiden, Drücken; schwere Lider.

Lider ödematös geschwollen; die Innenfläche dreht sich nach außen [Ektropium]; Ausfallen der Wimpern; granulierte Lidränder.

Lider ödematös geschwollen; Tylosis [derbe Schwellung] der Lider, wodurch sich die Wimpern nach innen klappen.

Schwellung der Bindehäute, meist um die Kornea; Chemosis.

Dunkelrote Bindehäute, sackartiges Hervortreten zwischen den Lidern.

Beide Mittel heilten Ophthalmie durch Skrofulose, Rheuma, Gicht; Blepharitis mit reichlichem Tränenfluß; Erysipel; Herpes der Kornea.

Verschleimter Zustand, verklebte Augen.

Eitrige Absonderungen; verklebte Augen.

Augen bereits gegen Umschläge empfindlich.

Wundschmerzhaftigkeit beim Drehen der Augen.

Zucken der Augäpfel.

Zucken; Fippern der Lider.

Staphylom.

Traumatische Eiterung; Iritis.

Herpes der Kornea, injizierte Bindehäute, bildet ein „Band" wie bei Pterygium; Brennen, Stechen, Lichtscheu; nach unterdrücktem Jucken (was es wieder herstellt).

Herpes der Kornea, blutüberfüllte Bindehäute, Äderchen sehen aus wie ein Netzwerk; Brennen, Beißen; Schwellung der Achseldrüsen und Parotis; Pustelbildung auf der Hornhaut.

Blindheit mit Taumeln; rauchig verfärbte Kornea.

Blindheit bei Rheuma; bei nervösen Kopfschmerzen.

Nase

Nasenabsonderung weiß und dick oder scharfer, blutiger und fauliger Schleim. Hautausschläge auf Nase und Lippen, brennend, stechend; rote, brennende Nasenlöcher; geschwollene, prickelnde Lippen.

Absonderung grünen, übelriechenden Eiters, dicken, gelben Schleims oder von Blut. Hautausschläge unter der Nase; Fieberbläschen, Schorf; Nasenlöcher schmerzen bei Berührung; eingerissene, krustige Lippen, Brennen, Prickeln.

Gesicht

Erysipel beginnt an den Schläfen oder um die Augen; bildet rötliche Säcke unter den Augen; Bläschen, falls vorhanden, sind klein; am besten vor der Pustelbildung zu geben.

Erysipel beginnt an Nase oder Ohr, breitet sich über das Gesicht zur anderen Seite aus; große, konfluierende Blasen; mögliche Pustelbildung.

Beide Mittel erzeugen Erysipel mit Ödemen oder Gangrän; erysipelatöse Hautausschläge; phlegmonöses Erysipel. Nur *Rhus-t.* verursacht flüchtiges Erysipel; *Apis* beherrscht dagegen Gehirnmetastasen. *Rhus-t.* hat den schläfrigen, matten Zustand, der die Gehirnbeteiligung beim Erysipel der Kopfhaut andeutet.

(Ober-)Lippe geschwollen; trocken; schält sich ab.

Trockene, dürre Lippen, mit brauner Kruste bedeckt.

Mund

Trockene, rissige, wunde Zunge, mit Bläschen oder Geschwüren bedeckt, rosarot, geschwollen, gänzlich weiß.

Trockene Zunge, rissig an der Spitze, mit braunem Schleim bedeckt, fühlt sich hart wie ein Brett an; dreieckig rote Spitze; rot, glatt, einseitig weiß.

Zahnfleisch entzündet, geschwollen, klopfend, taub.

Zahnfleisch zieht sich von den Zähnen zurück.

Kongestive Zahnschmerzen mit wundem, zerschlagenem Gefühl, > durch Kälte.

Zahnschmerzen, periostal, rheumatisch; reißende, prickelnde Schmerzen, > durch Wärme[3].

Entzündeter, trockener Mund, doch wenig Durst.

Trockener Mund mit unstillbarem Durst[4].

Zäher, schaumiger Speichel.

Blutiger Speichel, fließt im Schlaf aus dem Mund.

(3) Das Schießen und Schneiden bei Mitbeteiligung der Zahnnerven wird bei *Rhus-t.* jedoch durch Auflegen der kalten Hand gelindert.

(4) Stomatitis ist zwar für *Apis*, aber nicht für *Rhus-t.* besonders charakteristisch. *Rhus-v.* ist hier *Apis* sehr ähnlich, obwohl es nicht dessen große Schwierigkeit (nicht Schmerzen) beim Schlucken erzeugt.

Hals

Beide Mittel rufen Stechen im Hals hervor, wenn dieser trocken ist, Zusammenschnürungsgefühl des Halses und zähen Schleim.

Wundheit, wie verbrüht; Tonsillen entzündet; schleimiger Belag.

Schlucken erschwert durch geschwollene Zunge; durch Muskelschwäche; < durch Getränke oder Speisen.

Stinkender Atem (bei Kopfschmerzen).

Wundheit, wie gezerrt; auch tiefere Gewebeschichten sind betroffen (fibröse, muskuläre).

Erschwertes Schlucken durch Spannungsgefühl, [als wären Schlund und Speiseröhre verengt (*Jahr*)]; durch Lähmungszustand der Epiglottis; Verschlucken, als wäre der Kehldeckel untätig oder gelähmt [*Jahr*]; < bei jedem Getränk.

Fauliger Geschmack nach dem Essen; von den Zähnen ausgehend.

Magen etc.

Übelkeitsgefühl im Hals.

Heftiges Aufstoßen.

Nach dem Essen Brennen im Magen.

Gefäßreizung oder Entzündung der Magenschleimhaut; empfindlich gegen die leichteste Berührung.

Übelkeitsgefühl sitzt weniger im Hals, mehr in der Brust.

Aufschwulken.

Nach dem Essen Druck wie von einem Stein; Kolik.

Prickeln im Magen; üble Folgen von Kalttrinken; geschwürige Schmerzen; Pochen im Magen[5].

Abdomen etc.

Wundheit des Abdomens bei geringster Berührung, sogar beim Niesen; zerschlagenes Gefühl in den Eingeweiden.

Die Leber schmerzt bei Berührung, der Bauch schmerzt, wenn er gedehnt wird.

---

(5) *Rhus-t.* ist das Hauptmittel bei Ösophagitis, auch durch Fremdsubstanzen verursachte. Es wirkt auf muskuläre und fibröse Teile, was *Apis* nie kann. *Apis* erzeugt vor allem Gastritis, Magenkrebs etc.; *Rhus-t.* Dyspepsie, Magenbeschwerden durch Rheuma, Naßwerden, mechanische Verletzungen etc.

Aufgetriebenes, wundes Abdomen.

Peritonitis mit Neigung zu serösen Ergüßen; totenähnliches Aussehen; Husten und Erbrechen; Diarrhoe; stechende Schmerzen; Brennen, Stechen; Metritis.

Dysenterie, Tenesmus, doch nur geringe Schmerzen; blutige Stühle.

Schmerzlose, gelbe Diarrhoe; grünlich, unwillkürlich[6]; durstlos oder trinkt wenig und häufig, < im warmen Raum, morgens, bei Bewegung.

Cholera infantum mit Neigung zu Hydrocephaloid.

Obstipation, spärlicher Urin.

Hämorrhoiden verursachen nervöse Unruhe, Reizbarkeit.

Aufgetriebenes Abdomen; fauliger Blähungsabgang.

Peritonitis mit tendenziell typhoidem Zustand; Gesichtsblässe; verzweifeltes Aussehen; nässende Geschwüre an den ödematösen Beinen; drückende, krallende Schmerzen; Metritis.

Dysenterie, Tenesmus; Reißen in den Oberschenkeln; auch gallertartige Stühle.

Diarrhoe meist dünn und schmerzhaft; schaumige, schleimige Stühle, nachts unwillkürlich; unstillbarer Durst; < bei kaltfeuchtem Wetter; > durch Wärme; < nachts; > bei Bewegung.

Cholera infantum mit Neigung zu typhoidem Zustand.

Obstipation wechselt mit Diarrhoe[7].

Hämorrhoiden; ist ruhelos, > durch Bewegung.

Nieren, Urin

Die Nieren schmerzen wie wund, wie zerschlagen; Steifheit des Rückens beim Bücken; generalisierte Ödeme; nach Scharlach; schläfrig, doch kann er nicht schlafen.

Urin albuminös, spärlich, trübe, rot, wie Kaffeesatz; strengriechend, unwillkürlich. Blasser, strohfarbener Urin.

Reißende Schmerzen in den Nieren; generalisierte Ödeme; nach Scharlach; Ruhelosigkeit, wirft sich umher, nach Mitternacht.

Urin albuminös, dunkel, häufig; gering, obwohl er viel trinkt; unwillkürlich nachts. Weißer, flockiger Urin.

(6) Bei Typhus hat *Apis* unwillkürlichen, *schmerzhaften* Stuhl, *Rhus-t.* unwillkürlichen Stuhl in der Nacht.

(7) Deshalb ist *Rhus-t.* für Tabes mesenterica auch besser geeignet.

Dysurie mit Druck auf den Sphinkter; Schmerz wie verbrüht, blutig.

Schwellung des Hodens.

Dysurie, trüber Urin, tropfenweiser Abgang von Blut.

Hoden dunkelrot; Hydrocele der linken Hodenhälfte.

Weibliche Genitalien

Metritis; Neigung zu Wassersucht; Taubheit der unteren Extremitäten; stechende Schmerzen im Kopf.

Stechen in den Ovarien durch Koitus.

Menses zu früh.

Vor und während den Menses Hautausschläge, vor allem des Bauches; Abwärtsdrängen, meist in der Ovarialregion.

Reichliche Blutung mit Schweregefühl im Abdomen; Ohnmacht; Gähnen; nervöse Ruhelosigkeit.

Amenorrhoe mit Blutandrang zum Kopf.

Dysmenorrhoe kongestiver Art.

Abort durch Kongestion des Uterus; vom zweiten bis vierten Monat.

Ovarialerkrankungen mit Taubheitsgefühl, < auf der rechten Seite; mit Ödemneigung; < durch Bewegung.

Milchmenge vermindert.

Typhoide Symptome; untere Gliedmaßen durch Neigung zur Paralyse kraftlos; berstende Kopfschmerzen (vergleiche Peritonitis).

Wundschmerzhaftigkeit der Vagina verhindert Koitus.

Menses zu früh, reichlich, verlängert.

Abwärtsdrängen, meist im Uterus; < im Stehen oder durch Strecken; roter Ausschlag auf der Brust.

Reichliche Blutung, stärker koaguliert als bei *Apis;* Ruhelosigkeit, vor allem nachts.

Amenorrhoe durch Naßwerden.

Dysmenorrhoe membranöser Art.

Abort durch Muskelanstrengung oder Überdehnung.

Die Ovarien sind weniger betroffen als der Uterus; Taubheit des rechten Beins; nach Verrenkung; > durch Umherbewegen.

Vermehrte Milchmenge oder unterdrückter Milchfluß mit Brennen am ganzen Körper.

Spannungsgefühl in der Ovarialregion beim Anheben der Arme.

Ziehendes, gespanntes Gefühl beim Anheben der Arme; wie ein Band um die Hypochondrien.

Phlegmasia alba dolens, in der Stillphase, hohes Fieber; Ruhelosigkeit, die sich nicht durch Lagewechsel bessert.

Phlegmasia alba dolens, in der Stillphase, Brennen überall; Ruhelosigkeit, kurzfristig durch Lagewechsel gebessert.

Kehlkopf, Brust

Heiserkeit und rauhe Stimme tritt bei beiden auf; auch erysipelatöse oder katarrhalische Entzündung.

Kehlkopf wie verbrüht; < im warmen Raum; erkältet sich bei kaltfeuchtem Wetter; trockene Haut oder unterdrückter Fußschweiß.

Kehlkopf wie wund und roh; wie verstopft (Grippe), < bei Kälte, bereits bei Kälteeinwirkung nur auf die Hände; erkältet sich bei feuchtem Wetter, besonders wenn er warm oder verschwitzt ist.

Unaufhörlicher Husten die ganze Nacht hindurch, läßt nach, wenn der letzte Schleim gelöst ist; Wundheit der oberen linken Brust; schmerzhafte Erschütterung des Kopfes; *Expektoration* schwierig, klar, zäh, muß geschluckt werden; meist abends.

Husten bei Sonnenuntergang, dauert bis Mitternacht, erscheint periodisch jeden Abend; Gefühl, als würde etwas in der Brust losgerissen; Erschütterung des Kopfes und der Brust; *Expektoration* schwierig, blutig oder eitrig; meist morgens.

Zur Anwendung bei *Halsbeschwerden von Rednern*, nach Kauterisation (*Nat-m.*).

Wird bei rheumatischen Katarrhen oder *Grippe* (*Bry.*) angewandt.

Weiß nicht, wie sie den nächsten Atemzug machen soll; kurze, beklemmte Atmung bei Katarrh; nur beim aufrechten Sitzen ist das Atmen überhaupt möglich; beschleunigte Atmung, Bauchatmung; < im warmen Raum.

Ist besorgt, weil er glaubt, nur noch eine bestimmte Zeit atmen zu können, wenn nicht Besserung eintritt. Kurze Atmung bei Katarrh; atmet leichter, wenn er sich bewegt; nach Essen oder durch Anstrengung geht es ihm immer schlechter; schnelle Brustatmung; > durch Wärme.

Herz, Puls

Herzerkrankungen mit Hydroperikard; blasendes Geräusch in der Diastole.

Voller, beschleunigter Puls; auch bei aussetzendem Puls immer gleichmäßiges Volumen.

Chronische Formen von Herzerkrankungen nach Rheuma, mit Taubheitsgefühl des linken Arms; mit Herzmuskelerschlaffung.

Schwacher, weicher, unregelmäßiger Puls; Zittern am Herzen[8].

Rücken, Glieder

Zerschlagenheits- und Steifigkeitsgefühl im Rücken (Nierengegend); < durch Druck, Bücken, Bewegung.

Hitzewallungen, als ob am Rücken Schweiß ausbrechen wolle.

Rheuma mit brennenden und stechenden Schmerzen; großer Wundheit bei Berührung; spannende Schwellung der Gelenke, blaß oder erysipelatös. Prickeln tritt nur dann auf, wenn durch die Schwellung Druck auf Nerven ausgeübt wird. Die Schmerzen sind < durch Bewegung (außer bei dumpfen Knochenschmerzen).

Anwendung von Kälte bessert die Schmerzen.

Zerschlagenheitsschmerz; > durch Gehen (nicht durch Anstrengung), Liegen auf harter Unterlage oder durch Druck.

Kribbeln im Rücken oder Empfindung, als würde kaltes Wasser darübergeschüttet.

Rheuma, vor allem fibröser Teile, mit reißenden, spannenden, brennenden Schmerzen; Verrenkungsschmerz; Stiche in den Gelenken, wenn sie berührt werden; rote Streifen. Prickeln durch Neigung zur Paralyse. Die Schmerzen bessern sich durch Bewegung oder nötigen zur Bewegung.

Besserung durch warme und trockene Anwendungen.

Schlaf

Schlaflosigkeit; ist schläfrig, kann aber aufgrund der Unruhe

Schlaflosigkeit mit Ruhelosigkeit durch Schmerzen am ganzen

---

(8) *Rhus-t.* ist, anders als *Apis*, selten bei heftigen Entzündungen mit hohem Fieber und *vollem* Puls angezeigt. *Rhus-t.* ist vor allem bei typhoiden oder asthenischen Zuständen hilfreich, oder wenn der Patient durch vorangehende Überanstrengung geschwächt wurde.

nicht einschlafen; nervöse Ruhelosigkeit.

Traumreicher Schlaf; erwacht
unter Auffahren und Erregung;
Atembeklemmung.

Körper, Hitze etc., muß sich Umherbewegen.

Träume von ermüdender
Wanderung; Auffahren beim Einschlafen, als hätte er etwas fallen-
gelassen; kurze Atmung.

Haut, etc.

Trockene Hautausschläge; schorfig, dünne Krusten, strohfarben
oder braun. Paßt vorzüglich bei
Krätze (nach Mißbrauch von
Sulph.); Lichen, besonders bei ke-
gelförmiger Erscheinungsform; Pru-
rigo.

Feuchte Hautausschläge; feuchte, dicke Schorfe. Paßt vor allem
bei pustulären Ausschlägen; Impetigo etc.; Lichen wird rissig,
wenn ekzematös.

Urtikaria mit Stechen und
Brennen; kruppartiger Husten;
Katarrh des Uterus. Hautausschlä-
ge mit schmerzlosen, gelben
Stühlen.

Urtikaria mit Brennen, Stechen und Prickeln; Fieber; rheumatisch. Ausschläge mit ruhrartigen Stühlen.

Karbunkel; in der weiteren
Umgebung erysipelatös oder bläulich verfärbt.

Karbunkel mit roten oder
schwarzen Steifen.

Nagelumlauf; brennende Schmer-
zen, Stechen; empfindlich gegen
Berührung; nach Mißbrauch von
Sulph., hellrot oder blaß.

Panaritium (mit Sehnenbetei-
ligung); rote Streifen den Arm
hinauf (Lymphgefäße); schießende Schmerzen; ist nach oder vor
Bry. zu geben, dunkelrot.

Punktförmige Wunden, Erysipel.

Wunden mit Gefäßerysipel.

Bläulicher Spakelus [trockener
oder feuchter Brand].

Schwarze Gangrän von Exanthemen.

Geringe Eiterbildung; erzeugt
Entzündungen, die zu serösen Ergüßen oder geschwüriger bzw.
gangränöser Degeneration neigen.

Eiterbildung ist üblich; manchmal ungesunder Eiter; immer
reichlich; häufig minderwertig;
jauchiges, blutiges Serum.

Fieber etc.

Frost beginnt an der Brustvorderseite.

Während Frost: Beklemmung und Brennen in der Brust, als würde er ersticken.

Frost von 15 - 16 Uhr; durch die geringste Bewegung, Frost mit Hitze von Gesicht und Händen. < am wamen Ofen (Frost).

Hitzegefühl in Brust, Magengrube, am Bauch oder den Händen. > durch Aufdecken.

Schweiß abwechselnd mit trockener Haut; spärlicher Schweiß.

In der Apyrexie: Schmerz unter den kurzen Rippen; Wundheit von Gliedern und Gelenken; Schwellung des Abdomens; Wassersucht; spärlicher Urin.

Schläfrig während Fieber.

Schwellung des Abdomens (Aszites).

Frost beginnt in den Händen oder der rechten Seite.

Während Frost: Husten; Reißen in den Hüften, Gliedern, im Rücken; Ruhelosigkeit.

Frost abends, dauert die ganze Nacht; wird kalt durch Bewegung, mit heißem Gesicht und kalten Händen. Besserung durch Wärme.

Hitze der Körpervorderseite; Kopf, Rücken und Hände kalt. < durch Aufdecken.

Reichlicher Schweiß, häufig mit Hitzewallungen.

In der Apyrexie: Schmerz in Gelenken, Brust; Wassersucht; Brennen der Augen; Diarrhoe; spärlicher, häufiger Urin; kalte Hände.

Schläfrig vor dem Fieberanfall.

Anschwellen der Magengrube; Herzklopfen.

Bei beiden Erschöpfung, Wassersucht, Wundheit der Gelenke; spärlicher Urin in der Apyrexie.

Scharlach: sehr rote und empfindliche Haut; > durch kalte Anwendungen; Durstlosigkeit; spärlicher Urin; dickes Exanthem mit Hirnreizung, bohrt den Kopf ins Kissen, Sopor. Hellrotes, konfluierendes Exanthem. Schwellung der Tonsillen; erysipelatöse Geschwüre im Hals.

Scharlach: Abschälen der Haut; > durch Kratzen, < durch Kälte oder Nässe; großer Durst; Harnverhaltung; bläschenförmiges oder hirsekornartiges Exanthem; Ruhelosigkeit. Dunkelrotes Exanthem mit nächtlichem Nasenbluten, Sopor. Eiterung der Parotis (von links nach rechts) mit Absonderung blutigen, eitrigen Sekrets.

(Vergleiche auch *Typhus, Gemüt* etc.)

Pocken: stechendes, brennendes, rotes Exanthem.

Typhus: Paßt gut bei exanthemischen, *abdominellen* und zerebralen Formen, weniger bei Pneumo-Typhus.

Leise murmelndes Delirium, Patient spricht unzusammenhängend; denkt, er sei tot; Stupor mit empfindungsloser Apathie oder glücklichem Gesichtsausdruck; Blutandrang zum Kopf mit mäßigem Delirium; Hirnreizung; nervöse Unruhe.

Zunge rissig, wund, ulzeriert, mit Bläschen bedeckt; gänzlich weiß; Unfähigkeit, sie Herauszustrecken oder zu Sprechen.

Aufgetriebener Bauch, Wundschmerzhaftigkeit bei der geringsten Berührung; weißer, miliarer Ausschlag; Diarrhoe, blutig, schmerzhaft, unwillkürlich oder schmerzlos und gelb; hat lange Zeit keinen Stuhl; Ulzerationsstadium der Peyer´schen Plaques mit eitrigen, unwillkürlichen Stühlen; aufgetriebenes Abdomen; Harn riecht wie Pferdeurin, geht unwillkürlich ab.

Husten durch zäh anhaftenden Schleim im Hals.

Puls aussetzend, matt, schwach. Überschätzt seine Kräfte, versucht Aufzustehen und es gelingt ihm nicht. Will ruhig liegen, aber ist nervös und ruhelos, kein Lagewechsel bessert. Rutscht zum

Pocken: Der Ausschlag läßt nach, sieht livide aus.

Typhus: Paßt vor allem bei exanthemischen, abdominellen, zerebralen, schleimigen, pektoralen, eitrigen Formen.

Mildes Delirium, unzusammenhängendes Reden, oder antwortet kurz angebunden, verärgert; Stupor, wie vergiftet, mit braunem Schleim im Mund und auf den Lippen; Blutandrang [zum Kopf] mit Gesichtsröte, Nasenbluten; Hitze im Kopf; abgestumpftes Denkvermögen.

Zunge rissig; dreieckig rote Spitze, mit braunem Schleim bedeckt; fühlt sich hart an; einseitig weiß.

Wundes Abdomen; empfindlich über der Leber, rotes Exanthem; schleimige Diarrhoe, unwillkürlich nachts; plötzlich, dünn, gelb, schaumig, geruchlos; Stadium der abdominellen Entzündung und Ulzeration mit Kolik, Reißen in den Gliedern, unwillkürlichem Stuhl; pappige Stühle, die Besserung bewirken (Entzündungsstadium), nachts unwillkürlich Urin und Stuhl.

Trockener Husten, oder mit blutüberzogenem Sputum; blutig.

Puls unregelmäßig, schwach, klein, zitternd. < durch jede Überanstrengung; will Liegen (anfangs). Die Schmerzen sind in Ruhe nicht auszuhalten, bessern sich durch Lagewechsel. Große

Fußende des Bettes herab. Partielle, klebrige Schweiße; meist brennende Haut; durstlos oder trinkt wenig und häufig; räuspert zäh haftenden Schleim aus dem Hals (bei Wechselfieber-Typhus).

geistige und körperliche Erschöpfung, wie gelähmt; bleibt im Bett; offener Mund. Sehr heißer Kopf; Schweiß am ganzen Körper, außer dem Gesicht; unstillbarer Durst; brauner Belag von Zunge, Lippen und Mund.

Allgemeines

Brennende, stechende Schmerzen.

Brennen, Stechen, Prickeln.

Schneiden in inneren Teilen; innerliches Völlegefühl.

Schneiden äußerlich oder innerlich, als ob etwas losgerissen würde.

Symptome erstrecken sich von links nach rechts.

Symptome erstrecken sich von rechts nach links.

Bei *Apis* finden wir *Verschlechterung*, bei *Rhus-t. Besserung* durch: Wärme; Zudecken; Bewegung.

Rhus-t. zeigt *Verschlechterung* und *Apis Besserung* durch: Kälte; Abdecken; Kaltwaschen; Alkohol; in Ruhe, wenn der Patient eine aufrechte Haltung einnimmt.

< in der Sonnenhitze.

< durch Schneeluft.

BADIAGA

BELLADONNA

Gemüt

Der Geist ist fast immer klar und aktiv.

Abneigung zu Sprechen oder *schnelles* Sprechen; nervöse Angst.

Kopfschmerzen, in jeder Lage gleichbleibend.

Kopfschmerz < im Liegen; > durch nach hinten beugen des Kopfes.

Schmerz in den Augäpfeln.

Lichtscheu.

Geräusche wie von entfernten Kanonen.

Summen und Dröhnen in den Ohren.

Fließschnupfen.

Nasenbluten.

Aschfarbenes oder bleifarbenes Gesicht; blaue Ringe unter den Augen.

Trockener Mund mit Durst.

Krampfhafter Husten mit kraftvoll ausgeworfenem Sputum, das aus dem Mund geschleudert wird; > im warmen Raum; durch Kitzel im Kehlkopf erregt, als ob sich dort Zucker auflösen würde; < nachmittags und abends.

Herzklopfen *durch die geringste Gemütsbewegung oder freudige erregte Gedanken*[2].

Schlechter beim Schlucken von festen Speisen; beim Bewegen der Augen; abends.

Blasses oder rotes Gesicht, oder abwechselnd rot und blaß.

Trockener Mund ohne Durst.

Krampfhafter, trockener Husten, < nachts und durch die geringste Bewegung; durch Kitzel im Hals erregt, wie von Daunen oder Zusammenschnüren des Kehlkopfs[1]; < abends und kurz nach Mitternacht.

Herzklopfen nach Schlaf, nach Mitternacht mit lautem Pulsieren in den Temporalarterien.

Schlechter durch Schlucken von Flüssigkeiten; beim Sehen glänzender Gegenstände; nachmittags und nach Mitternacht.

(1) *Bell.* ist eines der wenigen Mittel mit Besserung durch Süßes; Zucker vermindert das Brennen in der Speiseröhre. *Spongia* hat Verschlimmerung der Halsleiden durch Süßigkeiten, und hier zeigt uns *Bad.* die Empfindung, sich auflösenden Zuckers, ein zweifellos ungewöhnliches Symptom. Mit *Dr. Bell* stimme ich überein, daß *Bell.* häufiger als das berühmte Trio *Acon., Spong.* und *Hep.* bei spasmodischem Krupphusten angezeigt ist. Das Kind erwacht gegen 23 Uhr mit rotem Gesicht, blutunterlaufenen Augen und ängstlichem Gesichtsausdruck; *Zusammenschnüren der Glottis, Schreien beim Husten, der häufig mit halbunterdrücktem Niesen endet.* Sobald der kleine Patient einschläft, erwacht er kurz darauf wieder mit denselben Symptomen. Wenn bei dieser Symptomatik der Husten *blechern* klingt, membranösen Krupp simulierend, ist *Kali-br.* nötig. Häufig entwickelt sich Krupp mit Schwellung der Schleimhaut, der weder auf *Boenninghausen's* Trio, noch auf *Bell.* oder *Kali-br.* reagiert. Die spasmodische Form folgt immer auf trockene, kalte (Ost-)Winde; andere entstehen durch feuchtes, nasses Wetter. Dann fällt die Wahl auf Medikamente wie *Iod.* (dunkle Augen, feuchter, doch tiefsitzender Husten, keuchende Atmung); *Brom.* (blaue Augen, plötzliches Erwachen, heiseres Schreien nach Wasser, das bessert); *Ip.* (bei Wetterwechsel im Winter von [trockenen] Ostwinden zu warmen Südwinden; rasselnder Husten; bei dicken Kindern); *Ars.* (Nesselsucht, durch Feuchtigkeit unterdrückt; Krupp etc.).

(2) Kein Mittel reicht hierbei an *Bad.* heran. Vergleiche *Coff., Acon., Phos.*

BADIAGA	**SPONGIA**
Starke Kopfschmerzen, doch klarer Verstand; > morgens, < nach dem Frühstück.	Mürrisch bei den Kopfschmerzen; < morgens, > nach dem Frühstück.
Kopfschmerz mit entzündeten Augen.	Kopfschmerz und Kältegefühl in den Augen.
Geräusche wie von entfernten Kanonen.	Schwerhörigkeit.
Fließschnupfen; oder Niesen; < auf der linken Seite.	Trockener Nasenkatarrh, Heiserkeit.
Halsbeschwerden sind < durch Schlucken von festen Speisen.	Wunder Hals, ist > durch Schlucken.
Appetit vermindert.	Appetit unersättlich.
Urin kräfig gefärbt und rötlich.	Urin schaumig oder safranfarben, gelb, weiß.
Krampfhafter Husten, durch Kitzel im Kehlkopf verursacht, wie von sich auflösendem Zucker; Auswurf zähen Schleims, der gewaltsam aus dem Mund fliegt, nachmittags; > im warmen Raum.	Tiefer, hohler Husten, durch Pflockgefühl im Kehlkopf; zäher, gelber, verhärteter Auswurf, Schleim wird meist geschluckt, morgens; > nach dem Essen.
Herzklopfen, im Sitzen oder Liegen, *durch jeden freudig erregenden Gedanken.*	Auffahren mit Herzklopfen; qualvolle Angst, lautes Blasegeräusch bei jedem Schlag.
Vergrößerte Drüsen, hart, entzündet oder eiternd. Leistendrüsen; linksseitig.	Vergrößerte Drüsen, doch allgemein wenig Schmerzen oder Entzündungen. Hoden und Samenstrang vergrößert.
Bei dicken Kindern angezeigt.	Bei Kindern und Frauen angezeigt.
Verschlechterung von 13 - 20 Uhr.	Verschlechterung nachmittags und vor Mitternacht.
< durch Liegen auf der schmerzfreien Seite.	> durch Liegen auf der schmerzfreien Seite.

Kopf- und Brustsymptome werden aber nicht durch die Lage des Körpers beeinflußt.

< durch langes Liegen in der gleichen Stellung.

< durch Augenbewegungen.

< bei stürmischem Wetter.

> durch Flachliegen (Kopf); > im Sitzen (Brust).

> durch Liegen in horizontaler Lage, Kopf tief.

< beim Fixieren eines Gegenstandes.

> bei stürmischem Wetter[1].

BAPTISIA

Ängstlich, Gewißheit des Todes.

Fällt mitten in der Antwort in Schlaf.

Liegt mit zurückgeworfenem Kopf, hängendem Unterkiefer; rutscht im Bett herab.

Schwindel < durch Bücken.

Keuchende Atmung; atmet, als könne er keinen langen Atemzug tun.

Kann nur Flüssigkeiten schlucken; spuckt Wasser sofort aus.

Unwillkürlicher, fauliger Stuhl.

Puls *voll* und langsam; variabel.

Nervöse Symptome herrschen vor.

ARNICA*

Gleichgültigkeit.

Fällt in Schlaf und vergißt das Wort im Munde.

Liegt ruhig, *ohne zu Klagen; sagt, er sei gesund;* Zittern der Unterlippe.

Schwindel beim Anheben des Kopfes.

Laute, blasende Ein- und Ausatmung im Schlaf.

Pharynx erscheint „lahm"; gurgelndes Geräusch beim Schlucken.

Unwillkürlicher Stuhl und Urin.

Puls beschleunigt, schwach.

Benommenheit, bereits zu Beginn der Erkrankung.

(1) Bei *Spong.* fühlt sich der Kranke bei nassem Wetter wohl; Verschlimmerung tritt bei trockenem, kaltem Wetter ein.

(*) *Arnica* hat nur wenig Ähnlichkeit mit den Anfangsstadien von Typhus; doch beim Erscheinen von Stupor und Petechien zeigen sich häufig Symptome wie: muß sich bewegen, da das Bett zu hart erscheint; braune Zunge; fauliger Atem; schläft beim Antworten ein; stupider, schwerer Blick etc.

BAPTISIA

Schläft bei der Antwort ein.

Delirium; kann nicht schlafen, *weil er sich umherwerfen muß, um die einzelnen Teile ihres Kopfes [oder Körpers] zusammenzusuchen.*

Wundheitsgefühl wie im vorderen Teil des Gehirns; eine Art wildes Gefühl.

Allgemeine Abstumpfung der Sinne; *dummer, schwerer Gesichtsausdruck.*

Schwerhörigkeit bei und nach Typhus.

Dunkelrote Wangen mit gelblichem Grund. *Faulige, dunkle, ulzerierende Aphthen;* dicker, zähflüssiger Speichel.

Trockene Zunge, *in der Mitte braun;* fühlt sich taub oder wie verbrüht an.

Hinfälligkeit; Gefühl des Sinkens im Magen.

Unwillkürlicher, *fauliger* Stuhl; gelegentlich Diarrhoe oder Verstopfung (anfangs).

Urin *stinkend, alkalisch.*

Herzschläge scheinen die Brust auszufüllen.

Puls voll und langsam; variabel; fadenförmig.

MURIATICUM ACIDUM

Vergißt, was er gesagt hat.

Delirium; will schlafen, kann aber nicht; lebhafte Halluzination wechselnder Bilder aus Vergangenheit oder Gegenwart.

Wundheitsgefühl des Gehirns, als ob es zerrissen oder geschlagen worden sei.

Allgemeine Überempfindlichkeit der Sinne; *entferntes Sprechen erzeugt Kopfschmerzen.*

Schwerhörigkeit bei Trockenheit der Ohren oder dunklem Ohrschmalz.

Umschrieben *glühendrote Wangen. Faulige, kleine, bläuliche und tiefgehende Aphthen.*

Zunge klein, bläulich oder rasselnd wie Leder; schwer, wie gelähmt.

Leeregefühl im ganzen Bauch.

Unwillkürlicher *Stuhl bei der Miktion;* faulig; während der Phase der „kritischen Entfieberung" bessert teigiger Stuhl.

Urin scharf; *schwierig auszuscheiden.*

Herzschläge scheinen im Gesicht wahrgenommen zu werden.

Puls erregt, doch ohne Energie; *jeder dritte Schlag setzt aus.*

Rutscht im Bett herab; hängender Unterkiefer; *fauliger Atem.*

Scharlach mit fauligen, *dunklen Geschwüren im Hals;* große Entkräftung; Petechien; Stupor.

Stupor ähnlich dem von *Arn., Op.*

Rutscht vor Schwäche im Bett herunter; hängender Unterkiefer; Stöhnen.

Scharlach mit *blauen Füßen; dunkelblauer Rachen; spärliches Exanthem; plötzliche Gesichtsröte; Petechien; Stupor.*

Stupor und nervöse Schwäche, nachdem *Rhus-t.* oder *Bry.* versagten.

BAPTISIA

RHUS TOXICODENDRON

Ängstlich; Gewißheit des Todes.

Anhaltendes, tiefes Delirium; meint, *ihr Kopf [bzw. ihre Körperteile] sei über das Bett verstreut und sie muß sich umherwerfen, um die einzelnen Teile wieder zusammenzubringen.*

Schläft während der Antwort ein.

Geistige Ruhelosigkeit, doch zu matt, um sich zu bewegen; verwirrt, wie betrunken.

Empfindung, als würde die Schädeldecke wegfliegen.

Berauschter Gesichtsausdruck; gelbe Wangen, in der Mitte tiefrot.

Zähne mit Sordes bedeckt; der Mund ist voller *Geschwüre* und Aphthen; *stinkender* Atem.

Ohnmacht, Zaghaftigkeit, Todesfurcht.

Mildes, tiefes Delirium; *meint, er streife über Felder, würde schwimmen oder mit sonstiger körperlicher Arbeit beschäftigt sein.*

Antwortet korrekt, doch sehr hastig.

Geistig ruhelos; langsamer Gedankenfluß; > *durch Bewegung.*

Gefühl, als sei ein Brett vor die Stirn gebunden.

Gleichgültiger Ausdruck; oder ängstlicher; dunkelrote Wangen.

Zähne und Mund bedeckt mit *dickem, hartem, braunem Schleim; Bläschen.*

Kieferstarre; Kieferschmerz.

Zunge weiß, trocken und gelb in der Mitte (frühe Typhusstadien).

Zunge trocken, dunkelrot, glänzend, rissig, *ulzeriert;* oder trocken mit *braunem Streifen in der Mitte* bei sauberen, roten Rändern.

Zähflüssiger, dicker Speichel.

Trockener Mund und großer Durst; spuckt die Flüssigkeiten wieder aus, die er in den Mund genommen hat.

Verlängerte Uvula; Schleim im Hals, der nicht auszuwerfen, sondern nur zu schlucken ist; *kann nur Flüssigkeiten schlucken.* Faulige, *schmerzlose,* dunkle Geschwüre[1].

Gelber, unwillkürlicher Stuhl, *entsetzlich stinkend;* saures Aufstoßen.

Dysenterie, starker Tenesmus bei *Entleerung reinen Blutes, ohne Schleim.*

Urin alkalisch, *stinkend,* dunkelrot.

Kiefer knacken; fühlen sich steif an.

Zunge einseitig weiß, trocken (frühe Typhusstadien).

Zunge trocken, hart wie ein Brett; *verhärteter, schmutziger Schleim;* oder *dreieckig rote Spitze,* rissig, zeigt Zahneindrücke.

Blutiger Speichel, *läuft im Schlaf aus dem Mund.*

Trockener Mund mit unstillbarem Durst; Widerwillen gegen Speisen und Getränke.

Wunder Hals, wie verspannt; erschwertes Schlucken durch gelähmte Epiglottis; Oesophagitis, kann keinerlei feste Nahrung schlucken.

Gelber, schleimiger Stuhl, unwillkürlich nachts; *meist kein* Foetor; leeres Aufstoßen.

Dysenterie mit Tenesmus, Entleerung *transparenter Schleimklumpen.*

Albuminöser Urin, *unwillkürlich nachts.*

---

(1) Die Schmerzlosigkeit ist für *Bapt.* ausschlaggebend, nicht nur bei Typhus, sondern auch bei Scharlach, fauligen Halsleiden etc., wenn der verdächtige Geruch und die allgemeine Schwäche den gefährlichen Grund des Fehlens von Schmerzen offenbaren. Daß er nur Flüssiges zu schlucken imstande ist, ermöglicht die Unterscheidung von *Apis, Canth.* und *Lach. Rhus-t.* hat eine weniger deutliche Neigung zu fauligen Geschwüren. Bei Oesophagusspasmen können beide nur Flüssiges schlucken, doch bei *Bapt.* verursachen feste Speisen nur ein Würgen; bei *Rhus-t. dagegen Erbrechen.*

Kann nicht genügend Luft bekommen, keuchende Atmung; Enge über der Brust.

Herz klopft hörbar; scheint die Brust zu füllen.

Puls *voll*, egal ob hart, langsam oder schnell; variabel, fadenförmig.

Kann nicht lange Liegen; *obwohl jede Bewegung schmerzt.*

Muß seine Lage verändern, das *Bett fühlt sich so hart an.*

Gefühl, *als schwinde er dahin;* liegt mit weit zurückgezogenem Kopf; Kiefer herabgesunken; rutscht im Bett herab; stinkender Atem.

Erschwerte Atmung, durch Spannen über der Brust, Druck und Schmerzhaftigkeit über der Herzgrube.

Herz klopft kraftlos; *Zittern* um das Herz.

Puls klein, *schwach* und schnell, schwach und klein, fadenförmig.

Kann nicht still halten; *Besserung durch Bewegen der Glieder* [2].

Muß ständig die Lage wechseln, *um die Gliederschmerzen zu erleichtern.*

Gefühl, als würde Lähmung eintreten; offener Mund; liegt wie betrunken; unwillkürlich Stuhl und Urin [3].

BROMIUM   IODIUM

Gemüt, Kopf

Erst niedergeschlagen, später heiter; Neigung zu geistiger Arbeit.

Reizbarkeit, Erregung, ständig in Bewegung; melancholische Stimmung.

---

(2) *Rhus-t.* erzeugt während der tiefgehenden Schwäche in den Anfangsstadien von Typhus ein Ausnahmesymptom: *Will ruhig auf einer Stelle liegen bleiben.*

(3) Es wäre verfrüht, *Bapt.* aufgrund der nur unzureichend vorliegenden Prüfungen abschließend zu charakterisieren. Es zeigt aber im allgemeinen einen dummen, benommenen Gesichtsausdruck; stinkenden Atem, Stuhl und Urin; Dyspnoe durch Schwäche; anfangs *nervöse Ruhelosigkeit.* Bei *Rhus-t.* finden wir einen sanften Gesichtsausdruck, blasse, wächserne Haut; Hepatisation der unteren Lungenlappen (weshalb die Dyspnoe im Magen und den Hypchondrien zu sitzen scheint); zu Beginn *Erethismus* (deshalb Nasenbluten, *was bessert*).

Gefühl, als müsse er sich Umdrehen, da er dort eine Person sehen werde; meint, Gegenstände herumhüpfen zu sehen.

Fließendes Wasser verursacht Schwindel; ist schwindlig und hat Nasenbluten.

Kopfschmerz, wie von einem Band um den Kopf; je stärker die Benommenheit, desto deutlicher das Bandgefühl; < in der Sonne; Kopfschmerzen nach Milch; Kopfschmerz während und vor den Menses.

Gefühl tief im Gehirn, als stünde ein Schlaganfall bevor.

Befürchtet bei jeder Kleinigkeit, daß dieses oder jenes Übel daraus entstehen könne; Angst, meidet selbst den Arzt.

Wenig wirklicher Schwindel; gelegentlich halbseitiger Schwindel.

Kopfschmerz, als wenn ein Band fest um den Kopf gebunden wäre; vergeßlich, andauerndes Gefühl, etwas vergessen zu haben; < in warmer Luft; Kopfschmerz meist linksseitig mit lähmigem Gefühl in den Armen.

Gehirn fühlt sich wie aufgewühlt an; fürchtet, verrückt zu werden.

Augen, Ohren, Nase

Blitze vor den Augen; Pupillen dilatiert.

Tränenfluß und Entzündung des rechten Auges; Tränengangsfistel.

Schnupfen mit verstopfter Nase und Niesen.

Kleine Funken vor den Augen, beim Nähen.

Ödematöse Schwellung der Lider; Licht erscheint ihr matter und undeutlicher. Zucken der Lider.

Fließschnupfen, mit Austropfen heißen Wassers; allgemeine Hitze.

Gesicht, Mund, Hals

Gesichtsblässe. Spinnwebgefühl im Gesicht beim Bewegen der Nase.

Gelber Fleck auf den Lippen (Krebs).

Beschwerden des *Unterkiefers;* Zahnschmerzen, < durch kaltes Wasser; Unterkieferknochen fühlt sich wie zersägt an.

Blasses oder gelbes Gesicht, wechselnd. Zucken der Gesichtsmuskeln.

Trockene Lippen, schälen sich ab.

Zahnschmerzen mit Zahnfleischbluten; kleine Bläschen auf dem Zahnfleisch.

Aphthen mit *Augenbeschwerden*.

Speichelfluß; viel schaumiger Schleim im Mund.

Vergrößerte Tonsillen; netzförmige Röte des Halses; *rohe Stellen;* Glottisspasmen.

Beim Bücken meint er, der Rachen falle heraus.

Aphthen im Mund, doch ohne Geruch.

Speichelfluß nach Quecksilbermißbrauch.

Vergrößerte Tonsillen; verlängerte Uvula; torpide Fälle ohne Schmerzen oder Krämpfe.

Nasenlöcher fühlen sich geweitet an; Schwäche der Brust.

Magen, Abdomen

Übelkeit, Würgen, > durch Essen.

Leeregefühl im Magen; zusammenziehende Magenkrämpfe, beides > durch Essen.

Vergrößerte Milz.

Schwarze Diarrhoe; schmerzhafte, blinde Hämorrhoiden mit schwarzen Stühlen.

Kopfschmerzen durch Milch.

Erbrechen wird durch Essen erneuert.

Großer Hunger; muß etwas essen; ängstlich, wenn er nichts ißt; Gefühl, während der Verdauungsphase, als sei er dem Weinen nahe; Essen erneuert die Krämpfe.

Wundheit in der Leberregion.

Molkeartige Diarrhoe morgens; *vorfallende, brennende Hämorrhoiden, < durch Hitze.*

Milch bessert die Verstopfung.

Urin, Genitalien

Schwellung und Verhärtung der Hoden, glatt, schmerzlos; < beim Reiten.

Menses hellrot, reichlich; *membranös;* Kopfschmerzen.

Dumpfer, anhaltender Schmerz im linken Ovar.

Lauter Flatus aus der Vagina. Noch keine Erfahrungen hinsichtlich Uteruskarzinom.

Schwellung und Verhärtung von Hoden und Prostata; übelriechender Schweiß.

Menses zu früh, reichlich; *große Erschöpfung, Schmerzen in den Brüsten.*

Wassersucht der Ovarien; Leukorrhoe, die die Wäsche zerfrißt.

Uterusblutung bei jedem Stuhl; Uteruskarzinom.

Zusammenziehende Schmerzen während der monatlichen Blutung; danach Wundheit des Abdomens.	Schneiden im Abdomen, Abwärtsdrängen, scharfe Schmerzen in Lenden und Rücken.
Szirrhus der Mammae mit Ziehen wie von einen Strang zur Achsel; lanzinierende Schmerzen nachts.	*Schwinden der Brüste; erst fühlen sie sich schwer an, später verlieren sie ihr Fett.*

Gewebe

Verhärtete Drüsen, normalerweise schmerzlos. Auch erhebliche Entzündung der Drüsen; Eiterbildung; Klopfen und Wärme mit dünner, wundmachender Absonderung. Entzündung der Ovarien (Entzündungen treten häufiger bei jungen Menschen auf, und *Brom.* paßt bei jungen, schwangeren Frauen).

Geschwüre mit grünlicher Tönung der umgebenden Haut; aashafter Geruch[1].

Abmagerung weniger deutlich; Erschöpfung wird besonders nach dem Frühstück verspürt.

Verhärtete Drüsen, schmerzlos. Eher träge und langsam als heftig; sogenannte kalte Schwellungen, hart und schmerzlos; Drüsen neigen zu Erweichung und Schrumpfung (Mammae, Testes), wundmachende Absonderungen. Wassersucht der Ovarien (daher eher bei älteren Frauen passend).

Geschwüre; skrofulöse Geschwüre mit schwammigen Rändern.

Großer Hunger, und doch tritt Abmagerung ein; Erschöpfung, *schwache Brust;* Schwäche der Extensoren morgens.

Allgemeines

< von abends bis um Mitternacht.	< nach Mitternacht und nachmittags.
< bei kaltem Wetter; durch Abdecken; bei der Einatmung.	> bei kaltem Wetter; durch Abdecken; bei der Einatmung.
> bei schneller Bewegung; beim Reiten; bei der Ausatmung.	< bei schnellem Gehen; bei der Ausatmung.

---

(1) *Brom.* heilt übelriechende Geschwüre mit drohender Gangrän.

| BRYONIA | ANTIMONIUM CRUDUM |

Gemüt

Reizbar, ärgert sich leicht; will sich streiten.	Neigung zu Traurigkeit; leicht beeindruckbare, weinerliche Stimmung.
Besorgt über finanzielle Angelegenheiten und häusliche Angelegenheiten; *träumt von Tagesgeschäften.*	Sentimentale, wehmütige Stimmung; besorgt um Gegenwart oder Zukunft; *ekstatische* Liebesgefühle.
Fürchtet den Tod; kleinmütig.	Neigung, sich zu erschießen.
Mürrische, reizbare Kinder; wollen in Ruhe gelassen werden.	Kinder wollen weder berührt, noch angesehen werden.
Schwacher Intellekt; so vergeßlich, daß er alles aus den Händen fallen läßt, [weil er nicht mehr weiß, was er gerade tut].	Schwacher Intellekt; drohende Demenz mit völliger Apathie.
Schwindel, als sei das Gehirn locker; Schwindel beim Aufstehen vom Bett, mit Übelkeit und Ohnmachtsgefühl.	Schwindel beim Treppensteigen; Schwindel mit Übelkeit, Nasenbluten und enormer Erschöpfung.

Kopf

Die Stirn ist der gemeinsame Sitz der Kopfschmerzen; Völlegefühl, als ob der Kopf bersten wolle; Übelkeit, Ekel, weiße Zunge. Hervorgerufen werden sie bei beiden durch: Hitzeeinwirkung, Erkältung, Ausschweifung und Rheuma.

Kopfschmerzen durch Waschen des verschwitzten Gesichts; durch Bügeln in der Sonne; oder bei schwülem, heißem Wetter[1].	Kopfschmerzen durch Baden; durch Sonnenschein oder im warmen Raum.

(1) *Bry.* verschlechtert sich durch Hitze, besonders bei feuchter, heißer Luft oder *Nebel.* Solche Bedingungen verhindern die Verdunstung des Schweißes, weshalb *Bry.* auch Verschlechterung durch Schweißunterdrückung aufweist; kaltes Waschen, also Hemmung des Schweißes, verschlimmert. Ein Element der Kopfschmerzen, die auf Bügeln folgen, ist vielleicht der aufsteigende heiße und durch das „Sprenkeln" feuchte Dampfstrom.

Stiche in der Stirn oder einer Kopfseite; < durch jegliche Bewegung (rheumatisch).

Bohrende, krampfartige Schmerzen in Stirn, Schläfen oder Scheitel; < durch Steigen (möglicherweise bei Gicht).

Bei gastrischen Kopfschmerzen hat *Bry.* eine mittig weiße oder gelbe Zunge; < zu Beginn der Bewegung nach dem Erwachen; bei *Ant-c.* dagegen ist die gesamte Zunge wie gekalkt, bei weniger deutlicher Zeitmodalität.

Augen

Entzündete Lider, bei Bewegung oder leichtester Berührung wundschmerzend.

Rote Augen mit dunkelrot aufgelaufener Bindehaut; eitrig. < in der Sonne.

Glaukom[2].

Entzündete Lider, Feuchtigkeit und Augenbutter *nur in den Canthi.*

Rote Augen, fürchten beim Erwachen das Licht; < durch blendenden Schnee.

Blindheit; teilweise geöffnete Lider.

Ohren

Ohrenschmerzen < durch *Bewegung* oder Bücken; hervorragend, wenn durch Kälte ein Schnupfen gehemmt wurde und darauf Kopfschmerzen entstehen (nach *Bell.*).

Rheumatischer Gehörverlust, doch häufiger überempfindliches Gehör.

Ohrenschmerzen mit Röte, Hitze und Schwellung; also ähnlich *Puls.*; die Schmerzen bessern sich durch Berührung[3].

Gehörverlust durch unterdrückte Geschwüre oder Hautausschläge (*Sulph.*).

---

(2) Die gedunsene Bindehaut und Eiterung entspricht bei *Bry.* der Ophthalmia neonatorum. *Bry.* bessert auch die brennenden Schmerzen und Erbrechen nach Augenoperationen. Bei Glaukom liegt seine Wirkung möglicherweise in seiner resorbierenden Eigenschaft. *Ant-c.* andererseits muß, wegen der morgendlichen Verschlechterung der Augensymptome, bei skrofulöser Ophthalmie berücksichtigt werden, doch nur, wenn sich die Ablagerungen in einem der Augenwinkel befinden.

(3) Bei *Bry.* verschlechtert Berührung ganz allgemein, während Druck bessert. Vergleichbar damit ist das nahezu unerträgliche Wundheitsgefühl, das nach Beendigung der Schmerzen anhält.

Nase

Die Nase ist bei Berührung wie wund, Schwellung; ulzerierte Nasenlöcher, verhärtete Schleimkrusten in der Nase.

Nasenbluten morgens; nach unterdrückten Menses; Kopfschmerzen.

Die Nase ist gegen *eingeatmete Luft empfindlich; Nasenlöcher und Mundwinkel wund, aufgesprungen, verschorft.*

Nasenbluten abends; nach kongestiven Kopfschmerzen und Schwindel.

Gesicht, Mund

Trockene, aufgesprungene Lippen.

Die Lippen sind in den *Mundwinkeln*[4] wund und verschorft.

Zahnschmerzen in hohlen, doch häufiger in gesunden Zähnen; > durch Liegen auf der schmerzhaften Seite, durch Druck, durch *kaltes Wasser;* < nachts.

Zahnschmerzen, vor allem *in hohlen Zähnen;* < durch die leichteste Berührung, durch kaltes Wasser; > beim Gehen in frischer Luft; < nachts.

Verstärkter Speichelfluß; schaumig, seifig.

Verstärkter Speichelfluß, salzig.

Obwohl auch bei *Ant-c.* Trockenheit des Mundes beobachtet wird, ist dies doch für *Bry.* typischer, und besonders dann, wenn es zusammen mit trockenen Lippen und trockenem Hals, bei Durstlosigkeit [oder großem Durst] und Verstopfung auftritt.

Wunder Hals < beim Kopfwenden[5]; oder bei Berührung des Halses[3]; stechende Schmerzen.

Linksseitig wunder Hals; morgens Hochräuspern von Schleim.

Rauhe, heisere, nasale Stimme, nach Masern oder Krupp.

Tiefe Baßstimme oder Aphonie.

(4) Beim Vergleich von Augen und Mund sehen wir, daß hier wie dort die *Winkel* betroffen sind; entzündete Canthi und Mundwinkel.

(5) Die Verschlechterung durch Drehen des Kopfes ist Folge der rheumatischen Halsmuskelschmerzen und ebenfalls sehr charakteristisch für *Bry.*, als rheumatisches Mittel mit Verschlechterung durch Bewegung.

Appetit, Magen

Wein ist gut verträglich; Verlangen nach Saurem.

Verschlechterung durch Fleisch, wenn es Blähungen erzeugt; > durch kalte Sachen; < durch Gemüse.

Appetit außerhalb der Mahlzeiten[7]; Verlangen nach ungenießbaren Dingen, oder nach Dingen, die er nicht erhalten kann oder die er verschmäht, wenn sie ihm angeboten werden; Tabak verschlimmert die Zahnschmerzen.

Trinkt selten, doch viel auf einmal.

Wein verschlechtert; Verlangen nach Saurem[6].

Verschlechterung durch fettes Fleisch, besonders Schweinefleisch; < durch kalte Sachen; durch Butter.

Launenhafter Appetit; wenig außergewöhnliche Verlangen; eher allgemeine Abscheu vor allen Speisen; Tabak verursacht Kopfschmerzen und Schluckauf.

Trinkt viel nachts, weniger am Tage.

Beide haben Appetitverlust, auch bei leerem Magen; die Notwendigkeit zu essen wird zwar empfunden, doch es entsteht kein wirkliches Verlangen. *Bry.* hat Heißhunger, der oft, Weniges zu essen nötigt (*bei Durst gerade gegenteilig*). *Ant-c.* hat nur einen scheinbaren Hunger, der nicht durch Essen gebessert wird.

Übelkeit beim Trinken von Wasser; beim Aufsitzen (mit Ohnmacht); nach Speisen, die mit Wohlgeschmack genossen wurden; mit Angst nach Überessen.

Erbrechen, wobei die Zunge in der Mitte weiß ist; trockener Mund ohne Durst; aufgedunsenes, gelbliches Gesicht; qualvolle Ängstlichkeit; trockene Stühle.

Übelkeit nach Weintrinken; nach Tabakrauchen; Widerwille gegen Speisen; mit Schwindel; durch übermäßiges Essen.

Anhaltendes Erbrechen bei nachlassender Übelkeit; weiße Zunge; delirös; rotes, heißes Gesicht; schläfrig (Kinder), harte Stühle.

---

(6) Doch wird saurer Wein, Essig usw. nicht vertragen; bei *Bry.* finden wir eine Verschlechterung durch Sauerkraut und Kohl, unabhängig von dessen Zubereitung.

(7) Tabak kann hier sicherlich nicht zu den Nahrungsmitteln gezählt werden. Wein dagegen verfügt aber über einige nahrhafte Bestandteile und kann daher als Nahrungsmittel angesehen werden.

Magen

Schneidende Magenschmerzen, Empfindlichkeit gegen Druck und zusammenziehende Schmerzen treten bei beiden auf. Bei *Bry.* stärkere Wundheit, die sich durch einen *Fehltritt*, Berührung oder Husten verschlimmert. Auch der charakteristische Schmerz wie von einem Stein verschlechtert sich durch jede Bewegung; bei *Ant-c.* sind es krampfhafte Schmerzen, die den Kranken fast zum Selbstmord treiben[8].

Rektum

Obstipation, zu große Stühle, hart, wie verbrannt, braun, < nach Rizinusöl.

Schmutzigbrauner, wäßriger, unverdauter Stuhl; < bei Wechsel von Kälte zu Wärme; morgens, *bei den ersten Bewegungen*; durch Erkältung; nach Obst; durch Kalttrinken, wenn erhitzt.

Dünne, braune Stühle (Kinder); < durch *Bewegung*, bereits beim Drehen im Bett; Zunge mit weißem oder gelbem Zentrum, mit Bläschen besetzt; erbricht feste Speisen und trinkt unmittelbar darauf.

Biliöse Symptome herrschen vor. Lebererkrankungen.

Obstipation, (große,) harte Stühle, oder wäßrige mit festen Knoten; < bei alten Menschen[9].

Wäßriger, unverdauter Stuhl; < wenn überhitzt; nachts und *früh* am Morgen; durch Baden, besonders in kaltem Wasser; durch kaltes Wasser oder kalte Speisen.

Weiße, trockene Stühle, unregelmäßig geformt (Kinder); gesamte Zunge weiß, mit Bläschen besetzt; nach dem Stillen stößt der Säugling etwas saure Milch auf.

Vorherrschend gastrische Symptome[10].

(8) Diese Krämpfe zählen ganz besonders zu der vorherrschenden Wirkung von *Ant-c.*; so erklärt sich auch das Nachlassen der Übelkeit, während das (krampfhafte) Erbrechen sich weiterhin fortsetzt (vergleiche Erbrechen).

(9) *Bry.* bewirkt unwillkürlichen, nächtlichen Stuhl bei Typhus und bei alten Menschen.

(10) Manchmal ist es hilfreich, die von beiden Mitteln befallenen Organe zu vergleichen. Der bittere Geschmack und bitteres Erbrechen, die braunen, übelriechenden Stühle, gelbe Zunge, Stiche in der Leber, (rechtsseitige) Schulterblattschmerzen usw. offenbaren die *Bry.*-Wirkung auf die Leber. Bei *Ant-c.* finden wir bitteren Geschmack, bitteres Erbrechen, Ekel; doch offensichtlich ist dies durch den Magen bedingt, dessen krampfhaftes Zusammenschnüren wohl eine Umkehrung der Motilität bewirkt und die Galle in den Pylorus zurückdrängt. *Boenninghausen* erwähnt *Ant-c.* nicht als Lebermittel. Daraus folgt: vorherrschend Lebersymptomatik: *Bry.*; vorherrschend Magensymptomatik: *Ant-c.*

Ant-c. heilt auch Flatulenz mit Gefühl reichlicher Stuhlentleerung, obwohl nur Blähungen abgehen, gefolgt von Abgang festen Stuhls.

Bry. entleert faulige Stühle, die wie alter Käse riechen.

Urin

Dunkler, roter, heißer Urin, ohne Sediment.	Dunkler Urin mit rotem, sandigem Sediment.
Wirkt vor allem auf die Harnröhre.	Wirkt vor allem auf die Blase[11].

Genitalien

Beiden gemeinsam ist die Empfindlichkeit der Ovarialregion, < durch Berührung.

Bei *Bry.* treten gleichzeitig oder zuvor schießende Schmerzen auf.

Metritis, stechende Schmerzen, zuweilen Geschwüre, die sich (subjektiv) kalt anfühlen.	Uterusgeschwüre, bei gleichzeitiger *Absonderung ätzenden Wassers mit Eiterklumpen*[12].
Während der Schwangerschaft Bauchschmerzen; Brennen im Uterus.	In der Schwangerschaft beschwerliche Diarrhoe.
Fluor mit Gliederschmerzen und schleimiger Absonderung.	Wäßriger Fluor, verursacht Beißen, die Oberschenkel hinab.
Menses früh oder reichlich, mit dunkelrotem Blut; Brennen im Uterus; Reißen in den Gliedern[13].	Reichliche Menses mit dunklem Blut; ein eigentümliches Drücken im Uterus, als wolle etwas herauskommen.

(11) *Bry.* erregt Brennen in der Urethra, wenn er *nicht* uriniert, Zusammenschnüren während der Miktion, die Passage erscheint zu eng, stechende Schmerzen, Gefühl, als ob ein Tropfen nach der Miktion zurückbliebe; weshalb es *Wahle* bei Gonnorrhoe verschrieb. *Ant-c.* erzeugt Brennen während der Miktion, doch zusammen mit schleimigem Urin, reichlichem Urin nachts, Rückenschmerzen, schleimigen Hämorrhoiden, weshalb es bei Blasenkatarrhen benutzt wird.

(12) Vergleiche mit der charakteristischen Verstopfung.

(13) *Bry.* repräsentiert den kongestiven Typ, mit Brennen im Uterus, Kopfschmerzen usw.; Amenorrhoe, Nasenbluten, Hämoptoe und Schläfrigkeit. Wegen seiner Eigenschaft, falsche Membranen auszubilden, wird es auch unter den Mitteln für membranöse Dysmenorrhoe aufgeführt. Bei *Ant-c.* zeigen sich selten Kongestionen, dafür finden wir Symptome drückender Art, als Zeichen einer Krampfneigung, die durch die gesamte Pathogenese des Mittels läuft.

Kehlkopf, Brust

Husten durch Reiz im *Epiga-strium;* < beim Eintreten in einen warmen Raum; in einen feuchten Raum; durch Kaltwerden, wenn überhitzt; nach Masern; erbricht feste Nahrung, sobald er sie ißt.

Husten durch Reiz tief im *Bauch;* < beim Eintreten in warme Atmosphäre; in der brennenden Sonne; vom Glanz des Schnees oder eines Feuers; nach Masern, Pocken, Windpocken etc.; erbricht nur Flüssiges.

Der Auswurf ist bei beiden annähernd gleich; der Schleim ist bei *Bry.* schwierig hochzubringen, bei *Ant-c.* ist er zäh haftend oder *wäßrig.*

Von unterschiedlicher Art ist der krampfhafte Husten. Der *Bry.*-Kranke leidet unter trockenem Husten, der in *spasmodischen Anfällen* kommt, im oberen Teil der Luftröhre; oder ein *Erstickungsgefühl nötigt ihn, vom Bett hochzuspringen und zu husten.* Bei *Ant-c.* beginnt der Husten hart und kommt so schnell, daß die *Anfälle schwächer und schwächer werden, als ob sich der Rachen schließen wolle.*

Erschwerte Atmung, die Brust bewegt sich kaum; < durch jede Bewegung; bei nebligem Wetter. Asthma.

Erschwerte Atmung mit heißem Atem, brennenden Schmerzen; < durch Anheben der Arme[14]. Asthma.

Puls voll, hart und schnell; seltener aussetzend.

Puls unregelmäßig, ist schnell, dann wieder langsam.

Rücken, Glieder

Rheuma, < durch Wärme, Bewegung, Wetterwechsel; die Teile sind rot, glänzend oder blaß geschwollen; Übergreifen zum Herzen, dem Kopf oder den Augen.

Rheuma, < durch Wärme und Sonnenhitze, Arbeiten im Wasser; die Teile sind geschwollen und rot; Übergreifen zu Magen, Därmen oder Augen[15].

(14) *Ant-c.* verursacht, im Gegensatz zu *Bry.*, selten Blutwallungen. In den Lungen entsteht venöse Hyperämie; daher der heiße Atem; tiefe Atmung durch die träge Zirkulation; unregelmäßiger Puls, mal schnell, mal langsam, aus dem gleichen Grund.

(15) *Ant-c.* ruft vor allem gichtige Symptome hervor, *Bry.* eher solche akuten Rheumas. Bei beiden finden wir begleitende gastrische Beschwerden. *Ant-c.* hat die weiße Zunge, abwechselnd Diarrhoe und Obstipation, Magenkrämpfe, Erbrechen; Gicht durch zu deftige Ernährung. Bei *Bry.* dagegen finden wir Obstipation, die mittig weiße Zunge, Übelkeit etc. Entscheidend für die Wahl zwischen den beiden Mitteln ist hier der Charakter der Erkrankung, ob gichtig oder rheumatisch, obwohl grundsätzlich immer die Symptome ausschlaggebend sind.

Prickeln und Stechen in den Fußsohlen und Fersen beim Gehen; sie fühlen sich geschwollen und *gespannt* an.

Fußsohlen und Fersen sehr empfindlich beim Gehen, besonders beim Gehen auf Steinpflaster.

Schlaf

Schläfrigkeit am Tage ist bei beiden sehr deutlich zu finden; bei *Ant-c.* ist es eher *vormittags.* Charakteristisch für beide ist ein komatöser Zustand. Bei *Bry.* entsteht er im Zusammenhang mit den vielen entzündlichen Erkrankungen der Brust, des Bauches etc., wenn die Gehirnbeteiligung Schläfrigkeit auslöst und der Kranke *völlig ruhig zu Liegen verlangt.* *Ant-c.* verursacht Schläfrigkeit mit Delirium, Übelkeit und Gesichtsröte, das Kind erfährt eine Verschlimmerung seines Zustandes, *nachdem es kalt gebadet hat.*

Bry. erzeugt außerdem Schlaflosigkeit durch Blutwallungen oder Schmerzen; ruheloses Umherwerfen, obwohl jegliche Bewegung verschlechtert. Bei *Ant-c.* ist Schlaflosigkeit weniger ausgeprägt[16].

Fieber etc.

Intermittierendes Fieber mit gastrischen Symptomen; viel Durst; niedergeschlagen, Unruhe und Reizbarkeit; Frost abends, mit Hitze in Kopf und Wangen; rechtsseitiger Frost; Hitze mit trockenem Brennen; reichlicher Schweiß, der sich durch die geringste Bewegung verschlimmert.

Schweiß tagsüber oder nachts, ölig, sauer.

Masern mit entzündlichen Symptomen, wenn sich das Exanthem verzögert.

Intermittierendes Fieber mit gastrischen Symptomen; wenig Durst; melancholische, wehmütige Stimmung; Frost tagsüber, mittags; Schaudern im Rücken, mit eiskalten Füßen und schweißigem Körper; Hitze mit Schweiß, der nach Trocknung die Haut heiß zurückläßt; periodischer Schweiß[17].

Schweiß jede zweite Nacht, geruchlos[17]; zur selben Stunde.

Masern mit Erbrechen, wenn sich das Exanthem verzögert.

---

(16) Es sollte gewahr sein, daß in dem ruhe- und schlaflosen Zustand, der bei entzündlichem Fieber üblich ist, das gutgewählte *Bry.* schnellstens ruhigen Schlaf bewirken wird; diesen für eine ungerechtfertigte Wiederholung des Mittels zu unterbrechen, wird die Heilung vereiteln.

(17) *Ant-c.* zeigt eine deutliche Periodizität. Wiedererscheinen der Beschwerden nach Wochen oder jeden zweiten Tag etc. Das Wechselfieber von *Ant-c.* ähnelt dem von *Puls.*; das von *Bry.* eher *Cham.*

Haut

Verhärtung des Zellgewebes (wie nach Furunkeln oder Abszessen).

Hühneraugen mit reißenden rheumatischen Schmerzen bei Wetterwechsel.

Schwellungen (Abszesse, Tumoren etc.), gespannt, blaß oder rot, glänzend.

Abmagerung.

Petechien.

Neigt stärker zu trockenen, schuppigen Hautausschlägen (Haarschuppen usw.)[20].

Urtikaria, < bei Wetterwechsel; Schmerzen in den Beinen.

Unterdrückte oder verzögerte Hautausschläge (bei Masern, Scharlach etc.), verursachen *Dyspnoe*, Bronchitis, Meningitis u.a.

Helles Haar.

Brennen in den Venen.

Verdickungs- und Verhärtungsneigung der Haut (wie bei Hühneraugen etc.)[18].

Hornige, harte Hühneraugen, meist der Fußsohlen.

Heiße, glatte, harte oder *schwammige* Schwellungen.

Fettsucht[19].

Gangrän.

Neigung zu pustelartigen Ausschlägen.

Urtikaria; mit gastrischen Störungen; Krämpfe der Beine.

Unterdrückte Hautausschläge (bei Masern etc.), verursachen *Übelkeit*, Erbrechen und Kopfschmerzen.

Dunkles Haar.

Pulsieren in den Venen.

Beide leiden unter der Sonne; *Ant-c.* durch deren Hitze oder Glanz; *Bry.* besonders bei schwülem und heißem Wetter.

Beide passen bei Erkrankungen alter Menschen.

< durch Baden, nach Überhitzung; > durch warmes Bad.

< durch Kaltbaden; nicht < durch warmes Baden.

---

(18) Entsprechend erzeugt *Ant-c.* Polypen (in der Blase) und befällt die Nägel, was zu gespaltenem Wachstum mit *verhornten* Stellen führt.

(19) Die *Kali's* verursachen einen aufgedunsenen, schlaffen Zustand; *Bar-c.*, *Calc.*, *Caust.*, *Sil.* und andere einen vergrößerten Bauch; *Ip.*, *Kali-bi.* und *Seneg.* entsprechen dicken Kindern; doch nur wenige Mittel passen bei allgemeiner Fettsucht besser als *Ant-c.*

(20) Doch sollte uns ein so oberflächlicher Vergleich nicht davon abhalten, *Bry.* zum Beispiel auch bei Pocken zu wählen, wenn gewichtigere Gründe dafür sprechen.

Bry. bewirkt *Verschlechterung* und *Ant-c. Besserung* durch: kalte Luft; nach Aufstehen vom Bett oder Sitz; beim Gehen in frischer Luft.

Bry. zeigt eine Besserung, Ant-c. dagegen eine Verschlechterung durch: Druck; Liegen auf der schmerzhaften Seite; bei feuchter Witterung.

CALCAREA CARBONICA   CALCAREA PHOSPHORICA

Gemüt

Liebt geistige Arbeit, aber ist unfähig, ihr nachzugehen.

Abneigung gegen geistige Arbeit.

Eigensinnige Kinder.

Verdrießliche Kinder.

Schlechte Nachrichten, Ärger mit Schrecken oder Furcht lösen Wiedererscheinen der Menses oder Schweregefühl in den Füßen aus.

Schweiß und Verdauungsstörungen durch schlechte Nachrichten. Heftiger Verdruß verursacht *Lahmheit* [geht wie lahm], Durchfälle.

Mehr *geistige* Ängste (Furcht in der Dämmerung, Verzweiflung, Furcht vor Krankheiten, Geisteskrankheit usw.).

Ängste wirken eher physisch, mit Schweiß und Bauchschmerzen; Verlangen nach Ortswechsel; bei Wetterwechsel.

Fürchtet das Alleinsein (muß seine Frau im Zimmer *sehen* können).

Möchte allein sein.

Imbezillität; dumm oder traurig.

Kretinismus; Gleichgültigkeit; Dummheit.

Vergeßlich; wählt falsche Worte.

Vergeßlich; schreibt das gleiche Wort zweimal.

Schwindel, < beim Steigen, beim Gehen in frischer Luft; beim Aufwärtssehen; Schwindel bei jungen Menschen.

Schwindel beim Aufstehen vom Sitzen, mit Fluor vor den Menses; bei alten Menschen; im Wind.

Hitze am Scheitel, Kälte auf einer (der rechten) Seite; blasses, gedunsenes Gesicht.

Hitze am Scheitel, zieht zu den Füßen herunter (vom *Phos.*-Element). Kälte des Hinterkopfes mit Kribbeln.

Kopf

Kopfschmerzen, < durch geistige Arbeit; durch Waschen mit kaltem Wasser.

Schweiß meist an Hinterkopf und Hals.

Hautausschläge breiten sich von der Kopfhaut zum Gesicht aus.

Hydrocephalus und Hydrocephaloid; (vordere) Fontanelle offen; der Kopf ist zu groß gewachsen.

Haarausfall, besonders an den Schläfen.

Kopfschmerzen, > durch geistige Arbeit und Kaltwaschen.

Schweiß meist an den Augenbrauen und -lidern.

Hautausschläge und Geschwüre auf dem Scheitel, mit kaltem Kribbeln.

Hydrocephaloid oder Hydrocephalus; (hintere) Fontanellen offen; dünne, brüchige Knochen[1].

Geringer Haarwuchs oder Haarausfall.

Nase

Nasenbluten < morgens.

Vorherrschend Schnupfen, Stock- oder Fließschnupfen mit Eiter; Gestank in der Nase; Geruch nach Schwefel.

Nasenbluten < nachmittags.

Meist Fließschnupfen; Absonderung bei Kälte, Stockschnupfen in der Wärme und im Freien.

Gesicht, Mund

Blasses, gedunsenes Gesicht.

Zahnung verläuft von Beginn an langsam oder unregelmäßig; Fettsucht, oder aufgetriebener Bauch bei Abmagerung.

Wunder Hals, muß den Speichel schlucken; < durch warme Getränke.

Gesicht blaß, fahl, erdig.

Verlangsamte Zahnung, besonders bei den letzten Zähnen; Abmagerung; schlaffer Magen.

Wunder Hals, < durch Speichelschlucken; > durch warme Getränke.

---

(1) Die Schwäche des Halses bei Kindern mit Zittern des Kopfes ist bei *Calc-p.* viel deutlicher als bei *Calc.* Vergleiche *Nat-m.* (Beschwerden im Sommer); *Verat.* (Keuchhusten); *Lyc., Sulph.* usw.

Kloßgefühl auf der rechten Halsseite.	Schwäche- und Leeregefühl von Uvula, Tonsillen usw.[2]

Abdomen

Morgens Hunger.	Hunger nachmittags (16 Uhr).
> nach dem Frühstück (die Schwäche).	< nach dem Frühstück.
Kalte Speisen bessern.	Eiscreme und kalte Speisen verschlechtern.
Bei Tabes mesenterica vergrößertes Abdomen.	Häufig schlaffer Magen bei Tabes mesenterica.
Cholera infantum < durch Rauchfleisch; Verlangen nach Eiern.	Cholera infantum, mit Verlangen nach Schinkenfett, Speck, Maisbier [Malzbier ?][3].
Weißer, saurer Stuhl.	Grüne Stühle, häufiger Abgang stinkender Winde.
Harte, unverdaute, heiße Stühle jeden Tag.	Wäßriger, heißer Stuhl jeden Tag.
Analbeschwerden (Hämorrhoiden) abwechselnd mit Kopfbeschwerden.	Analbeschwerden (Fisteln) abwechselnd mit Brustbeschwerden.

Urin

Urin mit weißem (kalkhaltigem) Niederschlag.	Flockiger Urin (Phosphaturie).
Hämaturie durch unterdrückte Hämorrhoiden.	Diabetes, wenn die Brust mitbetroffen ist.

Durch *Calc.* verändert sich die *Quantität* des Harns kaum. *Calc-p.* bewirkt reichliche Entleerungen mit Schwächegefühl (Diabetes).

(2) Dieses Leere- und Schwächegefühl läuft durch das gesamte Mittel. Möglicherweise ist es auf den Einfluß von *Phosphor* zurückzuführen. Es zeigt sich in Hals, Bauch, Magen, in den männlichen und weiblichen Genitalien.

(3) Die Tumoren und Geschwüre, die eine starke Ähnlichkeit aufweisen, entstehen bei den *Phosphaten* am Hinterkopf, bei *Calc.* dagegen am vorderen Kopf.

Sexualorgane

Zu kurz dauernde Erektion beim Koitus.

Gesteigerte Erregbarkeit beim Koitus.

Vorherrschend sexuelle Erregung des Gemüts.

Vorherrschend körperliche sexuelle Erregung.

Verliebte Täume vor der Menstruation.

Nymphomanie, sexuelle Erregbarkeit vor den Menses.

Veränderungen der Milchmenge.

Veränderungen der Qualität der Milch.

Uterusprolaps (wie *Bell.*), mit abwärtsdrängenden Schmerzen.

Uterusprolaps (wie *Phos.*), mit schwachem, hinsinkendem Gefühl.

Beide verursachen rheumatische Erscheinungen, doch nur *Calc-p.* bewirkt Uterusverlagerung mit rheumatischen Schmerzen, < bei feuchtem Wetter oder Wechsel von warm zu kalt; außerdem dunkle Menses bei Frauen mit Rheuma.

Menses zu früh, zu reichlich, zu lange dauernd; verliebte Träume; Klopfen im Kopf beim Steigen; Anämie; Kongestion zu Kopf und Brust.

Schwarze, klumpige Menses alle 2 Wochen; sexuelles Verlangen; Steifigkeit am ganzen Körper beim Steigen; stechende Schmerzen in der linken Kopfseite; Kneifen und Rumoren in den Därmen.

Calc-p. kann auch bei Eintreten der Menses während der Stillzeit nützlich sein.

In der Schwangerschaft: gesamtes Becken fühlt sich wie lahm an; Schweregefühl der Glieder.

In der Schwangerschaft: Suturen des Beckens sind schmerzhaft; Schwächegefühl und Zittern der Glieder.

Calc-p. erzeugt Sodbrennen bis in den Hals; Wundheit in der rechten Leiste; stoßendes Pochen über dem Schambein; Drücken; Wundschmerzhaftigkeit im Blasenhals; Ziehen von der Nabelregion zum Sakrum; Symptome also, wie sie bei einer Schwangeren zu erwarten sind. *Calc.* dagegen scheint vor allem für die Entbindung zu passen, - [falsche] Wehen, erstrecken sich nach oben usw.

Kehlkopf, Brust

Husten mit Roheitsgefühl in der Brust; Reißen, als ob etwas losgerissen würde.

Asthma < im Liegen.

Lungentuberkulose, 2. Stadium, oder bereits im 1. Stadium, bei jungen plethorischen Patienten. Kältegefühl zwischen den Schulterblättern; Nachtschweiß im *ersten* Schlaf.

Husten mit Stichen in der Brust, Brennen erstreckt sich bis hoch in den Hals[4].

Asthma > durch Liegen[5].

Lungentuberkulose, Anfangsstadium; Brennen an *einzelnen Stellen*; Räuspern verursacht Würgen; Brennen vom Scheitel aus die gesamte Wirbelsäule hinab; Schweiß gegen Morgen weckt ihn auf.

Rücken

Wirbelsäulenverkrümmung; vor allem in der Dorsalregion oder im Nacken. Weißer, saurer Stuhl.

Wirbelsäulenverkrümmung; vor allem in der Lumbalregion.

Glieder

Hüfterkrankungen im 2. Stadium; Kopfschweiß während Schlaf; kratzt beim Erwachen ungeduldig am Kopf; Verlangen nach gekochten Eiern; harter, aufgetriebener Bauch; Diarrhoe, besonders abends; Schwellung der Halsdrüsen.

Rheuma durch Naßwerden; durch Arbeiten im oder langen Aufenthalt im Wasser.

Hüfterkrankungen im 3. Stadium; beendet die weitere Knochenzerstörung, stoppt die Eiterung und unterstützt die Neubildung (*Raue's* Pathologie).

Wandernde rheumatische Schmerzen; durch feuchtes oder windiges Wetter; durch jeden Kälteeinfluß; besonders bei Frauen mit Uterusprolaps.

---

(4) Dieses Brennen ist bei den *Phosphaten* deutlicher und neigt dazu, sich über umfangreiche Flächen auszudehnen; es beginnt jedoch an einzelnen *Stellen*.

(5) *Calc-p.* sollte auch bei Zyanose Neugeborener in Erwägung gezogen werden. Es erregt viele Brustsymptome mit Verschlechterung beim Aufstehen.

Schlaf

Kinder erwachen plötzlich und zeigen auf eingebildete Gegenstände an der Wand (offene Fontanellen).

Kinder erwachen schreiend, greifen gequält nach der Mutter (offene Fontanellen).

Knochen

Knochenerkrankungen, meist in den gesamten Epiphysen.

Rachitis, mit reichlichem Kopfschweiß; dicke oder abgemagerte Kinder mit großem Bauch; weiße, saure Stühle; deformierte Beine.

Schädelknochen wachsen (nach Verletzung), der Kopf ist größer.

Knochenerkrankungen in den Symphysen und Suturen[6].

Rachitis dünner, am ganzen Körper schlaffer Kinder; grüner oder wäßriger Stuhl; Beine biegen sich nach außen.

Schädelknochen wachsen langsam, sind dünn und brüchig wie Pergament.

Haut

Blasse, wäßrige, aufgedunsene oder schlaffe Haut.

Warzen werden zu Geschwüren.

Dunkelbraune, gelbe, schlaffe Haut (eher wie *Sulph.*).

Furunkel werden zu Geschwüren.

Beide zeigen skrofulöse, träge Geschwüre. *Calc-p.* ist bei Geschwüren vorzuziehen, die durch Senfwickel entstanden sind.

Allgemeines

Kinder zeigen beim Hochnehmen aus der Wiege einen ängstlichen Gesichtsausdruck (Cholera infantum).

Ähnliche Mittel: *Bell., Iod., Nit-ac., Sulph.*

Erschöpft und *schwindelig* beim Treppensteigen.

Kinder mit Erstickungsanfällen, werden blau, lassen den Kopf zurückfallen, wenn sie aus der Wiege hochgenommen werden[5].

Ähnliche Mittel: *Berb., Carban., Ruta, Sil., Sulph.*

Erschöpft und zittrig beim Treppensteigen.

(6) Da *Calc-p.* starke Reizung der Suturen hervorruft, wird die Begünstigung der Kallusbildung nach Frakturen möglicherweise durch eine Reizung der Bruchstelle verursacht, zu einer Art künstlicher Knochennaht.

Wirkt am besten in der frühen Kindheit.	Wirkt am besten bei der zweiten Zahnung; im Alter[7].
> beim Liegen auf dem Rücken.	< beim Liegen auf dem Rücken (Zuckungen).
> durch Berührtwerden.	< durch die leichteste Berührung.
> nach dem Frühstück.	< nach dem Frühstück.
> beim Aufstehen.	< beim Aufstehen.
Häufig > durch kalte Speisen.	< durch kalte Speisen (Eiscreme, kaltes Wasser).
< durch geistige Arbeit.	> [!] durch geistige Arbeit[8].
< durch Waschen.	> durch Waschen (Kopf).
< beim Liegen auf einer Seite.	> beim Liegen auf einer Seite.
< bei kaltem, feuchtem Wetter.	< bei kaltem, feuchtem Wetter und im Wind.

Auszug aus einem Brief von Dr. Neidhard: „Calc. wird von mir bei Erkrankungen der Säuglinge und Kleinkinder eingesetzt, insbesondere bei Vergrößerung und Verhärtung der Submaxillar- und Zervikaldrüsen, wie auch der Bauchdrüsen; Marasmus, Neigung zu Hydrozephalus; unzählige Fälle von Kopfneuralgie, < durch kalte Luft. *Calc-p.* paßt bei Erkrankungen der Jugend und des mittleren Alters, wenn vor allem die Atmungsorgane betroffen sind. Für Bronchialhusten und beginnende Tuberkelbildung gibt es kein gleichwertiges Mittel. Begleitende Wirbelsäulenerkrankungen; Analfisteln. In fortgeschrittenen Fällen von Auszehrung ist *Calc-hy.* oft unsere letzte Hoffnung, und es bessert hier häufig.“

(7) *Calc-p.* hat wie *Phos.* viele Beschwerden alter Menschen; daher ist es auch *bei Kindern einzusetzen, die durch Erkrankungen zu alt erscheinen.* Selten läßt sich *Calc.* bei älteren Personen mit Vorteil wiederholen *(S. Hahnemann)*; außer in einer sehr hohen Potenz *(C. Hering).*

(8) *Calc-p.* verursacht Beschwerden von Schulkindern und Kindern, die sich im *Wachstum befinden* (wie *Ph-ac.*). Sie werden ängstlich, ruhelos; wollen heimgehen, wenn sie in der Schule sind, und andererseits zur Schule gehen, wenn sie daheim sind; Seufzen etc.

CALCAREA CARBONICA   SILICEA

Calcarea carbonica und *Silicea* weisen viele gemeinsame Symptome auf. Beide verursachen häufig Skrofulose, Geschwüre, Knochenerkrankungen, Drüsenbeschwerden, Ernährungsstörungen wie Abmagerung, Knochenwachstumsschäden, verzögerte Zahnung, Zahnschmerzen durch Karies, Blennorrhoe, Hüfterkrankungen, Konvulsionen, Lähmungen, Neuralgien, Muskelschwäche bei Kindern, hektische Fieber, Beschwerden durch unterdrückte Absonderungen usw.

Konstitution

Der *Calcarea*-Kranke wird als leukophlegmatisch beschrieben, von hellem Teint, blauen Augen, blonden Haaren und schlaffer Faser. Er ist plethorisch und entwickelt bereits früh die Neigung, dick zu werden. Die Aktivität der Lymphdrüsen entspricht nicht der Assimilationskapazität; ungenügende Oxidation; als Folge kommt es zu einer schnellen Ablagerung von Fett im Zellgewebe, besonders am Bauch; doch werden die Gewebe nur unvollständig versorgt. So wirkt der Patient zwar sehr robust, ist aber effektiv krank. Die Plethora ist augenscheinlich; sein Blut wäßrig und enthält zuviele Leukozyten.

Anämie und Chlorose sind nur ein weiterer Schritt dieses hydrämischen Zustands. Fortgesetzte Versorgungsstörungen oder anhaltender Verlust von Körpersäften genügen als Anlaß. In der Pubertät entwickelt sich Chlorose, noch unter der Maske der Plethora; doch das blasse, schlaffe Gesicht, Herzklopfen beim Steigen,

Der *Silicea*-Patient wird als nervös, reizbar, mit trockener Haut, Gesichtsblässe, hellem Teint und schlaffen Muskeln beschrieben. Er ist ungenügend ernährt, nicht aufgrund von Mangel an Nahrung, sondern durch Malassimilation. Der Patient zeigt wenig Tendenz zu Korpulenz oder Plethora. Die Ernährungsstörung verursacht deutliche Erschöpfung des zerebrospinalen Nervensystems; er leidet daher unter sogenannter nervöser Schwäche. Verstopfung durch Abgespanntheit; immer wenn er erkrankt, erscheinen Spinalsymptome und modifizieren sich wechselseitig. Er ist abgemagert, zeigt keinerlei Aufgetriebenheit wie *Calc.*

Verlangen nach Kalk, Kohle usw., Muskelschwäche, kalte Hände und Füße, sowie Ekel vor Fleisch offenbaren deutlich genug den wirklichen Zustand des Organismus.

Diese Konstitution ist primär ererbt oder entspricht den Phasen von Kindheit und Jugend, wo solche Ernährungsstörungen sehr häufig auftreten. In vielen Fällen ist dieser Zustand jedoch durch langanhaltenden Verlust von Körpersäften, wie Blut, Milch, Schleim, Samenflüssigkeit usw. bedingt.	Seine Erregbarkeit wird in geringerem Maße als bei *Calc.* durch Gefäßerregung verursacht. In seiner Erschöpfung, die in vielen Symptomen wie Schwäche, Lähmungen usw. sichtbar wird, besteht eine kraftlose Anfälligkeit für nervöse Stimuli, die „reizbare Schwäche" genannt werden kann und die von *Dunham* genau beschrieben wurde.

So entwickelt der *Calc.*-Patient verminderte, der *Sil.*-Patient gesteigerte körperliche Erregbarkeit.

Blutveränderungen, Tuberkulose

Offensichtlich ist, daß durch *Calc.* ein hydrämischer Zustand entsteht; *Sil.* dagegen Anzeichen bedrohlicherer Blutveränderungen hervorruft.

Bleiches, aufgedunsenes oder abgemagertes Gesicht mit tiefsitzenden Augen, die von dunklen Ringen umgeben sind; wie durch Säfteverlust; Anämie.	Bleiches, erdiges, aschfarbenes Gesicht; wachsartige Haut, oder leichenblasses Gesicht; alles deutet auf Kachexie hin, wie durch Krebs oder Erschöpfung infolge langanhaltender Eiterung.

Tuberkulose gehört zum Wirkungsspektrum beider Mittel. So finden wir nach *Gross* weiße Knieschwellung, Hüfterkrankung mit Lungentuberkulose:

Besonders bei plethorischen Jugendlichen, die lange unter reichlicher, schleimiger Expektoration litten (und dadurch viel Eiweiß verloren); nach fortgesetztem Stillen; oder in der Pubertät, wenn die Menses mit reichlichem und anhaltendem Fluß einsetzen;	Paßt besonders bei mukopurulentem Katarrh alter Menschen; loser, rasselnder Husten Tag und Nacht, mit Dyspnoe, Erbrechen zähen Schleims oder gelblich-grüne Expektoration; allgemein bei Lungenschwindsucht erst nach *Calc.* angezeigt; im Ulzerations-

Kongestionen zum Kopf und zur Brust; die Brust fühlt sich auf Druck äußerst wund an; auch später, wenn sich Kavernen bilden; viel Schleimrasseln in der Brust; lautes Atmen durch die Nase; reichliche, gelblich-weiße oder eitrige Expektoration; Blutungen aus den Kavernen.

Beengte Atmung, Spannung über der Brust wie durch Blutandrang; durch Anheben der Schultern gebessert; Eiseskälte zwischen den Schulterblättern; Tuberkulose junger, plethorischer Menschen.

Nachtschweiße; kalte Glieder; Schweiß im ersten Schlaf; klebriger Schweiß, der Angst auslöst.

Gesichtsblässe mit häufigen Hitzewallungen.

Hüfterkrankungen; abendliche Diarrhoe; konstitutionelle Symptome; kratzt sich beim Erwachen ungeduldig am Kopf; Hinken; Schmerz an der Innenseite der Kniee.

Weiße Schwellung der Kniegelenke; (Gelenktuberkulose); Drücken, Stechen, nachts und in der Ruhe aussetzend; < durch Flexion, wie etwa beim Aufwärtssteigen oder Abwärtsgehen einer Treppe; meist an der inneren und unteren Seite der Kniee. (*Siehe auch Skrofulose.*)

Gangrän wurde durch *Calc.* geheilt. Gangrän im Mund, auf Krebswunden oder Stomatitis fol-

stadium mit Verhärtung und Schrumpfung der Lungengewebe um die Kavernen. Aufgrund seiner Eigenschaft, die Eiterbildung zu vermindern, bringt es die Erkrankung unter Kontrolle, während *Calc.* eher direkt tuberkulöse Ablagerungen beeinflußt.

Asthma < im Liegen; krampfhafter Husten mit Kehlkopfkrämpfen; der geringste Luftzug am Nacken ist unerträglich; Katarrh betagter Menschen.

Nachtschweiße; meist nach Mitternacht, gegen Morgen zu; saurer, übelriechender Schweiß.

Blasses, wachsartiges Gesicht.

Hüfterkrankungen; wäßrige, erschöpfende Diarrhoe; konstitutionelle Symptome, Hinken, doch allgemein erst später, bei Anzeichen von Karies einsetzbar.

Weiße Knieschwellung [Gelenktuberkulose]. *Sil.* kann durch seine Tendenz zur Verhärtung der Zellgewebe differenziert werden; so bilden sich zwischen fistulösen Geschwüren unregelmäßige, harte Erhebungen, rötlich, doch transparent, wie mit Klebstoff gefüllt; lanzinierende Schmerzen; Knochenkaries.

Silicea ist spezifischer bei Vorliegen maligner Erkrankungen; gangränöse Entzündungen und Ge-

gend. Unter dem zweifelhaften Namen Gastromalazie wird ein damit verwandter Zustand beschrieben; rote, rauhe Zunge, abgemagerter Hals, Durst, doch appetitlos; erbricht alle Speisen; grüne, wäßrige Stühle, mit kleinen Klümpchen. Uteruskrebs und Szirrhus der Mammae mit entsprechenden konstitutionellen Symptomen wurden mit *Calc.* behandelt.

schwüre; leicht blutende Granulationen; krebsartige Geschwüre; Geschwüre am rechten Zungenrand fressen sich in die Tiefe und entleeren viel Eiter; Uteruskrebs mit braunem, reichlichem, fauligem und jauchigem Sekret. Das gleiche Bild zeigt der Lupus, der durch *Sil.* geheilt werden kann: einzelstehende Geschwüre mit gräulicher Oberfläche, die sich in die Wange fressen, mit drohender Perforation und Verhärtung der umgebenden Teile. Siehe auch *Karbunkel,* unter *Zellgewebe.*

Gewebe

Calc. beeinflußt die Ernährung von Nerven, Schleimhaut, Drüsen, Haut, Knorpel und Knochen.

Sil. beeinflußt Nerven, Bindegewebe, Zellgewebe, Haut und Knochen.

Gemüt

Bei *Calc.* zieht sich eine, sowohl geistig als auch körperlich spürbare, spezifische Angst durch alle Symptome, was *bei Sil. weniger deutlich zu beobachten ist.* So ist für *Calc.* charakteristisch:

Furcht, den Verstand zu verlieren, bei großer Angst, andere könnten seinen Zustand bemerken.

Ängstlich, zaghaft, voller Furcht; erträgt es nicht, alleine oder im Dunkeln zu bleiben; daher immer Verschlechterung nachts und in der Dämmerung.

Auch *Sil.* bewirkt eine suizidale Stimmung, mit Angst, die im Magen zu sitzen scheint und dem Wunsch, sich zu ertränken. Doch ist die qualvolle Angst hier nicht so stark mit Symptomen einzelner Körperteile verflochten, wie es bei *Calc.* der Fall ist.

Manchmal wird der Kranke im Sitzen von einer plötzlichen qualvollen Angst befallen, die ihn zum Aufstehen und Umhergehen zwingt. Herzklopfen nach dem Mittagessen; nach ängstlichen Träumen. Diese *wenigen* [Gemüts-] Symptome von *Sil.* sind Folge seiner Einwirkung auf die Abdominalganglien, besonders des Solar-

Gefühlsbewegungen oder Erregung verursachen Angstschweiß; fliegende Hitze durch den Körper. Ängstlich, wenn er schreckliche Geschichten hört.

Schreck mit präkordialer Angst.

Plötzliche Blindheit mit Angstschweiß.

Angst, wie vom Magen her, mit Übelkeit und Erbrechen.

Ängstliches Grauen vor Krankheiten; ist in ständiger Furcht vor Herzerkrankungen.

Abdominelle Angst beim Stehen.

Ängstliche Gedanken mit Furcht vor dem Tod, vor dem Schlaf.

Erwacht mit Angst und erschwerter Atmung.

Herzangst mit suizidaler Stimmung; will sich erstechen.

Bei *Calc.* finden wir äußerste Furchtsamkeit, Grauen und Ängstlichkeit. Der Patient verzweifelt über seine Genesung; grundlose Furcht; graut sich vor eingebildeten drohenden Nichtigkeiten; in der Abenddämmerung voller Grausen, Schaudern; seine Einbildungskraft ist so gesteigert, daß er Visionen von Ratten und Mäusen hat; oder meint, es ginge jemand an seiner Seite; hält Möbel für lebende Objekte, die ihn erschrecken.

Der erregbare *Calc.*-Kranke neigt sehr zu Delirien. Alkoholische Getränke führen schnell zu

plexus, was sich auch bei den Konvulsionen zeigt. Vergleichbar damit ist ein Zustand des Besorgtseins; melancholische, verzweifelte Stimmung.

Sil. unterscheidet sich hier gravierend. Es hat ebenso ausgeprägte Schwermut, Verzweiflung und Weinen, doch ist die Grundstimmung eine andere:

Angst vor Krankheiten; große Sorge über sein geistiges Wohlergehen; Gewissensbisse um Kleinigkeiten.

Nachgiebigkeit und Mutlosigkeit offenbaren den schwächenden Charakter von *Sil.* Furcht steht hier nicht so stark im Vordergrund wie bei *Calc.* Schwache, kaum erregte Einbildungskraft; nur wenige oder keine delirösen Phantasien. Nachts jedoch, ausgelöst durch lebhafte Träume, erwacht der *Sil.*-Kranke mit fürchterlichen Einbildungen oder fällt in einen quälenden Zustand mit Alpträumen. Doch ist dieses Phänomen weniger auf primär geistige Erregung, als vielmehr auf den krankhaft veränderten Zustand des Abdomens zurückzuführen; die Fehlfunktion des Nervenzentrums im Solarplexus wird im Gehirn reflektiert.

Deshalb erregt *Sil.* keine Halluzinationen und kann auch nicht wie *Calc.* für Delirium tremens

Delirium tremens, mit den oben angeführten Symptomen der Gemütserregung. Bei typhoiden Zuständen ist es anfangs ein unvergleichliches Mittel, wenn sich folgender Zustand entwickelt:

Beim Augenschließen hat er Visionen von Menschen oder fürchterlichen, phantastischen Gebilden. Schlaflosigkeit, derselbe Gedanke geht ihm ständig durch den Kopf und hält ihn vom Schlaf ab.

Bei *Calc.* besteht keine Abneigung gegen geistige Arbeit, doch sie ermüdet und verursacht:

Hyperämie des Gehirns; Chorea; Anfälle von Zittern; Kopfschmerzen mit wandernden Schmerzen; Dyspepsie.

Besonders hilfreich für schnellwachsende Schulkinder.

Anwendung finden. In der Tat bewirkt Wein zwar Blutwallungen, aber kein Delirium.

Die geistigen Störungen von *Sil.* entsprechen eher Imbezillität als Geisteskrankheit:

Sie sitzt und spielt mit Nadeln; fürchtet sich vor deren scharfen Spitzen; sie meint, daß sich Nadeln in ihrem Hals befänden; ihre Gedanken sind ständig damit beschäftigt.

Eigensinn und Halsstarrigkeit charakterisieren beide Mittel und sind bei Kindern alltäglich. *Sil.* unterscheidet sich hier nur durch die stärkere Ausprägung.

Bei *Sil.* entwickelt sich ein Zustand, den *Dunham* so beschreibt:

Ermüdet, scheut Arbeit, doch läßt ihn die nervöse Erregung gut arbeiten, sobald er erst einmal damit begonnen hat.

Geistige Arbeit verursacht nervöse Schwäche; Schwindel; drückende Stirnkopfschmerzen.

Schwindel

Beide erzeugen Schwindel durch übermäßige Augenanstrengung; durch Studieren; bei Rachitis; mit Übelkeit; durch unterdrückte Absonderungen; durch Säfteverluste.

Calc. repräsentiert Gefäßerregung.

Schwindel beim Besteigen einer Anhöhe und beim Treppensteigen.

Sil. entspricht spinalen Ursachen; eher rein nervöse Formen:

Schwindel, der von der Brustwirbelsäule hochsteigt und sich dann zu Nacken und Kopf ausbreitet.

Schwindel mit zerebraler Hyperämie durch unterdrückte Menses; durch Hemmung hämorrhoidaler Absonderungen.

Der Vagus ist mitbetroffen, weshalb rasch Übelkeit entsteht.

Wenn durch Gefäßerregung bedingt, dann bevorzugt durch venöse Stase.

Schwindel bei Verstopfung, venöser Stase, unzureichender Peristaltik; doch wird auch dieser Zustand durch nervöse Schwäche verursacht.

Sil. ist eigenartig empfindlich gegen alles, was das Nervensystem beeinflußt oder das Gehirn erschüttert; daher auch Schwindel beim Reiten.

Schwindel mit Neigung, nach hinten oder zur Seite zu fallen.

Schwindel mit Neigung, nach vorne oder zur Seite zu fallen.

Die vermeintliche oder tatsächliche Fallrichtung hat eine gewisse Aussagekraft, wenn wir uns daran erinnern, daß Schwindel häufig durch partielle zerebrale Anämie hervorgerufen wird, der plötzliche Gefäßkonstriktion aufgrund lokaler vasomotorischer Reizung zugrundeliegt. Die Folge sind Gleichgewichtsstörungen und schließlich das Gefühl des Fallens. Die Fallrichtung ist abhängig von den im Gehirn betroffenen Teilen.

Kopf

Kongestion zum Gehirn ist beiden Mitteln eigen, doch unter sehr unterschiedlichen Umständen.

Bei *Calc.* finden wir starken Blutandrang; demgemäß hämmernde, pochende und bohrende Schmerzen; der Kopf fühlt sich an, als wolle er durch den Schädel bersten; Summen und Dröhnen in den Ohren; Klopfen im Zentrum des Gehirns; rotes, aufgedunsenes Gesicht. Tatsächlich entsteht ein plethorischer Zustand - weniger durch exzessive Mengen von Blut,

Für *Sil.* ist dagegen nicht Plethora ausschlaggebend, sondern unterdrückte Absonderungen, wie z.B. gehemmter Fußschweiß; Reden oder Lernen können Blutandrang zum Kopf bewirken.

Doch auch hier ist das zerebrospinale System gestört:

Blutandrang zum Kopf, hochsteigend von der Wirbelsäule zum Hinterkopf.

als aufgrund der schlaffen Fasern, die eine schnelle Kongestion erlauben, sobald ein Reiz wie alkoholische Getränke, unterdrückte Menses oder schwere geistige Arbeit dies auslöst. So kann Apoplexie entstehen, da *Calc.* zusätzlich die Degeneration der Gefäßwände begünstigt.

Gefühl von eisiger Kälte, meist auf der rechten Kopfseite; blasses, aufgedunsenes Gesicht.

Apoplexia sanguinaria.

Migräne, vom Hinterkopf zum Scheitel; Gefühl, als löse sich das Gehirn auf und sie werde geisteskrank; wildes Gefühl; Gehirn ist sehr empfindlich gegen schrille Geräusche; Summen und Dröhnen in den Ohren, > bei geschlossenen Augen; Trübsichtigkeit, besonders nach vielem Essen; Übelkeit, Erbrechen zum Höhepunkt des Anfalls; < durch Alkohol, durch Lernen nach dem Mittagessen, durch unterdrückte Menses oder plötzlich gehemmte hämorrhoidale Absonderungen; die Kopfhaut ist voller Schuppen.

Kopfschmerz mit Bohren in der rechten Schläfe.

Kopfschmerz > wenn er sich etwas um den Kopf bindet.

Kältegefühl vom Nacken zum Scheitel; schwerer Kopf.

Apoplexia nervosa.

Migräne, vom Nacken zum Scheitel; grundlos oder durch eine spezifische Überbeanspruchung des Gehirns; muß sich selbst zurückhalten, keine Gewalttat zu begehen; < durch Geräusche; Erschütterung des Kopfes; Dröhnen in den Ohren wie von etwas Lebendigem in ihnen; Augäpfel fühlen sich beim Drehen wund an; lautes Schreien; Übelkeit bis zur Ohnmacht; Trübsichtigkeit nach Kopfschmerzen, < durch Lernen; mit großer nervöser Erschöpfung; > während des Essens; < nach dem Essen; durch unterdrückten Fußschweiß; Pressen zum Stuhl; empfindliche Kopfhaut, mit knollenartigen Erhöhungen.

Kopfschmerzen.

Kopfschmerzen < sich bereits durch Druck eines Hutes.

Sinnesorgane

Amaurose durch Unterdrückung der Menses oder hämorrhoidaler Absonderungen usw.

Amaurose durch unterdrückte Schleim- und Eiterabsonderung oder unterdrückten Fußschweiß.

Amblyopie mit Kopfschmerzen; mit Verdauungsbeschwerden.	Amblyopie tritt nach nervösen Kopfschmerzen auf.
Nebel vor den Augen nach dem Essen, nach Lesen; Angstschweiß; Übelkeit; helle Blitze.	Buchstaben laufen zusammen; erscheinen blaß nach kurzem Lesen; blitzartiges Leuchten; nervöse Empfindung im Kopf.
Dilatierte Pupillen.	Kontrahierte Pupillen.
Sieht nur eine Seite der Gegenstände.	Tagesblindheit.
Kurzsichtigkeit oder Weitsichtigkeit.	Nur Weitsichtigkeit.

Während nur bei *Calc.* Delirium tremens entsteht, finden wir bei beiden Mitteln Amblyopie durch Alkoholmißbrauch, doch bei unterschiedlichem Temperament:

Geschwächtes Sehen durch exzessiven Alkoholgenuß; rotes, aufgedunses Gesicht; Trägheit.	Amblyopie durch Mißbrauch von Stimulantien; sensitive, nervöse Personen.
Schwerhörigkeit rheumatischen Ursprungs oder durch Chininabusus; Schlagen im Kopf und den Ohren; also vorherrschend Gefäßerregung. > durch Schwitzen; < in der frischen Luft.	Schwerhörigkeit, eher nervösen Ursprungs; hört kaum menschliche Stimmen; beim Wechsel der Mondphasen; plötzlich, nach Ohnmacht; Klingeln in den Ohren und Taubheit bei Lähmungen.
Knacken in den Ohren beim Kauen.	Knall im Ohr beim Naseschneuzen, danach besser.

Nervensystem

Calc. hat nicht die nervöse Anfälligkeit wie *Sil.* Es wird eher durch Trägheit charakterisiert, während *Sil.* Trägheit nur in seiner Wirkung auf Bindegewebe ausdrückt, wie zum Beispiel bei Abszessen.	Die *Sil.*-Wirkung auf das Nervensystem ist zugleich eigenartig und bedeutend. Es scheint auf nervöse Phänomene zu passen, die üblicherweise durch organische Veränderungen der Nervenstruktur bedingt sind. Fehlerhafte Assimilation hat hier weitreichende Konsequenzen; doch zugleich besteht auch Übererregbarkeit betroffener Teile. Überempfindlich-
Calc. bewirkt zwar Erregbarkeit des Gehirns mit Empfindlichkeit gegen schrille Geräusche,	

außerdem abwechselnd verschärftem oder abgestumpftem Gehör, doch sind diese Erscheinungen hier weniger prägnant und häufig wie bei *Sil.*

keit gegenüber Nervenreizung. Gesichts-, Hör- und Geschmackssinn werden zu Beginn der Neuralgie erst geschärft, später stumpfen sie jedoch ab. Diese Erregbarkeit erlaubt dem *Sil.*-Kranken weiterzuarbeiten, obwohl er zunehmend erschöpft ist.

Er empfindet Überdruß und Abscheu vor geistiger und körperlicher Anstrengung, doch sobald er „aufgewärmt" ist, geht er mit einem Eifer zu Werk, der schließlich in Überbeanspruchung mündet. *Dunham* hat dies genauer veranschaulicht. So fühlt er sich auch bei Auszehrung während des Gehens wohl, doch sobald er einhält um zu ruhen, entstehen Anfälle von Atemnot, Husten, Schweiß und fast ohnmachtsartiger Erschöpfung. Während der nervösen Kopfschmerzen besteht uneingeschränktes Sehen, danach aber ist er nahezu blind.

So auch bei Krämpfen - *Dunham* zeigte, daß sie durch Ermüdung, Muskelanstrengung usw. hervorgerufen werden können; zum Beispiel Krämpfe der Füße nach Gehen; Schreibkrämpfe usw.

Diese Reizbarkeit gibt uns wertvolle Hinweise: Berührung wird nicht ertragen; Teile, auf denen er ruht, schlafen ein; Erschütterung oder Lärm verursachen unerträgliche Kopfschmerzen. Reiten, als fortgesetzte Bewegung mit Erschütterung, erregt Schmerzen.

Fahren in einem Wagen bewirkt kurzfristig Bewußtlosigkeit.

Krämpfe; Aura wie von einer Maus, die auf dem Arm läuft, oder etwas läuft von der Magengrube durch den Bauch zu den Füßen; kalte Oberschenkel vor dem Anfall; Kaubewegungen des Mundes, Strecken der Glieder. < bei Vollmond oder langwierigem intermittierendem Fieber.

Krämpfe; Aura wie von einer Maus, die durch die Glieder läuft; oder vom Solarplexus zum Gehirn, mit Kälte der linken Seite; Zucken des linken Armes; Auffahren im Schlaf; Stöhnen, lautes Ächzen. < bei Neumond oder Vollmond; nach Impfung.

Chorea durch Schreck; Muskelzuckungen; wirft sich umher, versucht, die Kleidung Umstehender zu ergreifen, beißt, spuckt; weit aufgerissene Augen; auch bei Hysterie.

Ausschweifung oder harte Arbeit im Verlauf des Wochenbetts löst hartnäckige Neuralgien, hysterische Anfälle oder Lähmungen aus.

Ungeschicklichkeit; Taktlosigkeit.

Kann keine Gegenstände festhalten; Rückenmarkserkrankungen.

Schwäche- und Ohnmachtsgefühl vor dem Frühstück; > nach Essen; Säfteverluste.

Kann vor Schwäche nach Aufstehen aus dem Bett am Morgen kaum Gehen; Wirbelsäulenerkrankungen.

Muskelschwäche; Wundheitsgefühl; Steifigkeit zu Bewegungsbeginn; Muskelatrophie; Teile fühlen sich subjektiv kalt an; innerliches und äußerliches Zittern.

Schwäche der Wirbelsäule; die Beine zittern, mit großer Nervosität; Gefühl von Kraftverlust; Summen in den Ohren, schwerer Kopf, der kaum anzuheben ist, als versagten die Zervikalmuskeln; Muskelatrophie; Taubheitsgefühl.

Schwächegefühl im Rücken; < durch Ärger, kann sich nur unter Schwierigkeiten aufrichten; Erweichung der Wirbelsäule mit Gliederkontraktionen.

Gressus gallinaceus; krampfhafte Schmerzen im Kreuz, kann kaum aufstehen; Spinalirritation.

Männliche Genitalien

Spermatorrhoe; Beschwerden nach Koitus, durch Masturbation; Gliederschwäche, besonders um die Knie; Mattigkeit, zitternde Hände, Chorea; Herzklopfen, Epilepsie; Drücken in Kopf und Rücken; ärgerlich, unzufrieden, erregbar nach unvollständigem Koitus.

Spermatorrhoe; Beschwerden nach Koitus; Samenerguß, gefolgt von dem Gefühl, als sei die rechte Kopfseite gelähmt; die Glieder fühlen sich wie zerschlagen an; Schwäche von rechtem Arm und Handgelenk; Brennen der Füße; mit Kreuzschmerzen; Nervosität, häufige Pollutionen.

Modalitäten

Calc. zeigt eine Verschlechterung durch:

Elektrische oder barometrische Veränderungen der Atmosphäre.

Kalte Luft, Luftzug, besonders Kälte und Feuchtigkeit.

Westwinde [von der See her] (weil sie üblicherweise feucht sind).

< durch Waschen - Hautausschläge, Rheuma, Ischias; Gliederschmerzen; Rhagaden; feuchte Umschläge auf Geschwüren sind unerträglich.

Waschen verschlimmert in anderer Weise als bei *Sil.* Es kann dort hervorrufen:

< durch kalte oder warme Genüsse. [*Groß/Hering.*]

Nachteile durch Phosphor-, Digitalis- oder China-Mißbrauch, sowie von Nit-ac. [*Groß/Hering.*]

Sil. leidet mehr als *Calc.* durch Veränderungen der atmosphärischen Spannung.

< während Gewitter; große Erschöpfung.

< bei trockenem als bei feuchtem Wetter.

< bei Ostwinden [trockene Winde]; bei stürmischem, windigem Wetter; bei veränderlichem Wetter mit deutlichen Schwankungen der atmosphärischen Spannung.

Schweregefühl in den Händen (auch hier zeigt sich der nervöse Einfluß); Abszeß durch Naßwerden der Füße oder Sitzen mit den Füßen im Wasser.

< durch kalte, > durch warme Genüsse. [*Groß/Hering.*]

Nachteile von Insektenstichen oder Sulph.-Mißbrauch. [*Groß/ Hering.*]

Sil. hat das stärkere Verlangen, magnetisiert zu werden.

< durch kalte Luft; sie scheint ihr durch und durch zu gehen; < durch Luftzug.

Typhoide Zustände:

Im ersten Stadium, sieht beim Augenschließen Personen und Dinge; der immer gleiche Gedanke verfolgt ihn nachts und hält ihn vom Schlaf ab; am 14. Tag erscheint kein Exanthem; Angst, Delirium, Gesichtsröte, Diarrhoe, kurzer Husten.

Lähmung. *Calc.* verursacht Lähmung der Teile als Folge erschöpfender Schweiße oder Säfteverluste; betroffen sind hauptsächlich Arme und Finger, mit großer Kälte; Spinalparalyse durch häufiges Naßwerden.

< durch die geringste Einwirkung von Kälte auf die Füße; Zugluft am Nacken verursacht Schmerzen und Nervosität.

Große Erschöpfung, reichliche Schweiße; Verlangen, magnetisiert zu werden; Schlaflosigkeit; es wird beschrieben, daß sich manchmal äußerliche Furunkel und Abszesse bilden, die die Erkrankung an die Oberfläche bringen.

Lähmung. *Sil.* bewirkt lähmungsartige Schluckbeschwerden; Gliederlähmungen spinalen Ursprungs, mit Verstopfung; Lähmung nach Konvulsionen; Lähmungen, die bevorzugt die Sinnesnerven beeinträchtigen.

Beide entwickeln lähmungsartige Zustände innerer Organe, doch nur *Calc.* heilte drohende Lungenlähmung bei Scharlach:

Lautes Rasseln in der Luftröhre, heißer Atem; präkordiale Angst; kein Husten; das Rasseln wird meist während der Inspiration wahrgenommen.

Schleimhaut

Calc. beeinflußt die Schleimhäute in stärkerem Maße; es kommt öfters zu Blennorrhoen [Schleimhautentzündungen mit reichlicher Eiterabsonderung]. Die Schleimsekretion wird verstärkt.

Entzündung der Schleimhaut; verstärkte Schleimabsonderung.

Entzündet, doch ohne oder nur mit seröser Sekretion.

Nasenkatarrh

Nasenkatarrh, besonders bei skrofulöser Neigung zu häufigen Anfällen, kann beide Mittel benötigen:

Plötzlicher, heftiger Fließschnupfen; Tröpfeln von Wasser aus der Nase; häufiges Niesen; Hitze

Abwechselnd Stockschnupfen und Fließschnupfen; durch jede frische Erkältung Nasenverstopfung

im Kopf; trockener Mund; rauher Gaumen mit Stechen und Scharren, was Husten auslöst; abwechselnd Frost und Hitze; Schmerz über der Nasenwurzel; Nackensteifigkeit; Trägheit.

Chronische Fälle: Gestank vor der Nase wie von Mist, Schießpulver oder faulen Eiern; dicke, schleimige, mit Blut gemischte Absonderung; Wundheit der Nasenlöcher; Schwellung der Nase, vor allem der Wurzel, erscheint und verschwindet häufig; Absonderung versiegt morgens, wodurch dumpfer, betäubender Kopfschmerz hervorgerufen wird. Schmerzlose Heiserkeit und Schleimansammlung im Hals. Manchmal eitrige, faulige, gelbrote Absonderung, die die Lippe wundfrißt; rote, juckende Pickel auf den Wangen; geschwollene Nasenspitze; wird rot; wird schorfig.

und scharfe Absonderung aus der Nase; häufiges, oft versagendes Niesen; macht das Innere der Nase wund und blutig; Trockenheit des Halses; rauher Husten; Jucken in der Eustachischen Röhre; oft bei Rosenallergie nützlich.

Chronische Fälle: Geruch in der Nase wie von frisch geschlachteten Tieren; schleimige, zähe oder ätzende und blutige Absonderung, die die innere Nase und die Nasenlöcher wund und blutig macht; Gesichtsschmerzen; Schmerz in Nase und Kieferhöhle; Verstopfung morgens und dadurch Hämmern und Klopfen in den Stirnhöhlen, die ebenfalls betroffen sind; belegte oder nasale Stimme; morgens Hochräuspern von grünem, fauligem Schleim. Verhärteter Schleim in der Nase; dicke Sekretion; Nasenspitze rot, juckt unerträglich; Flechte auf der Nase.

Hals

Dunkelrote Schwellung der Uvula; mit kleinen Bläschen besetzt; Aphthen am Gaumen; räuspert salzigen oder frühmorgens reichlich Schleim hoch.

Kloßgefühl in der linken Halsseite; zwingt zum häufigen Speichelschlucken.

Kitzel im Hals, wie von einer Feder.

Wunde, blaßgelbe und geschwollene Uvula; Hals sehr trocken; Geschwüre, die die Teile zu perforieren scheinen; räuspert zähen oder auch dicken, grünen und fauligen Schleim hoch.

Kloßgefühl in der linken Halsseite; stark erschwertes Schlucken; chronische Tonsillitis; siehe auch unten.

Wie eine Feder auf der Zunge; Stechen im Hals, wie von einer Nadel.

Der Hals fühlt sich verengt an; muß häufig schlucken; Pharynx ist krampfhaft zusammengezogen; Speisen scheinen in der Speiseröhre steckenzubleiben, mit einer Art Übelkeit dabei.

Geschwollene Tonsillen, chronische Fälle; das Zäpfchen scheint verlängert; Schmerzen erstrecken sich beim Schlucken zu den Ohren; weißlichgelbe Geschwüre auf den Tonsillen.

Wunder Hals, als ob die Speisen über rohe Stellen gleiten würden; beim Schlingen geraten leicht Speisen in die Choanen; oder schmerzhaftes, erschwertes Schlukken, wie durch Lähmung; die Nahrung geht nur langsam hinunter.

Geschwollene Tonsillen, chronische Fälle; auch bei Tonsillitis, um den Abszeß zu beschleunigen oder die zu lange bestehende Eiterabsonderung zu beseitigen; verzieht das Gesicht beim Schlucken; tiefe Geschwüre, auch Gangrän.

Skrofulose

Calc. wirkt stärker auf Drüsen und deren Funktion, *Sil.* eher auf Knochen und fibröse Stukturen. Es ist hier von Bedeutung, welche Beschwerden nun auf Hypertrophie von Zellgewebe und Bindegewebe zurückzuführen sind oder umgekehrt, aufgrund destruktiver Veränderung dieser Teile entstehen; diese werden durch *Sil.* geheilt. In der Natur sowie bei künstlichen Gebilden scheint *Sil.* Strukturen Härte und Stabilität zu verleihen - dies gilt z.B. für Kiesel, Quarz, Glas, die Hülle einiger Samen, die Halme von Pflanzen und die Knochen der Tiere.

Schwierige Zahnung; dicke, blonde und plumpe Kinder; häufig rotes Gesicht; oder allgemein abgemagert, außer dem großen, harten und geschwollenen Bauch; zu großer Kopf mit offenen Fontanellen; im Schlaf tropft reichlich Schweiß in großen Perlen von der Kopfhaut und durchnäßt das Kissen weitgehend; blasses, glänzendes Zahnfleisch; drohender Hydrozephalus; Schwellung der Drüsen am Hals; loser, rasselnder Husten; Stuhl wie Kalkklumpen; Schlaflosigkeit nach 3

Schwierige Zahnung; abgemagerte Kinder mit zu großem Kopf; blasses, wachsfarbenes Gesicht; harter, geschwollener, heißer Bauch; offene Fontanellen; reichlicher Schweiß nur am Kopf; reichlicher Speichelfluß; empfindliches Zahnfleisch; Kinder fassen sich häufig an den Mund; Bläschen am Zahnfleisch; jeden Abend und nachts fiebrig, mit heißem Kopf, Ruhelosigkeit, Verstopfung mit teilweise zurückschlüpfenden Stühlen; Stuhl meist sehr dunkel, locker und stinkend; Fußschweiß, der besonders

Uhr früh; kalte, feuchte Füße; Kinder schwitzen leicht und erkälten sich dabei; Konvulsionen.

zwischen den Zehen faulig ist und die Zehen wund macht (siehe *Guernsey's Obstetrics*[*]).

Augen

Ophthalmie; stechende Schmerzen; Stirnschweiß; pustulöse Keratitis mit reichlichem Tränenfluß, extremer Lichtscheu, roten, geschwollenen Lidern; stechende Schmerzen; Geschwüre auf der Hornhaut; vaskuläre Hornhautgeschwüre; krampfhafter Verschluß der Augen.

Ophthalmie; besonders dann von Nutzen, wenn sich Geschwüre oder Abszesse auf Iris oder Kornea bilden, sich ablösende Geschwüre, denen Hornhautfisteln folgen; Hypopyon; beißende Schmerzen in den Canthi.

Tagsüber trockener Schorf auf den Lidern.

Eiternde, zystische Tumoren der Lider; geschwürige Lidränder.

Induration nach Gerstenkörnern.

Gerstenkörner, die sich mit Eiter füllen.

Verschlechterung morgens und bei Wechsel zu kaltem, feuchtem Wetter; bei Kerzenlicht.

Verschlechterung durch Kerzenlicht und durch Tageslicht, das die Augen blendet.

Hornhautgeschwüre mit mildem Eiter; auch milchigweiße oder bläuliche Trübung der Hornhaut.

Dicke, rauhe, auch warzenartige Hornhaut, wie hypertrophiert; schält sich ab; Narben der Kornea; Eintrübung nach Pocken.

Katarakt.

Katarakt nach unterdrücktem Fußschweiß.

Traumatische Ophthalmie; Gefühl eines Fremdkörpers im Auge.

Traumatische Ophthalmie, Eiterung.

Tränengangsfistel; dicker, gelber und milder Eiter; Jucken, feuchte Ausschläge auf den Lidern.

Tränengangsfistel, mit nagenden Schmerzen; dünner, stinkender Eiter; der Knochen ist mitbetroffen.

---

* Die deutsche Fassung dieses Werkes ist 1995 im *Similimum-Verlag* unter dem Titel „*Homöopathie in Gynäkologie und Geburtshilfe*" erschienen.

Ohren

Schleimig-eitrige Otorrhoe; Geschwüre des Meatus; Granulation; dann Polypen; Schorf oder Furunkel um die Ohren.

Eitrige Otorrhoe; auch durch Karies; Mittelohrkatarrh; Karies des Processus mastoideus.

Gesicht, Mund

Schwellung der Oberlippe wie bei Skrofulose.

Lippen geschwollen, ulzeriert, auch kanzerös.

Schwellung der Parotis, besonders bei Scharlach; eitert und sondert ichoröses Sekret ab; große Entkräftung; wunder Hals; Schwellung der Zervikaldrüsen.

Parotis geschwollen, induriert; oder eiternd, wenn die Entwicklung zu langsam verläuft, schmerzlos ist und die Heilung sich verzögert; auch bei Scharlach.

Zahnkaries; Schmerzen besonders in hohlen Zähnen; klopfende Schmerzen mit starkem Blutandrang zum Kopf; Zahnfleischgeschwulst, Zahnfleischbluten; Zahnfisteln.

Karies, besonders bei Mitbeteiligung des Periost; Klopfen, wie im Kieferknochen; die Schmerzen schießen zum Mastoid; Zahnfleischgeschwulst, Zahnfistel mit Karies der Kieferknochen.

Magen

Gieriger Appetit, oder wählerisch, Verlangen nach gekochten Eiern; skrofulöse Kinder.

Gieriger Appetit, oder wählerisch, Verlangen nach Leckereien; skrofulöse Kinder.

Kinder lehnen die Muttermilch ab; sie ist wäßrig, verursacht Übelkeit.

Kinder lehnen die Muttermilch ab.

Erbricht Milch, sobald sie getrunken wurde; sauer, geronnen.

Erbricht die Muttermilch, sobald sie aufgenommen wurde.

Calc., als vor allem auf die Schleimhaut wirkendes Mittel, heilt Polypen, gleich ob im Ohr, in der Nase, der Blase oder im Uterus.

Sil. wirkt, wie bereits mehrfach festgestellt, vor allem auf Bindegewebe; es ist daher eher bei Verhärtungen angezeigt - harten Narben oder Indurationen nach Furunkeln oder Abszessen; Schwellung von Arm und Hand, verhärtetes Zellgewebe; der Oberschenkel schwillt bis zum zweifachen seiner ursprünglichen Größe an, verhärtet usw.

Knochenerkrankungen

Beide heilen Karies, deformierte Knochen und Rachitis; doch ist *Sil.* bei periostalen Erkrankungen, Nekrosen mit fistelartigen Öffnungen und faulig-eitrigem Wundsekret vorzuziehen.

Hilfreich zu Beginn von Rachitis, wenn das Kind sich nicht mehr bewegen will, nur noch still daliegt; die Gelenke beginnen anzuschwellen, sind aber noch von normaler Tönung. Hier ist *Calc.* angezeigt, da es auf die Epiphysen wirkt, und deren Anschwellen bewirkt die Gelenkvergrößerung. In diesem Stadium tritt häufig weiße, schaumige Diarrhoe auf, die ebenfalls auf *Calc.* hinweist. Krusten auf dem Gesicht; unersättlicher Appetit, obwohl das Kind verfällt; die Haut wird schlaff, rauh, faltig; das Kind sieht aus wie ein alter Mann.

Arthritische Knötchen. Rheuma durch Arbeiten oder Stehen in Wasser.

Sil. paßt generell nach *Calc.* bei Rachitis. Der gleiche große Kopf, hervorstehende Stirn, Abmagerung; doch erheblich deutlichere Neigung zur Ulzeration; leichte Kratzer heilen nicht aus; Drüseneiterungen.

Rheuma selten; wird bei Wetterwechsel verspürt; hereditäre Formen.

Haut

Geschwüre mit roten, harten, geschwollenen Rändern; dicke, doch schwache Granulation; ohne starke Schmerzen, oder reißende, klopfende Schmerzen, weißliche oder gelbe Geschwüre; saurer, spärlicher oder reichlicher und milder, albuminöser Eiter; manchmal stinkend; < durch feuchte Umschläge.

Geschwüre mit harten, weit ausgedehnten, indurierten Rändern, wildes Fleisch; Stechen, Brennen, Jucken; die Ränder werden manchmal schwammig, Geschwüre schwarz, kanzerös, gangränös; dünnes, stinkendes, jauchiges Sekret; perforierende Geschwüre; phagedänisch, fistulös, von den Knochen her; Geschwüre in membranösen Teilen; > durch

Kleine, weiche Warzen.

Niednägel; Nagelgeschwüre; rauhe Haut zwischen den Fingern.

Rhagaden, < durch Arbeiten im Wasser; reißen auf und bluten.

Trockene, dürre Haut.

Erysipel erscheint in wiederholten Anfällen.

Akne simplex nach sexuellen Exzessen; in der Pubertät.

Otorrhoe folgt auf unterdrückte Krätze.

Hautausschläge mit weißen Stellen und verstreuten roten Flecken an Handgelenken, Händen, Oberschenkeln und Beinen, mit heftiger Reizung.

Ekzem mit dicken Krusten, die bluten, wenn sie abgezogen werden; gelber, milder Eiter; Ausschlag dehnt sich zum Gesicht und den Ohren aus.

Hautausschlag wie Ringelflechte; kleine, weiße Flecken dicken Schorfs hier und da im Gesicht und auf dem Haarkopf.

Pocken während der Zahnung.

warme Anwendungen, naß oder trocken.

Harte Warzen.

Rauhe, dicke Nägel; brüchig, Nagelgeschwür; einwachsende Zehennägel; Wundheit zwischen den Zehen.

Seltener Rhagaden, außer im Gesicht und an den Armen; Elephantiasis; hornige Verdickungen.

Pergamentartige, dicke Haut.

Erysipel nach der Eiterbildung; tiefsitzendes phlegmonöses Erysipel.

Akne indurata; Akne simplex, brennt tagsüber, nachts jedoch nicht.

Pustulöse Krätze; besonders bei Geschwürbildung.

Akneartige Ausschläge am Handrücken; phagedänische Bläschen auf den Fingern; brennen tagsüber stärker.

Feuchtes oder trockenes Ekzem, stärker stinkend, schorfig, brennend-juckend, < durch Kratzen; breitet sich vom Hinterkopf aus; eitrige Absonderung; Pustelbildung.

Ringelflechte mit Pustelbildung.

Pocken mit verzögerter Austrocknung und erschöpfender Eiterung; in der Folge Knochenerkrankung.

Blasse Schwellungen; glänzend (wie bei Tumor albus), kalte Schwellungen.

Beschwerden nach Verstauchungen; Rückenschmerzen, Kopfschmerzen, Steifheit in der Lumbalregion; Verrenkungen, nachdem *Rhus-t.* versagte. Zerebrale Symptome nach Sturz oder Schlag auf den Kopf, besonders nach *Bell.*

Verhindert das Wiedererscheinen von Panaritium oder Furunkeln; auch bei träger Eiterung, besonders mit Verschlechterung durch feuchte Umschläge; rheumatische Diathese.

Bläulich-rote Schwellungen; heiße Schwellungen.

Verrenkungen; Wunden mit Eiterung und träger Heilungstendenz; Schleimbeutelentzündung am Knie durch langes Arbeiten auf den Knien; Anthrax; benigne Karbunkel.

Splitterverletzungen bewirken Eiterung; Fremdkörper unter der Haut; *Sil.* bringt diese nach außen.

Panaritium mit Knochenbeteiligung, Furunkel; träge oder langanhaltende Eiterung; unerträgliche Schmerzen, die Ohnmacht verursachen; Schmerzen < in der Bettwärme.

CAUSTICUM   PHOSPHORUS

Gemüt

Beiden gemeinsam ist: Melancholie, Besorgnis und Furchtsamkeit, besonders abends und nachts; Angst mit Herzbeklemmung. Bei *Caust.* besteht zusätzlich *Gedächtnisschwäche* und Schwächegefühl im Gehirn bei geistiger Anstrengung. Selten liegt der gegensätzliche Zustand von geistiger Erregung und mentaler Aktivität vor. *Gelbes Gesicht, vor allem an den Schläfen,* häufig *Ptose, Gesichtslähmung. Phos.* dagegen wird in dem Maße von geistiger Erregung geprägt, wie *Caust.* Schwächung des Geistes erzeugt. *Phos.* erregt selten Gedächtnisschwäche, bei *Caust.* dagegen ist sie deutlich und immer Folge übermäßiger geistiger Aktivität. Bei *Phos.* wechselt die Melancholie und Weinerlichkeit häufig mit *Anfällen von Lachen* ab; und beides drückt sich jeweils deutlich aus. Das Gesicht ist meist *blaß und eingesunken, mit dunklen Ringen um die Augen. Schlafwandeln* und Hellsichtigkeit können nur zu dem agitierten *Phos.* gehören. So wird *Caust.* von *Dämpfung, Phos.* durch *Erregung* gekennzeichnet.

Unter Berücksichtigung dessen wird verständlich, warum *Caust.* ein Mittel für Beschwerden durch Kummer oder Sorge ist, ob real oder unbegründet, und *Phos.* bei Schreck oder Furcht mit Zorn und Heftigkeit in Frage kommt.

Schwindel ist für *Phos.* sehr charakteristisch, weniger für *Caust.* Das erstere erwies sich bei vielen Formen als heilend: *anämischer* Schwindel, nach Säfteverlusten, geistiger Überanstrengung, bei seniler zerebraler Atrophie mit dem immerwährenden Torkeln, unsicheren Schritten; Schwindel beim Umdrehen, beim Aufstehen vom Bett mit Ohnmacht, Blindheit oder Mouches volantes; auch bei Schwindel durch *zu große Empfänglichkeit für äußere Einflüsse*, wie bei Schwindel und Ohnmacht durch Gerüche, durch Musik usw.[1] Gefühl, sehr groß zu sein, oder als ob der Stuhl sich hebe; ebenso bei Schwindel durch *Hyperämie und Stase*, wie bei Gehirnkongestion mit Hitze, die von der Wirbelsäule hochsteigt, Pulsieren im Gehirn, < *um die Ohren herum*, mit Übelkeit und Erbrechen nach Essen; auch bei Schwindel durch Herzerkrankungen, durch Tumoren, durch Druck des ausgedehnten Uterus in der Schwangerschaft usw.

Caust. erzeugt Schwindel mit *paralytischer Schwäche des Gehirns*, Schwindel beim Erwachen, mit Gesichtsröte und heißem Kopf; Schwindel bei Lähmung; nach Samenverlusten; mit *Gefühl von Gaze vor den Augen*; rheumatische Patienten.

Spannen und Strammen der Kopfhaut (Stirn und Schläfen), < beim Erwachen und abends.	Spannen in der Stirn- und Gesichtshaut; < durch Wetterwechsel, während Essen; > durch Essen.
Empfindung wie von einem Hohlraum in der Stirn zwischen Gehirn und Schädelknochen; > durch Wärme.	Leeregefühl im Kopf, Schwindel; Kälte- und Steifheitsgefühl, meist im Cerebellum; < durch Wärme.

Was Ausschläge der Kopfhaut betrifft, so entsprechen sie sich bei Tinea capitis. Wie bekannt, befällt *Caust. Hinterkopf und Nacken*; besonders bei Kindern mit großem Bauch und schwachen Fußgelenken. *Phos.* hat entschieden weniger Ekzem[2], desto deutlicher aber Pityriasis, bei der „*Wolken von Schuppen*" ausgekämmt werden; Jucken, kurzfristig besser durch Kratzen, doch bald danach schlechter, mit zusätzlichem

---

(1) Hierbei kontrahieren sich reflexartig die zerebralen Gefäße, vasomotorische Spasmen, deren Konsequenz der Anämie durch aktuellen Blutmangel gleicht.

Brennen. Büschelweiser Haarausfall, was die charakteristische Erscheinung von Tinea decalvans hervorruft; kahle Stellen auf dem Haarkopf, hell, weiß und weich.

Augen

Was das Sehen angeht, so verursachen beide Symptome von Amblyopie. *Caust.* erzeugt einen lähmungsartigen Zustand der Sehnerven und einiger Augenmuskeln. Es ist besonders dann hilfreich, wenn sich nach *neuralgischen Kopfschmerzen mit jedem neuen Kopfschmerzanfall die Blindheit zusehends verstärkt;* auch bei rheumatischen Patienten. *Phos.* entwickelt Amblyopie und Glaukom, doch werden äußere Teile kaum beeinflußt. Besonders hilfreich ist es bei Blindheit durch Blitzschlag; Asthenopie anämischer, entkräfteter Patienten, wie nach Samenverlusten usw.

Trübsichtigkeit wie durch Gaze vor den Augen; plötzliche Blindheit; *schwarzer Flor vor den Augen.*

Druckgefühl in den Augen, *kurzzeitig besser durch Reiben; Ptose; Lähmung der Adduktorenmuskeln.*

Häufig Trübsichtigkeit mit einer Empfindlichkeit gegen helles Licht; *plötzliche Blindheit und Ohnmacht; schwarze Stäubchen vor den Augen.*

Wundschmerzhaftigkeit in Augen und Augenhöhle, *brennende Stellen* auf dem Augapfel; keine Muskelsymptome.

Ohren

Für beide ist Gehörverlust charakteristisch. Widerhallen von Geräuschen, besonders von Worten; der Kranke hat Schwierigkeiten beim Erkennen der menschlichen Sprache:

Schwerhörigkeit bei *Rheumakranken,* < durch kalte Winde.

Schwerhörigkeit, besonders nach *Typhus;* > bei klarem, trockenem Wetter.

(2) Eine Prüferin entwickelte nach wiederholter Einnahme von *Phos.* 2c ein Ekzem, das sich vom Nacken über den Kopf zum Scheitel und hinter die Ohren ausbreitete. Die Schorfe waren dick und gelb, die Absonderung klebrig. Sie hatte niemals zuvor solche Symptome entwickelt. Außerdem nisteten sich Läuse ein, so daß die junge Frau es ablehnte, diese abscheuliche Belastung weiterhin zu ertragen. *Lyc.* 2c wurde erfolgreich als Antidot eingesetzt. Die Prüferin war groß und schlank, von graziösem Wuchs. Einige Jahre zuvor hatte sie ihre Schwester aufgrund von Schwindsucht verloren.

Otorrhoe (skrofulöser Kinder) mit dünner, blutiger, wäßriger, *fauliger* Absonderung; Schwellung des äußeren Gehörganges; Knacken im Ohr; *Wundheit hinter den Ohren*[3], *Tinea capitis.*

Otorrhoe ist weniger charakteristisch; Absonderung mit Klopfen in den Ohren; blutig, eitrig, dünn; die dadurch verursachte Taubheit wird > *durch Drücken auf das Ohr.*

Nase, Mund, Hals, Kehlkopf

Nur *Phos.* hat ausgeprägtes Nasenbluten, weshalb es bei vikariierenden Menses, Nasenbluten beim Stuhlgang und *leicht blutenden Polypen* angezeigt ist. *Caust.* dämpft den Geruchsinn; *Phos.* steigert den Geruchsinn, daher auch *Ohnmacht durch starke Gerüche; Kopfschmerz mit empfindlichem Geruchsinn.* Bei Katarrhen besteht größere Ähnlichkeit.

Schnupfen, Heiserkeit, verstopfte Nase; morgendliche Aphonie, mit Roheit und Wundheit von Larynx und Trachea, Brennen im Hals; Grippe mit rheumatischen Schmerzen (*Rhus-t.*) und Gliederschwäche; Husten mit unwillkürlichem Urinabgang.

Fließ- oder Stockschnupfen; *Niesen verursacht Kehlkopfschmerz; häufig überempfindlicher Geruchsinn; abendliche Aphonie; Brennen im Kehlkopf; Husten oder Sprechen verursacht Schmerzen im Kehlkopf; Zittern während Husten; enorme Schwäche; auffallend helle Skleren.*

Pickel auf der Nase, Warzen auf der Nase; Schorf um die Nase, Rauheit hinter den Ohren, entzündete Augen; schleimiger Auswurf (skrofulöse Kinder).

Schwellung der äußeren Nase, glatt, rot; Nasenhöhlen schmerzhaft trocken; grünlich-gelbe, blutgestreifte Absonderung; Nasenpolypen bluten häufig.

Chronische Aphonie mit Schwäche der Kehlkopfmuskulatur, Zungen- oder Gesichtslähmung; Heiserkeit und Husten, der sich durch Bücken verschlechtert; rheumatische Patienten.

Chronische Aphonie, empfindlicher Kehlkopf, große nervöse Schwäche, Enge über der Brust; Husten und Sprechen schmerzen im Kehlkopf; tuberkulöse Patienten.

Krampfhafter oder katarrhalischer Krupphusten; hervorragend, um die Erkrankung zu hem-

Membranöser Krupp, um die Heiserkeit zu lösen und ein Rezidiv zu verhindern, aber auch bei

---

(3) Intertrigo ist bei *Caust.* hervorstechend, vergleichbar mit *Graph.* und *Sulph.*, *Phos.* hat eher Trockenheit der Haut.

men[4]; < bei trockenen, kalten Winden; Rauheitsgefühl im Kehlkopf.

Husten mit Roheit, Brennen und Wundheit von Hals und Brust; beim Husten spritzt Urin heraus; Schmerzen über einer Hüfte; Husten wird durch Schlucken von Wasser gebessert; Sputum kann nicht ausgeworfen, sondern muß geschluckt werden. Paßt bei phlegmatischen Kranken mit Rheuma, Katarrhen des Atmungstraktes, Lähmungen, deutlicher Skrofulose und gelber Gesichtsfarbe; ist vor allem um die Augen herum gelb.

drohender Lähmung, mit Erstickungsgefühl, kalten, klebrigen Schweißen und kleinem Puls.

Husten verschiedener Art: durch Lachen, Sprechen, starke Gerüche, Anwesenheit Fremder; Spannung über der Brust; blutgestreiftes, eitriges, rostfarbenes Sputum; Zittern beim Husten. Paßt bei großen, schlanken, tuberkulösen Patienten, mit blassem Gesicht, hellen Skleren *(Holcombe)*, schwache, nervöse Personen; starke nervöse Reizbarkeit und Empfindlichkeit gegenüber äußeren Eindrücken; blasses, wächsernes Gesicht, eingesunkene Augen.

Magen, Abdomen

Zunge an beiden Seiten weiß belegt.

Fettiger Geschmack im Mund; *Empfindung, als würde Kalk im Magen gelöscht,* (Sodbrennen) nach Fett, Stärke oder zuckerhaltigen Speisen (häufig von Bronchialkatarrh begleitet).

Heftiger Durst auf kalte Getränke. Der Durst ist schnell gestillt; Erbrechen ist weniger deutlich ausgeprägt.

Verlangen nach Bier.

Die gesamte Zunge ist weiß.

Saurer oder auch salziger Geschmack im Mund; *Brennen von Magen und Rachen, erstreckt sich oft bis in die Brust; Erbrechen von Getränken, sobald sie im Magen warmgeworden sind; Schwächegefühl im Magen.* (Oft tuberkulös veranlagt).

Durst auf kalte oder erfrischende Getränke, was zuerst erleichtert, bis sie jedoch im Magen warm geworden sind und erbrochen werden.

Verlangen nach Wein.

---

(4) *Dr. Heermann* in Paris informierte mich während meines dortigen Besuchs, daß er *Caust.* dem *Acon.* bei spasmodischem Krupp vorzieht. Entsprechende Äußerungen wurden *Dr. Prige* mitgeteilt (siehe *Am. Observer*).

Kolik (ähnlich *Coloc., Coff., Staph.*), > durch Vorwärtsbeugen; ist < nach Nahrungsaufnahme; Drücken, als wolle der Bauch bersten; > im Liegen.

Harter, geschwollener und schmerzhafter Bauch; allgemeine Abmagerung (skrofulöse Kinder).

Verstopfung mit heftigen Krämpfen des Rektums, die *starken Stuhldrang bei Gesichtsröte und Ängstlichkeit hervorrufen*; Stuhl erst in harten Stücken, später weich und dünn wie ein Gänsekiel.

Hämorrhoiden mit stechenden und brennenden Schmerzen, *< bei jedem Versuch zu Gehen und beim Darandenken*; Nässen und Feuchtigkeit am Anus, häufig schleimbedeckte Stühle.

Diarrhoe weniger deutlich ausgeprägt als bei *Phos.* Skrofulöse Kinder oder Erwachsene mit Schwindsucht oder Dyspepsie, die *nach jedem Verzehr frischen Fleisches mit Diarrhoe reagieren.*

Magenkrämpfe, *besonders der Cardia;* „nervöse" Koliken sind hier nicht deutlich ausgeprägt; Blähungskolik, < im Liegen; massives Aufstoßen nach dem Essen.

Schlaffer Bauch, wundschmerzhaft beim Gehen; Erschöpfung, Abmagerung (Schwindsucht).

Verstopfung mit *kleingeformten, harten, schwer zu entleerenden Stühlen;* „*Hundestühle";* nach dem Stuhlgang schmerzhafte Krämpfe im Rektum.

Hämorrhoiden mit häufiger Blutung; fallen beim Blähungsabgang vor; *Hämorrhoiden und blutige Darmabsonderungen Schwindsüchtiger;* schleimige Absonderung aus dem weit geöffneten Anus.

Viele Formen von Diarrhoe. Cholera infantum mit Husten und goldgelben Stühlen; wäßrige Diarrhoe mit Brennen im Bauch; morgendliche grüne Diarrhoe (wie in den Zeiten der Cholera); Diarrhoe beim Husten; große Erschöpfung, Abmagerung usw.

Urin, Genitalien

Unwillkürlicher Harnabgang *beim Husten*; bei Kindern auch im ersten Schlaf; *Harninkontinenz bei Tag und Nacht, während kalten Wetters;* schwächliche, geistig schwache Kinder, stolpern beim Gehen.

Unwillkürlicher Harnabgang bei Typhus; manchmal auch nachts, bei Kindern des *Phos.*-Typus; Kinder, die zu schnell wachsen. Reichlicher, blasser Urin nervöser Frauen und bei Diabetes mellitus.

Lähmung der Blasenmuskulatur ist ein *Caust.*-Symptom, und zwar besonders als Folge von zu langem Zurückhalten des Urins. Bei großer Entkräftung, wie z.b. nach Typhus, kann *Phos.* angezeigt sein, wenn die Blase zwar vollständig gefüllt ist, der Urin aber wegen des fehlenden Harndrangs nicht abfließt.

Hämaturie tritt nur bei dem blutzersetzenden *Phos.* auf.

Sexuelles Verlangen zu schwach (weiblich und männlich); Schwindel nach Samenverlusten.	Sexuelles Verlangen zu stark (weiblich und männlich); Nymphomanie; auch schamloses Entblößen. Spermatorrhoe.
Menses hellrot, normalerweise reichlich und zu spät; davor Melancholie und Neigung, alles von der schwärzesten Seite zu sehen; Gelbfärbung des Gesichts. Wehenartige Schmerzen in Rücken und Bauch; Menstruationskolik, *als ob der Beckeninhalt gequetscht würde;* Nachlassen des Flusses im Liegen.	Menses allgemein blaß, reichlich und langdauernd, davor Weinerlichkeit; Nymphomanie; blasses Gesicht mit Blaufärbung um die Augen; schneidende Schmerzen, ziehen bis zur Brust hoch, starkes Leeregefühl im Abdomen; Hitze von der Wirbelsäule hoch in den Kopf; kalte Füße und Hände; manchmal vikariierend mit Blutung aus Urethra oder Lungen.
Neigung, sich zwischen den Schenkeln wundzuscheuern; Neigung zu wunden, rissigen Brustwarzen, sind von kleinen Pusteln [Flechten] umgeben.	Neigung zu Mastitis, Geschwüren der Mammae und Erysipel, auch wenn bereits Eiterbildung eingetreten ist.
Verminderte Milchsekretion.	*Verstärkte Milchsekretion,* große Erschöpfung.

Herz

Die Wirkung von *Caust.* auf das Herz ist gegenüber der von *Phos.* eher unscheinbar. *Caust.* kann aber Herzklopfen mit Herzangst erzeugen, als Teil der wohlbekannten Melancholie und als Symptom bei Lähmung.

Phos. verursacht Herzklopfen nervösen Ursprungs *durch jede Erregung,* bei Anämie, mit Enge über der Brust, Atemnot und nervöser Schwäche. Doch spielt *Phos.* auch eine wichtige Rolle bei entzündlichen Affektionen, als übergreifende Auswirkung einer Pneumonie, sekundär bei chronischer Nephritis und Blutzersetzung oder in Form von Rheuma mit Herzbeteiligung (bei übereinstimmender Symptomatik). Es ist auch bei Degeneration des Herzens angezeigt.

Wirbelsäule, Nerven

Spinalirritation (oft bedingt durch Rheuma oder Uteruserkrankungen); reißende, ziehende Schmerzen mit Verhärtung der Muskeln; innere Teile werden als gequetscht empfunden (Becken); krampfartige Kolik; *Steifheit des Nackens mit Verdrehen des Halses zu einer Seite hin sowie Reißen im Bereich der Schädeldecke zum Gesicht hin.*

Spinalirritation (häufig bei Brusterkrankungen, im Wochenbett, als Uterusreflex, bei Karies), Schmerzen eher *brennend, Brennen an einzelnen Stellen, > durch Reiben*; stärkere Kongestion als bei *Caust.*; *Klopfen und Brennen im Nacken, dann über den Kopf zur Stirn, mit Brennen auf dem Scheitel.*

Rückenschmerzen, < beim Erheben vom Sitz; > danach; Zerschlagenheitsgefühl und Abwärtsdrängen in der Lumbalregion während der Menstruation.

Rückenschmerzen < beim Aufrichten vom Bücken; Schmerz in der Sakralregion nach Entbindung; Schmerz wie zerbrochen, kann sich kaum bewegen.

Phos. findet Anwendung bei Spinalerkrankungen durch Entzündung, wofür *Caust.* unbekannt ist.

Gesichtsneuralgie mit Schmerzen von der Wange zum Processus mastoideus; *Frostigkeit*; spärliche oder unterdrückte Menses; nachts <; gelbes Gesicht; *rheumatische Patienten.*

Gesichtsneuralgie, wobei besonders die Kiefer betroffen sind; die Schmerzen ziehen zur Nasenwurzel und den Schläfen; *heißes, gedunsenes Gesicht; < durch Sprechen, Essen; Karies des Unterkiefers.*

Da *Phos.* in Beziehung zur Versorgung von Nervengewebe steht, verursacht es alle Phasen von nervöser Entkräftung, von einfacher Schwäche, bis hin zu vollständiger Lähmung. Häufig sinkt die Lebenskraft bei Pneumonie, Typhus, exanthemischen Erkrankungen, Krupp oder Bronchitis auf einen Tiefstand, das zerebrospinale System ist geschwächt, *die Hautoberfläche kalt, fadenförmiger Puls, rasselnde Atmung, Zittern des ganzen Körpers* - das sind genau die Fälle, bei denen *Phos.* mit erstaunlicher Schnelligkeit wirkt.

Bei milderen Formen nervöser Schwäche ist *Phos.* durch Erschöpfung mit gesteigerter Empfindlichkeit gegenüber äußeren Eindrücken charakterisiert - die sogenannte „reizbare Schwäche".

Die Lähmungserscheinungen können häufig auf Erweichung oder Atrophie von Gehirn oder Rückenmark zurückgeführt werden - Zustände, denen *Übererregung* vorangeht. Von Bedeutung ist hierbei, daß, zum Beispiel bei progressiver Muskelatrophie *die geistige Klarheit* erhalten bleibt. Lähmungen spinalen Ursprungs benötigen häufig *Phos.* Wir finden *Prickeln und Ameisenlaufen in den Gliedern,* > *durch Reiben; Hitze in gelähmten Teilen; Anästhesie,* verursacht durch Masturbation, Chlorose, chronische Nephritis usw.

Caust. heilt *einseitige Gesichtslähmung, Zungenlähmung und Ptose.* Die auslösenden Faktoren hierbei sind jedoch andere als bei *Phos.*

Rheuma wird primär und aus ähnlichen Gründen durch *kalte, trockene Winde* hervorgerufen. Das Gemüt wird dabei immer beeinträchtigt. Es besteht *Hoffnungslosigkeit, Furcht vor dem Tode und Gedächtnisschwäche.* Skrofulöse, *geistig schwache* Kinder, *stolpern und fallen hin,* weniger aufgrund muskulärer Schwäche bedingt, als zerebral verursacht.

Caust. ist bei Krämpfen vorzuziehen. Es präsentiert das perfekte Bild der Epilepsie: Kopfschmerzen, Hitze, Schweiß, Drücken in Magen und Brust, was Dyspnoe verursacht. Und wenn jetzt *ein Glas Wasser getrunken wird,* kann alles wieder verschwinden. Wenn nicht, entwickeln sich Spasmen, Schaum vor dem Mund, der Zungenbiß usw.; danach Sopor. Auslösende Ursachen sind unterdrückter Juckreiz, verzögerte Menses, Furcht usw. In der Folge können Lähmungen auftreten. *Phos.* hat nicht diese Reichweite. Von Krämpfen, die bei Bewußtsein auftreten, wurde hier berichtet, die also eher spinalen, als zerebralen Ursprungs sind. Die Beziehung von *Phos.* zur Albuminurie dagegen, läßt es als das geeignetere Mittel bei *puerperaler Eklampsie* erscheinen. Hierin ist es mit *Zinc.* verwandt. Dem Anfall geht eine *Hitzewallung voran, von der Wirbelsäule hoch zum Kopf.*

Bei *Chorea* paßt *Caust.* dann, wenn der Kranke nicht schlafen kann; *Schlaflosigkeit* durch die fortwährenden Verdrehungen; schwere Zunge, Worte werden herausgeschleudert; Zucken des Mundes. *Phos.* paßt bei der spinalen Form; geht wie gelähmt; macht Fehltritte aufgrund der Schwäche; ist bei *zu schnell wachsenden Kindern* angezeigt.

Rheuma

Rheumatische Diathese; kontrahierte Flexoren; Verkürzung durch Sehnenkontraktion; *Steifigkeit und Schwellung der Gelenke;* < durch Kälte, > durch Bettwärme. Rheuma befällt den Kopf, mit

Rheuma ist hier weniger deutlich ausgeprägt, Ziehen, Reißen, *Spannungsgefühl* in den betroffenen Teilen; < durch kaltes Wetter. Rheuma befällt immer die Brust, mit Beklemmung, Husten, Dys-

Dröhnen und Brennen in den Ohren, Gehörverlust und Übelkeit.

pnoe, was den Kranken zum Aufsitzen nötigt (Endocarditis).

Fieber

Frost meist linksseitig; > durch Trinken, im Bett, im warmen Raum; < nach Essen.

Rechtsseitiger Frost; > durch Trinken und Essen (die begleitende Erschöpfung); < im Bett und im warmen Raum.

Hitze von 18 - 20 Uhr; Hitzewallungen, denen Frostigkeit folgt; absteigende Hitze. Die Hitze ist weniger deutlich als der Frost.

Die Hitze ist hier vorherrschend; *Angst;* brennende Hände; *aufsteigende Hitze; Hitze vom Magen zu Brust und Hals; Hitze bewirkt häufiges Erwachen.*

Häufig folgt der Schweiß direkt auf den Frost; reichlicher Schweiß beim Gehen im Freien; saurer, um 4 Uhr morgens; verstärkt beim Essen.

Schweiß an Kopf, Händen und Gesicht, mit vermehrtem Urin, *gefolgt von großer Erschöpfung;* läßt durch Essen nach.

Durst vor dem Frost; Durst mit Abneigung gegen Trinken.

Durst im Hitzestadium; Verlangen zu trinken, ohne daß Durst vorhanden ist.

Varikositäten; netzartige Kapillarzeichnungen.

Erweiterte Venen; rote Flecken; Petechien; Blutungen.

Puls nur wenig verändert; manchmal abends beschleunigt.

Puls beschleunigt, voll, hart; schwach und klein.

Blutwallungen; Kongestionen weniger deutlich[5].

Blutwallungen *durch Sinneseindrücke erregt.*

Hämorrhagien dunklen Blutes.

Hämorrhagien hellroten Blutes.

---

(5) *Caust.* erzeugt Gesichtsröte, Kongestion zum Kopf; Hitzewallungen nach dem Gehen; Behinderung des Sehens wie von einem *Häutchen vor den Augen; Blindheit; Hitze des Kopfes während der Schwangerschaft.* Bei *Phos.* wird die Zirkulation durch geringste äußere Eindrücke oder in Folge von Gemütsbewegungen gestört. Kongestion mit Stase ist in allen Gefäßen möglich. Charakteristischerweise besteht bei *Caust.* vorherrschend *Frostigkeit,* bei *Phos.* dagegen *Hitze.*

Schlaf

Durch Kolik oder spasmodische Zuckungen des Kopfes und der Glieder gestörter Schlaf.

Durch *Hitze des Körpers* oder Brustbeklemmung gestörter Schlaf.

Haut

Feuchte Ausschläge; *Jucken nach Quecksilber- oder Schwefelmißbrauch; besonders bei großen Pusteln;* Ekzem des Anus, *Intertrigo.*

Trockene Ausschläge; trockener Herpes; *schuppige Ausschläge wie Psoriasis;* trocken, auch bei Pusteln.

Bereits verheilte Hautverletzungen beginnen erneut zu eitern.

Bereits verheilte Hautverletzungen bluten erneut; *kleine Wunden bluten stark.*

Warzen, eiternde; Warzen auf der *Nase,* den Augenlidern.

Polypen; Fungus hämatodes; Blutbeulen.

Bläschen sind bei den Prüfungen beider Mittel aufgetreten. Unter *Caust.* nach *Verbrennungen oder bei Pemphigus.* Bei *Phos.* bilden sich Bläschen in Gruppen *um die Gelenke.*

Oberflächliche Eiterung; wie bei Panaritium (*Graph.*); Geschwüre *nach Verbrennungen* mit klopfenden, brennenden Schmerzen und wäßrigem Eiter.

Phlegmonöse Entzündungen; chronische Eiterung *mit hektischem Fieber (Sil.);* Geschwüre oft mit Karies, schmerzlos oder wie „unterköthig" [geschwürig] schmerzend; *blutend.*

Allgemeines

Ruhelosigkeit der Beine abends; Angst, fürchtet sich vor der Dunkelheit.

Ruhelose Bewegungen aufgrund brennender Hitze; Ängstlichkeit in der Dämmerung.

Schmerzen > *im Bett* und bei feuchtem Wetter.

Schmerzen bessern sich bei trockenem Wetter; verschlechtern sich bei *Wetterwechsel.*

Kalte Luft verschlechtert Kolik und Lähmung; empfindlich gegen kalte Luft.

Kalte Luft bessert die Kopf-, aber verschlechtert die Brustsymptome; empfindlich gegen kalte Luft.

> durch Waschen.

< durch Waschen.

Kolik > sich, Hals- und Brust-symptome < sich durch Vorwärts-beugen.

Mißbrauch von *Asaf., Chin., Coloc., Euphr., Plb., Sulph.* und *Merc.* (Krätze).

Vergleiche mit *Coloc., Cham., Staph., Cupr., Lach., Sep., Graph., Sulph., Rhus-t.* usw.

Allgemein < durch Vorwärts-beugen.

Mißbrauch von *Iod., Nat-m.* (exzessiver Salzgebrauch); *Ter.,* Überdosis von *Camph.*

Vergleiche mit *Nux-v., Chin., Camph., Petr., Carb-v., Kali-c., Sulph., Calc., Rhus-t., Sil.* usw.

Die Symptome dieser beiden Mittel stimmen zwar häufig überein, doch stehen sie, aus einigen nicht bekannten Gründen, in *feindlicher* Beziehung zueinander*.

KAFFEE, TEE, COCA¹

Kaffee steigert die intellektuelle Aktivität; Kongestionen. *Tee* wirkt entsprechend, mit höchster Geschwätzigkeit; Nervosität.

Kaffee verursacht Anspannung der Arterien; Spannung der Gewebe; der Magen fühlt sich nach dem Essen gespannt an; der Puls ist schnell, doch von *verminderter* Kraft. *Tee* bewirkt Erschlaffung der Arterien, der Magen scheint zu sinken; aussetzender Puls.

Kaffee als Getränk sollte gegeben werden bei Ermüdung durch Rei-sen in der Hitze *sowie Entbehrung von Nahrung;* auch bei Diarrhoe durch Überarbeitung mit *zu vielen Sorgen.*

Trinken Sie *Tee* bei üblen Folgen einer Wanderung in der Sonne, besonders, wenn darauf erschwertes Atmen folgt.

Coca ist das passende Mittel bei Ermüdung durch Bergsteigen, be-sonders bei alten, kurzatmigen Personen und *bei niedrigem Luftdruck.*

Alle drei steigern den Stickstoffgehalt des Körpers durch Verlangsa-

---

* Dies bedeutet, daß hier eine genaueste Differenzierung von besonderer Notwen-digkeit ist, da hier die Gabe des falschen ähnlichen Mittels zu einer deutlichen Ver-schlechterung der Symptomatik führt. Dies darf nicht mit einer Erstverschlimmerung verwechselt werden. Anm. der. R.

(1) Dieser Vergleich wurde, mit einigen Zusätzen, dem N.A.J.H., Vol. III. Nr. 11, entnommen. *Coca* sollte nicht mit *Cacao, dem Getränk,* verwechselt werden. Die Pflan-ze wird von den Ureinwohnern der Andenregionen als Hilfsmittel beim Besteigen der Gebirgshöhen benutzt. [Und zwar einerseits als Aufputschmittel und andererseits als Mittel gegen die „Höhenkrankheit", die sich durch Klopfen von Herz und Kopf, Ohn-macht, Dysenterie und andere Symptome äußert. Anm. d. R.]

mung des Stoffwechsels (weniger Harnstoff und Harnsäure usw.). Deshalb sind *Tee* und *Kaffee* für die Jugend schädlich, für ältere Menschen aber wohltuend.

Weintrinker sollten *Kaffee*, Biertrinkern dagegen *Tee* zu sich nehmen *(C. Hering)*.

Kaffee und *Tee* stimulieren den Intellekt; *Coca* das Bewegungsvermögen.

CHELIDONIUM   NUX VOMICA

Gemüt

Niedergeschlagen, weint, ohne zu wissen warum; muß sich Umherbewegen. Mitunter heftige Zornausbrüche.

Voller Furcht, hypochondrisch, aber beständig jähzornig und mürrisch. *Überempfindlich gegen äußere Eindrücke.*

Kopf

Schweregefühl im Hinterkopf, er kann kaum den Kopf heben; *Schmerzen von dort zum linken Ohr*, Kopfschmerz ist < durch Niesen, Husten; > *beim Essen, doch danach schlechter.*

Zerschlagenes, wehes Gefühl im Hinterkopf; *Gefühl, als würde ein Nagel in den Kopf getrieben*, Kopfschmerzen < beim Bücken, durch Bewegung, auch durch Bewegung der Augen; *nach dem Essen, besonders nach dem Mittagessen.*

Augen, Gesicht, Ohren

Gelbes Gesicht, gelbe Konjunktiven; oder eingefallenes, graues Gesicht mit blauen Ringen um die Augen.

Gelbe Konjunktiven; Gesicht gelb und sieht *zugleich blühend* aus; blaß, eingefallen, mit blauen oder gelben Ringen um die Augen.

Rechtsseitige Supraorbitalneuralgie; *Tränenfluß.*

Linksseitige Supraorbitalneuralgie; injizierte Augen.

Entzündung des Tränensacks; Epiphora [anfallsweiser Tränenfluß]; Tränengangsfistel.

Entzündung des inneren Winkels; umschriebene Blutungen.

Sausen wie durch Wind in den Ohren; die *Empfindung, als ströme Wind aus den Ohren; Drücken im Hinterkopf erstreckt sich zum linken Ohr;* Reißen vom Ohr zu den Zähnen; Verstopfung der Ohren beim Husten.

Widerhallen von Geräuschen in den Ohren; Ohrenschmerzen erstrecken sich zur Stirn und den Schläfen; Schmerzen im Mittelohr; Empfindung, als würde das Trommelfell beim Schlucken nach außen gedrückt.

Mund, Hals

Zahnschmerzen, < im Bett, > durch kaltes Wasser[1].

Schmale, spitze Zunge, dick belegt.

Engegefühl um den Hals, als sei er zusammengeschnürt; verhindert das Schlucken; Gefühl wie nach Schlucken eines allzugroßen Bissens.

Zahnschmerzen, > durch warme Speisen; < durch Kaffee.

Weiße oder gelbe Zunge, vor allem an der Wurzel.

Hals fühlt sich scharrig, roh und wie zu eng an; Pflockgefühl im Hals.

Magen, Abdomen

Bitterer Geschmack, aber die Speisen schmecken natürlich.

Verlangen nach Wein, Kaffee und Milch, die auch bekommen; Abneigung gegen Käse, gegen kalte Speisen und gekochtes Fleisch.

Magenschmerzen, *durch Essen gebessert.*

Stiche durch die Leber zum Rücken; Schmerz unter dem rechten Schulterblattwinkel; kraftvolles Herzklopfen.

Verstopfung mit schafkotartigen Stühlen, doch häufiger *hellgelbe, dünne Diarrhoe.*

Zumeist saurer Geschmack; Speisen sind geschmacklos.

Verlangen nach Fett, das nicht bekommt; nach Branntwein; Abneigung gegen Kaffee, da er unbekömmlich ist; Kaffee, Milch, Bier und Wasser schmecken verändert.

Magenschmerzen, < *durch Speisen oder Getränke.*

Drücken und Stechen in der Lebergegend; Kleiderdruck ist unerträglich; Stiche < durch Bewegung oder Kontakt.

Verstopfung mit erfolglosem Drängen oder kleinen, häufigen Stühlen; ruhrartige Schleimstühle.

---

(1) Aus einem Beitrag von *Dr. J. B. Bell.* Weitere Symptome dieser Fieberform sind dort so eingearbeitet, daß eine weitere Differenzierung unmöglich scheint.

Urin, Genitalien

Sehr reichlicher und häufiger Urin; dunkel oder rötlich, mit Harnsäuresediment.

Spärlicher und seltener Urin; allgemein hell, mit rötlichem Sediment[1].

Brennen in der Vagina, täglich zur selben Stunde.

Schwellung und Brennen der Vagina[1].

Verzögerte, doch zu langdauernde Menses.

Menses zu früh und zu reichlich.

Brust

Pneumonie und Bronchiolitis mit dunkelrotem Gesicht, starker Beklemmung und fächerartigen Bewegungen der Nasenflügel, *hellgelbe Diarrhoe.*

Pneumonie ist weniger charakteristisch, doch manchmal entschiedener Bronchialkatarrh, besonders *bei Trinkern*, mit gastrischen Symptomen; *Verstopfung.*

Heftiges Herzklopfen, das die Kleidung anhebt.

Ängstliches Herzklopfen; das Herz fühlt sich müde.

Rücken, Glieder

Schmerz unter dem rechten Schulterblattwinkel.

Spannung und Schmerzhaftigkeit zwischen den Schulterblättern.

Reißen an den untersten Lendenwirbeln, erstreckt sich zum Darmbein *(Guernsey).*

Schmerzhaftigkeit der lumbalen Wirbelsäule, *< beim Versuch, sich im Bett umzudrehen.*

Rheuma, leichteste Berührung ist unerträglich; Schweiß, ohne daß Linderung dadurch eintritt.

Rheuma, meist der großen Muskeln; bereits *geringste Erschütterung ist unerträglich.*

Schlaf

Will schlafen, kann aber nicht einschlafen; den ganzen Tag sehr schläfrig (Gelbsucht).

Geht spät schlafen und *erwacht um 3 Uhr morgens, schläft irgendwann wieder ein und erwacht mit Müdigkeitsgefühl.*

Träume von Leichnamen, Reisen, Musik, *lebhafte.*

Traurige oder schreckliche Träume von Verstümmelungen, verwirrte[1].

Fieber

Frost beginnt in Händen und Füßen; Schlaflosigkeit während Frost.

Schüttelfrost beim Gehen im Freien, sogar im Sommer; > im warmen Raum.

Hitze ist weniger charakteristisch.

Frost beginnt im Rücken, den Gliedern oder am gesamten Körper, wird durch Wärme kaum vermindert; *Schlaf zwischen Frost und Hitze* [1].

Frost, sobald er die Bettdecken bewegt.

Frost, wenn er sich während der Hitze *bewegt*.

Allgemeines

Stechende Schmerzen, mal hier, mal dort.

Juckreiz, ändert den Ort und wird schließlich durch Kratzen gebessert.

< nachmittags, abends und nachts.

Taubheit in verschiedenen Körperteilen.

Brennendes Jucken oder Stechen nach Kratzen [1].

Besserung abends bis 24 Uhr [1].

Bei *Chel.* finden wir vorherrschend *Besserung* und bei *Nux-v. Verschlechterung:* nach dem Essen, nach Wein, sauren Sachen, Milch und Kaffee.

Chel. zeigt vorherrschend *Verschlechterung* und *Nux-v. Besserung:* durch kaltes (feuchtes) Wetter und im Bett.

CHELIDONIUM   SANGUINARIA

Gemüt

Angst, muß sich umherbewegen; *weint, ohne zu wissen warum.*

Der Hinterkopf ist *so schwer, daß er nur mit Mühe den Kopf heben kann;* Drücken zum linken Ohr; die Kopfsymptomatik verschlechtert sich durch Niesen, Bücken, frische Luft; > *durch Essen.*

Angst, Reizbarkeit; *es ist ihm unerträglich zu Hören, wie jemand im Zimmer umhergeht.*

Kopfschmerzen vom Hinterkopf zur Stirn, oberhalb des rechten Auges; periodisch; < durch *Geräusche,* Licht, Bücken, Bewegung, Essen; > durch Ruhigliegen und nach Schlaf.

Augen, Gesicht, Ohren

Kontrahierte Pupillen

Reichlicher Tränenfluß bei Neuralgie, beim Gebrauch der Augen und als Folge einer Fistel des Tränenkanals.

Rauschen wie durch Wind, der aus den Ohren tritt. Vergehen des Gehörs beim Husten.

Meist Stockschnupfen, Nase einseitig verstopft; oder Fließschnupfen mit dickem Blut morgens.

Gelbfärbung des Gesichts; grau, eingesunken, blaue Ringe um die Augen. *Dunkelrotes Gesicht bei Pneumonie und Bronchiolitis.*

Supraorbitalneuralgie; < rechts, massiver Tränenfluß.

Erweiterte Pupillen.

Brennender Tränenfluß entsteht bei Katarrh, Schnupfen, rauhem Hals, Husten und Diarrhoe.

Tinnitus durch Kongestion; heiße Ohren; *Überempfindlichkeit gegen Geräusche.*

Meist rechtsseitiger Fließschnupfen; heiße Absonderung, Wässern der Augen, rauher Hals und schließlich Diarrhoe. Polypen.

Blasses Gesicht mit Schwellungen um den Augen; *hellrote, umschriebene Wangen; oder livide, bei typhoider Pneumonie. Schwellung der Venen.*

Rechtsseitige Supraorbitalneuralgie; nur besser, wenn er den Kopf zu Boden neigt.

Mund, Hals

Zahnschmerzen < im Bett, > durch kaltes Wasser.	Zahnschmerzen, in hohlen Zähnen, < durch kalte Getränke.
Schmale, spitze Zunge (Dyspepsie); belegt.	Zunge *wie verbrüht*, weiß belegt (Appetitverlust).
Bitterer Geschmack; aber Speisen schmecken natürlich.	Fettiger, schleimiger Geschmack; Süßigkeiten schmecken bitter.

Im Hals zeigen die beiden Mittel nur wenig Wirkungsentsprechung. *Chel.* entzündet den Rachen, doch zielt sein Haupteinfluß auf den Kehlkopf. *Sang.* dagegen verursacht Ulzeration in Mund und Rachen: Wundheit und Brennen von Zahnfleisch und Gaumen; Hals wie verbrüht, geschwollene Tonsillen, < rechts; perlige diphtherische Exsudation; < beim Schlucken von Süßigkeiten; Klopfen im Kopf, rote Wangen; erweiterte Temporalvenen.

Magen, Abdomen

Verlangt nach Milch, heißen Getränken, Kaffee; was ihm gut bekommt.	Appetitverlust mit Verlangen nach pikanten Speisen.
Abneigung gegen Käse, gekochtes Fleisch.	Abneigung gegen Butter.
Gastralgie mit nagenden Schmerzen im Magen, > durch fortgesetztes Essen.	Gastritis mit Brennen; rote Lippen und Zunge; heißer Hals; Essen bessert das Übelkeitsgefühl.
Leberkongestion mit scharfen, stechenden Schmerzen, Schmerzen unter dem rechten Schulterblatt; lehmfarbene oder *hellgelbe, dünne Stühle;* Kolik durch Pfortaderkongestion, mit großer Hitze, krampfhaftem Einwärtsziehen des Nabels; Kopfschmerz hinter den Augen und im Hinterkopf.	Weniger deutliche Lebersymptome; *wie ein heißer Strom von der Brust zur Leber;* gelbe Stühle sind hier weniger typisch als bei *Chel.;* Kolik mit starker Flatulenz und träger Leber; *übler Kopfschmerz über dem rechten Auge* Übelkeit, Galleerbrechen.
Stuhl *hellgelb, dünn*; oder trocken und in harten Knoten; weiß, lehmfarben.	Stuhl gelb, dünn, unverdaut; *viel übelriechender Flatus; beendet den Katarrh.*

Urin, Genitalien

Scharfe, krampfartige Schmerzen in Nieren und Blase; grünlicher Urin (Galle) oder rötlicher Satz.

Zu späte, reichliche und zu langdauernde Menses; Schmerzen unter dem rechten Schulterblattwinkel.

Brennen in der Vagina, periodisch zur selben Stunde.

Die Milch versiegt während der Stillphase.

Schmerzen im linken Hypochondrium mit massivem Abgang blassen Urins; gelber Urin (Galle) mit rötlichem Bodensatz.

Zu frühe Menses mit schwarzem, übelriechendem Blut; schreckliche Kopfschmerzen vom Hinterkopf bis über das rechte Auge.

Flatus aus der Vagina; klimakterische Veränderungen.

Brustwarzen wund, brennend.

Kehlkopf, Brust

Periodische Heiserkeit, täglich um 17 Uhr; *trockener, harter, krampfhafter Husten*, wie von Staub im Kehlkopf; Glottiskrämpfe bei der Ausatmung; Zusammenschnüren über dem oberen Teil des Kehlkopfs; < morgens (Husten).

Pneumonie oder Bronchiolitis mit Gallebeschwerden; lose rasselnder Husten; *helle, gelbe, dünne Diarrhoe;* in ernsten Fällen finden wir dunkelrote Wangen, starke Atemnot mit fächerartiger Bewegung der Nasenflügel; *ein Fuß heiß, der andere kalt.*

Aphonie bei Schwellung des Kehlkopfs; *Roheit, Brennen; Geschwüre*, trockener Husten läßt nach, wenn Blähungen nach oben oder unten abgegangen sind; *oder sobald Diarrhoe eintritt; keuchender, pfeifender Husten*; < nachts und beim Liegen mit niedriggelagertem Kopf[1].

Pneumonie mit deutlichen Gefäßstörungen; rostfarbenes Sputum; geringe Schmerzen oder einfaches Brennen; *umschriebene Röte der Wangen*; starke Dyspnoe; in ernsten Fällen sind Gesicht und Hände livide; schneller, kleiner Puls, Schwächegefühl am Herzen; ausgedehnte Hepatisation[2].

---

(1) *Sang.* entspricht eher Entzündung und Ulzeration; *Chel.* ruft mehr spasmodische Symptome hervor. *Sang.* mit seinem spezifischen Husten hat Krupphusten geheilt *(J.B. Bell)* und ist bei pseudomembranösem Krupp *Kali-bi.* sehr ähnlich *(Nichol.).*

(2) Eine große Gefahr bei Pneumonie ist das Herzversagen. Die Symptomatik von *Sang.* weist auf seinen Nutzen bei einem solchen Notfall hin.

Das Herz schlägt so kräftig, daß es die Kleidung zu heben scheint (Gallebeschwerden).	Heftiges Herzklopfen, wird im Kopf verspürt; Zusammenschnüren des Magens, *tödliche Übelkeit.*
Voller, harter Puls, doch nur wenig beschleunigt; oder kleiner und schneller Puls (bei Bronchiolitis).	Puls schnell und voll; oder schnell und klein; von reduzierter Frequenz und Kraft (Pneumonie).

Rücken, Glieder

Schmerz unter dem rechten Schulterblattwinkel.	Drücken und Schmerz entlang des inneren Randes des linken Schulterblattes.
Rheuma ist hier weniger deutlich als bei *Sang.* Reißende Schmerzen, selbst leichte Berührung der Teile ist unerträglich; Schweiß lindert nicht.	Rheuma, besonders des *rechten Deltoideus,* der Rückenmuskeln; mit wenig Gewebe bedeckte, dicht unter der Haut liegende Teile sind empfindlich gegen Berührung; Schweiß lindert die Schmerzen; die Schmerzen verlagern sich[3].
Blaue Nägel, Fingergelenke gelb und kalt.	Livide Hände (Pneumonie); Geschwürbildung an den Wurzeln der Nägel, an einer nach der anderen.

Schlaf

Ein Fuß kalt, der andere heiß (Pneumonie).	Immer brennende Füße.
Schläfrig, kann aber nicht schlafen.	Ruheloser, traumreicher Schlaf; erwacht erschreckt, als würde er fallen.

---

(3) *Sang.* ist ein exzellentes Mittel bei akutem Rheuma, < durch Bewegung nachts; klopfende, brennende Schmerzen und spasmodische Gelenkschmerzen. Wenn Rheuma aufgrund von äußeren Anwendungen auf das betroffene Gelenk zum Herzen übergreift, sind *Sang.* oder *Kalm.* (laut *Hering*) von großem Nutzen.

Fieber

Unregelmäßiger Kreislauf; dunkelrotes Gesicht; ein Fuß kalt, der andere warm; ein Ohr kalt, das andere warm; heiße Handflächen; Auftreibung der Venen an Armen und Beinen.

Unregelmäßiger Kreislauf; hektische Röte der Wangen; Hitzestrom von der Brust zum Bauch; Hitzewallungen im Klimakterium; Füße und Hände brennen; Schwellung der Venen, besonders an den Schläfen.

Frost in frischer Luft, sogar im Sommer.

Abwechselnd Frost und Hitze.

Hitze bei der Kolik; Hitze mit *dunkelroten* Wangen; kalte Füße; kurze Atmung, Übelkeit.

Hitzewallungen; hektisches Fieber mit *hellroten Wangen*; Übelkeit, schrecklicher Kopfschmerz; Dyspnoe.

Schweiß läßt beim Erwachen nach.

Reichlicher Schweiß; kalter Schweiß.

Allgemeines

Jucken bei Gelbsucht.

Jucken geht der Übelkeit voran[4].

Alte, faulige, sich ausbreitende Geschwüre *(Lippe)*.

Indolente Geschwüre, schmerzlos, trocken, mit scharfbegrenzten Rändern *(W. Wesselhoeft)*.

HEPAR SULPHURIS   # SULPHUR

Gemüt

Boshafte Laune.

Veränderliche Stimmung; hypochondrisch.

Reizbarkeit; heftige, *hastige Sprache und hastiges Trinken.*

Reizbar, verdrießlich; *Ruhelosigkeit*, hastige Art; *Eile beim Arbeiten oder Gehen*[1].

Angst abends, *die zum Selbstmord treibt; nach Quecksilbermißbrauch.*

Angst mit *Zweifeln über sein Seelenheil*; mit Verlangen zu fliehen.

(4) *Bute* empfiehlt *Sang.* als schnellstwirkendes Antidot von *Rhus-t.*

| Besorgt um seine Angehörigen. | Denkt nur an sich selbst; sorgt sich nicht um das Heil anderer. |

Sulph. ist bei weitem das wichtigste Mittel für Gedächtnisschwäche. *Hep.* hat Gedankenschwäche, sitzt sprachlos in einer Ecke, < *wenn schlecht gelaunt. Sulph. stellt Worte falsch oder benutzt sie fehlerhaft; antwortet langsam, als sei das Verstehen schwer;* oder er wiederholt die Worte der Frage, als könne er sie nicht verstehen. Dies sind bestbewährte Hinweise auf *Sulph., wenn ein typhoider Zustand droht.*

Die Einbildungskraft ist bei *Sulph.* aktiviert. Der Kranke meint, *Lumpen seien schöne Kleider,* daß er glücklich und zufrieden ist; dieser Zustand wechselt ab mit Traurigkeit. *Hep.* dagegen behält seine unveränderbar verzagte Stimmung bei.

Kopf

| Schwindel durch Fahren in einem Wagen; als Abdominalreflex, mit verminderter Peristaltik; bei Hysterie mit Geruchsüberempfindlichkeit. | Schwindel < beim Sitzen; beim Überqueren eines Flußes; beim Aufstehen aus dem Bett; mit Nasenbluten; mit gesteigerter Peristaltik *(Kafka)*; mit chronisch wundmachenden Absonderungen. |

Die Reichweite von *Sulph.* ist enorm. So heilt es Kongestionen zum Kopf; *Klopfen tief im Gehirn; Klopfen des Herzens und der Karotiden; Summen im Kopf; Kopfschmerzen mit Klopfen, was mit steigendem Fieber zunimmt.*

Gastrische Kopfschmerzen, periodisch jede Woche wiederkehrend. Nervöse Formen, mit Stichen und Schmerzen über dem linken Auge, setzen abends ein und erreichen den Höhepunkt während der Nacht.

Hep. hat weniger mit Kongestionen zu tun. Bei nervösen Formen befällt es die *rechte* Schläfe und Supraorbitalregion und verursacht dort ein Gefühl, *als würde ein Nagel in den Kopf gebohrt; > durch straffes Binden des Kopfes; < morgens.* Wie bei *Sulph.* besteht Empfindlichkeit gegen kalte Luft und Verschlechterung durch Bewegung oder Berührung; doch ist das wunde Gefühl bei *Hep.* ein charakteristisches *zerschlagenes Gefühl, als ob sich ein Geschwür bildete - ein geschwüriges Wundheitsgefühl.* Bei katarrhalischen Kopfschmerzen ist *Hep.* ein höchst wichtiges Mittel. Entblößen des Kopfes, jede Einwirkung von Kälte, besonders

(1) Der *Sulph.*-Patient ist häufig plethorisch und fett [oder schlank, mager, mit hängenden Schultern - *Kent*], doch immer nervös und hastig in Temperament und Bewegungen, wodurch er sich vom nahen Verwandten *Calc.* unterscheidet.

durch *trockene, kalte Ostwinde,* verursacht Kopfschmerzen, Schnupfen usw. *Sulph.* ist vorzuziehen, wenn Wetterwechsel, Abendluft, Naßwerden oder Unterdrückung von Schweiß als Ursache in Frage kommen.

Knötchen auf dem Kopf, bei Berührung wundschmerzhaft, > durch warmes Einhüllen des Kopfes.

Feuchter, übelriechender Hautausschlag auf dem Kopf; Jucken *schlimmer morgens, beim Aufstehen.*

Entzündung der Knochen und Karies mit Gefühl eines Bandes rund um den Kopf.

Trockener Hautausschlag am Hinterkopf und hinter den Ohren; Kratzen bessert; *rauhe trockene Haut.*

Augen

Sulph. wirkt stärker auf die Sehnerven, Amblyopie durch unverbesserlichen Alkoholgebrauch; durch unterdrückte Hautausschläge, nach Masturbation.

Für skrofulöse Affektionen der Augen dagegen eignen sich beide Mittel gleichermaßen.

Wundheitsgefühl der Augen, *wie zerschlagen;* fürchtet jede Berührung.

Lidränder geschwollen und *mit Pusteln besetzt; Pickel rund um die Augen.*

Rechtes Auge; vorzuziehen, wenn *Eiterung mit klopfenden Schmerzen besteht; > durch Wärme.*

Geschwollene Augenlider, die Bindehaut *quillt sackartig hervor.*

Lidränder geschwollen, *rot, mit trockenem Schorf bedeckt;* beständig juckend.

Linkes Auge; vorzuziehen bei *schmerzhafter Trockenheit* des Auges; < im *warmen Raum* oder bei *warmem Wetter.*

Ohren

Bei katarrhalischem Gehörverlust sind beide Mittel von Wert. *Sulph.* ist das richtige Mittel bei kongestiven Formen der Taubheit. Begleitend tritt Blutandrang zum Kopf, Abdominalplethora, Hämorrhoiden usw. auf.

Bei den nervösen Formen erzeugt *Sulph. Geräuschüberempfindlichkeit, bevor* Verlust des Gehörs eintritt. Manchmal besteht, wie auch bei Ohrenschmerzen, ein gegenüber Tönen empfindliches Gehör, *Musik erregt Übelkeit.*

Katarrhalischer Gehörverlust; nach unterdrücktem Juckreiz oder Scharlach.

Ohrenschmerzen, das äußere Ohr ist *äußerst empfindlich selbst gegen die geringste Berührung, fühlt sich wie zerschlagen an;* klopfende und stechende Schmerzen die die Eiterbildung ankündigen (nach *Bell.*).

Faulige oder eitrige Otorrhoe; Mastoid ist mitbetroffen. *Wenn nach Bell. oder ähnlichen Mitteln Eiterung droht oder einsetzt.*

Katarrhalisch bedingter Gehörverlust; nach *unterdrücktem Juckreiz;* bei Pocken.

Ohrenschmerzen mit Stichen zu Hals und Kopf; *stark brennende Hitze; Kongestionen zum Kopf;* bereits schwache Töne erregen Übelkeit.

Chronische, blutige, faulige Otorrhoe; meist rechtes Ohr. *Wenn nach Otitis die Absonderung weiterhin anhält.*

Gesicht

Gelbes Gesicht mit blauen Ringen um die Augen; Augen hervortretend.

Heißes, feurigrotes Gesicht.

Gesichtserysipel beginnt frühmorgens und verschwindet rasch wieder; *die Augen bleiben bläulichrot und sind druckschmerzhaft.*

Hautausschläge im Gesicht, an den Mundwinkeln, gelbe, sehr schmerzhafte Bläschen, *geschwürige Wundheit.*

Prosopalgie, < durch trockene, kalte Ostwinde; begleitet von Schnupfen, Heiserkeit und rheumatischen Schmerzen; < rechts; nach *Bell.* oder nach Mißbrauch von *Merc.*

Gelbes oder blasses Gesicht mit blauen Augenringen; eingefallene Augen.

Umschrieben rote Wangen; *fleckiges, rotes Gesicht.*

Gesichtserysipel, beginnend mit Röte des rechten Ohres und anschließender Ausbreitung über das Gesicht; eignet sich hervorragend, um Rückfälle zu vermeiden.

Die Hautausschläge sind trockner als bei *Hep.*; rote, *rauhe* Gesichtshaut; trockene und rauhe oder *hellrote* Lippen.

Prosopalgie, besonders bei chronischen Fällen nach Versagen anderer Mittel; begleitet von spärlichen Menses und Obstipation; < links; nach *Merc.*

Nase, Mund, Hals

Zuweilen überempfindlicher Geruchsinn mit Schwindel; normalerweise aber abgestumpfter Geruchsinn.

Einseitiger Schnupfen *mit Kopfschmerz durch jede Entblößung; nach Merc.; durch trockene, kalte Ostwinde; kruppartiger Husten*[2].

Katarrh durch jeden kalten Wind, die *Nasenlöcher werden wund und schwellen an; klopfende „Wundheit" der Lippen bei Erkältung.*

Rote, geschwollene Nase; *wund, als bilde sich ein Geschwür.* Kleine Geschwüre entstehen in der Nase, besonders nach Mißbrauch von *Merc.*

Zahnschmerzen mit Schwellung des Zahnfleisches; *Klopfen, als setze Eiterbildung ein;* < im warmen Raum und nachts.

Übler Geruch aus dem Mund, nach Mißbrauch von *Merc.*

Saurer Geschmack.

Wundheitsgefühl der Zungenspitze, und wie verbrannt, was ihn aufweckt.

Geruchsinn zu empfindlich; oder subjektive Geruchsempfindung wie Geruch von menschlichem Stuhl.

Brennender Schnupfen in frischer Luft, Stockschnupfen im Zimmer; *rauher, schallender Husten; roher Hals, tiefe Stimme.*

Chronischer Katarrh mit gelber, dicker oder grüner Absonderung; durch die Choanen; trockene Geschwüre und Krusten; Geruch wie von einem alten Katarrh.

Schwellung der äußeren Nase; *oft Röte der Nase, < in der Wärme.* Hepatischer Sattel über der Nase; Sommersprossen; Komedonen.

Zahnschmerzen mit „springenden" Schmerzen; klopfende Schmerzen und Schwellung um alte Zahnstummel; < abends und in frischer Luft.

Fauliger Mundgeruch am Morgen; auch nach *Merc.*

Saurer, salziger oder fauliger Geschmack.

Rote Zungenspitze; Zungenrücken trocken und meist weiß.

---

(2) *Hep.* sollte, es sei denn, es ist durch *Merc.*-Mißbrauch oder begleitenden kruppartigen Husten angezeigt, nicht zu Beginn einer Erkältung verabreicht werden. Es paßt besser zu den später eintretenden Symptomen, besonders nachdem der Husten locker wurde.

Ulzeration von Mund und Hals nach *Quecksilberanwendung;* Speichelfluß, Geschwüre mit speckiger Basis.

Tonsillitis mit *beginnender Eiterbildung.*

Splittergefühl im Hals, Stiche bis ins Ohr; < durch Schlucken von Speichel, festen Speisen und nach dem Essen.

Aphthen, mit Zahnfleischbluten und Speichelfluß; häufig nach *Merc.* und bei Kindern, deren Stuhl *den Anus wundmacht.*

Tonsillitis, wenn der Abszeß zwar aufgebrochen ist, doch keine Heilung erfolgt.

Kloß- oder *Haargefühl* im Hals; < durch Schlucken von Speichel oder festen Speisen.

Magen, Abdomen

Verlangen nach sauren Sachen, Wein, Eingelegtem, Würzigem; Branntwein; sie bessern das Schwächegefühl und vermitteln ein Empfinden von Kraft.

Essen bessert die Magenschmerzen; doch entsteht darauf Völle und Drücken, was zum Lösen der Kleidung nötigt.

Stärkeres Verlangen nach Bier als auf Wein; große Abneigung gegen Milch, die Erbrechen erregt; besonders Alkoholiker mit nachlässigen Gewohnheiten.

Essen verursacht Schmerzen, die sich durch Zusammenkrümmen bessern; Völle und Drücken wie bei *Hep.,* mit einem Schweregefühl in der Brust, was die Atmung erschwert.

Sulph. beeinflußt den Pfortaderkreislauf weit stärker als *Hep.* Es heilt *harte Leberschwellung* bei Gelbsucht, Erbrechen von Speisen, seltener von Blut; Hämorrhoiden; aufgetriebenes Abdomen. Es lindert Koliken, Spannen des Bauches nach Essen, Kopfschmerzen, Schwindel, Herzklopfen usw., aufgrund von *Unterdrückung hämorrhoidaler Absonderungen. Hep.* erzeugt, wie *Sulph.,* scharfe, stechende Schmerzen in der Lebergegend, < durch Bewegung. Es paßt bei *Leberabszeß; Sulph.* bei chronischer Hepatitis.

Stuhl geht unter starkem Drängen ab, obwohl er sehr weich ist; ungenügende Darmperistaltik.

Grüne, schleimige, saure Diarrhoe; *Kinder riechen sauer.*

Stuhl geht nur schwer ab; *viel Drängen und Tenesmus; der Stuhldrang hält nach dem Stuhlgang an.*

Grüne und schleimige oder wäßrige, saure, faulige und eitrige Diarrhoe; Tenesmus etwa eine Stunde später.

Diarrhoe bei schwacher Verdauung nach *Quecksilber* oder *Chinin;* flaues Leeregefühl mit Verlangen nach kräftigen Speisen; > nach Essen (Magen).

Diarrhoe treibt den Kranken des Morgens eilig aus dem Bett; schwach und hungrig um 11 Uhr; Schmerzen verschlechtern sich nach Essen (Kolik).

Urin, Genitalien

Häufiges Verlangen zu urinieren, doch ist die Blase ist so schwach, daß er lange warten muß, bis etwas kommt; der Harn tropft senkrecht nach unten.

Häufiger Harndrang durch Blasenhalskatarrh; der Urin geht tröpfelnd ab; der Harndrang hält auch danach noch an.

Weißlicher Bodensatz; flockiger, trüber Urin[3].

Bodensatz meist rötlich und sandig.

Gonorrhoe mit eitriger Absonderung nach Quecksilber-Mißbrauch.

Gonorrhoe mit weißlicher, schleimiger Absonderung; auch nach Versagen anderer, gutgewählter Mittel.

Sulph. beeinflußt die Sexualorgane stärker. Pollutionen lassen dadurch häufig nach; außerdem hat es eine bemerkenswerte Heilwirkung auf die Neigung zur Masturbation. Bei beiden Mitteln besteht Erschlaffung der Sexualorgane und Prostatasekretion.

Kehlkopf, Brust

Heiserkeit mit *tiefer Baßstimme* benötigt meist *Sulph.*, besonders wenn sie infolge *feuchter Abendluft oder feuchtkalten Wetters* auftritt. Heiserkeit durch *trockene, kalte Winde* mit morgendlicher Verschlechterung ist ein *Hep.*-Symptom.

Trockener, heiserer Husten oder eine *Kombination aus Rasseln und kruppartigem Husten;* < *gegen Morgen.*

Trockener, kurzer, hackender Husten; krampfhaft und mit Zusammenschnüren der Brust; < abends.

Niesen und Weinen nach dem Husten.

Husten folgt auf Niesen.

(3) *Kafka* empfiehlt *Hep.* bei chronischer Nephritis aufgrund seiner Beziehung zu kruppöser Exsudation. *Buchner* bestreitet, daß es sich um eine fibrinöse Exsudation handelt und bevorzugt Mittel, die einen afibrinösen Zustand des Blutes hervorrufen. Es sind mehrere Heilungen postscarlatiner Zustände durch *Hep.* berichtet worden, und wir sollten es nicht aufgrund irgendwelcher pathologischer Erwägungen außer Acht lassen.

Pneumonie (der Kinder) im Resolutionsstadium; mit erstickender Ansammlung [von Schleim] in der Brust.

Lungentuberkulose; besonders im ersten Stadium; *kruppartiger, rasselnder* Husten; Neigung zu Bronchitis mit lautem Schleimrasseln; das geringste *Entblößen eines Körperteils erregt Husten; Schleimansammlung morgens, beim Gehen in der freien Luft; leichtes Schwitzen und Blaßwerden* durch Anstrengung, gefolgt von Brennen der Wangen und Handflächen.

Asthma bei *Kruppkranken*, muß *mit zurückgebogenem Kopf* aufsitzen; *Schwellung unter dem Kehlkopf;* plötzliches Auffahren aus dem Schlaf nach Mitternacht; *nur geringe oder gar keine Gefäßerregung;* häufig bei Katarrhen mit Anhäufung *zähen* Schleims.

Pleuritis mit fibrinöser Exsudation.

Katarrhe werden durch *Hep.* am besten geheilt, wenn die Exsudation eingesetzt hat; zu früh gegeben verzögert es oft die Heilung.

Keuchhusten mit großer Empfindlichkeit *gegen kalte Luft;*

Pneumonie; besonders im *Exsudationsstadium* und bei verzögerter Resolution angezeigt.

Lungentuberkulose; besonders als *Präventionsmittel* dienlich, *bei Kongestionen zu Kopf und Brust; trockener, quälender Nachthusten;* heißer Atem; *Schmerz wie von einer Niete durch das obere Drittel der linken Lunge zum Schulterblatt;* Schweiße; Hitzewallungen; *Brennen der Füße; Verlangen, sich abzudecken.*

Asthma entwickelt sich nach unterdrückten Hautausschlägen, *besonders juckenden;* oder durch Unterdrückung *chronischer Absonderungen;* periodisches, krampfhaftes Stechen im Rücken; *Kongestion zur Brust; entsteht im Schlaf,* beim Umdrehen im Bett oder abends.

Pleuritis mit eher seröser als fibrinöser Exsudation.

Katarrhe, die zum Stillstand gekommen sind und durch andere Mittel nicht beeinflußt werden; drohende organische Veränderungen[4].

Keuchhusten bei Kindern *mit Abscheu vor dem Waschen;* < oder

---

(4) *Sulph.* ist ein wunderbares Medikament, wenn ein Husten chronisch wird und Schleimrasseln in der Brust zu hören ist; der Kranke ist appetitlos, schwitzt nachts und fürchtet die Schwindsucht. Der Auswurf kann eitrig oder auch blutig sein. *Sulph.* 2c oder höher, 3 bis 4 Dosen täglich über eine Woche, werden die Gesundheit im allgemeinen wiederherstellen.

Schmerz an einer Stelle im Kehlkopf; Erstickungsgefühl nötigt, aufrecht zu sitzen und *den Kopf zurückzubiegen* ; ängstliche, *pfeifende Atmung,* Schwächegefühl in der Brust, was das Sprechen erschwert; Klopfen der Karotiden; Schwellung *um die Knöchel* mit erschwerter Atmung; Schweiß von Kopf und Gesicht; *Hitze; danach Weinen, hervortretende* Augen; *danach Niesen,* < nach *kalten* Getränken; Husten in schnell aufeinanderfolgenden Anfällen. In gefährlichen Fällen mit Komplikation durch *kruppöse Exsudation* anwendbar.

Rückfälle bei *feuchtem Wetter,* erschwerte Atmung nachts, *Zusammenschnürungsgefühl wird beim Zusammenbringen der Arme heftiger; Brennen* von der Brust zum Gesicht; Gefühl, *als berührten die Lungen den Rücken;* Herzklopfen; *Klumpengefühl im Bauch;* kalte, kaltschweißige Füße; *kalter Gesichtsschweiß; hitzige Gemütsart;* Weinen; *eingesunkene* Augen; Nasenbluten; < nach Essen oder Trinken; Husten *in zwei Anfällen* schnell aufeinanderfolgend. Bei ernstesten Fällen anwendbar; auch *als Zwischengabe, wenn andere Mittel nicht wirkten.*

Sulph. erregt den Kreislauf weitaus heftiger als *Hep.* Es kann als großes Charakteristikum von *Sulph.* angesehen werden, daß es Kongestionen zu allen Teilen erzeugt und wohl kaum ohne bestehende Reizung des Gefäßsystems anwendbar ist. Siehe Kopfschmerzen; Augen (Kongestion im warmen Raum, bei heißem Wetter); Ohren (Röte der äußeren Ohren); Gesicht (rotfleckig); Nase (Röte, ob durch Alkohol bedingt oder nicht; Nasenbluten); Brust (Asthma, Hämoptyse; Pleuritis mit Lungenkongestion, Pneumonie, Klopfen durch Blutandrang abends); Abdomen (Plethora, Pfortaderstauung, Hämorrhoiden, Darmblutungen); Genitalien (erregt Masturbation, Pollutionen, Schweiße der Teile; Kongestion zum Uterus); Glieder (Kongestion, Varizen). Siehe auch *Fieber.*

Hep. verursacht Blutandrang und Klopfen der Blutgefäße; Kongestion nach Einwirkung trockener, kalter Winde.

Herzklopfen mit Schwächegefühl um das Herz; Stiche im Herzen und der linken Brust, < in kalter Luft und durch Abdecken. Hypertrophie; lindert die Brustschwäche und die Angst.

Herzklopfen durch Besteigen von Anhöhen (Hügeln); durch Kongestion zur Brust; das Herz fühlt sich an, als sei es zu groß für die Brust; Stiche in der Seite nach kräftiger Anstrengung. Schmerz durch die linke Brust zum Rücken; rote Lippen; Schlaflosigkeit; nach unterdrücktem Juckreiz.

Der Puls der beiden Mittel unterscheidet sich kaum. *Sulph.* hat aber Vorrang zu Beginn einer entzündlichen Erkrankung mit vollem, hartem Puls und trockener, heißer Haut.

Hals, Rücken

Rückenbeschwerden verschlechtern sich durch *Berührung; zerschlagenes Gefühl, wie geschwürig.*

Schwächegefühl der gesamten Wirbelsäule.

Zerschlagenes Gefühl, Steifigkeitsgefühl; eher eine Empfindung, *als wäre der Rücken verrenkt.*

Schwächegefühl, auch Paraplegie; Harnverhaltung[5].

Glieder

Rheuma mit heißen, geschwollenen, roten Teilen; Ziehschmerz; wie zerschlagen; reichliche Schweiße; nächtliche Schmerzen < während des Froststadiums [des Fiebers] oder beim Kaltwerden. Äußerste Schmerzempfindlichkeit.

Krämpfe in den Oberschenkeln oder in Waden und Becken beim Anziehen der Beine.

Wundheitsgefühl der Fußsohlen beim Gehen.

Brennen der Fußsohlen; muß sie abdecken; Ängstlichkeit[6].

Rheuma mit oder ohne Schwellung; wandernde Schmerzen; Verkürzung der Sehnen; Schmerzen < bei Feuchtigkeit, nach Arbeiten im Wasser; nach Waschen. Kräfteverlust, Taubheit.

Wadenkrämpfe, meist nachts; auch bei Diarrhoe (Cholera).

Krämpfe der Fußsohlen beim Gehen.

Brennen der Fußsohlen; streckt sie aus dem Bett, versucht, eine kühle Stelle für sie zu finden.

Schlaf

Zucken des Körpers nach dem Hinlegen; muß die Glieder hin und herbewegen; Traurigkeit.

Auffahren aus dem Schlaf, wie durch Schreck, *mit Erstickungsgefühl.*

Beim Einschlafen wird das eine Bein plötzlich angezogen und wieder ausgestreckt.

„Katzenschlaf"; Auffahren durch Kongestionen, Schreck usw.

---

(5) Siehe Fußnote (9) auf Seite 178.

(6) Außergewöhnlich für *Hep.* ist diese Besserung durch Abdecken. Die Ängstlichkeit ist charakteristisch, als Aspekt der Schmerzüberempfindlichkeit von *Hep.*

Tiefer Schlaf *mit zurückgezogenem Kopf.*

Wechselt die Seiten, auf denen er liegt, da sich die Teile wie zerschlagen anfühlen, wie geschwürig.

Tiefer Schlaf *mit halbgeöffneten Augen* (Hirnerkrankungen).

Dreht sich im Schlaf auf den Rücken, auch wenn dadurch Blutandrang zum Kopf hervorgerufen wird.

Fieber

Vor und während Frost Nesselsucht, *Fieberbläschen,* Ausschlag auf der Brust; Erregbarkeit.

Vor dem Frost Durst; während Frost blasses, kaltes Gesicht; oder Gesichtshitze und *Delirium.*

Frost von 16 - 20 Uhr; oder in der Nacht mit Verschlimmerung aller Beschwerden.

Frost von 17 - 20 Uhr; oder vormittags; beginnt an den Füßen oder läuft den Rücken hoch; Frost im Bett.

Trockene, brennende Hitze, Röte der Füße und heftiger Durst die ganze Nacht über; Hitzewallungen mit Schweißen. < *durch Aufdecken.*

Nachts intensive Hitze ohne Durst; häufige Hitzewallungen; kalte Füße und heißer Scheitel. Nicht schlechter durch Aufdecken.

Schweiß Tag und Nacht, ohne Besserung.

< bei und nach Schweiß.

Übelriechender, saurer Schweiß; auf Brust und Stirn.

Saurer Schweiß, riecht wie verbrannt, *mit Jucken,* an den Händen; einseitiger; oder nur am Rumpf.

Schweiß Tag und Nacht; Schweiß am Rücken nach quälenden Träumen.

Nachtschweiß meist am Hinterkopf und Nacken; < nach Mitternacht, *nach dem Erwachen.*

Intermittierende Fieberformen mit Urtikaria; mit Schnupfen, Husten, Unbehagen in der Brust; oder mit bitterem Geschmack, galligem Erbrechen, Diarrhoe; Schwächegefühl im Magen durch Mißbrauch von Quecksilber.

Intermittierende Fieberformen oder remittierende mit anhaltend trockener Hitze, rauher Haut, ohne Schweiß; oder reaktionslos, stumpf; langsames Beantworten von Fragen; nach unterdrückter Krätze; chronische Fälle.

Gewebe

Kinder weisen *sauren Mundge-ruch auf*, bei Diarrhoe.

Wassersucht des Zellgewebes oder seröser Höhlen ist weniger deutlich; außer vielleicht nach Scharlach.

Fibrinöse Exsudation von Schleimhäuten; empfindlich.

Kruppöse Exsudate der Schleim-haut; eitriger Schleim; *reichliche* Schleimabsonderung; übelriechen-der Schleim.

Schwächegefühl und *Ohn-macht durch Schmerzen*; Glieder-schwäche mit *Zerschlagenheitsge-fühl*; selten Lähmungen, außer nach Mißbrauch von Quecksil-ber.

Krätze, dicke, *pustulöse*, kru-stige Hautausschläge, nach An-wendung von Quecksilber.

Meist feuchte und *pustelartige* Ekzeme sowie Hautausschläge. Schorfe sind *an einigen Stellen trocken, an anderen feucht*.

Jucken in den Gelenkbeugen; Ausschläge < *morgens und nach Salbengebrauch*, < durch die *ge-ringste Berührung*.

Geschwüre sind *empfindlich gegen Berührung*, leicht blutend, wundfressende Schmerzen, Bren-nen, Stechen; umfangreiche Eiter-absonderung; *Geruch wie alter Käse, speckige Basis* (nach *Merc.*).

Kinder *mit üblem Körperge-ruch*, der durch Waschen nicht zu beseitigen ist.

Ausgeprägte Wassersucht; nach Quecksilbermißbrauch, nach Frost und Fieber, bei Lebervergrößerung usw.; hervorragend zur *Absorption nach Pleuritis*.

Eher seröse als fibrinöse Exsu-dation.

Verdickung der Schleimhaut; *eitriger Schleim;* oder dicker, zäh-flüssiger Schleim; grünlich; Ge-ruch *wie von einem alten Katarrh.*

Schwäche; *geht gebeugt*, zittert; die Glieder geben nach; *hungrig in der Zeit von 10 -11 Uhr; Ohn-macht; Hitzewallungen; heißer Scheitel, kalte Füße; deutliche Läh-mungen*.

Jucken, Prickeln, brennendes Wundsein; *Trockenheit der Haut;* nach Quecksilbermißbrauch.

Ekzeme und Hautausschläge sind meist trocken und schuppig. *Trockene*, rissige *Schorfe*, juckend und *blutend*.

Allgemeiner Juckreiz; Kratzen bessert das Jucken, *löst aber Bren-nen, Wundsein und Taubheit der Teile aus;* < *nach Waschen*.

Meist weniger empfindliche Geschwüre; daher oft anfangs an-zuwenden, um den Weg zu bah-nen; dicke, gelbe Eiterabsonde-rung wie bei *Hep.;* oder dünner, übelriechender Eiter.

Große und enorm wundschmerzhafte Abszesse (Furunkel usw.); Klopfen, Lanzinieren; also *bei beginnender Eiterbildung; auch nach Anwendung von Salben.*

Geringfügigste Verletzungen eitern und ulzerieren; Pickel um die betroffenen Teile herum.

Oberflächliche erysipelatöse Nagelbettentzündung, um den Nagel herum oder darunter, bei drohender Eiterung.

Panaritium mit heftigem Klopfen; fördert die Eiterabsonderung.

Wenn bei Scharlach kruppöse Symptome entstehen; Schwellung und Eiterung der Drüsen; auch später, wenn Wassersucht und Albuminurie folgen; mit Nasenbluten, aufgedunsenem Gesicht, Konvulsionen; auch bei daraus entstehenden Geschwürherden.

Bei Pocken im Eiterungsstadium.

Kruppartiger, rasselnder Husten, ohne den Schleim hochbringen zu können; Masern.

Abszesse (Furunkel usw.); kleine chronische Abszesse; bei akuten Fällen, um den Inhalt zu entleeren, nachdem sich Eiter gebildet hat; um die Neigung dazu zu beseitigen.

Rauhe, trockene Haut; oder in chronischen Fällen, wenn kleinste Wunden nicht heilen; Wundheit in den Hautfalten, auf Erythem folgend.

Beginnende Nagelbettentzündung, Neubildung des Nagels unter der Eiterung, bohrende Schmerzen; auch nachdem die Nägel wieder richtig wachsen.

Manchmal bei Panaritium zu Beginn anwendbar, um ein weiteres Fortschreiten aufzuhalten.

Bei Scharlach, wenn der Körper rot wie ein gekochter Hummer aussieht oder sich rote konfluierende Flecken bilden; zerebrale Komplikationen; Stupor, plötzliches Auffahren, gedunsenes Gesicht, glänzend, rot; Nase und Mund trocken; rote Zungenspitze; später wird das Exanthem purpurrot, mit Diarrhoe und Sopor.

Wenn bei Pocken nach der Eiterung Delirium folgt.

Katarrhalische Symptome verstärken sich, während sich das Exanthem verzögert; ernste Fälle, feuchter Husten, mit eitrigem Auswurf; Masern.

Allgemeines

Am besten bei langsamen, trägen Konstitutionen passend; schlaffes Gewebe, helles Haar.

Bewegung verschlimmert die Schmerzen; > in Ruhe.

< *durch Abdecken*, besonders durch *Aufdecken eines Körperteils.*

< durch *trockene, kalte Winde;* durch die geringste kalte Luft; Besserung bei feuchtem Wetter, durch Wärme, Einhüllen, durch Bettwärme.

Nachlassen der Beschwerden am Nachmittag.

Nur wenige Symptome erscheinen periodisch wieder. Siehe *Frost* und *Fieber.*

Vergleiche mit: *Bell.* (bei Entzündungen, Neuralgie, Husten, Erysipel, Zahnschmerzen, nach Haareschneiden, Kopfschmerzen, Schlaf); *Lach.* (Dyspepsie, Tonsillitis, Krupp); *Merc.* (qualvolle Angst, Milchschorf, pustelförmige Hautausschläge, Eiterung, Otorrhoe, Pickel rund um Geschwüre, Schnupfen, Zahnschmerzen, Geschwüre mit speckiger Basis, exzessive Schweiße, Drüsenvergrößerungen, Speichelfluß, Knochenschmerzen); *Nit-ac.* (Ophthalmia neonatorum, als Antidot zu *Merc.*); *Sil.* (bei Nervosität, Eiterung, Furunkel, Abszesse, Kno-

Am besten bei schnellen, ruhelosen Patienten passend, auch wenn sie dick sind; dunkle oder helle Haut- und Haarfarbe.

< zu Beginn der Bewegung, durch Rennen; > durch fortgesetzte mäßige Bewegung.

Allgemein besser durch Aufdecken; < *ganz besonders durch Waschen.*

< durch *Wetterwechsel;* durch kalte Luft; durch *feuchte Abendluft;* oft > bei trockenem Wetter; < in Bettwärme, durch Einhüllen oder in der Nähe des Feuers.

Nachlassen der Beschwerden nach Mittag und vor Mitternacht.

Deutliche Periodizität; bei Vollmond; jedes Frühjahr; alle 7 Tage; Neuralgien usw.

Vergleiche mit: *Acon.* (trockene, heiße Haut, heftiges Fieber); *Apis* (Gehirn, Urtikaria, Wassersucht); *Bell.* (bei Scharlach, Hydrocephalus, Krämpfen, Gehirnkongestion); *Calc.* (nach *Sulph.* nützlich, wenn die Pupillen sich vergrößern; Skrofulose, Ophthalmie, Otorrhoe, Fremdkörper im Auge, chronisch wunder Hals, Aphthen, Hydrocephalus, Kongestionen, Asthma, Knochenerkrankungen, brennende oder schweißige Füße, Hitzewallungen, Nachtschweiße, Hautausschläge); *Lach.* (Dyspepsie, Leber); *Merc.* (*Merc.* ist nach *Hahnemann* ein Zwi-

chenaffektionen, Drüsenerkrankungen, geringe Heilungstendenz
der Haut, Nagelgeschwüre); *Spong.*
(bei Krupp, Erstickungsanfällen,
bei Verschlechterung durch kalte,
trockene Winde; Drüsenschwellungen); außerdem *Cham.* (Stühle,
Haut); *Iod.; Kali-i.; Rheum* und die
Metalle.

  Antidote: *Bell., Cham..* Komplementär zu *Calen.* (bei Wunden).

schenmittel, wenn *Sulph.* in der
Wirkung nachläßt; besonders bei
der Behandlung von Juckreiz; vergleiche auch Iritis, Hautausschläge,
Abszesse, Speichelfluß, Dysenterie,
Knochen- und Drüsenerkrankungen usw.); *Rhus-t.* (*Rheuma*, Naßwerden); außerdem *Lyc.; Psor.,
Puls.; Sep.; Sil.* und die *Metalle.*

  Antidote: *Chin., Merc., Puls.,
Rhus-t., Sep.* Komplementär zu
Aloe, Calc.

IODIUM   KALIUM-IODATUM

Gemüt

Angst, ist *ständig in Bewegung;*
kann auch nicht schlafen; *ängstlich, wenn er nicht essen kann.*

Meidet andere Menschen, *besonders den Arzt;* während der Verdauung sehr empfindlich, als sei er
dem Weinen nahe.

Angst, *fährt durch das geringste
Geräusch auf;* quälende Angst verhindert den Schlaf; ist außer sich;
bei Katarrh oder Kopfschmerzen[1].

Weniger empfindlich gegenüber äußeren Eindrücken; weinerliche Stimmung.

Kopf

Schmerz, als wäre ein Band
um den Kopf gezogen

Kopfschmerzen, als würde das
Gehirn umgerührt; fürchtet, verrückt zu werden.

Schmerz, als würden die Schläfen *zusammengeschraubt*[2].

Heftiger Kopfschmerz, harte
Knoten auf dem Schädel; intensive Schmerzen.

(1) Diese Neigung, hochzufahren, ist bei allen *Kali*-Salzen zu finden. Das Außer-
sich-sein ist Teil der bekannten „*Iod*-Vergiftung"; tritt aber auch häufig nach Quecksilbereinwirkung auf, wenn ein Reizzustand der Dura mater und gegebenenfalls auch des
Gehirns selbst vorliegt. Die unter Fußnote (8) beschriebene Pneumonie lohnt einen
Vergleich mit obiger Symptomatik.

(2) Eine wirklich charakteristische Empfindung.

Augen

Funken vor den Augen beim Nähen.	Bedeckt die Augen, obwohl ihn Licht nicht angreift.
Vortretende Augen (wie bei Morbus Basedow).	Vorstehende Augen, durch Ödem oder Chemosis.

Bei skrofulöser Ophthalmie ist *Iod.* vorzuziehen, auch wenn Chemosis entsteht, und nach Quecksilbermißbrauch.

Ohren

Überempfindliches Gehör, gefolgt von Gehörverlust; Taubheit durch Katarrh der Eustachischen Röhre.	Empfindung, als liege ein Blatt vor dem Ohr, ohne Hörbeeinträchtigung; katarrhalische Taubheit.

Nase

Fließschnupfen in frischer Luft; benommener Kopf; *kann nicht Denken*; Choanen fühlen sich vergrößert an.	*Schnupfen durch* Quecksilbermißbrauch; entsteht durch die leichteste Erkältung; *wilde Erregung.*

Gesicht, Mund

Blasses, *gelbes Gesicht; häufig wechselnde Gesichtsfarbe.*	Blasses Gesicht (bei den Krampfanfällen), *gedunsen.*
Zahnschmerzen mit *gelben Zähnen*; das Zahnfleisch ist voller Bläschen.	Zahnschmerzen; Gefühl, *als nage ein Wurm* an der Wurzel[3].
Aphthen, doch kein Foetor; reichlicher, wäßriger Speichelfluß[4].	Aphthen; als ob die Mundhöhle mit Milch bedeckt sei; *zähflüssiger* Speichel.
Schmerzloser Kropf.	*Empfindlicher* Kropf.

(3) Ein deutlich subjektives Empfinden. Ich erinnere daran, daß die Zahnwurzeln oft Sitz des Zerfalls bei Sycosis sind und dadurch *Thuj.* und hier *Kali-i.* angezeigt werden.

(4) *Chin.* ist *Iod.* bei Speichelfluß nach Quecksilbereinwirkung vorzuziehen; Speichelfluß ist bei *Iod.* weniger deutlich ausgeprägt. Starker Mundgeruch weist eher auf *Kali-chl.* hin.

Magen, Abdomen

Kalte Milch ermöglicht Stuhlgang.

> *durch Essen einer ganzen Mahlzeit* [5].

Wäßrige, *schaumige, molkige* Diarrhoe; *fettig* [6].

Kalte Milch verschlechtert die Beschwerden.

Leeregefühl, wird durch Essen nicht gebessert.

Serös-schleimige Diarrhoe; *Gefühl, als sei der Rücken in einen Schraubstock gespannt* [2].

Urin

Spärlicher Urin; milchig, schillerndes Häutchen.

Reichlicher, blasser Urin[7]; spärlich und blutig.

Genitalien

Zu starkes sexuelles Verlangen.

Vor den Menses Druck auf die Blase; während den Menses Schmerzen im Rücken und in den Ovarien; *Schwächegefühl beim Treppensteigen.*

Zu geringes sexuelles Verlangen.

Vor den Menses Druck auf die Blase; während den Menses Schmerzen von den Leisten in die Schenkel; die *Oberschenkel fühlen sich wie gequetscht an* [2]; Frost mit heißem Kopf.

Kehlkopf, Brust

Heisere, tiefe Stimme; Husten durch *Kitzel überall in der Brust*; trockener Husten oder Auswurf

Heisere, nasale Stimme; Husten durch Rauheit des Halses; ohne oder mit reichlichem Aus-

---

(5) Dieser Hunger von *Iod.* ist ein starkes Charakteristikum. Der Kranke wird ängstlich, wenn das Essen nicht bereitsteht. Er kann häufig essen und trotzdem sehr schmächtig sein.

(6) Aus seiner Wirkung auf die Drüsen und diese fettige Diarrhoe ist zu schließen, daß *Iod.* bei Pankreasatrophie von Nutzen sein kann.

(7) *Kali-i.* kann Diabetes mellitus heilen, weitere übereinstimmende Symptome vorausgesetzt. *Iod.* bewirkt, laut *Boenninghausen*, nur spärlichen Urin. *Kafka* empfiehlt *Kali-i.* nicht nur wegen seiner Eigenschaft der Bildung von Pseudomembranen bei chronischer Nephritis, sondern vor allem wegen seiner gleichzeitig bestehenden Neigung zu Wassersucht oder seröser Diarrhoe, und wenn Gicht oder Syphilis der Erkrankung zugrundeliegen.

klaren oder *blutgestreiften Schleims*; < während Bewegung; Abmagerung mit morgendlichen Schweißen, die Brust ist ihm unerträglich schwach[8].

Krupp mit Torpidität; das Kind greift sich an den Hals; keuchende, feuchte Atmung; *tiefe* Stimme; < morgens[9].

Herzklopfen durch jede oder nach Anstrengung; Ohnmacht, Schwächegefühl von Kopf und Brust; das Herz fühlt sich wie zusammengequetscht an.

Herzerkrankungen mit schnurrender Empfindung; < bereits gleich nach dem Aufstehen oder nach körperlicher Anstrengung.

wurf *grünlichen Eiters oder wie Seifenlauge*; < in Ruhe; Abmagerung mit erschöpfenden Nachtschweißen und Diarrhoe; starke Beklemmung.

Krupp mit Hyperästhesie, erwacht gegen 5 Uhr früh mit starker Beklemmung, *Stimmverlust* und Erstickungsgefühl.

Herzklopfen beim Gehen; Herzflattern beim Erwachen, schwindlig, muß Aufstehen, um nicht zu Ersticken.

Herzerkrankungen mit schießenden Schmerzen; nach Quecksilbermißbrauch[10].

Rücken, Glieder

Rheuma und Gicht werden durch beide Mittel erzeugt; die Schmerzen sind *nachts schlimmer*; nach Quecksilberanwendung; Muskelzucken. *Iod.* ist bei Gicht saturierter Wohlstandsmenschen vorzuziehen; *Kali-i.* bei der Kombination von Syphilis, Rheuma und Quecksilberanwendungen; Kontraktionen der Glieder.

(8) Solche Symptome unterscheiden die beiden Mittel bei Pneumonie, Schwindsucht usw. Wenn Ödeme damit verbunden sind, ist *Kali-i.* vorzuziehen (daher auch das seifenlaugenartige Sputum). Bei Eiterbildung dagegen ist *Iod.* günstiger (Nachtschweiße, abwechselnd trockene und schweißige Haut, *grünes, eitriges* Sputum). Auch wenn eine äußerst starke Hepatisation eintritt und die Atmung ernsthaft behindert, oder wenn zusätzlich Ödeme die Atmung erschweren, bläuliches und gedunsenes Gesicht, unterdrückter Urin, apoplektische Anzeichen und dilatierte Pupillen vorliegen, kann *Kali-i.* den Patienten retten. *Bell.* würde hier gewiß fehlschlagen.

(9) *Iod.* heilt Krupp dunkeläugiger Kinder; für *Kali-i.* gibt es keinen entsprechenden Hinweis.

(10) *Iod.* ruft Anzeichen funktioneller und beginnender organischer Herzerkrankung hervor. *Kali-i.* hat die Eigenschaft, *wiederholte Anfälle* zu verursachen und so die Erkrankung chronisch werden zu lassen; die Restzustände jeder Entzündung bilden die Kristallisationspunkte für weitere Anfälle. Siehe *Rindfleisch* [Hinweis auf einen Zeitgenossen *Farringtons*].

Weiße Kniegeschwulst [Gelenktuberkulose], zweites oder drittes Stadium; fistulöse Öffnungen entleeren dünnes, wäßriges Wundsekret und sind von blassen, schwammigen, leicht blutenden Rändern begrenzt; ruhelos, bewegt sich ständig.

Weiße, teigige Kniegeschwulst[11], schwammig, ohne Fluktuation, gespannte, an einzelnen Stellen rote und heiße Haut. Innerliches Hitzegefühl; nagende, bohrende Schmerzen nachts, die zum Lagewechsel zwingen *(Raue)*.

Schlaf

Träume vom *Essen*; erwacht müde, die Extensoren schmerzen; Zuckungen.

Lebhafte Träume, lassen ihn aus dem Schlaf hochfahren[1]; Zuckungen.

Fieber

Durst während Schweiß.

Frost, besser durch Aufstehen aus dem Bett. Kalte Füße.

Fieber mit fahlem Gesicht, *großer Mattigkeit, Zittern der Hände, Flockenlesen*; starker Erregung oder Schläfrigkeit[12].

Durst während Frost.

Frost, besser im Bett. Frost kriecht den Rücken hoch.

Fieber mit Aszites[11], Hochfahren, Zuckungen; starke Erregung oder extreme Schläfrigkeit.

Gewebe

Abmagerung bei gutem Appetit; Drüsenatrophie[13].

Chorea mit starker Erregung, Zick-Zack-Bewegungen; Abmagerung.

Syphilis mit Speichelfluß, *rauher, trockener, schmutziger und gelber* Haut; nach *Quecksilbermißbrauch*.

Abmagerung bei Appetitverlust; *Drüsenatrophie*.

Chorea rheumatischen Ursprungs.

Syphilis mit *tiefen Geschwüren*; die Haut ist mit *dicken Schorfen und Rupia bedeckt; nach Quecksilbermißbrauch*.

(11) *Kali-i.* neigt dazu, Gewebe mit Serum zu infiltrieren; Lungenödem, Myelitis mit Erguß, Pneumonie mit Ödemen, chronische Nephritis, *teigige* Schwellungen.

(12) *Kali-i.* kann bei Typhus nützlich sein. Das Hochfahren, der Aszites und die Schläfrigkeit sind Anzeichen der Wassersucht; Hochfahren und Schläfrigkeit sind Folge eines Gehirngusses bei Pneumonie, Hydrocephalus usw; Aszites ist ein Begleitsymptom des intermittierenden Fiebers.

(13) Atrophie ist für *Iod.* charakteristischer als Hypertrophie.

Erkrankungen des Periosts; Knochendeformationen.

Karies, Nekrose, Exostosen; Knochenschwellungen.

Drüsen vergrößern sich oder *schrumpfen.*

Vergrößerte, geschrumpfte oder teigig veränderte Drüsen.

Dünner, jauchiger Eiter.

Dünner oder *dicker* Eiter.

Juckende Nesselsucht der Oberschenkel.

Juckender Gesichtsherpes; Papeln[14].

Charakter

Der Iod.-Patient ist fahl, abgemagert, hungrig, ruhelos, leidet unter Herzklopfen und unerträglicher Schwäche der Brust; > im Liegen.

Der Kali-i.-Kranke ist aufgedunsen, abgemagert; Leeregefühl, doch ist er nicht hungrig, leidet unter Erstickungsanfällen und Ödemen; muß aufstehen.

LEPTANDRA

Stupor; Schaudern oder trockene, heiße Haut; schwarze *Teerstühle.*

In der Mitte gelb belegte Zunge.

Bitterer Geschmack.

Übelkeit, *tödliches Ohnmachtsgefühl beim Aufstehen,* Galleerbrechen.

Brennen *an der Rückseite der Leber,* oder im Bereich der Gallenblase.

Dumpfe, anhaltende Kopfschmerzen in der rechten Schläfe; Verstopfung, bitterer Geschmack.

IRIS VERSICOLOR

Murmeln; Frost oder *heiße und schweißige Haut; schwarze und wäßrige oder gelbe Stühle.*

Gesamte Zunge weiß belegt.

Fettiger oder saurer Mundgeschmack.

Übelkeit zwingt zum Niederlegen; saures Erbrechen; mit galligen Anteilen; oder *süßliches.*

Brennen in Hals, Magen, *Pankreas* und Eingeweiden.

Schreckliche Kopfschmerzen mit Übelkeit und Erbrechen; < auf der rechten Seite; mit Trübsichtigkeit.

(14) Papeln können sich auch bei *Iod.* bilden, sind jedoch für *Kali-i.* typischer.

Schwarze Teerstühle; Schneiden um den Nabel nach Stuhlgang, < nachmittags und abends; durch feuchtes Wetter.

Stühle, die aus schlammigem, schmutzigem Wasser bestehen; reichlich, spritzen wie Wasser heraus; < nach Mitternacht, nachdem er beginnt, sich zu bewegen.

Breiige, biliöse Stühle mit viel stinkendem Blähungsabgang, Brennen im Anus; < *gegen 2 - 3 Uhr morgens;* durch heißes Wetter.

Wäßrige, reichliche Stühle mit Erbrechen und Krämpfen (Cholera, Cholera nostras); < von 2 - 3 Uhr morgens; flatulentes Rumoren im Bauch[1].

LEPTANDRA

Entkräftung, Stupor; trockene, brennende Haut; oder kalte Glieder; *gelbe oder entlang der Mitte schwarze Zunge;* Absonderung fauliger, teerartiger, blutiger Stühle; Gelbsucht (wie bei schwachen biliösen Fiebern).

Übelkeit, tödliches Ohnmachtsgefühl beim Aufstehen.

MERCURIUS VIVUS

Stärkere Erregung; ist schläfrig, kann aber nicht einschlafen; trockene, brennende Glieder oder *klebriger,* kalter Schweiß; *Zunge mit dickem, gelbem Belag und Zahneindrücken;* oder trocken und sauber; Verstopfung, pechartige oder *grüngelbe, schleimige* Stühle[2].

Übelkeit mit *süßlichem Geschmack im Mund,* Kopfschmerzen und Hitze.

(1) *Iris* reizt den gesamten Verdauungstrakt; so entsteht Brennen, seröse Diarrhoe, auch Reiswasserstühle durch epitheliale Abschabsel; Krämpfe, Durchfälle und Erbrechen. Es paßt deshalb bei vielen Sommerdurchfällen. Bei Cholera nostras oder -infantum, mit Verschlimmerung von 2 - 3 Uhr nachts übertrifft es *Verat.* bei weitem. Es verursacht eine Entzündung der Bauchspeicheldrüse. *Lept.* wirkt eher direkt auf die Leber und ruft schwarze, pechartige Stühle hervor. Chronische Leberbeschwerden mit schlammigen, wäßrigen Morgenstühlen finden hierin ein ausgezeichnetes Heilmittel.

(2) *Merc.* gleicht *Lept.* im Überwiegen ikterischer Symptome, ist aber eher selten bei Typhus anwendbar. Seine geistigen Eigenheiten entsprechen weniger dem Stupor von *Lept.* als vielmehr der Erregbarkeit von *Bell.* Es besteht ein Verlangen, das Haus zu verlassen; er spricht von Dieben; ist schläfrig, kann aber nicht schlafen.

Schwaches, sinkendes Gefühl in der Magengrube.

Quälende, scharfe Schmerzen zwischen Nabel und Magengegend; heiß brennende Empfindung; brennende Qual in der Gallenblasengegend oder der Rückseite der Leber nahe der Wirbelsäule; mittig gelbe Zunge; Frösteln entlang des Rückgrats.

Lehmige, *teerartige*, faulige Stühle, gefolgt von *Kneifen im Bauch, doch ohne Tenesmus.*

Der Magen fühlt sich an, als hinge er schwer herunter, auch nach leichten Speisen.

Zusammenziehende Schmerzen mit geschwollenem, hartem und empfindlichem Bauch; brennende, stechende Schmerzen; intensives Wundsein in der Lebergegend und über dem Duodenum, < beim Liegen auf der rechten Seite; große Zunge mit Zahneindrücken; Frost zwischen den Stühlen.

Lehmige, schwarze, *grüne, schleimige,* saure und wundmachende Stühle; *Tenesmus nach Stuhlgang; wird „nie fertig".*

LILIUM TIGRINUM   SEPIA[1]

Gemüt

Die geistigen Symptome entsprechen sich größtenteils.

Kopf

Kopfschmerz von der Stirn zum Hinterkopf.

Furcht vor Geisteskrankheit.

Schweigsamkeit.

Kopfschmerz vom Hinterkopf zur Stirn.

Furcht vor Schlaganfall.

Geschwätzigkeit.

(1) Es ist nicht außergewöhnlich, daß die isomorphe Guppe um *Sulph.*, sowie *Sep.* als dessen Analogon, ähnliche Mittel auch unter den *Liliaceae* und deren entsprechenden Analogen findet; *Sulph.* und *Aloe; Phos.* und *All-c.; Ars.* und *All-s.;* und hier *Sep.* und *Lil-t.*

Magen, Abdomen

Trinkt häufig und viel.	Meist durstlos.
Verlangen nach Fleisch.	Abneigung gegen Fleisch.
Beißen nach dem Stuhl (wie von einem Abführmittel).	Gefühl von Spannen am After nach dem Stuhl.
Harnverhaltung die Brustbeklemmung verursacht.	Harnverhaltung; Angst; Drükken auf die Blase.

Weibliche Genitalien

Gefühllosigkeit des Kopfes; wilder Blick, wenn die Menses zu fließen aufhören.	Manie durch zu reichliche Menses.
Immer spärliche Menses; hören im Sitzen auf und fließen beim Umhergehen.	Immer reichliche Menses; fließen nur morgens.
Brauner, gelber, wundmachender Fluor; < nach den Menses.	Grüner oder milchiger, wundmachender Fluor; < vor den Menses.
Abwärtsdrängen, wie durch einen Trichter zu Vulva oder Anus; > durch Unterstützen [z.B. mit der Hand].	Abwärtsdrängen im gesamten Becken; muß die Beine kreuzen.
Brennen (weniger Stechen) und Schneiden in den Ovarien; Kongestion.	Stechen in den Ovarien; Kongestion.
Langsame Erholung nach der Entbindung; zu lange anhaltende Lochien; der Uterus bleibt vergrößert; muß die Vulva halten, da alles herauszufallen droht; mal besser, mal schlechter durch Reiten.	Langsame Erholung nach der Entbindung; sehr faulige Lochien; wird „dickbäuchig"; sitzt mit gekreuzten Beinen, um einen Vorfall zu vermeiden; immer < beim Reiten (Rückenschmerzen).
Empfindliche Mammae; *Schneiden bis zum linken Schulterblatt.*	Wundheit der Mammae, harte Knoten; stechende Schmerzen; rissige Mamillen.

Männliche Genitalien

Sexuelle Erregung; auf Pollutionen folgen Konzentrationsschwierigkeiten, fehlerhafte Wortwahl, Reizbarkeit, verschwommenes Sehen.

Einer Samenentleerung folgt Schwindel, Reizbarkeit, Empfindlichkeit gegenüber feuchtem Wetter; *geistige Erschöpfung*.

Brust, Herz

Beide gleichen sich in ihrer Wirkung auf das venöse System; verursachen kongestives Asthma, Pulsieren am ganzen Körper; Kongestion zum Herzen, < durch Bewegung, > durch Drücken und Reiben; bei beiden besteht Frostigkeit mit gleichzeitiger innerlicher Hitze der Brust.

< durch Zurückhalten des Harns; Seufzen bessert; Uterusbeschwerden; Schmerz von der linken Brust zum Rücken; alle Eingeweide zerren nach unten.

Schweregefühl in der Herzgegend, < nach Essen[2].

Schmerz, als würde das *Herz abwechselnd gepackt und wieder losgelassen*.

Kongestion zum Herzen; schwacher Puls; das Herz *fühlt sich wie zum Bersten;* Blutgeschmack im Mund; Ohnmacht; Fröste vom Gesicht zur Brust; Kältegefühl des Herzens in frischer Luft.

Beschwerden beim Erwachen aus dem Schlaf; uterin und hysterisch bedingt; wird von Muskelzucken einer Seite gefolgt. Harter, quälender Husten.

Intermittierende Herzschläge nach dem Essen.

Herzklopfen mit intensiv stechenden Schmerzen in der linken Brust.

Kongestion zum Herzen; Wallung in der linken Brust, als müsse er Blutspucken; Brennen im Gesicht; Klopfen wird in der Magengrube verspürt.

Allgemeines

Bei beiden ist der Organismus geschwächt, besonders der von Frauen; Angst um ihre Gesundheit; hastig, nervös, geschäftig; so nervös, daß die kleinste Erregung Frieren, kalte, klebrige Hände, Herzklopfen

---

(2) Die Herzsymptome von *Lil-t.* entstehen in der Prüfung erst spät und sind daher sehr charakteristisch. Sie scheinen meist von kongestiven Symptomen begleitet zu werden und sind mit den Uterusbeschwerden verbunden. Aber sie entstehen bei beiden Geschlechtern und weisen eine starke Ähnlichkeit mit organischen Erkrankungen auf.

usw. hervorruft. Bei beiden scheint die Erschöpfung durch Erschlaffung der Bänder, serösen Häute[3] und Gefäße bedingt zu sein. Die beiden zuerst genannten Bedingungen erzeugen das Leere- und Schwächegefühl; die schwachen Kniee (auch Knacken darin durch mangelnde Gelenkflüssigkeit bei *Lil-t.*); den Prolaps usw. Letzteres erklärt die Bereitschaft zu Pfortaderstauungen *(Sep.)*, Völlegefühl der Brust, des Herzens und der Gefäße in den Gliedern. Daneben kann die letzlich ausschlaggebende Differenzierung beider über die jeweilig charakteristische Modalität erfolgen:

Nachlassen der Beschwerden *vormittags.*	Nachlassen der Beschwerden *nachmittags.*

LYCOPODIUM   NATRIUM MURIATICUM

Die Beziehung von *Lyc.* und *Nat-m.* besteht in ihren Gegensätzen. *Goullon* verglich sie geschickt, indem er *Lyc.* als eher mit *Sulph.*, und *Nat-m.* als mit *Sep.* verwandt darstellte. Die folgende Differenzierung soll ihre gegensätzliche Polarität aufzeigen, wenn ein so zweifelhafter Satz erlaubt ist.

Wenn atmosphärische Einflüsse, die atmosphärische Spannung, die Jahreszeiten und andere natürliche Phänomene Auswirkungen zeigen, sehr von Einfluß zu sein scheinen, können folgende Beschreibungen von diagnostischem Wert sein.

Goullon's Vergleich zeigt die jeweiligen Analogien, innerhalb derselben Wirkungssphäre; was hier ergänzt wurde, kann außerdem ihr Verhältnis hinsichtlich der gegenteiligen Wirkungen verdeutlichen.

Nach *Boenninghausen* sind *Lyc.* und *Nat-m.* besonders bei Krankheiten mit auffallender Periodizität angezeigt.

Lyc. verschlechtert sich, wenn das Barometer einen Tiefstand erreicht [bei niedrigem Luftdruck] und wenn die atmosphärische Tagesspannung ihr Minimum erreicht, nämlich gegen 16 Uhr.

Nat-m. verschlechtert sich bei hohem Luftdruck und maximaler atmosphärischer Tagesspannung , also gegen 10 Uhr.

(3) Schon vor langer Zeit lehrte *Hering*, daß die Saugwirkung seröser Membranen, mit wenig oder ohne Luft im Intrazellulärraum, die Eingeweide an ihrer Position hält. *Acon.* scheint sie zu erregen, *Sep., Iod.* und andere lassen sie erschlaffen.

Lyc. zeigt eine Verschlimmerung durch Schneeluft, da dann das Barometer niedrig steht. Doch bei der besonderen Form eines Schneesturms bei frostigem Wetter, wenn steigender Luftdruck den Schneefall bewirkt, der Wind kommt dann aus nordwestlicher Richtung, wird *Lyc.* nicht helfen.

Hier wird *Sep.* gebraucht, oder möglicherweise *Nat-m.*, da es sich bei Nordwestwinden und dem immer damit verbundenen hohen Barometerstand verschlimmert.

Lyc. verschlechtert sich durch Südwestwinde, da dann immer niedriger Luftdruck herrscht.

Lyc. leidet auch in Jahreszeiten mit geringster atmosphärischer Spannung, also im Frühjahr.

Nat-m. dagegen zeigt eine Verstärkung der Beschwerden im Sommer (Juli) und während Gewitter.

Bei *Lyc.* werden die Bauchsymptome, Kolik und Diarrhoe morgens schlimmer, Brust, Hals und Fieber abends.

Umgekehrt ist es bei *Nat-m.* Folglich ist die Wirkung von *Lyc.* im Tagesverlauf am Körper hochsteigend, bei *Nat-m.* herabsteigend.

Sicherlich gleichen sie sich hinsichtlich vieler bedeutender Symptome des Geistes, der Gemütsverfassung, bezüglich Wirbelsäule, Brust, Genitalien, der Harnorgane. Und auch bei Hysterie muß, trotz *Goullon's* Bemerkungen zu den Gegensätzen, anerkannt werden, daß *Sep.* und *Nat-m.* eng verwandt sind.

MERCURIUS IODATUS RUBER

MERCURIUS IODATUS FLAVUS

Gemüt

Schlechte Laune.	Destruktive Neigungen.

Kopf

Schmerzen im Kopf, von unten nach oben.	Schmerzen im Kopf von oben nach unten.
Pulsieren und Hitze am Scheitel.	Verstärktes Klopfen, mehr in der Stirn.

Augen

Trübsichtigkeit.

Entzündete Augen, vor allem das rechte; helles Licht reizt so stark, daß er die Augen geschlossen halten muß; psorische Ophthalmie.

Schwarze Wolken schweben vor den Augen.

Entzündung der Meibom' Drüsen mit Ulzeration und Zusammenkleben der Lider morgens; Entzündung und Ulzeration von Hornhaut und Sklera, erhaben, mit granulierter Oberfläche.

Beide können bei Konjunktivitis angewendet werden.

Nase

Schnupfen mit vielem Niesen; < in der rechten Nasenöffnung; krustiger Ausschlag auf den Nasenflügeln.

Schnupfen mit weißer oder blutiger Absonderung, meist aus den Choanen; schlimme Knochenerkrankungen.

Ohren

Das Gehör bessert sich mit dem Schnupfen.

Verstopfungsgefühl im rechten Ohr, trotzdem hört er gut.

Gesicht, Mund

Schwerer, dumpfer Schmerz; erst im Ober-, dann im Unterkiefer.

Ungewohnter Speichelfluß.

Kleine wunde Stellen an der Unterlippe und Wundheit der Wangeninnenseite.

Bläschen an der Zungenspitze.

Wundschmerz im Oberkieferknochen.

Mund und Zahnfleisch trocken und klebrig.

Feiner, hellroter Ausschlag; < am Gaumen.

Bläschen am hinteren Teil der Zunge.

Gelber oder gelblichweißer Belag am Zungenrücken, wobei Spitze und Ränder sauber sind, ist für *Merc-i-f.* charakteristisch.

Hals

Diphtherie mit lividen, purpurfarbenen Flecken und dünner,

Diphtherie mit leicht ablösbaren Flecken und schweren Ma-

übelriechender Absonderung.

Hochräuspern harter, grüner Klumpen.

Schwellung der linken Tonsille, Verlängerung des Gaumensegels; Gefühl wie verbrüht; muß aufgrund von Speichelansammlung und Klumpengefühl schlucken.

gen-, Leber-, oder Bauchbeschwerden.

Schleimiger Auswurf.

Beide Tonsillen; meist rechts; Gefühl von Brennen; muß aufgrund von ständigem Kloßgefühl schlucken.

Geschmack, Appetit usw.

Verlangen, sein Essen nachzusalzen.

Will in kleinen Schlucken trinken.

Schmerzen um den Nabel.

Leichter Tenesmus nach dünnem, durchfälligem Stuhl; heißer Urin.

Verlangen nach Säuren, sauren Sachen.

Will große Mengen trinken.

Brennen um den Nabel.

Dysenterie, wenn der Stuhl von grasgrüner Farbe ist.

Urin

Bei beiden reichlicher, roter Harn.

Genitalien

Beide haben Pollutionen. Bei *Merc-i-f.* kann der Patient vom Urinieren träumen und darauf erfolgt eine Pollution. *Merc-i-r.* hat verstärktes sexuelles Verlangen, besonders beim Schlafengehen.

Brust

Abends trockener Husten; spärlicher, weißer Auswurf.

Stiche in der Herzgegend.

Leichter, hackender Husten bei der Einatmung; Auswurf wurde nicht beobachtet.

Das Herz macht gelegentlich einen spasmodischen Sprung.

Rücken, Glieder

Rheuma, < mittags, durch Bewegung, beim Anziehen des Man-

Rheuma, < nachts im Bett; < beim Schreiben, bei passiver Betels; abends und nachts geringer; Schmerzen vor allem in den Muskeln.

wegung; tief in den Knochen sitzende Schmerzen.

Haut

Juckreiz weniger deutlich.

Kleine Fissuren und Risse.

Juckreiz sehr beständig.

Wunde, juckende Stellen.

Allgemeines

Die Verschlechterungen entsprechen sich in etwa. *Merc-i-f.* zeigt mehr Ähnlichkeit zu *Merc.*; *Merc-i-r.* ähnelt stärker *Iod.*

MERCURIUS VIVUS*   CINNABARIS

Mürrisch, boshaft.

Vergeßlich; Kopfschmerzen im Vorderhaupt.

Vorherrschend Beschwerden des linken Auges.

Schnupfen mit Absonderung aus den vorderen Nasenöffnungen.

Ophthalmie mit Pusteln auf den und um die Augen; Pusteln auf den Lidknorpeln.

Speichelfluß mit wundem Zahnfleisch.

Katarrh; Kloßgefühl im Hals; Roheit in Hals und Brust; aus der

Mürrisch.

Vergeßlich; Kopfschmerzen am Scheitel.

Vorherrschend Beschwerden des rechten Auges.

Schnupfen mit Absonderung aus den hinteren Nasenöffnungen.

Kondylom der Iris am Rand der Pupille oder der Lider.

Speichelfluß mit verstärktem Harnabgang.

Katarrh; Zusammenschnüren im Hals; nächtliche Trockenheit, so

---

* *Metallisches Quecksilber.* Obwohl *Hahnemann Mercurius solubilis* prüfte, empfahl er die Verwendung von Triturationen des reinen Metalls für die Praxis, da es das am einfachsten herzustellende Quecksilberpräparat darstellt und sich in gleichem Maße für die Verschreibung nach den Symptomen von *Mercurius solubilis* eignet. Anm.d.R.

Nase läuft brennendes Wasser; Schmerz wie ein Stich durch die rechte Brust.

daß er kaum schlafen kann; morgens schmutziger, zäher Schleim aus den Choanen; Schmerz vom Schwertknorpel diagonal durch die Brust.

Trockene, konische Feigwarzen.

Fächerförmige Feigwarzen.

Einfacher und unkomplizierter Schanker; weicher, reichlicher, dicker Eiter.

Vernachlässigter, fehlbehandelter, indurierter Schanker; übermässige Granulation; erhabene Ränder.

Bubo entleert dicken Eiter.

Indolenter Bubo.

Cinnb. heilt Patienten mit einer Kombination von Skrofulose und Syphilis oder Syphilis und Tuberkulose.

< nach Stuhlgang, Tenesmus.

Kneifen vor dem Stuhl, > danach.

Brennen des Anus.

Pickel rund um den Anus, brennen und jucken.

Schmerzhafte Diarrhoe nachts.

Schmerzlose Diarrhoe nachts.

Schmerzhafte Hautausschläge, auf den Handflächen.

Hautausschläge am Ellbogen, rote Fingergelenke.

Juckreiz beim Warmwerden im Bett.

Am ganzen Körper Juckreiz ohne Ausschlag.

Langsamer Puls am Tag, beschleunigter nachts.

Vormittags langsamer, nachmittags beschleunigter Puls.

Nachtschweiß, der Körpervorderseite.

Schweiß zwischen den Schenkeln, mittags.

< beim Alleinsein.

< in Gesellschaft.

< in kalter Luft, Abendluft.

< in heißer, > in kalter Luft.

< durch Ausstrecken.

> durch Strecken.

MERCURIUS VIVUS	MERCURIUS CORROSIVUS

Gemüt, Kopf

Vergeßlich.	Starrt die mit ihm sprechenden Personen an, ohne sie zu verstehen.
Schwindel; die Gegenstände erscheinen schwarz.	Schwindel, Taubheit und kalter Schweiß.

Augen

Dilatierte Pupillen.	Kontrahierte oder rechteckige Pupillen.
Katarrhalische oder exanthemische Ophthalmie mit Pustelbildung; Pickel rund um das entzündete Auge; durch jede Erkältung erneute Rückfälle.	Gonorrhoische Ophthalmie [ist hier besser als *Merc-v.*]; unregelmäßige Iris, rosafarbene Linie rund um die Kornea; Eiter im Kammerwinkel; phagedänische Entzündung.

Gesicht, Mund

Lider geschlossen, mit Pusteln auf den Lidknorpeln.	Oberlid überlappt das Unterlid.
Wäßrige, wundmachende Absonderung aus den vorderen Nasenöffnungen.	Nasenabsonderung aus den Choanen; zähe, antrocknende Absonderung.
Reichlicher, fauliger Speichelfluß.	*Scharfer* Speichel, spärlicher Speichelfluß.
Weiße, speckige Geschwüre im Mund; der Atem ist nicht so übelriechend wie bei *Merc-c.*	Phagedänische Geschwüre; sehr übelriechender Atem.
Oberlippe geschwollen, trocken und rauh.	Unterlippe wulstig, dunkelrot.
Kalter und öliger oder saurer Stirnschweiß.	Stirnschweiß mit Angst; gegen Morgen übelriechend.

Hals, Verdauungstrakt

Wunder Hals; Uvulitis; die Tonsillen enthalten Eiter; reichlicher, fadenziehender Speichel.	Wunder Hals; Uvulitis; wenn die Teile *dunkelrot* und brennend sind; Neigung zu phagedänischen Geschwüren.

Wenig von Nutzen bei Diphtherie.

Erbrechen bitteren Schleims; schleimig und blutig.

Dysenterie, wenn der Tenesmus nach Stuhlgang schlimmer ist; häufiger und spärlicher Urin.

Proktitis, Appendizitis usw., wenn sich ein Abszeß gebildet hat.

Chronische Diarrhoe (Hochpotenzen).

Albuminurie nach Diphtherie.

Erbricht zähen, fadenziehenden, albuminösen Schleim; dunkles Blut.

Dysenterie mit mehr *Brennen* und Galle; Blasentenesmus, heißer oder unterdrückter Urin; Wadenkrämpfe.

Dasselbe, wenn die Harnentleerung während Stuhlgang unmöglich ist.

Verstopfung (höchste Potenzen).

Urin

Saurer, scharfer Urin; vermischt mit Blut, mit weißen Flocken oder Eiter, wird bald faulig.

Gonorrhoe mit gelbgrüner, eitriger Absonderung.

Heißer, blutiger Urin, enthält Ziegelmehlsediment; oder eitriger Bodensatz.

Gonorrhoe mit nachfolgender phagedänischer Entzündung.

Bei Phimose ist möglicherweise *Merc-c.* das bessere Mittel, wenn die Teile dunkelrot werden und brennen; da dieser Zustand bei Paraphimose ebenfalls häufig vorliegt, wird es auch hier vorzuziehen sein.

Einfache Schanker, weich, oberflächlich, regelmäßig, mit reichlichem und dickem Eiter.

Schanker wird phagedänisch und sondert dünnen, ichorösen Eiter ab *(Raue)*.

Weibliche Genitalien

Eitriger, scharfer, flockiger Fluor mit Schleimklumpen.

Reichliche und zu späte Menses.

Blaßgelber Fluor, süßlich riechend.

Zu frühe und reichliche Menses.

Brust

Merc-v. ist das bei weitem besser geprüfte Mittel für Husten, Grippe usw. Bei Bronchitis mit scharfen schneidenden Schmerzen im Kehlkopf, dunkelrotem Rachen, Enge über der Brust, die kaum atmen läßt, ist aber *Merc-c.* das richtige Mittel. Wenn der Rachen mitbeteiligt und das Schlucken weniger schmerzhaft als das Herabdrücken oder Herausstrecken der Zunge ist, muß *Merc-c.* vorgezogen werden, da hier der Zungengrund stärker betroffen ist als bei *Merc-v.*

Extremitäten

Kalte, feuchte Glieder; oder sie sind so wund, daß er sie kaum bewegen kann.

Kalte Glieder mit erschlafften Muskeln; purpurfarben, mit kleinem, spasmodischem Puls.

Fieber, Puls

Kalter, saurer Schweiß; brennt oft auf der Haut.

Puls immer voll und schnell, gelegentlich zittrig.

Pocken mit ruhrartigen Entleerungen und starkem Speichelfluß; Eiterungsstadium.

Kalter Schweiß mit Angst; morgens übelriechend.

Puls immer schwach, aussetzend, zittrig.

Pocken, wenn der Hals so stark geschwollenen und entzündet ist, daß er fast erstickt.

Haut, Nägel, Allgemeines

Meist Karies.

Immer reichliche Eiterabsonderung; vorherrschend ungesunder Eiter.

Gelbliche Nägel.

Ähnlich: *Aur., Narcotica, Lach., Sulph.* usw.

Beschwerden von Frauen und Kindern.

Betäubung.

Immer ichoröse Eiterung; phagedänische Geschwüre; Gangrän.

Graufarbene Nägel.

Ähnlich: *Kreos., Arg-n., Arum-t., Ars.* usw.

Beschwerden von Männern *(Burt).*

MERCURIUS VIVUS

MERCURIUS IODATUS FLAVUS

Gemüt, Kopf

Bei beiden besteht Angst und Ruhelosigkeit.

Verlangen, in die Ferne zu reisen. [Auch sehnsüchtiges Heimweh.]

> im Freien, dort fühlt er sich immer heiter; im warmen Zimmer abgestumpft und niedergeschlagen.

Katarrhalische und rheumatische Kopfscherzen, < in frischer Luft.

Kopfschmerzen durch Katarrh usw., > in frischer Luft.

Schwindel im Liegen oder beim Gehen.

Schwindel beim Reiten.

Absonderung aus den vorderen Nasenöffnungen.

Meist Absonderung aus den hinteren Nasenöffnungen.

Katarrh mit wäßrigen, wundmachenden Absonderungen; verkrustete Nasenlöcher, Nasenbluten beim Naseputzen; grüner, fauliger Eiter; rote, glänzende, geschwollene Nase.

Katarrh mit weißlicher oder blutiger Absonderung aus den Choanen; Erkrankungen der Nasenknochen, Schwellung der Nasenknochen, < rechtes Nasenloch.

Katarrh der Bindehaut; Rückfälle durch Kälte; Exanthem der Bindehaut.

Katarrh der Augen, paßt bei membranöser Konjunktivitis.

Schlaffe Zunge; trocken, schwarzbelegt.

Gelbe Basis der Zunge; hellrote Zungenspitze.

Wunder Hals; Tonsillitis mit Eiterung oder sich langsam entwickelnden Geschwüren; paßt am besten bei Eiterbildung.

Diphtherische Halsleiden[1]; begrenzte, leicht ablösbare Flecken; Geschwüre auf den Tonsillen; tuberkulöse Halsleiden.

---

(1) *Merc-i-f.* kann möglicherweise bei echter Diphtherie nützlich sein, aber es ist mit Sicherheit das beste Mittel bei den diphtherieartigen Halsleiden, die jeden Winter auftreten. Es unterscheidet sich von *Lach.* durch die dunklere, eher livide Tönung; wie bei *Lach.* ist die Schwellung < auf der linken Seite und < beim Leerschlucken, doch fehlt hier die extreme Empfindlichkeit des äußeren Halses.

Merc-v. erzeugt Geschwüre der Schleimhaut, doch scheint *Merc-i-f.* die follikulären Drüsen stärker anzugreifen und sie zu zäher, undurchsichtiger Sekretion anzuregen, während sie bei *Merc-v.* fadenziehend und klebrig ist. *Merc-i-f.* heilt tuberkulöse Halsleiden aufgrund seiner Wirkung auf die Follikel; käsige Massen im Sputum

Magen, Abdomen

Übelkeit mit Schwindel.	Übelkeit mit Erstickungsgefühl am Herzen.
Weißliche, wäßrige Stühle.	Dünne, braune Stühle mit viel Schaum.
Dysenterie mit viel Tenesmus, besonders nach dem Stuhlgang.	Am besten bei Kneifen mit leicht blutigem, doch reichlich grasgrünem Schleim.

Urin, Genitalien

Zäher oder zerkrümelnder Stuhl.	Zäh wie Kitt haftender Stuhl.
Reichlicher, dunkler, saurer Urin.	Reichlicher, dunkelroter Urin.
Nachts blutige Samenentleerungen.	Samenentleerung nach Träumen vom Urinieren.
Weiche Schanker mit reichlichem Eiter.	Indurierte Schanker, harte Narben.

Brust

Geschwürige Laryngitis mit starkem Speichelfluß; weiße Flecken.	Geschwürige Laryngitis, livide, purpurfarbene Flecken; dünne, stinkende Absonderung.
Bronchitis mit blutigem Sputum; Grippesymptome.	Bronchitis mit Schwellung der Bronchialdrüsen; subakute Fälle.

Schlaf

Schlaflos vor Mitternacht.	Schlaflosigkeit vor 1 Uhr nachts.

Fieber

Scharlach; dem folgen Anasarka und Aszites; Wundheit und Entzündung der Genitalien.	Scharlach mit Stimmverlust, purpurfarbenem, geschwürigem Rachen; nach *Lach.*

Merc-i-f. ist bei Scharlach, Masern usw. das bessere Mittel, wenn Parotis, Zervikaldrüsen und Tonsillen verhärtet sind (siehe *Burt).*

Selten bei Typhus anwendbar, jedoch bei Vorliegen von: wundem, fauligem Mund, Leberschmerzen mit grüngelben Stühlen, dunklem Urin und gelber Haut.

Typhoide Fieber mit Leber- oder Milzvergrößerung; Torpor; paralytische Schwäche; Koma, auch mit Krämpfen und unterdrücktem Urin.

Haut

Juckreiz beim Warmwerden im Bett.

Am ganzen Körper Juckreiz, kein Ausschlag, erscheint an verschiedenen, aufeinanderfolgenden Stellen.

Allgemeines

< im Herbst.

< durch Schlucken von Speichel oder Flüssigkeiten.

Abneigung gegen frische Luft.

Schmerzen < bei Bewegung.

> im warmen Raum (nicht im Bett).

< bei Tauwetter, im Frühjahr.

< beim Leerschlucken oder Speichelschlucken.

Oft > in frischer Luft.

Schmerzen > bei Bewgung.

< im warmen Raum.

Merc-i-f. zeigt Verschlechterung durch passive Bewegung, doch Besserung bei aktiver körperlicher Betätigung.

MERCURIUS VIVUS   SILICEA

Gemüt

Verzagte und melancholische Stimmung besteht bei beiden Medikamenten. Die Angst scheint bei *Merc-v.* durch Blutwallungen oder Alkoholismus bedingt zu sein; die Kranken wollen *aus dem Haus fliehen, in die Ferne reisen.* Bei *Sil.* ist sie Teil der *nervösen Schwäche,* die keinerlei Stimulierung erträgt. *Merc.* verursacht jedoch Reizbarkeit, auch Heftigkeit und einen *boshaften, argwöhnischen* Zustand, der zur *milden,* weinerlichen, *nachgiebigen* Haltung von *Sil.* in krassem Gegensatz steht.

Das Sensorium ist bis zur Demenz geschwächt. Die Gedächtnisschwäche von *Merc.* resultiert aus Kongestion, ist durch Mißbrauch von Alkohol, durch äußere Verletzungen oder Syphilis bedingt. In weit fortgeschrittenen Fällen handelt der Kranke auf jede mögliche Weise närrisch, leckt auf, was er ausgespuckt hat, faßt anderen an die Nase usw. Das schlechte Gedächtnis von *Sil.* ist auf nervöse Schwäche, Nässeeinwirkung, übermäßiges Lernen u.ä. zurückzuführen. In manchen Fällen sitzt der Kranke da und zählt Nadeln, denkt, er sei an zwei Stellen zur gleichen Zeit usw.

Kopf

Kopfschmerz ist allgemein < nachts im Bett, durch Schweiß; Schmerzen wie von einem *Reifen* um den Kopf.

Öliger, saurer Kopfschweiß; eiskalte Stirn; < *in der Bettwärme.*

Ausschläge meist des Vorderkopfes; bluten durch Kratzen (siehe *Gewebe).*

Kopfschmerzen allgemein > in der Bettwärme; < nachts; scheinen *die Wirbelsäule zum Kopf hochzusteigen.*

Saurer, reichlicher Kopfschweiß, immer des ganzen Kopfes; > durch Umhüllen des Kopfes.

Ausschläge am Hinterkopf und hinter den Ohren; Kratzen verursacht Brennen.

Augen

Symptome der Amblyopie aufgrund von Entzündung, Kongestion usw.; Buchstaben bewegen sich beim Lesen; Gebrauch der Augen bewirkt stechende Wundheit; < durch den Schein eines Feuers.

Symptome der Amblyopie als nervöser Reflex; durch unterdrückte Absonderungen von Uterus und Lungen; Buchstaben erscheinen blaß; Gebrauch der Augen erzeugt Schwindel; < bei Tageslicht.

Blindheit in Anfällen; dilatierte Pupillen.

Entzündliche Affektionen mit Bildung von Eiter oder Pusteln; Pickel weit um die Augen herum; schneidende, stechende Schmerzen.

Vorübergehende Blindheit; kontrahierte Pupillen.

Entzündliche Affektionen; drohende Perforation der Kornea; *Fisteln*; Schmerzen wie Stiche von der Stirn in die Augen.

Ohren

Gehörverlust mit Brausen in den Ohren; > durch Schlucken oder Schneuzen der Nase; der Gehörgang ist immer feucht.

Otitis mit beginnender Ulzeration; [Zwängen, Zerren], Reißen[1]; Kältegefühl des inneren Ohres; eitrige Otorrhoe.

Gehörverlust mit Glucksen und Flattern in den Ohren; manchmal durch einen lauten Knall im Ohr wieder gebessert; roter, geschwollener Gehörgang.

Otitis mit Stichen von innen nach *außen*; *Jucken* des Mittelohrs; Otorrhoe mit Karies. Otitis interna (häufig bei Scharlach).

Nase

Fließschnupfen mit wundfressender Absonderung (Grippe); chronische Formen mit grünem Eiter, das Innere der *Nasenflügel* ist rot und verkrustet; Schmerzen und Fieber, Obstruktion der Eustachischen Röhren.

Rote, *glänzende,* geschwollene Nase mit Jucken.

Immer *trockene* und verstopfte Nase (chronische Formen); *ätzende, wundfressende* Absonderungen (wie bei Scharlach); *hoch oben* in der Nase sitzende Krusten; *Jucken* der Eustachischen Röhren.

Nasenspitze *juckt unerträglich,* ohne Schwellung.

Mund, Hals

Zahnschmerzen; entzündetes Dentin; Schwellung des Zahnfleisches, es wird weiß und beginnt zu eitern oder zu bluten; Zahnfleischgeschwulst.

Zahnschmerzen; entzündetes Periost; im Zahnfleisch finden sich fistulöse Öffnungen mit aussickerndem dünnen und stinkenden Wundsekret.

---

(1) Reißen [Zwängen, Zerren] ist wohl sehr charakteristisch, weil es die gleiche drängende Empfindung ausdrückt, die bei der *Merc.*-Dysenterie so deutlich auftritt.

Schwellung der Oberlippe (wie bei Skrofulose).

Glossitis; Entzündung oder auch Eiterung der weißen Zunge.

Schwarze Zunge; zeigt Zahneindrücke.

Tonsillitis mit langsamer Geschwürbildung, *wenn der Eiter schon gebildet ist, doch der Abszeß noch nicht ausgereift ist,* < beim Schlucken von Flüssigkeiten und Speichel.

Mundgeruch.

Blasse Schwellung der Parotis; stechende Schmerzen.

Härte der Oberlippe (wie bei Krebs).

Zunge einseitig geschwollen; verhärtet; wie bei Krebserkrankungen.

Braun belegte Zunge; Empfindung eines Haares an der Zungenspitze.

Tonsillitis, *wenn der Abszeß nicht ausheilt,* oder sich bei jedem Versuch zu schlucken unwillkürlich das Gesicht verzerrt; Schluckschmerzen ohne bestehende Entzündung[2].

Morgens Mundgeruch[3].

Parotis geschwollen; *hart,* indolent.

Magen

Erbrechen von *Schleim, Galle* und Speisen; süßliches Aufstoßen, Ohnmachtsanfälle (wie bei Würmern).

Das Kind *wird gelblich, erbricht Galle* und lehnt Milch ab.

Erbrechen von *Getränken* und Speisen; Übelkeit durch Überhitzung; erbricht, sobald er getrunken hat[4].

Das Kind *verweigert die Muttermilch* oder es *erbricht sie sofort wieder*[4].

(2) Diese Dysphagie ist Teil der *Sil.*-Charakteristik; der Kranke ist geistig und körperlich schwach; ihm fehlt die geistige Widerstandskraft, er ist nachgiebig; schluckt schnell; ist müde; schleppt die Glieder nach; der Stuhl wird nur unter Schwierigkeiten ausgetrieben und schlüpft dann wieder zurück; als Kind lernte er nur langsam das Gehen - in einem Satz, er befindet sich in einem semiparalytischen Zustand.

(3) Klinisch unterscheiden sich die beiden Mittel hier stark; *Merc.* verursacht Skorbut und Aphthen; Zahneindrücke der Zunge; aus Entzündungen entwickeln sich Verhärtungen; das Zahnfleisch ist geschwürig und weiß; hierdurch entsteht der Mundgeruch. Bei *Sil.* weist eine Verhärtung der Zunge auf ein Karzinom hin; die Mitbeteiligung des Zahnfleisches ist eher Folge von und steht in Zusammenhang mit periostaler Erkrankung; Aphthen sind weniger deutlich; der Mundgeruch ist ein Symptom der Magenstörung, gestörter Schlaf, und tritt deshalb auch morgens auf.

Drücken, *als hinge der Magen schwer herab*, nach dem Essen.

Kolik (wie durch Würmer) mit *kalten, klebrigen Händen*; schleimiger Stuhl; < um Mitternacht.

Schleimige, blutige Diarrhoe, pechartig, biliös, grün, lehmfarben, sauer; *viel Anstrengung und Tenesmus*; Entblößen, und sei es nur der Hand, löst Bauchschmerzen aus.

Zähe und krümelige Stühle; *nötigen zu enormer Anstrengung, sie zu entleeren.*

Drücken, wie von einem *schweren Stein*, nach dem Essen; besonders nach *rohem Gemüse*[4].

Kolik (wie durch Würmer), mit gelben Händen und blauen Nägeln; Verstopfung; < bei Neumond[4].

Schleimige, blutige Diarrhoe von aashaftem Geruch; *schwierig, aber schmerzlos zu entleeren*; Entblößen verursacht Schmerzen und verschlechtert ganz allgemein.

Zu große Stühle, *sie schlüpfen zurück, obwohl sie zum Teil bereits entleert waren.*

Bei der Behandlung von zur Eiterung neigenden Hämorrhoiden muß die Differenzierung beider Mittel sehr sorgfältig erfolgen. *Merc.* verursacht daneben ein schwarz und blutig erscheinendes, vorgefallenes Rektum[5]; Schleimbildung; bei *Sil.* fallen nur die Hämorrhoiden selbst vor, mit Schmerzen, die sich zum Rektum und bis in die Hoden erstrecken; Fisteln.

(4) Diese Symptome zeigen nur wenig Ähnlichkeit mit der tatsächlichen Wirkung dieser Mittel auf die Verdauungsorgane, da sie hier in der täglichen Praxis, besonders bei der Behandlung psorischer Kinder, oft versagen. Sie scheinen eine Ähnlichkeit zu verkörpern, die, wie auch immer, trügerisch ist. *Merc.* verursacht sogenannte biliöse Symptome mit *Schleimhautveränderungen*; und in den Eingeweiden *schleimige* Diarrhoe und *Dysenterie*. Bei der Dyspepsie liegen hier immer auch ein *gelbes Gesicht, weiche Zunge*, biliöse oder lehmfarbene Stühle vor, Magen und Hypochondrien *fühlen sich aufgebläht an*, oder es besteht ein *schwer zerrendes Gefühl*, wie es auch beim Gehen im Bauch empfunden wird. *Sil.* ist von *erdiger* oder *wachsartiger* Gesichtsfarbe; das Erbrechen erfolgt unmittelbar nach dem *Trinken* oder nach Stillen und offenbart eine Reizbarkeit des Magens, wie sie von Gastralgie, Krebs u.a. bekannt ist. Es gibt hier eher eine Inaktivität der Därme als Dysenterie. Neben diesen Unterschieden zeigen diese Mittel Übereinstimmung bei der Behandlung von *Leberschwellung; hartem, heißem und empfindlichem Abdomen* (wie bei Kindern); *Wurmkoliken; Empfindlichkeit der Leber, < beim Liegen auf der rechten Seite* usw. *Merc.* fördert die Eiterbildung, paßt somit auch bei *akutem Leberabszeß; Sil.* verzögert die Eiterung und ist deshalb bei *chronischem Leberabszeß* das richtige Mittel.

(5) Hier drängt sich der Vergleich mit der Phimose auf; solche Analogien bestätigen die charakteristische Wirkung eines Mittels.

Würmer; süßliches Aufstoßen; fauliger Atem; Hunger, doch große Schwäche; Fieber; nachts Verlangen zu entfliehen [mit Angst und Befürchtung]; *verursacht Entzündung der Vulva; der Genitalien*.

Würmer; ein anhaltendes Aufschwulken; das Fieber wird konstant, fast wie hektisches Fieber; Hunger, doch Schwindel beim Versuch zu essen; die Beschwerden *verschlechtern sich bei Neumond*.

Harnorgane

Der *Merc.*-Urin enthält Blut, Eiter und Schleim; er ist trübe, sauer oder eitrig. Bei *Sil.* bildet sich ein gelber oder rötlicher Bodensatz oder sandiges Sediment. Bei beiden besteht häufiges Urinieren, wobei *Merc.* dabei *reichlich*, *Sil. nur spärlich* Urin entleert.

Genitalien

Merc. entspricht vielen Formen der Syphilis, *Sil.* nur denen mit Knochenerkrankungen; offene, hartnäckige Schanker, Bubonen usw., wenn *Quecksilber* im Überfluß angewendet wurde (siehe *Geschwüre, Knochen*). Beide entwickeln Flecken, feuchte Ausschläge und Jucken der Genitalien, besonders der Eichelkrone.

Dicke, *grüne*, eitrige gonorrhoische Absonderung, < nachts.

Dicke, *faulige*, eitrige gonorrhoische Absonderung; < durch Schwitzen bei Anstrengung.

Samenentleerungen verursachen Brennen in der Wirbelsäule; eiskalte Hände.

Samenerguß verursacht ein Gefühl einseitiger Gehirnlähmung.

Grüner, flockiger Fluor mit haselnußgroßen Klumpen; *entzündete Genitalien*.

Milchiger, wässriger, brauner Fluor; statt den Menses; nach Saurem.

Menstruation: kongestive Form; Skorbutkranke; launenhaft, ängst-

Menstruation: die nervöse Form; chlorotische Patienten[7]; Melancho-

(6) Der Einfluß von *Merc.* auf die Genitalien ist bemerkenswert. Bei Scharlach, Masern, Wurmerkrankungen u. ä., weisen die gleichzeitig entzündeten Genitalien auf *Merc.* als das Mittel hin, das alle bestehenden Symptome beheben kann. Bei einer großen Bandbreite verschiedener Beschwerden, bei denen der Kranke (das Kind) *andauernd am Penis zerrt*, ist *Merc.* ebenfalls angezeigt. Im Delirium, Stupor u.a. weist dieses Symptom auf *Bufo, Canth., (Hyos.,)* und *Merc.* hin.

(7) Auch hier gilt, *daß unter keinen Umständen eine Verschreibung allein aufgrund der Pathologie genügt.* Alle diese Vergleiche sind unter Maßgabe der Kürze entstanden. Es würde eine Seite füllen, alles in vollständigen Symptomen auszudrücken, was hier in wenigen Worten angerissen wird.

lich; Hände, Füße und Gesicht ödematös geschwollen; drängende Schleimstühle; der *Urin frißt die Teile wund;* wunde Stellen auf der Zunge.

Die Vagina fühlt sich *wie roh* an; Prolapsgefühl, als ob das Abdomen beim Gehen herabsinken würde.

Ohnmacht; *kalter Stirnschweiß,* mit Metrorrhagie, besonders bei älteren Frauen.

Die Mammae sind entzündet und fühlen sich wie roh an, harte, glänzende Schwellung; *Eiterbildung; verdorbene Milch, das Kind verweigert sie.*

lie; ist überall eiskalt; immer starke Verstopfung vor den Menses; Ausschlag auf der Schenkelinnenseite; beseitigt Eiterung; Paronychie.

Die Vagina ist bei Berührung *sehr empfindlich;* Herunterdrücken in der Vagina beim Gehen.

Vorübergehende Blindheit bei Metrorrhagie, Uteruskrebs usw., beim Stillen geht Blut ab; auch zwischen den Menses.

Die Mammae: chronische *fistulöse Öffungen* mit schwieligen Rändern; harte (szirrhöse) Knoten; das *Kind verweigert die Milch oder erbricht sie sofort.*

Kehlkopf, Brust

Husten; die Brust scheint sich zusammenzuziehen, was die Atemnot auslöst; kommt in zwei aufeinanderfolgenden Anfällen; dadurch berstender Schmerz in Kopf und Brust; Wundheit im Kreuz und zwischen den Schulterblättern; < bei Vorhandensein von Würmern, durch Zahnung; beim Liegen auf der linken Seite; durch kalte Abendluft oder feuchtes Wetter[8].

Angreifender, kurzatmiger Husten, scheint den Atem zu nehmen; hohl, erstickend; löst Vorfall der Hernie aus; Schmerzen wie Rucke über dem Kreuz; < nach schnellem Gehen; durch hastiges Essen; beim Liegen auf dem Rücken; durch Wetterwechsel; bei Gewitter.

(8) *Merc.* erzeugt Brennen, Rohsein und Schmerzen in den Knochen, auch wäßrige Blennorrhoe, wie sie auch von Grippe bekannt ist. Bei Lungeneiterung sind die Entsprechungen beider Mittel oft erstaunlich. *Merc.* ist jedoch nach *Hämorrhagie* vorzuziehen, nach akuter Entzündung, Pneumonie usw. mit weichem, schnellem Puls, Angst, Gewichtsgefühl auf der Brust, stechenden Schmerzen, *kaltem Stirnschweiß; gelbem, biliösem Gesicht. Sil.* ähnelt *Calc.* bei *Kavernen der Lungen,* rasselnder, keuchender Atmung; milchigem, eitrigem Sputum, *hektischem Fieber, blassem, wächsernem Gesicht, Nachtschweißen und fauligem Fußschweiß.* Klinisch lindert *Sil.* die Schlaflosigkeit Schwindsüchtiger, *Merc.* die Diarrhoe und gelegentliche Katarrhe durch Erkältungen in der Abendluft.

Wäßriger Auswurf; koaguliertes Blut; gelber Schleim; faulig oder salzig schmeckender Eiter.

Klarer, reichlicher, zähflüssiger Auswurf; blasses, schaumiges Blut; milchiger, scharfer, ichoröser oder eitriger Schleim mit fettigem Geschmack.

Dyspnoe < beim Steigen; > durch Rauchen von Tabak.

Dyspnoe < in der Ruhe, *nach* schnellem Rennen oder Gehen.

Erwacht mit Zittern und Pochen des Herzens; *Gefühl, als schwinde das Leben*[9].

Heftiges, bedenkliches Pochen des Herzens; < *nach* jeder heftigen Anstrengung.

Voller und beschleunigter Puls. .

Kleiner, harter und schneller Puls.

Blutwallungen sowie Zittern durch die *geringste Anstrengung.*

Blutwallungen durch *Wein*; sind leicht zu erregen.

Fieber

Frost, als ob kaltes Wasser über den Körper gegossen würde.

Frost, als ob kalte Luft um die Taille blase[10].

Frost *nach Stuhl*[11], nachts, mit häufigem Urinieren.

Frost durch *Mangel an Lebenswärme.*

Hitze mit Angst, Zusammenschnüren der Brust, Ohnmachtsgefühl; Frost bei Bewegung.

Hitze mit Kopfschmerzen, erscheint in Wellen, < im Gesicht[10].

Allgemeiner Schweiß, außer am Kopf; oder Schweiß der Körpervorderseite[10].

Kein Schweiß, außer am Kopf; oder an der Körperrückseite.

(9) Eine Symptomatik, die sich sowohl bei Entkräftung sowie auch durch organische Erkrankungen ausbilden kann. Vergleiche *Kali-i., Lach., Merc-pr-r.* u.a.

(10) Beide Mittel sind bei intermittierendem Fieber wichtig. Auch wenn sie angezeigt sind, ähneln sie sich so sehr, daß ein Differentialstudium notwendig ist. Bei *Merc.* beziehen sich die Schmerzen auf die Leber; Verschlechterung im Schweißstadium mit Herzklopfen, Übelkeit und unbeschreiblichem Unbehagen, Diarrhoe und Wassersucht. Bei *Sil.* beziehen sich die Schmerzen auf den Magen, krampfartige Schmerzen; die meisten Symptome entwickeln sich in der fieberfreien Phase, vor allem deshalb, weil *Sil.* als konstitutionelles Mittel zur Therapie der Psora angezeigt ist. Es besteht Verstopfung, Stockschnupfen, *Mangel an Lebenswärme und Rückenschmerzen mit Lähmungsgefühl der Glieder.*

(11) Dieser bei Syphilis entstehende Frost deutet auf den Gebrauch von Quecksilber hin.

Der Schweiß *lindert nie*[12]; saurer, öliger, klebriger Schweiß, brennt auf der Haut.

Hektisches Fieber, < die gesamte Nacht über; kalter Schweiß, die Haut fühlt sich feucht an, besonders an Stirn und Schenkeln.

Pocken im Reifungsstadium.

Scharlach mit Anasarka[6].

Saurer oder auch übelriechender Schweiß; *stinkender Fußschweiß um die Zehen.*

Hektisches Fieber, < nachts, besonders gegen Morgen; periodischer Schweiß; Kältegefühl.

Folgen von Pocken.

Scharlach auf skrofulöser Basis (siehe *Ohren, Nase*).

Schlaf

Schlaflosigkeit durch Blutwallung, mit *Angst*; wie durch Alkohol, Schreck, Heimweh usw. bedingt.

Andauerndes *Stöhnen* im Schlaf; erwacht durch fürchterliche Visionen; Furcht vor dem Alleinsein.

Tiefer Schlaf mit offenem Mund und Bewußtlosigkeit. Tagsüber schläfrig und nachts schlaflos; Entkräftung.

Schlaflosigkeit durch Blutwallung, wie durch *nervöse Erregung*, Phantasievorstellungen, Ideenzudrang usw.

Schreien im Schlaf (Alpträume); hellsichtige Visionen; Schlafwandeln.

Coma vigil, mit Zucken im Schlaf (wie bei Typhus u.ä.). Schläfrig und entkräftet während Gewitter.

Haut

Abszesse, Furunkel, *nachdem sich Eiter gebildet hat.*

Abszesse, Furunkel u.ä., *wenn sie keine Heilungstendenz zeigen; des Zellgewebes.*

---

(12) Häufig ein Hinweis auf *Merc.* Bei Typhus deutet dies jedoch auf *Stram., Lach.,* oder *Phos.* hin. *Merc.* kann nur dann eingesetzt werden, wenn *pechartiger Stuhl, starkes Drängen [Tenesmus], Wundheitsgefühl der Leber, ikterische Haut* u.ä. Leberstörungen anzeigen. Damit verbunden ist Teilnahmslosigkeit, tiefer Schlaf, *nächtliches Nasenbluten, Verlangen, das Haus zu verlassen*, spricht von Räubern, weiß nicht, wo er sich befindet, ist *schläfrig, kann aber nicht schlafen* usw. *Sil.*, mit dem ähnlichen Zustand von Entkräftung und reichlichem Schweiß kommt dann in Frage, wenn sich das *Verlangen zeigt, magnetisiert zu werden*, oder der Kranke glaubt, an zwei Orten gleichzeitig zu sein.

Geschwüre breiten sich *oberflächlich* aus; Gefühl von Roh- und Wundsein; *speckige* Oberfläche; < sowohl durch Wärme als auch Kälte.	Geschwüre breiten sich *in die Tiefe* aus; sehr empfindlich gegen die geringste Berührung; *schwärzliche* Oberfläche; > durch Wärme; < durch Kälte[13].
Glattes, rotes, ödematöses Erysipel; *mit Hautausschlag.*	Glattes Erysipel; meistens *mit Knochenerkrankungen.*
Narben werden rötlich.	Narben schmerzen und brechen wieder auf.
Schmutzige, gelbe, rauhe und trockene Haut; oder gedunsen und *schlaff.*	Zarte, blasse, erdige oder wachsartige Haut; blaß und gedunsen.
Entzündete Drüsen, rot, *schmerzhaft* und heiß.	Geschwollene Drüsen, hart, *schmerzlos*, kalt.
Schlechtheilende Haut; die *Absonderungen* (Stuhl, Urin u.a.) *machen die Haut wund.*	Ungesunde Haut; sie eitert wie durch Splitter; *erschwerte, schlechte Heilung.*
Tumoren, Schwellungen usw. sind glatt, *glänzend*, blaß oder rot.	Tumoren, Schwellungen usw., sind glatt oder *schwammig.*
Hautausschläge, fettig, *gelb, dick, Schorfe;* Jucken < im Bett; Kratzen löst *Bluten* aus.	Hautausschläge, *kleieartig, mit* schwarzem Nässen; Jucken nachts, wie durch krabbelnde Ameisen.
Umlauf oder Nagelgeschwür (mit Sehnenbeteiligung).	Nagelgeschwür und echtes Panaritium (mit Knochenbeteiligung)[14].
Gelbe Nägel, schmerzen wie wund.	Blaue Nägel; *eingewachsene Nägel;* [fleckige Nägel].

Nerven

Die Schmerzen reißen, wie ein *Band;* betroffene Teile sind kalt und klebrig; rotfleckige Wangen; Schweiß ohne Linderung; <	*Klopfende* Schmerzen[15]; wie schockartige *Schläge;* Kälte betroffener Teile; weiße oder brennende Flecken auf den Wangen;

(13) *Sil.* umfaßt zwar nahezu jede Art von Eiter, doch ist der dünne Eiter *nicht* stinkend, dicker Eiter dagegen *schon.*

(14) *Sil.* ist das Mittel, wenn ein Nagelgeschwür aus einem eingedrungenen Splitter o.ä. zu entstehen scheint, und es kann tatsächlich Fremdkörper heraustreiben.

durch jeden Wechsel zu Kälte, bei feuchter Abendluft; < in der Bettwärme.

Paralysis agitans; Spinalparalyse; *Entzündung der Hirn- oder Rückenmarkshäute; Steifigkeit der Glieder, doch können sie durch andere bewegt werden*[16].

Krämpfe mit beständigem Sabbern[17]; meist der Extremitäten; nachts mit viel Durst, aufgetriebenem Bauch, juckender Nase, (Würmer).

Ohnmacht mit Schwindel und süßlichem Aufstoßen.

kann nicht Schwitzen; < durch den geringsten Luftzug (am Rücken); Wetterwechsel; Gewitter; > in der Bettwärme.

Tabes dorsalis; Spinalparalyse mit *Obstipation und verstärktem sexuellen Verlangen; Karies der Wirbel*.

Krämpfe mit Tränenfluß; beginnen und breiten sich vom Sonnengeflecht her aus; nachts während des Schlafs; < *bei Neumond*, (Würmer).

Ohnmacht beim Versuch, auf der Seite zu liegen.

Muskeln

Merc. ist häufig bei Rheuma angezeigt; *Sil.* vor allem bei chronischen, arthritischen Knötchen; *Merc.* hilft, wenn Kinder plötzlich zu humpeln beginnen; *Sil.*, wenn sie nur langsam lernen zu Laufen.

Knochen u.a.

Allgemein gesehen wirkt *Merc.* stärker auf *Drüsen und Periost; Sil.* eher auf die Knochen. Auch wenn Karies und Knochenschmerzen durch *Merc.* geheilt werden, sind sie hier doch die Folge periostaler Erkrankung. Nur *Sil.* heilt Nekrose, Ostitis, verbindet Frakturen, heilt chronische Abszesse, Otorrhoe mit Karies u.a.

Wassersucht entsteht bei *Merc.* an fast jeder Stelle des Körpers; bei Anämie bilden sich Ödeme des Gesichts, der Hände und Füße; bei *Sil.*

(15) Wenn Klopfen, Schüttelfrost u.ä. auf eine Eiterung hindeuten, ist *Merc.* weniger passend als *Hep.*; aber wenn sich der Eiter gebildet hat und der Abszeß schnell reift, ist *Merc.* richtig. *Sil.* verursacht klopfende Schmerzen bei Neuralgie, also nicht unbedingt als Folge einer Eiterung.

(16) *Merc.* entwickelt Blasenlähmung; *Schmerz in der Wirbelsäule bei Bewegung; gelegentliche Gliederkontraktionen* - ein umfassendes Bild der Meningitis spinalis; und es ist auch bei *bestehenden Begleiterscheinungen* heilend. *Sil.* betrifft oft skrofulöse Kinder mit Spina bifida u.a. und wird durch die Verstopfung, bei Erwachsenen durch verstärktes sexuelles Verlangen, charakterisiert.

(17) Wenn bei zahnenden Kindern der Speichelfluß plötzlich aufhört und darauf Krämpfe folgen ist *Merc.*, neben *Kali-br.*, oft heilend.

betreffen die Schwellungen vor allem die Gelenke, oder zeigen sich in Form von *Hydrocele* bei Skrofulose. Bei Anämie entwickeln sich morgens Schwellungen der Füße[18].

Allgemeines

Hitze bewirkt hier reichlich Schweiß, der sie weckt; das Blut wird so heiß, „daß es nicht abkühlen kann".	Hitze bewirkt starke Dyspnoe; Übelkeit durch kleinsten Temperaturanstieg.
Entkräftung nach Sturm.	Entkräftung während Gewitter.
Ähnlich: *Bell., Lach., Hep., Nit-ac., Mez., Chin., Dulc., Kali-i., Sulph.* u.a.	Ähnlich: *Sulph., Graph., Ars., Lyc., Hep., Phos., Puls., Calc.* u.a.
Remission während des Tages.	Remission vor Mitternacht.
< im Herbst.	< im Frühjahr.

Merc. hat *Verschlechterung,* aber *Sil. Besserung* durch: nasses Wetter, Bettwärme oder Ofenwärme[19]; leeren Magen[20]; Liegen auf der *rechten Seite.*

Merc. hat *Besserung, Sil. Verschlechterung* durch: trockenes Wetter, Stehen, Rauchen nach dem Frühstück; Liegen auf dem Rücken, Liegen auf der linken Seite, beim Einnehmen einer aufrechten Haltung.

Charakter

Der *Merc.*-Patient ist reizbar, boshaft, argwöhnisch; er ist grob in Verhalten und Geschmack; liebt Bier, keinen Wein; hat ein schmutziges, rauhes und gelbes Gesicht; er ist skorbutisch, skrofulös oder syphilitisch; erträgt keine feuchten, kühlen Winde oder Abendluft; zieht sich Katarrhe und Rheuma zu; schwitzt leicht. Das Kind hat offene Fonta-

---

(18) Natürlich wird *Sil.* heilen, wenn die Symptome danach rufen, auch wenn es bei Wassersucht kein wichtiges Mittel ist. Obige Erläuterung ist so zu verstehen, daß bei Fehlen von höherwertigeren Symptomen *Merc.* den Vorzug bei Ödemen hat. Dies ist der einzig mögliche Gebrauch dieser äußerlichen Differenzierungen.

(19) *Merc.* bessert sich wie *Sil.* durch Einhüllen. Diese so feindlichen Mittel sind sich in ihren Modalitäten täuschend ähnlich. Sie verfügen über wenigstens 20 identische Symptome sehr ähnlicher Art. Um so notwendiger ist es, ihre Unterschiede zu studieren.

(20) *Sil.* verursacht wie *Lyc.* Kopfschmerzen, wenn der Kranke nichts ißt; doch verschlechtert es sich immer nach einer sättigenden Mahlzeit.

nellen, Angst beim Alleinsein; Ruhelosigkeit im Schlaf mit klebrigen Schenkeln und eiskalter Stirn; großes, empfindliches Abdomen mit Neigung zur Dysenterie.

Der *Sil.*-Patient ist eher mild gestimmt und nachgiebig; Geschmack und Erscheinung sind feiner; *zarte*, blasse oder wächserne Haut; erträgt keine Gewitter; bekommt Erkältungen infolge naßgewordener Füße und ist aufgrund der schwachen Wirbelsäule empfindlich gegen Zugluft am Rücken. Kinder mit offenen Fontanellen; großer, verschwitzter Kopf mit kleinem Körper, jedoch geschwollenem Bauch; können nicht gehen; sind immer verstopft.

MYRICA CERIFERA   DIGITALIS

Dig. antidotiert laut *Hale* die durch *Myric.* erzeugte Gelbsucht.

Beide verursachen Symptome der Cholämie durch Verminderung der Gallensekretion; Schläfrigkeit, Stupor, Mattigkeit, langsamer Puls, Gelbsucht, gelbe Augen, geschwollene, schwere Lider, lehmfarbene Stühle, schaumigen, bräunlichgelben Urin usw.

Gleichgültigkeit, Schwermut und Reizbarkeit sind beiden gemein. Nur *Myric.* meint, „er sei besser als alle anderen".

Dig. erregt seröse oder gallertartige, *leicht ablösbare* Schleimhautabsonderungen. Aphthen und Stomatitis mit fauligem oder süßlichem Speichel. *Myric.* entwickelt dicke, übelriechende, *schwer ablösbare* Schleimabsonderungen. Stomatitis mit schwammigem Zahnfleisch, fauligem Schleim, der Mund ist mit *klebrigem Belag überzogen, der nur schwer abzulösen ist.*

Beide empfinden ein schwaches, sinkendes Gefühl im Epigastrium nach dem Essen; *Dig.* besonders *nach dem Frühstück*; bei *Myric.* bessert es sich durch schnelles Gehen.

Bei *Gelbsucht* verursacht *Myric.* aschfarbene Stühle, Schläfrigkeit, langsamen Puls, aber von verstärkter Intensität; dumpfe Leberschmerzen; Zerren im Rücken; schmutziggelbe Zunge; Katarrh der Choanen. *Dig.* unterscheidet sich durch die saubere Zunge oder den leicht lösbaren Schleimbelag der Zunge; der Puls ist langsamer als der Herzschlag; Härte in der Lebergegend; Gelbfärbung der Canthi.

Bei beiden entsteht Herzklopfen beim Liegen auf der linken Seite; Zusammenschnürungsgefühl der Brust; Kitzelhusten, < im Liegen oder beim Sprechen. Doch ist das Klopfen bei *Myric.* hörbar (eher wie bei *Chel.*); bei *Dig.* hat der schnelle, aber kleine Puls des schwachen Herzens Mühe, gegen den Druck des Körpers zu arbeiten.

Der langsame, doch kräftige Puls von *Myric.* offenbart die vorübergehende Systemschwäche durch Intoxikation des Blutes mit Galle; die Gesundheit kehrt bei Wiederaufnahme der Leberaktivität wieder zurück; *Dig.* verursacht Lebervergrößerung durch organische Herzerkrankungen und intensiviert damit die organisch bestehende Schwäche zusätzlich durch Gelbsucht.

PHOSPHORUS   ## ZINCUM

Gemüt

Traurig in der Dämmerung; abwechselnd Lachen und Weinen.	Traurig mittags; ruhig abends.
Leicht zornig; danach Zittern und Hitze.	*Leicht zornig; danach Zittern wie durch Frost.*
Allgemein schnelles, lebhaftes Gedächtnis.	Gedächtnisschwäche.
Gleichgültigkeit.	Schweigsamkeit.
Angst, als solle er sterben.	Fürchtet den Tod (hypochondrisch); denkt ruhig an den Tod (bei Erschöpfung).

Kopf

Schwindel; Gefühl, *als hebe sich der Stuhl,* [auf dem er sitzt]; < morgens; Drehschwindel.	Schwindel; Gefühl, *als schwanke der Stuhl;* ist < abends; Drehschwindel[1].
Hemikranie, mit Schwellung von Stirn und Hinterkopf; *Pulsieren im Kopf;* Gesicht blutüberfüllt.	Chronischer, *verrücktmachender Schmerz tief im Gehirn;* das Gesicht ist ziemlich blaß; *bläuliche Augenlider.*
Kopfschmerz, nach Mittagessen kurzzeitig besser[2].	Kopfschmerz, < nach Mittagessen, nach *Wein.*

(1) Da Drehschwindel als Anzeichen von Gehirntumoren angesehen werden kann, kann sowohl *Phos.* wie auch *Zinc.* bei bestehenden Gehirntumoren nötig sein.

(2) Aber < beim Kauen.

Phosphorus	Zincum
Jucken der Kopfhaut, < durch Kratzen[3].	Wundheitsgefühl des Scheitels, > durch Kratzen.
Haarausfall in Büscheln, über den Ohren.	Haarausfall, der Scheitel wird kahl.
Gehirnerweichung; beginnende Hemiplegie.	*Gehirnerweichung;* quälendes Erbrechen.

Augen

Glaukom; Gegenstände erscheinen grün oder grau.	*Pterygium;* Gegenstände erscheinen blau, gelb oder grün.
Brennende *Stellen* auf dem Augapfel.	*Intensives Brennen nach Operation.*

Ohren

Überempfindliches Gehör; *jedoch schwerhörig gegenüber menschlichen Stimmen.*	Beeinträchtigtes Gehör, doch ist das geringste Geräusch unerträglich.
Otitis; mit Klopfen in den Ohren.	*Otalgie* (bei Jungen).

Nase

Überempfindlichkeit des Geruchsinns (Kopfschmerzen).	Geruchsverlust.
Rote, glänzende Nasenspitze.	Kälte der Nasenspitze.

Gesicht

Umschrieben rote Wangen.	Livides Gesicht.
Sieht krank aus, *unter den Augen gedunsen*; blaß; Hitzewellen durch leichteste Gefühlserregung.	Sieht krank aus, mit blassem, wachsfarbenem, gelbem Gesicht; *abwechselnd rot und blaß* (bei Gehirnaffektionen).

Mund

Rote Zunge mit Stechen an der Spitze, in der Mitte weiß.	Zunge mit Bläschen besetzt, einseitig geschwollen.

(3) *Phos.* bessert sich aber normalerweise durch Kratzen.

Das Gaumensegel ist stärker betroffen als die Tonsillen; < beim Schlucken von Flüssigkeiten oder festen Speisen, Schmerzen nach dem Essen.

Striktur des Oesophagus; Aufschwulken von Wasser oder Speisen.

Blauer Herpes der Tonsillen (unterdrückte Gonorrhoe); < beim Leerschlucken; Krämpfe im Hals beim Trinken.

Stiktur des Oesophagus; < *durch Wein.*

Magen, Abdomen

Aufstoßen erregt Brustbeklemmung, von der Kardia ausgehend.

Abneigung gegen gekochte Milch, eingelegten Fisch, Bier; Verlangen nach Erfrischendem.

Heißhunger nach dem Essen; Ohnmachtsgefühl nachts, sie muß etwas essen; Leeregefühl um 11 Uhr morgens.

Erbricht Wasser, sobald es im Magen warmgeworden ist.

Zusammenziehende Schmerzen in der Magengrube, erstrecken sich zum linken Hypochondrium, später zum Herzen und zur linken Schulter; > durch Wärme.

Erbricht reines oder braunes Blut, Galle; Taubheit von Händen und Füßen; kalter Stirnschweiß; > durch Hinlegen.

Aufstoßen löst Druck in der Mitte der Wirbelsäule aus.

Abneigung gegen Fisch; Verlangen nach Bier.

Heißhunger; Hunger sogar dann, wenn er gesättigt ist; plötzliche Gliederschwäche mittags, mit Zittern.

Sobald der erste Schluck Flüssigkeit den Magen erreicht, wird er wieder hochgebracht.

Ein zusammenschraubender Schmerz im Magen, Kneifen tief in der Herzgegend, erstreckt sich zu den Hypochondrien; mit Wärme überall; < durch Wein.

Erbricht bitteren Schleim, Blut; Frostigkeit der Arme; Schweiß; zittriges Gefühl (subjektiv); > im Sitzen, vornübergebeugt.

In ihrer Wirkung auf die Leber unterscheiden sich die beiden Mittel beträchtlich. *Phos.* verursacht Gelbsucht durch katarrhalische Entzündung des Duodenums; auch Gelbsucht mit Koma und Kollaps, aufgrund von Leberatrophie oder fettiger Degeneration (nicht Infiltration) der Leber; auch bei chronischer Nephritis mit Gehirnatrophie oder

Herzerkrankungen; Wassersucht; Leberkongestion bei Pneumonie.

Zinc. dagegen verhält sich eher wie *Plb.*, es kommt zu einzelnen Verhärtungen des Abdomens, Vergrößerung des linken Leberlappens; die begleitende Wassersucht der Füße wird vor allem durch Druck und verminderte Zirkulation hervorgerufen, sowie durch Albuminurie und Vergiftung des Blutes. Der Stuhl ist knotig, hart und erschwert (wie bei *Plb.*) oder pechartig und unwillkürlich, und zwar infolge von Obstruktion, weniger aufgrund einer Unterdrückung der Gallesekretion.

Beide bewirken *Blähungskolik* mit nachfolgendem Asthma; bei *Zinc.* bessert der Blähungsabgang nicht; < durch Wein, abends oder nach Mitternacht. Bei *Phos.* erleichtert Blähungsabgang und die Blähungen sind nicht wie bei *Zinc.* übelriechend; Wein verschlechtert allgemein nicht; < nach dem Abendessen und vor allem beim Hinlegen. *Zinc.* verursacht, wie sein verwandtes Mittel *Blei,* Einziehung des Abdomens und kann folglich auch bei Bleikolik hilfreich sein. *Phos.* kann auch bei Meteorismus in typhoiden Stadien mit Anzeichen der Blutauflösung

Inguinalhernie mit erschlafftem Abdomen; *fällt sogar bei weichem Stuhl vor;* empfindlich.	Inguinalhernie mit Schmerzen *wie abgeschnürt* (vergleiche *Nux-v.*).
Lange, trockene, schwer abgehende Stühle, „Hundestuhl".	Schwieriger, ungeügender Stuhl, *knotig, hart, trocken.*
Rektumpolypen bei Proktitis.	Fluor während Stuhlgang bei Proktitis.
Blutung aus dem Rektum während Stuhlabgang; dunkles Blut.	Blutung aus dem Rektum; blasses Blut.
Fettige Degeneration der Bauchspeicheldrüse oder Milz.	Sago-Milz [Amyloidose] bei Chlorose; krampfartige Schmerzen.

Nieren, Urin

Hämaturie durch allgemeine Blutzersetzung; nach sexuellen Exzessen.	Hämaturie, vikariierend mit unterdrückten Menses, Diarrhoe, Nachthusten *(Raue).*

Phos. ist ein Hauptmittel für Komplikationen der chronischen Nephritis und zeigt hier keinerlei Ähnlichkeit mit *Zinc.* Bei Nierensteinen paßt *Phos.* besser für die kongestiven und entzündlichen Symptome, mit eitrigem, kalkigem oder sandigem Bodensatz. *Zinc.* erregt reine Neuralgie; Blasenreizung, krampfartige Kolikschmerzen, Blasenkrämpfe; Schwierigkeiten zu Beginn des Urinierens; lehmiger oder sandiger Bodensatz; der Urin fließt erst, wenn er sich im Sitzen nach hinten zurücklehnt.

Urinieren wird durch Schmerz im Hypogastrium behindert (Blasenboden).

Druck auf die Blase, *sitzt mit gekreuzten Beinen, die Blase ist voll, doch es geht nichts ab* (Blasenhals).

Ammoniakalischer Urin mit schillerndem Häutchen und weißem, flockigem Sediment.

Gelber Urin setzt Flocken und Lehm ab.

Genitalien

Gonorrhoe mit Ausfluß und Prostatahypertrophie.

Gonorrhoe; *Bubo in der linken Leiste; Zusammenschnüren der Hoden.*

Bei beiden besteht verstärktes sexuelles Verlangen mit lokaler Reizbarkeit und heftigen Erektionen. Beide passen bei Spermatorrhoe nach nervöser Erschöpfung; mit blassem Gesicht, Schwäche, eingesunkenen Augen, Melancholie usw. *Phos.* ist vorzuziehen bei *Lungenbeteiligung, geschwächtem Gedächtnis, Diarrhoe; lokomotorischer Ataxie.* Lokal liegt ein innerer Reizzustand der Genitalien vor; *Impotenz, schwacher und zu schneller Samenerguß. Zinc.* ist das Mittel, wenn der *hypchondrische* Patient *jeden mit seinen Beschwerden quält; Spinalirritation mit Schmerzen ausschließlich beim Sitzen; die Wirbelsäule bessert sich nach Samenerguß für einige Tage.* Hier besteht lokal Juckreiz des Skrotums, nicht durch Kratzen gebessert (*Staph.*); fehlender Samenerguß beim Koitus aufgrund von Störung der Hodensekretion.

Wundheit der Hoden; schmerzhafte Schwellung des Samenstrangs.

Entzündete Hoden; Hodenneuralgie; Schmerzen *wie eingeschnürt; Rucke im Samenstrang.*

Menses im allgemeinen zu früh; *Erschlaffungs- und Schwächegefühl des Abdomens;* Krämpfe der Waden.

Menses im allgemeinen zu spät; *Schwächegefühl in Händen und Füßen;* Krämpfe im Hypochondrium oder den Knien.

Ovarialschmerzen während den Menses.

Ovarialschmerzen *bessern* sich während den Menses.

Meist Beschwerden während den Menses.

Allgemein besser während den Menses.

Amenorrhoe mit Stichen in den Mammae; *gedunsene Augenlider.*

Amenorrhoe mit schmerzhafter Schwellung der Mammae, Wundheit der Augen.

Menorrhagie mit blassem oder hellem Blut.

Menorrhagie mit klumpigem Blut.

Erektile Tumoren der äußeren Genitalien.

Variköse Venen der äußeren Genitalien.

Wundfressender Fluor; geht den Menses voraus.

Fluor erregt Juckreiz; Fluor anstelle der Menses.

Entzündete Mammae, auch bis hin zu drohender Ulzeration.

Schmerzhafte Mammae; wunde, exkoriierte Brustwarzen.

Galaktorrhoe, dadurch entstehende Schwäche.

Agalaktie, darauf folgen Fieber oder Nymphomanie.

Laut *Dr. Guernsey* und anderen hat *Zinc.* hartnäckige puerperale Konvulsionen geheilt, wo *Phos.*, obwohl es angezeigt schien, versagt hatte.

Sexuelle Manie mit *Lüsternheit und obszönem Reden* (männlich und weiblich); nachdem *Hyos.* versagte[4].

Sexuelle Manie, eher bei Frauen, durch genitalen Juckreiz bedingt; oder durch unterdrückte Milch, Lochien, Menses.

Brust

Heiserkeit; *Stimmverlust,* oder durch Katarrh oder Kehlkopfschmerzen veränderte Stimme.

Heiserkeit; durch den Gebrauch schwach gewordene Stimme, als seien die Muskeln geschwächt.

Husten mit *Engegefühl über der Brust; empfindlicher Kehlkopf;* Schwellung der Handvenen; Sakrum fühlt sich wie zerbrochen; *zittert überall.*

Husten, *als zerspringe die Brust in Stücke;* Krämpfe unter dem Sternum; *schmerzende Varicen der Beine;* Wundheitsgefühl des Sakrums; Zittern der Beine.

---

(4) *Phos.* scheint eher auf die inneren Genitalien zu wirken, *Zinc.* auf die äußeren; das erste verursacht Obszönität, das letztere Masturbationsneigung. *Zinc.* scheint viele Beschwerden aufgrund der Unterdrückung von Hautausschlägen, Geschwüren, Exanthemen oder Absonderungen zu entwickeln. So entsteht Delirium bei Scharlach, wenn der Ausschlag nicht herauskommt; verrücktmachende Schmerzen im Gehirn, nachdem uterine Ulzerationen lokal behandelt wurden; und hier Nymphomanie durch unterdrückte Absonderungen.

Blutiger, schaumiger, blaßroter, *rostfarbener Auswurf,* salzig, sauer, *süßlich und eitrig.*

Blutiger, zäher, gelber Auswurf; süßlich, eitrig, metallisch.

Lungenschwindsucht mit blassem Gesicht oder roten Wangen; Diarrhoe; blutige Stühlen oder Stuhl mit talgartigen Klumpen; Hitzewallungen mit Erschöpfung, schwache Knie.

Lungenschwindsucht mit zinnfarbener Tönung des Gesichts; Stühle enthalten Flocken, wie Epithel; Hitzewallungen mit heftigem Zittern.

Phos. hat kongestives Asthma mit Verschlechterung beim Liegen auf dem Rücken oder beim Einschlafen. Mühsame Atmung indiziert seinen Gebrauch bei drohender Lungenlähmung. *Zinc.* hat schnelle, *trockene* Atmung bei beginnender Zerebralparalyse, mit Hitze im Hinterkopf und Steifheit des Nackens (Medulla oblongata).

Herzklopfen mit Kongestion zum Herzen und Krämpfen zwischen den Schulterblättern.

Herzklopfen mit einem gelegentlichen heftigen Schlag [Springen] des Herzens.

Voller, harter, beschleunigter Puls; bigeminus, oder er ist klein, schwach und unregelmäßig.

Kleiner und häufiger Puls abends; tagsüber langsam; aussetzend.

Rücken, Glieder

Brennen an einzelnen *Stellen* entlang der Wirbelsäule.

Brennen mit *krampfhaften* Schmerzen entlang der Wirbelsäule.

Rückenschmerzen, wie zerbrochen; verhindert Bewegung; *Schmerzen im Sakrum nach der Entbindung.*

Rückenschmerzen, < am *letzten Lumbalwirbel;* < *im Sitzen, weniger beim Gehen.*

Lähmung mit Gefühllosigkeit und Hitze der Teile; durch *sexuelle Exzesse* bedingt; *Gehirnerweichung;* nach Entbindung.

Lähmung mit Gefühllosigkeit, allgemeinem Gefühl von Zittern, durch *Wein* oder unterdrückten Fußschweiß verursacht; Gehirnerweichung.

Bei *Phos.* kommt es auch zu Lähmungen durch Myelitis, Wirbelentzündung (Brennen einzelner Stellen) und durch chronische Erweichung (mit *Calc.*). *Zinc.* verursacht Lähmung der Arme bei Kolik; danach Übelkeit, Zittern, Lähmung der Sphinkter; eingezogener Bauch (ähnlich *Plb.*).

Die Knie sind so schwach, daß sie Fehltritte macht; heißes Gesicht.

Schwäche der Beine, < wenn hungrig; blasses Gesicht.

Kalte Hände und Arme bei Diarrhoe.

Bläuliche Hände durch stagnierendes Blut.

Die Fußsohlen schmerzen wie zerschlagen, nach einer Wanderung.

Bläschen und Wundheit, wie *korrodiert,* nach einer Wanderung.

Die unteren Glieder sind mit fötidem Schweiß bedeckt.

Wundfressender, übelriechender Fußschweiß.

Schlaf

Normalerweise finden wir Besserung nach Schlaf; außer nach dem Mittagsschlaf oder wenn er erregt ist.

Normalerweise Verschlechterung nach Schlaf; schaut verstört.

Erwacht durch *Hitze* oder Frost, *Hunger* oder schlechte Träume.

Erwacht durch Kälte, *Zappeligkeit der Füße* oder auch durch schlechte Träume.

Koma; Coma vigil.

Tiefer, ermüdender Schlaf.

Beide rufen Bewußtlosigkeit mit typhoiden Symptomen hervor, besonders bei beginnender Zerebralparalyse; für Sopor jedoch ist vor allem *Phos.* zuständig.

Hochfahren im Schlaf, Patient erwacht ängstlich.

Hochfahren im Schlaf, Patient erwacht schreckerfüllt.

Fieber

Frost abends bis Mitternacht.

Frost dauert nach dem Essen bis zur Nacht an.

Eher innerlicher Frost; < nahe am Ofen oder im warmen Raum; > nach Essen.

Mehr äußerlicher Frost; < in frischer Luft, durch Berührung kalter Gegenstände, nach dem Essen.

Hitze nachmittags, abends oder nachts; aufsteigende; ängstliche Atmung; Schwellung der Mammae; rote Wangen.

Hitze vormittags, nachts; absteigende; heißer Atem; unterdrückter Milchfluß; rotes Gesicht.

Kreislaufbeeinträchtigung in der Ruhe, durch Tabakrauchen, nachmittags.

Klebriger Schweiß der oberen Körperhälfte; morgens, nachts; Entkräftung; vermehrte Milch in der Stillphase.

Typhoide Zustände: Typhus stupida; exanthemische, enterische, pektorale, zerebrale und petechiale Formen.

Kreislaufbeeinträchtigung beim Steigen, durch Trinken, abends.

Übermäßige Schweißneigung; der unteren Körperhälfte; nachts; Zittern; verminderter Milchfluß.

Typhoide Zustände: Typhus versatilis; zerebrale und enterische Formen.

Beide sind bei den verschiedenen Formen von Apoplexie mit drohender Gehirnlähmung angezeigt.

Meist mildes Delirium.

Trotz geschärfter Sinne gleichgültig und apathisch; antwortet nur mit „Ja" oder „Nein".

Hitze des Scheitels.

Die Lider bedecken zur Hälfte die stumpfen, eingesunkenen Augäpfel.

Krankes, hohlwangiges, eingefallenes Aussehen; blaue Ringe um die Augen; aschfarbenes, blasses, schmutziges und erdiges Gesicht.

Ruhelosigkeit nachts; legt die Hände heraus, wirft die Hände umher.

Liegt auf dem Rücken, mit plötzlichen Schwächeanfällen, Sinken aller Kräfte; die Lippen sind mit schwarzem Schleim bedeckt.

Schreit im Schlaf auf; erwacht heiß und schwindelig.

Heftiges Delirium; versucht zu entfliehen.

Stumpfheit der Sinne; wiederholt alle Fragen, bevor er antwortet.

Hitze des Hinterkopfes.

Starrt; kann oder will die Lider nicht öffnen.

Krankes, eingefallenes Aussehen; erschlaffte Gesichtsmuskeln; rotes oder blasses Gesicht; oder häufig abwechselnd rot und blaß; wächsern oder gelblich.

Zittern, automatische Bewegungen der Hände; zupft an der Bettwäsche.

Liegt auf dem Rücken; ist so schwach, daß er im Bett herunterrutscht; schwarze, braune, rissige Lippen.

Schreit auf wie durch Schreck; erkennt niemanden beim Erwachen.

Die Unterlage auf der er liegt, fühlt sich an, als sei sie zu hart.

Unbemerkter Stuhlabgang; sieht wie Fleischwasser aus, oder ist aufgrund von zersetztem Blut schwarz.

Roseolen; Ekchymosen.

Schwacher, aussetzender und schneller Puls, oder voll und beschleunigt.

Zittern morgens, mit Zucken der Glieder.

Blutungen aus Nase, Zahnfleisch, Brust, Rektum; schwarzes Blut aus den Därmen.

Pocken mit hämorrhagischer Diathese; mit Blut gefüllte Ausschläge; Bronchialsymptome.

Scharlach mit zurückgehendem Ausschlag; typhoide Symptome; drohende Gehirn- oder Lungenlähmung; Rasseln auf der Brust mit Gesichtsschweiß; Sopor mit trockener Zunge, Verlust des Sprech- und Hörvermögens; erschwertes Schlucken; unwillkürlicher Harnabgang; offener Mund; Brennen in verschiedenen Teilen zwingt zur Lageänderung.

Dekubitus am Sakrum oder den Trochantern.

Unwillkürlich Stuhl und Urin mit epithelialen Teilen.

Ekchymosen; Petechien.

Schwacher, aussetzender, kaum fühlbarer Puls; oder häufiger.

Zittern der Hände bei Konvulsionen; Kälte der Extremitäten.

Hämorrhagie blassen Blutes bei beginnender Zerebralparalyse.

Pocken mit verzögerter Ausschlagsbildung, mit Konvulsionen; ohne Fieber, aber kalte Füße und blasser Urin.

Scharlach mit zögerlichem, unvollständigem Ausschlag; drohende Zerebralparalyse durch Hirnreizung; kurzer aber trockener Atem mit kaltem Stirnschweiß; heißer Hinterkopf; Bewußtlosigkeit; Verlust der Sprechfähigkeit, erschwertes Schlucken; Urin und Stuhl unwillkürlich; offener Mund; *Lähmung der Augenlider;* nervöse Verfassung zwingt zu ständigem Bewegen der Füße.

Gewebe

Bläschenförmiger Herpes um die Gelenke.

Herpes in den Gelenkbeugen.

Anämie kann bei beiden auftreten. Außerdem auch durch Entkräftung verursachter *Hydrocephaloid.* Vergleiche *Kopf, Stuhl, Typhus.*

Unterschworenheitsgefühl [wie geschwürig] innerer Teile.

Empfindungen (und Schmerzen) scheinen zwischen Haut und Fleisch zu sitzen.

Daß *kleine Wunden stark bluten*, wird bei beiden Mitteln aufgeführt, doch ist es für *Phos.* eine klinisch bestätigte Charakteristik.

Krebs, *medullärer;* Fungus hämatodes; *blasses, erdiges Gesicht;* Magenkrebs mit Kaffeesatzerbrechen.

Harte, *szirrhöse* Knoten an verschiedenen Teilen; *zinnfarbene Tönung des Gesichts; Drücken wie von einem Finger in den Tumoren*[5].

Drüsen entzündet, geschwollen, ulzeriert; fettige Degeneration; Atrophie, Krebs usw.

Nur wenige Drüsensymptome; Schwellung, Ulzeration, *Drücken,* Krebs.

Karies, nekrotische Entzündung und Deformierung der Knochen, besonders des Unterkiefers und der Tibia.

Ziehen, Kälte und Spannungsgefühl in den Knochen; besonders in den langen Knochen - versagen den Dienst.

Geschwüre mit reichlicher, blutiger oder gelber Absonderung.

Geschwüre mit dünner, blutiger, ätzender Absonderung.

Trockener, schuppiger Flechtenausschlag.

Trockener Flechtenausschlag, wie Rhagaden.

Prickeln und Brennen in der Haut.

Prickeln in den Muskeln.

Nagen in äußeren Teilen; meist innerliche Beschwerden.

Stechendes Beißen[6] in äußeren Teilen; in der Regel äußerliche Beschwerden.

Jucken; nach Kratzen; Bläschen; Brennen; Erysipel; Flecken.

Jucken, Effloreszenz nach Kratzen, Pickel; Prickeln; Schrunden.

Remission nach Mitternacht.

Remission nachts, mittags und vormittags.

---

(5) Sicher ist, daß *Phos.* bei Blutungen angezeigt ist und damit auch bei offenem Krebs; der Schluß, *Zinc.* passe bei Szirrhus, ist nur bedingt möglich, da die Symptome jedoch darauf hinweisen, erscheint es angebracht, diese Gegenüberstellung hier einzufügen.

(6) Dies ist eine, für Geschwüre, Hautausschläge und Erosionen charakteristische Empfindung von *Zinc.* Es ist ein wundfressendes Gefühl, in etwa dem direkten Kontakt der Haut mit den blanken Enden einer galvanischen Batterie vergleichbar.

Beschwerden durch *Iod.* oder Tafelsalz[7,8].

Beschwerden aufgrund von *Baryta* [*carbonica*].

PODOPHYLLUM

CHELIDONIUM

Gemüt, Kopf

Vergeßlich während des Froststadiums.

Niedergeschlagen; bildet sich ein, sehr krank zu sein oder sterben zu müssen; Leberbeschwerden.

Dumpfer Kopfschmerz, mit Schmerz hinter den Augen (bei Leberbeschwerden).

Erschwertes Denken; vergißt leicht Dinge.

Beunruhigt, weint, hat keinerlei Ruhe an einem Ort; Leberbeschwerden.

Neuralgische Schmerzen vom Hinterkopf zum linken Ohr; Schweregefühl im Hinterkopf (bei Leberbeschwerden).

Gesicht

Morgens entzündete Augen; skrofulöse Ophthalmie.

Fahle Gesichtsfarbe, wie bei Gelbsucht.

Keinerlei Anwendung bei Gesichtsneuralgie bekannt.

Tränenfluß bei einer Fistel, mit Neuralgie; bei fixiertem Blick.

Fahles oder eingefallenes, graues Gesicht, blau um die Augen.

Rechtsseitige Supraorbitalneuralgie; Wäßrige Augen.

Mund, Hals

Zunge weiß oder gelb belegt.

Wunder Hals; < auf der rechten Seite; morgens; beim Schlucken von Flüssigkeiten.

Schmale, spitze Zunge oder dick belegt.

Zusammenschnürungsgefühl über dem Kehlkopf; die Empfindung, als hätte er einen zu großen Bissen heruntergewürgt.

(7) *Phos.* beinhaltet Beschwerden nach Tafelsalz; *Zinc.* entwickelt nach Baden im Meer Herpes im Mund.

(8) *Phos.* reagiert auf Wein mit müdem, schläfrigem Gefühl, doch ansonsten bessert Wein hier [im Gegensatz zu *Zinc.*].

Magen, Abdomen

Übler Mundgeschmack; *fauliger Atem.*

Dyspeptische Beschwerden nach *Quecksilbermißbrauch; träge Leberfunktion* mit Wundheit und Völle im rechten Hypochondrium, > *durch Reiben; Verstopfung mit lehmfarbenen Stühlen; fahle Gesichtsfarbe, fauliger Atem, belegte Zunge;* dumpfe Kopfschmerzen; Schmerzhaftigkeit hinter den Augen; *Abscheu gegen oder Wiederhochkommen der Speisen; <* nach dem Essen.

Diarrhoe durch saures Obst und Milch; während der Zahnung; gelbe, grüne und schleimige Absonderungen.

Bitterer Mundgeschmack.

Ist bei dyspeptischen Beschwerden mit Leberstörungen aufgrund des *Schmerzes unter dem rechten Schulterblattwinkel* angezeigt; Kongestion der Leber mit *scharfen, stechenden Schmerzen oder Klopfen; Verstopfung* mit lehmigen Stühlen; Gelbsucht; *Schmerz vom Hinterkopf zum linken Ohr; Verlangen nach Milch und Kaffee, was gut bekommt; die Schmerzen sind >* nach dem Essen.

Diarrhoe > durch Milch; während Pneumonie oder Bronchiolitis; hellgelbe Absonderungen.

Brust

Lockererer Husten mit Rasseln in der Brust während der Zahnung. Keuchhusten mit Verstopfung und Appetitverlust. Husten in Verbindung mit remittierendem Fieber, der sich bei Nachlassen des Fiebers bessert.

Herzklopfen durch körperliche Anstrengung; als ob das Herz bis in den Hals hochsteigen würde; *Rumpeln im rechten Abdomen; morgens schläfrig.*

Rasselnder Husten bei Bronchiolitis; hellgelbe Diarrhoe; Keuchhusten mit kräftigem Auswurf von Schleimklumpen. Pneumonie mit Kälte von einem Ohr und einem Fuß, das andere Ohr und der andere Fuß sind warm; starke Beklemmung; fächerartige Bewegung der Nasenflügel; Schmerz unter dem rechten Schulterblatt.

Herzklopfen *so heftig, als bebe das Bett;* Stiche am Herzen; große Angst; oft mit Kongestion von Leber und Pfortader.

Rücken

Schmerz der Lumbalregion nach Waschen; bei Uterusvorfall; Diarrhoe.

Kneifender, krampfhafter Schmerz am inneren Winkel des rechten Schulterblattes.

Schlaf

Wimmern und Stöhnen im Schlaf;
rollt den Kopf (bei Zahnung).

Schläfrig vormittags, mit Flatulenz im Colon ascendens.

Schläfrig, kann aber nicht
schlafen*.

Schwerer Schlaf den ganzen
Tag bei Beschwerden durch Pfortaderkongestion.

PODOPHYLLUM   MERCURIUS

Gemüt

Niedergeschlagen; befürchtet,
zu sterben; hypochondrisch.

Grundlose Furcht; befürchtet,
verrückt zu werden; ängstlich.

Kopf

Morgens Klopfen in den
Schläfen, die Augen schmerzen,
heißer Kopf.

Rollt den Kopf; Zähneknir-
schen; Wimmern nachts; Kopfschweiß im Schlaf mit Kälte des
Körpers. Erschwerte Zahnung.

Abends und nachts berstende
Völle in der Stirn, heißer Kopf.

Offene Fontanellen; ruheloser
Schlaf mit Stöhnen und Ächzen;
klebriger, kalter und saurer Schweiß
am ganzen Körper. Erschwerte
Zahnung.

Augen

Skrofulöse Ophthalmie, auch
bis zur Perforation der Kornea; <
morgens [1].

Skrofulöse Ophthalmie mit
Pusteln auf der Kornea; Schorf
auf den Lidern; < *abends und*
nachts.

(*) Alle *Papaveraceae* besitzen dieses Symptom.

(1) Das Pflanzenpulver der *Alraune* erregt Entzündung der Augen, bis hin zu perfo-
rierenden Geschwüren; juckende Hautausschläge, < um die Genitalien. Die morgendliche Verschlechterung ist hier auffällig, während *Merc.* sich vor allem durch die Wärme-
strahlung und Hitze eines Feuers verschlimmert.

Mund, Hals

Faulig riechender Atem.

Zunge *weiß* und trocken.

Reichlicher Speichelfluß.

Wunder Hals; < auf der rechten Seite; beim Schlucken von Flüssigkeiten; *morgens.*

Fötide riechender Atem[2].

Zunge *gelb, feucht und schlaff.*

Reichlicher, fötider Speichelfluß.

Wunder Hals; < linke Seite; beim Schlucken von Speichel und Flüssigkeiten; < *in der Abendluft.*

Magen, Abdomen

Übelkeit, *Würgen;* Erbrechen von Blut, bitteres Erbrechen; oder schmerzhaftes Würgen.

Flatulenz im rechten Abdomen; Herzklopfen, morgens schläfrig[3].

Die Leber fühlt sich heiß und wie wund; windende Schmerzen; > durch Reiben der Lebergegend; Verstopfung; harte, trockene und schwer zu entleerende Stühle.

Kolik (wie durch *Bleivergiftung*) mit *Einziehung der Bauchdecken.*

Kreideartige, übelriechende Stühle mit *Würgen; lehmfarben;* schwarz; *wäßrig, reichlich, schmerzlos, gußartig, erschöpfend;* mehliger Bodensatz; blutig, grün, gelb, schleimig, von *aashaftem Geruch;* < gegen Morgen; *morgens.*

Übelkeit; galliges, bitteres oder *süßliches* Erbrechen (wie durch Würmer).

Flatulenz ist weniger ausgeprägt als bei *Podo.; Völlegefühl in Magen und Hypochondrien.*

Die Leber ist so empfindlich, daß er nicht auf der rechten Seite liegen oder die leichteste Berührung ertragen kann; Verstopfung mit erfolglosem Bemühen.

Kolik wie durch Würmer; süßlicher Geschmack; *hartes, empfindliches, aufgetriebenes Abdomen.*

Zäher, krümelnder, schmal geformter Stuhl; ist gräulichweiß; schwarz, pechartig; nicht herausströmend, aber brennend, *wäßrig, wundmachend; blutiger Schleim, ist schleimig, mit viel Tenesmus; geruchlos* oder nur sauer; < meist *abends und nachts.*

---

(2) Dieser Foetor resultiert aus ulzerativen Prozessen; der übelriechende Atem von *Podo.* ist unbeschreiblich.

(3) Eine Kombination, die durch *Dr. Jeanes* häufig bestätigt wurde

Nach Stuhl Erschöpfung; schneidende Schmerzen; Schwäche auch nach normalem Stuhl.

Rektumvorfall durch jede Anstrengung; mit Diarrhoe.

Nach dem Stuhl Schneiden und starker Tenesmus; Schweiß; Zittern; Brennen am Anus.

Rektumvorfall; schwarz entzündet; bei Anstrengung.

Urin, Genitalien

Spärlicher Urin, häufiger nachts (in der Schwangerschaft).

Zerrende Schmerzen in der Ovarialregion.

Uterusprolaps mit Rückenschmerzen am Sakrum; *nach der Entbindung; durch Waschen; mit Rektumvorfall;* bei Amenorrhoe; häufiger Stuhl, aber von normaler Beschaffenheit.

Schwangerschaft: kann nur auf dem Bauch einigermaßen bequem liegen (in den ersten Monaten); häufiges Urinieren; danach Uterusvorfall.

Spärlicher Urin mit anhaltendem, heftigem Drängen.

Schießen von den Ovarien zu den Hüften; Eiterung.

Uterus- und Vaginalprolaps mit Wundsein der *äußeren und inneren Genitalien* [4]; viel Drängen im Rektum; krümelnde oder auch schleimige und blutige Stühle.

Schwangerschaft: der Magen ist sehr empfindlich gegen Druck und Berührung; skorbutische Symptome, wundes Zahnfleisch usw.; Lochien mit *Wundsein der Genitalien* [4].

Brust

Husten bei remittierendem Fieber; lockerer während der Zahnung; Keuchhusten mit Verstopfung und Appetitverlust.

Herzklopfen durch jede Anstrengung *mit Flatulenz;* Gefühl, als steige das Herz bis in den Hals hoch.

Husten mit Brennen und Roheit, feuchter Husten, doch löst sich der Schleim nicht; dermaßen krampfhaft, daß er nicht Sprechen kann; Keuchhusten mit jeweils zwei Hustenanfällen [in der Nacht].

Herzklopfen beim *Erwachen*, mit *Pochen, Aufregung* und Zittern; oder Gefühl, als schwinde das Leben.

---

(4) Dieses Gefühl von Wundsein ist sehr charakteristisch und ein Hinweis auf *Merc.* bei Scharlachfieber u.a.

Fieber

Langsamer Puls; kaum fühlbar; pulslos bei Kollaps und Frost um 7 Uhr morgens, vergißt die Worte im Munde.	Meist voller und kräftiger Puls; Pulslosigkeit bei Hitze des Körpers. Frost morgens[5], doch stärker *abends.*
Hitze mit Delirium und Geschwätzigkeit; danach vergißt er, was geschehen ist.	Hitze mit Blutwallungen, Zusammenschnüren der Brust; Angst.
Warmer Schweiß der Beine; kalte Füße; Kopfschweiß mit Kälte der Haut; Schlaf während des Schweißes.	*Kalter,* klebriger Schweiß der Beine; kalter Stirnschweiß; die Haut brennt; *Schweiß bewirkt hier niemals Linderung.*
Hitzewallungen den Rücken hoch und Bauchschmerzen während Stuhlentleerung.	*Frostigkeit zwischen den Stühlen oder nach Stuhlgang.*

Allgemeines

< durch Gehen auf unebenem Grund oder durch Fehltritt.	< durch jegliche Art der Bewegung.
< *morgens.*	< *abends und nachts.*
< durch *saure Früchte mit Milch*[6].	< durch Süßigkeiten, durch *Zucker.*

---

(5) Der morgendliche Frost entsteht nach dem Aufstehen aus dem Bett, doch ist der abendliche Frost der bedeutendere. Bei biliösen Fiebern ist diese Kombination von Symptomen jedoch nicht verwertbar.

(6) *Podo.* erhielt die Bezeichnung *pflanzliches Quecksilber.* Bei durch *Calomel* hervorgerufener Dyspepsie hilft es augenblicklich.

PODOPHYLLUM   NUX VOMICA

Gemüt, Kopf

Eher Niedergeschlagenheit.

Morgendliche Kopfschmerzen; *Hitze am Scheitel.*

Mehr Reizbarkeit und Zorn.

Morgendliche Kopfschmerzen; *Hitze in der Stirn.*

Augen

Ophthalmie, < morgens; mit Perforation der Kornea.

Ophthalmie, < abends und morgens; Ekchymosen der Sklera.

Gesicht

Fahles, schmutziges Gesicht.

Gelbes Gesicht, *Erröten.*

Nase, Mund, Hals

Fauliger Atem (nachts).

Weiß oder gelb belegte Zunge.

Wundheit des Halses; < durch Schlucken von Flüssigkeiten.

Morgens stinkender Atem.

Rote und wunde am Zungengrund gelb belegte Zunge.

Wunder Hals, wie rauh oder kratzig; < nach dem Essen, durch feste Speisen.

Magen, Abdomen

Dyspepsie durch *Calomel-* [*Quecksilber-*]Mißbrauch.

Heißes, saures, biliöses oder blutiges Erbrechen.

Flatulenz im Colon ascendens; Herzklopfen; schläfrig vormittags.

Wundsein in der Lebergegend; > *durch Reiben der rechten Seite;* schwarze oder lehmfarbene Stühle; Gelbsucht; schwierige Entleerung von Stuhl.

Erschwerte Stuhlentleerung aufgrund von Inaktivität des Rek-

Dyspepsie durch Mißbrauch heftig wirkender Abführmittel.

Saures oder bitteres Erbrechen, von dunklem Blut.

Flatulenz in den Hypochondrien, *mit Drücken nach oben oder nach unten zu Blase und Rektum.*

Lebergegend < durch Druck; *muß die Kleidung lockern;* schwarze, große Stühle *mit erfolglosem Drängen;* Gelbsucht.

Schwierige Stuhlentleerung aufgrund von Krampfwirkung; *des-*

tums; *Rektumvorfall, sogar bei wei-chem Stuhl.*

Wäßriger, gußartiger, reichli-cher, grüner Stuhl; mit plötzli-chem Drängen, oft schmerzlos; übelriechend; < bei heißem Wet-ter.

halb erfolgloses Drängen; Rektum-vorfall.

Dünner, brauner Stuhl, aus dun-klem Wasser bestehend, oder klein, häufig, übelriechend; erfolgloser Stuhldrang, < bei Wechsel zu Kälte.

Urin, Genitalien

Spärlicher, häufiger Urin; oder häufiges Urinieren in der Schwan-gerschaft.

Schmerzhaftes und erfolgloses Drängen zum Urinieren; auch in der Schwangerschaft häufiger Harn-drang.

Beide Mittel haben sich bei Uterusvorfall nach Waschen oder nach der Entbindung bewährt.

Uterusprolaps; *mit Rektumvor-fall; normal geformte Stühle, aber zu häufig auftretend und schwächend;* Schmerzen in der Sakralregion; Wundheit in der Ovarialregion.

Uterusprolaps mit Stuhldrang; große Stühle; *Rückenschmerzen < beim Umdrehen im Bett;* Enge-gefühl in den Hypochondrien; trockener, quälender Husten.

Nachwehen mit vielem Ab-wärtsdrängen und Flatulenz.

Zu lange anhaltende Nachwe-hen; drücken auf das Rektum.

In (den ersten Monaten) der Schwangerschaft muß sie auf dem Bauch liegen; (später) Schmerzen über der rechten Leiste.

In (besonders späteren Stadi-en) der Schwangeschaft *erschwerte Atmung durch Drücken nach oben.*

Kehlkopf, Brust

Keuchhusten mit Obstipation und Appetitlosigkeit; Husten bei remittierendem Fieber; Husten während der Zahnung.

Keuchhusten durch Verstop-fung, mit Nasenbluten; Husten, als Reflex vom Magen herrüh-rend; Husten der Studenten.

Herzklopfen durch körperli-che Anstrengung; Flatulenz; vor-mittags schläfrig.

Herzklopfen, das Herz fühlt sich wie müde an; Herzklopfen im Liegen; Windeaufstoßen.

Schlaf

Wimmern im Schlaf (zahnende Kinder); Mattigkeit morgens beim Erwachen.

Erwacht gegen 3 Uhr morgens; mit Ideenandrang; wenn er wieder einschläft, erwacht er [spätmorgens] mit großer Müdigkeit[1].

Fieber

Frost gegen 7 Uhr morgens; vergißt die Worte im Munde.

Hitze mit Delirium und *extremer Geschwätzigkeit*, Durst, Kopfschmerz; danach vergeßlich.

Warmer Schweiß auf dem Kopf, mit Kälte des Gesichts (bei der Zahnung); Schlaf während des Schweißes.

Frost gegen 13 Uhr; schläft zwischen Frost und Hitze ein.

Hitze *mit übererregtem Sinnesapparat*, < durch äußere Eindrücke.

Klebriger, saurer oder übelriechender Schweiß; einseitiger.

Konstitution

Erschöpfung (ganz besonders bei Darmbeschwerden).

Beschwerden von Kindern während der Zahnung.

Mißbrauch von *Calomel*; nach saurem Obst mit Milch; *Bleivergiftung*.

Erschöpfung mit einer *Überempfindlichkeit der Nerven*.

Beschwerden des „Wohlstands" [Schwelgerei; Genußmittel; sitzende Lebensweise].

Mißbrauch von Abführmitteln; Alkoholmißbrauch; Vergiftung durch *Blei* oder *Kupfer*.

---

(1) *Nux-v.* wimmert und stöhnt im Schlaf; erwacht durch beruhigende, lebhafte Träume, erschrickt, als wäre jemand im Zimmer (Typhus, Delirium tremens).

PODOPHYLLUM   ## SULPHUR

Gemüt, Zahnung

Angst; befürchtet, zu sterben.

Angst, Verzweiflung um sein Seelenheil.

Zahnung: *Es Rollt den Kopf, knirscht mit den Zähnen;* das Kind wimmert nachts, ruheloser Schlaf mit halbgeöffneten Augen; Kopfschweiß mit Kälte der Beine und des Gesichtes; erbricht schaumigen, grünen Schleim; oder Speisen; oder nur *Würgen;* reichliche, gußartige Stühle, grün, wäßrig oder weiß; übelriechend; *von Mitternacht an, aber < morgens.*

Zahnung: *Das Kind liegt mit halbgeöffneten Augen im Stupor;* oder *Katzenschlaf;* Gliederrucken; offene Fontanellen, blasses Gesicht, kalter Gesichtsschweiß; Kälte der Extremitäten; das Erbrochene riecht *sauer;* wäßrige, grüne, unwillkürliche Stühle, weiß, sauer oder übelriechend; *unwiderstehlicher Stuhldrang morgens.*

Magen, Abdomen

Heißes, saures Aufstoßen; mit Geruch nach faulen Eiern.

Saures Aufstoßen mit Geruch nach faulen Eiern.

< durch saure Früchte *mit Milch.*

< durch *Milch* in jeder Form.

Weiße oder braune Zunge.

Weiße Zunge mit *roter Spitze.*

Blähungen im rechten Abdomen; Herzklopfen; vormittags schläfrig.

Blähungen meist in der Gegend der Sigmoidflexur.

Stuhlentleerung nach dem Waschen.

Abneigung gegen Waschen; allgemeine Verschlechterung dadurch.

Kolik mit krampfartigen Knoten oder Einziehung der Bauchwand.

Ein ähnliches Krampfen, als ob die Eingeweide verknotet seien; wären; die Schmerzen erstrecken sich zur Brust, in die Leisten.

Die Stühle sind sich sehr ähnlich: veränderliche, wäßrige, grüne, schleimige, weiße, unverdaute Stühle; mit Kolik, Krämpfen in den Oberschenkeln; Erbrechen, Stuhlentleerungen; mit Rektumvorfall (bei *Podo.* ausgeprägter). Folglich passen diese Mittel bei Cholera infantum,

Cholera und Sommerdurchfällen. *Sulph.* hat gemeinsam mit *Podo.* die reichlichen, gußartigen und schmerzlosen Stühle, wobei aber *die Wundheit und Röte des Anus* bei *Sulph.* viel ausgeprägter ist. Es gibt, laut *Hering, ein umfassendes Bild der asiatischen Cholera* wieder und wird deshalb auch prophylaktisch eingesetzt. *Podo.* kann bei schmerzloser Cholera morbus und Cholera angewendet werden, wenn Krämpfe, reichliche Entleerungen, Entkräftung usw. bestehen. Bei Cholera infantum zeigt *Sulph.* seine Überlegenheit als Verdauungsmittel.

Schläfrigkeit oder auch ruheloser Schlaf mit Rollen des Kopfes; weiches, schlaffes Gewebe; Fahlheit.	*Stupor, unterdrückter Urin* (mit drohendem Hydrocephaloid); *runzlige, gelbe, trockene Haut; das Kind sieht aus wie ein alter Mann.*

Fieber

Remittierendes oder intermittierendes Fieber; vergeßlich während des Froststadiums; geschwätziges Delirium im Hitzestadium, heftige Kopfschmerzen.	Eher ein *beständig remittierendes Fieber;* das Delirium setzt zwischen Frost- und Hitzestadium ein; mit der Kongestion und Hitze zunehmende Entkräftung; Kopfschmerzen.
Zunge einheitlich weiß, gelb oder braun belegt; Gelbsucht.	Trockene Zunge, wenn belegt, dann ist sie gelbbraun in der Mitte; Gelbsucht.
Nach dem Hitzestadium kann er sich an nichts mehr erinnern.	Bei anhaltendem Fieber zeigt sich *Langsamkeit beim Antworten*[1].

(1) Letzteres ist eine Beobachtung von *Dr. C. Wesselhoeft.*

PTELEA   ARNICA   BRYONIA   NUX VOMICA

Ptelea trifoliata hat viele gemeinsame Symptome mit *Bry.* und *Nux-v.* Alle zeigen eine geistige Schwäche und sind körperlich matt; verdrießlich und reizbar; die Sinne werden durch äußere Eindrücke übermäßig erregt, folglich finden wir eine < durch Geräusche, Licht, Gerüche, Gespräche, Gerüche von Speisen. Gastrische Kopfschmerzen; Stomakaze [geschwürige Entzündung der Mundschleimhaut]; Pharyngitis; Abscheu vor Fleisch; Leberkongestion und Hepatitis; Aszites (außer vielleicht *Nux-v.*); ruhrartige Stühle; Verstopfung mit harten, trockenen Stühlen; Gelbsucht; zu früh einsetzende Menses; roter, intensiv gefärbter Urin mit rotem Bodensatz (außer *Bry.*); Stiche in einzelnen Teilen, < bei Bewegung, Sprechen, Atmen; Kopfschmerz beim Husten; Rheuma mit wandernden Schmerzen; Nesselsucht mit gastrischen Störungen; Mattigkeit, muß sich hinlegen; Gliederschwäche mit Übelkeit usw.

Ptel. steht bei gastro-biliösen Beschwerden zwischen *Bry.*, *Nux-v.* und *Arn.* Bei Hepatitis bessert Liegen auf der rechten Seite, so wie bei *Bry.*, aber die stechenden Schmerzen entstehen erst bei *tiefer* Inspiration, bei normaler Atmung sind sie hier noch nicht zu bemerken. Der Stuhl ist trocken, hart und klein, während der *Bry.*-Stuhl *groß* und trocken ausfällt.

Mit *Arn.* teilt es Aufstoßen mit dem Geruch von faulen Eiern; Abneigung gegen Fleisch und Verlangen nach Saurem; Essen verursacht Magenschmerz und ein Gefühl von Hinfälligkeit, aber nicht das Völlegefühl von *Arn.*

Nux-v. zeigt eine Entsprechung der periodischen Verschlechterung (3 - 4 Uhr morgens), doch hat *Ptel.* eine Abeigung gegen Fett, *Nux-v.* ein Verlangen danach. *Ptel.* bewirkt vorherrschend bitteren, *Nux-v.* sauren Geschmack; *Ptel.* erfährt die Wirkung [Beschwerden] von Speisen sofort, *Nux-v.* dagegen erst eine oder zwei Stunden später (während der Duodenal-Verdauung).

Ptel. erzeugt ruhrartigen Tenesmus vor und nach dem Stuhlgang; bei *Nux-v.* läßt der Tenesmus nach dem Stuhlgang nach.

Ptel. entleert Stuhl wie kleine harte Bällchen; bei *Nux-v.* und *Bry.* ist er eher zu groß.

Bei *Ptel.* wird der Mund trocken, die Lippen rissig, dabei finden wir aber reichlichen salzigen Speichel. Die Zunge weist rote Papillen auf und fühlt sich wie verbrannt und prickelnd an. Speichelauslaufen in der Nacht. *Bry.* hat einen trockenen Mund und Durst; schaumigen, seifigen Speichel; Anfeuchten lindert die Mundbeschwerden („das Kind weigert sich zu saugen, doch sobald sein Mund angefeuchtet wird, saugt es gut"). Auch *Nux-v.* sabbert, doch ist der Speichel hier blutig; die Stimme verändert, als ob er mit vollem Munde spricht.

Bei Fieber mit biliöser Symptomatik: *Ptel.* heißer *Stirnschweiß*; Linderung durch Schweiß; (schneller, schwacher oder unregelmäßiger Puls). *Nux-v.* kalter, klebriger Gesichtsschweiß; < durch Schweiß; < in frischer, kalter Luft (*Ptel.* bessert sich dadurch; voller, harter Puls). Die Übelkeit von *Bry.* läßt im Liegen nach (*Ptel.* < im Liegen); ist in frischer Luft weniger frostig, unregelmäßiger Puls.

Ptel. verschlechtert sich durch: Wärme, geistige Arbeit, fette Speisen, Fleisch, im Liegen, frühmorgens. *Besserung* durch: Aufenthalt im Freien (Brustsymptome ausgenommen), Saures, Aufstehen aus dem Bett, während fortgesetzter Bewegung.

Bry. und *Nux-v. bessern sich* durch: Wärme, Liegen; und *verschlechtern sich* durch: anhaltende Bewegung, frische, kalte Luft, Saures.

PULSATILLA   LILIUM TIGRINUM

Puls. und *Lil-t.* entsprechen sich zwar kaum in ihren allgemeinen Indikationen, zeigen aber eine äußerste Ähnlichkeit in ihrer Wirkung auf die Venen. Sie verursachen Stauung von Venen, Brust und Herz; < abends und > in frischer Luft. Das Herz fühlt sich an, als würde es zuviel Blut enthalten, mit schwachem, kraftlosem Puls, Ohnmachtsgefühl und Verlangen, einen tiefen Atemzug zu tun. Bei Vergrößerung des rechten Herzens treten solche Beschwerden häufig auf.

Puls. findet trotz des Frostgefühls Erleichterung in frischer Luft und durch Gehen; *Lil-t.* bessert sich in frischer Luft (mit Ausnahme der Kopfschmerzen), aber gleichzeitig entsteht durch frische Luft ein Gefühl der Eiseskälte am Herzen; Bewegung verschlechtert. Bei Harnverhaltung scheint die Kongestion verstärkt zu sein.

Beide bewirken spärliche Menses, bei *Lil-t.* ist dies verbunden mit reizbarer Laune; dem Verlangen zu sterben, ohne zu wissen warum;

sorgt sich um die Gesundheit; Kopf wie gefühllos bei Anämie; Verlangen nach Fleisch; Diarrhoe treibt sie morgens aus dem Bett.

Puls. ist von sanfter, weinerlicher Gemütsart; will sterben, fürchtet sich jedoch davor; sorgt sich um ihre Gesundheit und ihr Seelenheil; Manie bei Anämie; Abneigung gegen Fleisch; Diarrhoe nach Mitternacht.

Nachlassen der Beschwerden bei *Lil-t. vormittags;* bei *Puls.* von *Mitternacht bis zum Mittag* (außer der Diarrhoe).

Therapeutische Hinweise
zur Anwendung am Krankenbett

ATEMWEGSERKRANKUNGEN
Aphonie, Heiserkeit

Alumina: Heiserkeit und paralytische Schwäche der Stimmbänder (*Caust., Gels.*); ständig zunehmende Heiserkeit bis zum Stimmverlust, < am Morgen *(Caust.)*, mit Trockenheit und splitterartigem Gefühl im Hals beim Schlucken *(Arg-n., Hep., Nit-ac.)*. Die Stimme ist schwach; kann nur eine kurze Zeit lang singen.

Alumen: Hilfreich bei chronischem Stimmverlust durch allgemeine Körperschwäche, bei Patienten, die sich ständig neu erkälten und dauernd ein wenig gelben Schleim (*Arg-m.:* reichlichen Schleim) hochräuspern.

Argentum metallicum: Stimmverlust durch Entzündung oder Überanstrengung der Stimme und eine Art paralytische Schwäche der Stimmbänder bei Sängern und Rednern; Schwanken der Tonlage. Tuberkulöser Zustand des Kehlkopfs *(Mang.)*, kann kein lautes Wort reden; Wundheit, Roheit und Kitzeln im Kehlkopf mit dem Bedürfnis, ständig große Mengen grauen Schleims hochzuräuspern (*Alumn.* geringe Mengen); große Schwäche in der Brust.

Argentum nitricum: Roheit, Wundheit und Kratzen im Hals mit fadenziehendem Schleim, bei Rednern und Sängern; erregt Rachsen und Husten, mit ausgeprägter Heiserkeit bis zum völligen Stimmverlust. Splittergefühl im Hals *(Alumn., Hep., Nit-ac.)*.

Manganum: Wie *Arg-m.* für Sänger und Redner mit chronischer Heiserkeit und Stimmverlust oder bei tuberkulösen Patienten geeignet; ständige Ansammlung von Schleim mit Räuspern.

Selenium: Tuberkulöser Zustand des Halses mit Heiserkeit und großen, harten Halsdrüsen (siehe auch unter *Arum-t.*).

Spongia: Plötzliche Heiserkeit tuberkulöser Patienten (siehe auch unter *Arum-t.* und *Verb.*).

Causticum: Plötzliche Heiserkeit durch paralytische Schwäche mit morgendlicher Verschlechterung. Bei *Carb-v.* besteht abendliche Verschlechterung.

Arum triphyllum: Heiserkeit bei Sängern, die ihre Stimme stark überbeansprucht haben. Unsichere, unkontrollierbare Stimme - beim Anheben wird die Stimme plötzlich schrill.

Graphites: Sänger können ihre Stimme nicht kontrollieren. Sie sind heiser und ihre Stimme schlägt um, sobald sie zu singen beginnen.

Rhus toxicodendron: Anfangs ist die Stimme heiser, doch bessert sie sich nach einer Weile durch fortgesetztes Singen oder Sprechen.

Selenium: Wird heiser, sobald er zu singen ansetzt; auch nach langem Gebrauch der Stimme. Räuspert, nachdem er zu singen begonnen hat, viel klaren, stärkeartigen Schleim aus (siehe auch *Seneg.*).

Spongia: Versagen oder Brüchigwerden der Stimme beim Singen oder Sprechen; jede Erkältung schlägt auf den Hals, mit großer Trockenheit (*Alum.*). Heiserkeit und zischende oder „kruppartige" Stimme.

Carbo vegetabilis: Tiefe Stimme, die beim Anheben versagt. *Arn.* ist ebenfalls bei Heiserkeit durch übermäßigen Gebrauch der Stimme nützlich *(Arg-m., Arg-n.)*. Allgemein schmerzlose Aphonie, doch manchmal auch mit Roheit und Wundheit; < am Abend und bei feuchtem Wetter. Muß sich abends häufig räuspern.

Causticum: Roheit und Wundheit im Hals mit morgendlicher Heiserkeit *(Alum.)*, durch trockene Kälte oder extremes Winterwetter. Plötzlicher Stimmverlust, kann nicht ein lautes Wort sprechen, bedingt durch Schwäche der Stimmbänder oder durch katarrhalischen Zustand des Kehlkopfes.

Ammonium causticum: Ein wunderbares Mittel bei Aphonie mit brennender Roheit des Halses (wie *Am-m.*).

Eupatorium perfoliatum: Morgendliche Heiserkeit, eher in Verbindung mit starker Wundheit als mit dem Brennen und der Roheit, wie wir sie bei *Caust.* finden.

Phosphorus: Abendliche Heiserkeit mit äußerster Empfindlichkeit des Kehlkopfes, der bei Berührung, beim Sprechen oder Husten schmerzt. Tuberkulöse Diathese.

Stannum: Hat wie *Arg-m.* und *Phos.* die abendliche Heiserkeit; Schwäche der Brust, hektisches Fieber und reichlicher Auswurf. Doch ist der Auswurf bei *Phos.* eher blutig oder blutgestreift, < beim Liegen auf der linken Seite; es besteht Durst auf kaltes Wasser.

Gelsemium: Schwäche der Stimmbänder bei hysterischen Frauen, besonders nach deprimierenden Gemütserregungen, so daß sie kaum einen Ton herausbringen und nur flüstern können; < während den Menses und > danach. Nervöse Heiserkeit - „Beschwerden durch die Erwartung ungewöhnlicher Ereignisse" [Lampenfieber]. Muß mit

Caust. und *Alum.* bei lähmungsartiger Schwäche der Stimmbänder verglichen werden.

Senega: Heiserkeit mit Trockenheit des Halses, reichlichem, zähem Schleim in den Atemwegen und Kitzelhusten, der mit Niesen endet. Aphonie durch heftigen Einfluß von Kälte oder übermäßige Beanspruchung der Stimme.

Silicea: Katarrhalische Heiserkeit mit Trockenheit und Rauheit des Halses und Husten durch Kitzeln in der Suprasternalgrube - ist *Rumx.* sehr ähnlich.

Spongia: Ebenfalls bellender Husten mit Heiserkeit (wie *Caust.*, das bei chronischer Heiserkeit mit tiefer Baßstimme nützlich ist, die nach akuter Laryngitis zurückbleibt).

Sulphur: Wird manchmal in Fällen von Heiserkeit mit tiefem, rauhem Husten benötigt - wenn andere Mittel versagten.

Thuja: In Fällen ausgeprägter sykotischer Konstitution hilfreich.

Trifolium pratense: Heiserkeit und nächtliche Erstickungsanfälle mit Husten.

Verbascum: Hohler, heiser bellender oder wie eine Trompete klingender Husten mit Heiserkeit. Die Stimme selbst ist tief und hart, „Basso profundo", mit Heiserkeit bei lautem Lesen. Auch *Dros.* erzeugt einen tiefen, bellenden Husten mit Heiserkeit, doch bestehen dort stärkere Kehlkopfbeschwerden.

Asthma

Antimonium tartaricum: Asthma mit grobem Schleimrasseln in der Brust; Atembeklemmung mit blassem, zyanotischem Gesicht, Erschöpfung, Kälte, kaltem Schweiß auf der Stirn; muß sich aufsetzen, um Luft zu bekommen. Die Erstickungsanfälle treten wie bei *Kali-bi.*, *Kali-c.* etc. um 3 Uhr in der Nacht auf. Es besteht starkes Rasseln, doch wenig Auswurf, und auch der erleichtert nicht.

Argentum nitricum: Rein nervöses Asthma mit Krämpfen der Atemmuskulatur und ausgeprägter Atemnot, die sich in Räumen voller Menschen oder einem stickigen, warmen Zimmer verschlimmert. Verlangen nach geöffneten Türen und Fenstern, nach kalter Luft, kalten Getränken, kalten Dingen.

Arsenicum album: Eines der wichtigsten Arzneimittel bei Asthma mit Verschlimmerung nach Mitternacht und beim Liegen, mit großer Qual und Ruhelosigkeit. Asthma mit Komplikationen durch Emphysem - wobei die Ausatmung stark verlängert ist. Muß sich aufsetzen und die Brust nach vorne neigen. Große Atemnot mit Verzweiflung, die nachläßt, sobald er schaumigen Speichel oder dicken Schleim auswirft, manchmal sogar mit Blutstreifen darin. Schlimmer durch kalte Sachen, besser durch Wärme, warme Speisen etc. Folgt gut auf *Ip.*

Apis mellifica: Hat das Gefühl zu ersticken und weiß nicht, wie er überhaupt noch einen weiteren Atemzug machen soll.

Bromium: Atmet sehr tief, als ob er nicht genug Luft in die Lungen bekommen würde; Komplikationen durch Einengung der Stimmritze.

Cuprum metallicum: Hilfreich bei Asthma mit überwiegend spasmodischer Tendenz, mit Zusammenschnürung des Halses; das Gesicht wird blau und Krampfanfälle scheinen bevorzustehen. Heftige Anfälle, die plötzlich kommen und ebenso schnell wieder enden. Verschlimmerung nachts, vor und während den Menses, durch Gefühlserregung.

Ferrum metallicum: Asthma, schlimmer nach Mitternacht, besser durch Aufdecken der Brust und durch langsames Umherbewegen.

Graphites: Spasmodisches Asthma. Erstickungsanfälle wecken ihn auf, muß aus dem Bett springen und etwas essen, um die Atemnot zu lindern. Empfindlich gegen Kälte im Winter und Hitze im Sommer. Dick, fröstelig, verstopft; Verschlimmerung im warmen Zimmer und Verlangen nach frischer Luft.

Lachesis: Wird durch Asthmaanfälle geweckt, der leichteste Druck um Hals oder Brust ist unerträglich; schließlich hustet er eine Menge wässerigen Schleim hoch, was deutlich erleichtert.

Grindelia: Hört beim Einschlafen auf zu atmen, wacht erschreckt auf und ringt nach Luft. Reichlicher, zäher, weißlicher Auswurf, der Erleichterung bringt.

Ipecacuanha: Asthma bei kräftigen Personen mit schlaffer Faser; Erwachsene oder Kinder, die empfindlich gegen warme, feuchte Luft sind. Es besteht ein anhaltendes Zusammenschnürungsgefühl in der Brust, mit Atemnot, heftigem, unaufhörlichem, pfeifenden Husten und Schleimrasseln in der Brust, aber ohne Auswurf. Drohendes Ersticken mit sehr erschwerter Ausatmung, schlimmer durch die leichteste Bewegung. Folgt auf *Ars.*

Lobelia: Starkes Beklemmungs- und Schwächegefühl in der Brust, welches vom Epigastrium zu kommen scheint und sich in die Brust ausdehnt, begleitet von Übelkeit, reichlichem Speichelfluß und einem Kloßgefühl im Magen; oft geht ein Prickeln im ganzen Körper voran, sogar bis zu den Fingern und den Zehen. Verschlimmerung durch jegliche Anstrengung, durch leichteste Bewegung, Kälte, Tabak.

Kalium bichromicum: Asthma, schlimmer von 3 bis 4 Uhr in der Nacht (wie *Kali-c.*), tritt häufig im Winter oder im Sommer auf, wenn es kalt ist; Erleichterung durch Aufsetzen und Vorbeugen, und schließlich durch den Auswurf von fadenziehendem oder zähem, gelbem Schleim. Dieser charakteristische zähflüssige Auswurf ermöglicht die Differenzierung zu *Ars.*

Natrium sulphuricum: Hilfreich bei Asthma, das durch jede Periode feuchten Wetters hervorgerufen oder verschlimmert wird; hydrogenoide Konstitution, sykotische Grundlage. Atemnot mit Rasseln in der Brust, um 4 oder 5 Uhr in der Nacht; Husten mit reichlichem, dickem, eiweißartigem, grünlichem Auswurf. Diarrhoe nach jedem Anfall. Muß sich während des Anfalls aufsetzen und die Brust mit den Händen halten. Asthma bei Kindern.

Nux vomica: Anfälle, die durch Magenstörungen verursacht worden sind, bei Personen von reizbarem, galligem Temperament, mit einem Völle- und Druckgefühl im Magen, besonders nach einer herzhaften Mahlzeit. Zusammenschnürungsgefühl im unteren Teil der Brust, erleichtert durch Lockern der Kleidung, Aufstoßen und liegende Position, Aufrichten des Körpers und Drehen auf die andere Seite.

Zingiber: Kann ebenfalls bei schweren Asthmaanfällen gastrischen Ursprungs verwendet werden, sie treten in der Nacht bis zum Morgen auf, doch ohne jegliche Angst.

Lycopodium: Asthma durch Unterleibsstörung mit ausgeprägter Flatulenz - ebenso wie *Carb-v.* Letzteres ist besonders bei Asthma alter oder sehr geschwächter Patienten angezeigt. Sie sehen aus, als ob sie durch die Atembeklemmung sterben würden, sie finden Erleichterung durch Aufstoßen und durch kräftiges Zufächeln von Luft.

Bronchitis

Aconitum: Kräftige Personen; nach trockenen, kalten Winden oder Zugluft, oder durch Schweißunterdrückung verursacht. Entsteht plötzlich mit starker Kongestion und heftigem Fieber, heißer, trockener Haut, schnellem, hartem Puls, starker Ruhelosigkeit, Angst und Furcht vor dem Tode. Bronchitis mit kurzem, trockenen, kitzelnden Husten. Das Mittel ist nicht mehr passend, sobald Absonderung eintritt.

Ferrum phosphoricum: Ist in den gleichen Fällen wie *Acon.* angezeigt, doch fehlt dessen starke Ruhelosigkeit, Angst und Durst.

Gelsemium: Hier sind Mattigkeit, körperliche Schwäche, Schläfrigkeit mit vollem, fließendem Puls und mäßiger Kongestion charakteristisch.

Ammonium carbonicum: Chronische Bronchitis älterer Menschen mit Atonie der Bronchien, was bronchiale Dilatation und Lungenödem begünstigt. Reichlicher Schleim füllt die Lungen, dennoch kann er kaum laut husten, und aufgrund der Schwäche kann der Schleim, wie bei *Ant-t.*, nicht ausgeworfen werden. Langsame, mühevolle, stertoröse Atmung, brodelndes Geräusch. Winterkatarrh. < um 3 - 4 Uhr morgens; bei kaltem Wetter.

Ammonium muriaticum: Chronische Bronchitis mit ständigem, hackenden Husten und Kratzen, er bringt nur kleine Teilchen weißen Schleims hoch; Brennen in der Brust und grobes, rasselndes Geräusch; Eiseskälte zwischen den Schultern. Bronchiektasen, Emphysem.

Ammoniacum: Chronische Bronchitis mit grobem Rasseln in der Brust alter Menschen, < bei kaltem Wetter.

Senega: Chronische Bronchitis alter Menschen. Husten mit großer Ansammlung von Schleim, der die Brust zu füllen scheint, mit viel Rasseln, Keuchen und erschwerter Atmung. Fette Menschen mit schlaffem Gewebe.

Pix liquida: Chronischer Bronchialkatarrh mit übelriechendem, eitrigem Auswurf und Schmerz in der oberen linken Brust, der bis zum Rücken durchgeht.

Antimonium tartaricum: Zu Beginn einer Bronchiolitis bei Kindern, mit grobem Rasseln in der gesamten Brust, keuchender Atmung und lockerem Husten, doch ohne Auswurf. Folgt oft *Ip.*, das wohl eines der besten Mittel für Bronchopneumonie oder kapilläre Bronchitis bei Säuglingen ist. *Ip.* hat reichlich Schleim in der Brust, mit Rasseln darin, erschwerter Atmung und häufigem, krampfhaftem Husten, meist mit Erstickungsgefühl und Erbrechen von Schleim. Wenn nach *Ip.* große Schleimansammlung in den Lungen mit grobem Rasseln entsteht oder die Brust so stark mit Schleim gefüllt ist, daß das Kind nicht mehr husten kann, der Husten immer seltener auftritt und das Kind schläfrig wird, mit heißem, schweißbedecktem Kopf und zyanotischen Symptomen, die eine drohende Lungenparalyse anzeigen, heilt oft *Ant-t.*

Terebinthina: Ist dann angezeigt, wenn der Urin dazu neigt, spärlich und durch Blutbeimischung dunkel zu werden.

Hepar sulphuris: Oft nützlich bei kapillärer Bronchitis, unterscheidet sich durch keuchende, schnurrende Geräusche, wie durch zäheres Exsudat bedingt, vom locker rasselnden Schleim bei *Ant-t.*

Kalium carbonicum: Ebenfalls bei kapillärer Bronchitis der Säuglinge von Nutzen. Das Kind hat starke Atemnot und reichlich Schleim in der Brust, der nur schwer hochzubringen ist. Die Atmung ist keuchend und pfeifend und das Kind hat einen erstickenden Husten.

Chelidonium: Kapilläre Bronchitis, besonders nach Masern oder Keuchhusten, mit erschwerter Atmung, kurzen Anfällen von Husten und Schleimrasseln in der Brust; große Beklemmung der Brust mit fächerartigen Bewegungen der Nasenflügel, ein Fuß ist kalt, der andere warm. Entscheidend sind die bekannten hepatischen Symptome.

Lycopodium: Auch hier finden wir fächerartige Bewegungen der Nasenflügel und einen kalten Fuß, während der andere warm ist. Speziell angezeigt ist es, wenn Stupor oder Schläfrigkeit, Tympanie und geöffneter Mund vorhanden sind.

Phosphorus: Wenn das Lungengewebe immer stärker befallen wird, mit fächerartigen Bewegungen der Nasenflügel, auffallender Ruhelosigkeit, starkem Durst und Brennen im ganzen Körper.

Sulphur: Bronchialkatarrh mit lautem Rasseln in der gesamten Brust, besonders im linken Lungenflügel; vor allem nach dem Versagen von *Ip., Ant-t.* oder *Phos.*

Opium: Kapilläre Bronchitis mit schwerer Aphonie. Erschwerte, unregelmäßige oder stertoröse Atmung, anhaltender Husten, Sopor, bläuliches Gesicht, reichlicher Schweiß am ganzen Körper.

Baryta carbonica: Orthopnoe oder drohende Lungenparalyse alter Menschen, mit lautem Schleimrasseln, doch fehlt die Kraft, den Schleim auszuwerfen; ergänzt *Ant-t.,* wenn dieses nur teilweise linderte.

Arsenicum album: Chronische Bronchitis alter Menschen, mit Dyspnoe durch mehr oder weniger ausgeprägtes Emphysem und Kongestion der Lungen (siehe unter *Asthma*).

Calcarea carbonica: Chronische Bronchitis mit Emphysem. Gelber, klumpiger, süßlich oder faulig schmeckender Auswurf, der, ins Wasser gespuckt, zu Boden schießt, eine Schleimspur wie eine Sternschnuppe hinter sich lassend. Zahnende Kinder mit locker rasselndem Husten und skrofulöse Patienten mit den Allgemeinsymptomen des Mittels.

Calcarea sulphurica: Lose rasselnder Husten bei chronischem Katarrh, mit reichlichem Auswurf dicken, klumpigen, grünlichen, gelben oder eiterartigen Sputums am Morgen. Hierin gleicht es *Hep.,* doch im Gegensatz zu letzterem bessert es sich in frischer Luft.

Pulsatilla: Chronischer lockerer Husten nach Masern oder Bronchopneumonie nach der Resolution, mit reichlichem Auswurf von dickem, gelblich-grünem Schleim am Morgen; Verlangen nach kalter, frischer Luft.

Kalium sulphuricum: Chronischer Katarrh der Luftwege mit dickem, grünlichgelbem Schleim, rasselndem Husten, rasselnder Atmung und Atemnot. Nach Bronchitis oder Pneumonie, Rasseln durch jeden kalten Wetterwechsel. Umfaßt alle Modalitäten von *Puls.*, das es oft ergänzt.

Kalium bichromicum: Chronische Bronchitis, wenn die Bronchien mit zähem, fadenziehendem Exsudat gefüllt sind. Morgens beim Erwachen harter Husten, mit reichlichem gelbem Auswurf, der in langen, strähnigen, sehr fadenziehenden Massen hochkommt. Entgegengesetzte Modalitäten wie bei *Kali-s.* oder *Sulph.*

Hydrastis: Chronischer Husten bei der Bronchitis alter, kachektischer Menschen mit Appetitverlust und deutlicher Entkräftung. Dickes, gelbes, sehr fadenziehendes, strähniges und profuses Sputum.

Kalium iodatum: Reichliches, dickes und schweres, grünliches Sputum, salzig schmeckend (*Sep.*), das tief aus der Brust zu kommen scheint, Schmerz durch die Brust [nach hinten] bis zwischen die Schultern. Erschöpfende Nachtschweiße und allgemeine Schwäche. Bei Lungenödem tritt schaumiges oder seifenlaugenartiges Sputum auf.

Stannum: Reichlicher, eitriger, grünlicher Auswurf mit süßlichem Geschmack und ausgeprägtem Schwächegefühl in der Brust; kann kaum sprechen.

Ictodes foetida: Schnell entstehende, heftige Anfälle von Bronchialkatarrh mit rascher Entwicklung gelblichen, eitrigen Auswurfs, dabei starkes Brennen und Roheit in Trachea und Bronchien.

Balsamum peruvianum: Lautes Rasseln und Auswurf dicken, cremigen und gelblich-weißen Schleims, bei Nachtschweiß und hektischem Fieber.

Pix liquida: Chronischer Bronchialkatarrh mit übelriechendem, eitrigem Auswurf und Schmerz in der linken, oberen Brust, zum Rücken ziehend (auch *Guaj.*).

Sanguinaria: Zäher, rostfarbener, übelriechender Auswurf, der kaum hochzubringen ist; heftiger Husten mit Schmerz in der Trachea, als ob sie zerrissen würde, und nach dem Husten häufiges, lautes und leeres Aufstoßen. Von annähernd gleicher Bedeutung wie *Caps.*, bei schrecklich stinkendem Atem während des Hustens, nicht aber bei ruhigem Atmen.

Copaiva: Chronische Bronchorrhoe mit reichlichem Auswurf von grünlichem, eitrigem, übelriechendem Schleim; Beklemmung der Brust und mühsame Atmung; kann nur mit erhöhtem Oberkörper im Bett liegend leichter atmen.

Carbo animalis: Heiserer Husten, der das Gehirn erschüttert, als wäre es lose im Kopf; Kältegefühl in der Brust (*Brom., Camph., Paris*). Grüner, eitriger und schrecklich stinkender Auswurf, gewöhnlich aus der rechten Lunge, möglicherweise aus einer Kaverne.

Carbo vegetabilis: Krampfhafter Husten mit tiefer, rauher Stimme oder Aphonie und ausgeprägtem Brennen in der Brust, besonders bei der chronischen Bronchitis alter Menschen. Der Auswurf ist reichlich, gelb und sehr übelriechend, noch stärker als bei *Carb-an.* Schweres Rasseln in der Brust und Atemnot.

Silicea: Bronchialbeschwerden rachitischer Kinder. Hartnäckiger Husten mit massivem, transparentem oder eitrigem Auswurf. Morgendlicher Husten, vom Kehlkopf ausgehend, unmittelbar nach dem Aufstehen, mit zähem, gallertartigem und sehr fadenziehendem Sputum; oder eitriger Auswurf der, ins Wasser gespuckt, zu Boden sinkt und sich dort wie schweres Sediment ausbreitet.

Sulphur: Chronischer, langwieriger Katarrh mit Absonderung großer Massen fadenziehenden Schleims. Kältegefühl wie von Eis in der Brust im Froststadium. Psorische Diathese mit entsprechenden allgemeinen Charakteristika.

Erkältung, Schnupfen, Katarrh

Aconitum: Plötzlicher Anfall, folgt schnell, nachdem er sich einem trockenen, kalten Wind ausgesetzt hatte. Trockene, heiße, brennende und verstopfte Nase oder Fließschnupfen mit häufigem Niesen und Absonderung von klarem, heißem Wasser. Beide Zustände mit sehr heftigem, klopfendem Stirnkopfschmerz, Fieber und Wundschmerzhaftigkeit der Muskeln beim Niesen; besser im kalten Zimmer und in der frischen Luft.

Allium cepa: Ausgelöst durch kalten, feuchten Wind; scharfe, wässerige Absonderung tropft ständig aus der Nase, brennt wie Feuer, macht Lippen und Nasenflügel wund, dazu Niesen mit ständig zunehmender Häufigkeit und reichlichem, mildem Tränenfluß. Zerreißender, vom Kehlkopf ausgehender Husten. Schlechter im warmen Zimmer und besser in der frischen Luft. *Ars.* niest in der frischen Luft und erzeugt nicht die Kehlkopfsymptome von *All-c.* Ähnelt *Merc.* weitgehend bezüglich seiner Augen- und Nasensymptome, doch erregt *Merc.* mehr Beschwerden der Stirnhöhlen, hat die Neigung zu Schwitzen, was keine Erleichterung verschafft oder sogar verschlimmert, und die

Absonderung ist trotz der großen Menge nicht annähernd so wässerig wie die von *All-c.* und nicht so dick wie die von *Puls.*

Euphrasia: Ähnlich wie *All-c.*, aber mit reichlichem, mildem Nasensekret und scharfem, verbrühendem Tränenfluß, gerade umgekehrt wie bei *All-c.*

Kalium iodatum: Ähnelt *All-c.* und *Merc.* in bezug auf den reichlichen, wässerigen, kochend heißen Schnupfen mit mehr oder weniger ausgeprägten Halsschmerzen; nach leichtester Einwirkung feuchter oder sogar kühler Luft beginnen die Beschwerden mit neuralgischen Schmerzen in den Wangen und greifen zu den Stirnhöhlen und den Sinus maxillaris über.

Arsenicum album: Erkältungen im Winter - dünne, wässerige, wundmachende Absonderung mit dumpf klopfendem Stirnkopfschmerz, Niesen, was keine Erleichterung verschafft, und Verschlimmerung in frischer Luft. Brennen in der Nase, die trotz flüssiger Absonderung verstopft bleibt. Frösteliger Patient mit Verschlimmerung durch Kälte, abgesehen vom Kopfschmerz. Der Kranke will die ganze Zeit in der Nähe des Feuers oder am Ofen bleiben.

Sinapis nigra: Gleicht *Ars.* bezüglich der Hitze, Brennen, Rauheit und Trockenheit der Nase, aber ohne Absonderung.

Arsenicum iodatum: Ist *Ars.* vorzuziehen, wenn die Lymphdrüsen mitbetroffen sind, und bei Verschlimmerung im warmen Zimmer (im Gegensatz zu *Ars.*).

Natrium arsenicosum: Ähnelt *Ars.* sehr weitgehend und ist vorzuziehen, wenn eine besondere Verschlimmerung nachmittags vorliegt und der Patient nachts mit offenem Mund schläft.

Ammonium carbonicum: Kann nur mit offenem Mund atmen. Ist von Nutzen bei Erkältungen im Winter, wenn zusätzlich zu allen *Ars.* - Symptomen häufiges Niesen mit Nasenbluten beim Schneuzen auftritt, dazu ein starkes Rauheitsgefühl entlang der Trachea und der Bronchien mit Verschlimmerung gegen 3 Uhr morgens. Empfindlich gegen Kälte und Besserung im warmen Zimmer.

Ammonium muriaticum: Tagsüber ist eine, nachts sind beide Nasenseiten verstopft. Der Hals ist geschwollen, so daß der Patient den Mund nicht öffnen kann; Klopfen in den Mandeln.

Sticta pulmonaria: Unaufhörliches Niesen, Brennen in den Augen, extreme Trockenheit der Nasenschleimhäute, andauerndes Bedürfnis zu Schneuzen, aber keine Absonderung. Verstopftes Gefühl in der Nasenwurzel mit dumpfem Stirnkopfschmerz und trockenem, hartem, bellendem Husten. Rhinitis atrophicans.

Chamomilla: Schnupfen bei Kindern durch kaltes, windiges Wetter; die Nase ist verstopft und es tropft heißer, wässeriger

Schleim heraus; Niesen mit trockenem, quälendem Husten, der das Kind wach hält oder sogar während des Schlafes auftritt.

Sambucus: Die Nase ist trocken und verstopft; Schniefen der Kinder; das Kind schreckt plötzlich auf, als ob es ersticken würde; läßt beim Stillen die Brustwarze los, kann nicht atmen, kann nicht ausatmen. (*Arum-t.*)

Nux vomica: In der Anfangsphase, verursacht durch trockenes, kaltes Wetter oder durch Sitzen auf kalten Stufen oder in kalter Umgebung. Niesen, die Nase ist nachts und in der frischen Luft verstopft, läuft jedoch im warmen Zimmer und tagsüber, mit kratzendem, rauhem Hals, dumpfem Gefühl oder Druck in den Stirnhöhlen und feuchten Augen. Abwechselnd freie und verstopfte Nase; schlimmer im warmen Zimmer, besser in der frischen Luft (im Gegensatz zu *Ars.*).

Sanguinaria: Reichliche, scharfe, brennende und wässerige Absonderung mit stechendem Schmerz in der Nase; rauhes und brennendes Gefühl in Nase und Hals.

Sabadilla: Krampfhaftes Niesen mit laufender Nase, starken Stirnkopfschmerzen, geröteten Augen und Tränenfluß.

Saponaria: Beendet oft eine Erkältung. Schnupfen mit stechendem Supraorbitalschmerz und heißen Stichen tief in den Augäpfeln.

Lycopodium: Vollkommen verstopfte Nase, atmet mit offenem Mund und streckt die Zunge heraus; mit Beteiligung der Stirnhöhlen.

Gelsemium: Akuter Schnupfen, der sich einige Tage nach dem Aufenthalt in feuchtwarmem, milder werdendem Wetter langsam entwickelt; Erkältungen in mildem Winterwetter, im Gegensatz zu den Erkältungen durch kaltes Winterwetter bei *Acon.* oder *Bell.*, die nach der Kälteeinwirkung schnell Symptome hervorbringen und sich rasch und heftig entwickeln. Häufiges Niesen mit flüssigem, wundmachendem Schnupfen, Halsschmerzen und erschwertem Schlucken aufgrund des lähmungsartigen Zustands der Muskulatur. Trockener, kitzelnder Husten; Gefühl von heißem Wasser, das durch die Nasenlöcher fließt, gebessert in der Nähe eines Feuers; allgemeine Erschöpfung und oft Gesichtsneuralgie.

Rhus toxicodendron: Reichlicher Schnupfen mit Rötung und ödematöser Anschwellung des Halses, starker Wundschmerzhaftigkeit des Körpers, Niesen, trockenem Husten; schlimmer von abends bis Mitternacht und durch Aufdecken; hervorgerufen durch Aufenthalt in feuchter Umgebung, Naßwerden etc. (auch *Dulc.*).

Pulsatilla: „Ausgereifte Erkältung", wobei die Absonderungen grün und mild sind, und nicht im geringsten wundmachend; schlechter Geruch in der Nase, wie von einem alten Katarrh. Am Anfang gegeben verdirbt es meist den Fall, da Niesen und wundmachende Absonderungen nicht zu seinen Charakteristika gehören. *Cycl.* ist ihm in fast jeder Hinsicht ähnlich, doch zeigt sich dort krampfhaftes Niesen und Abneigung gegen frische Luft. *Bry.* erzeugt ausgeprägte Trockenheit der Nase mit Kopfschmerz gerade über den Stirnhöhlen sowie die charakteristische Magen- und Darmsymptomatik.

Hydrastis: Ähnlich wie *Puls.* Die Nase ist verstopft und beide Nasenlöcher sind wie roh, mit anhaltendem Bedürfnis zu Schneuzen. Die Absonderungen sind fadenziehend, doch deutlicher gelb und reichlicher als die von *Kali-bi.*, das ebenso bei „ausgereifter Erkältung" hilfreich ist, mit zähen und fadenziehenden, gelben Absonderungen und starkem Schmerz an der Nasenwurzel, schießenden Schmerzen in den Backenknochen und Verlust des Geruchsinns.

Hepar sulphuris: Niest jedesmal, wenn er sich kaltem, trockenem Wind aussetzt, mit laufender Nase; schließlich entsteht eine dicke, übelriechende Absonderung aus der Nase, die wie alter Käse riecht. *Kali-s.* ähnelt *Hep.* in seinem Wechsel von wässeriger und übelriechender Absonderung, die weniger fadenziehend ist wie die von *Kali-bi.* und eher aussieht, wie die grünlich-gelbe Absonderung von *Puls.*, dem es oft folgt. *Hep.* ist dann angezeigt, wenn *Merc.* nur teilweise geholfen hat.

Arsenicum iodatum und **Kalium iodatum:** Bei beiden besteht Verschlechterung im warmen Zimmer, wie bei *Puls.,* mit dicker, gelblicher Absonderung und viel Schmerz in der Nasenwurzel. Die *Ars-i.* - Absonderung ist wundmachend und sieht aus wie dicker, gelber Honig, beides im Gegensatz zu der grünlich-gelben und milden Absonderung von *Puls.*

Alumina: Hat teilweisen oder völligen Verlust des Geruchsinns mit häufigem Räuspern und erschwerter Absonderung von trockenem, gelblich-grünem Schleim mit Schmerzen in der Nasenwurzel und einem splitterartigen Gefühl beim Schlucken. Das letztere Symptom findet sich auch bei *Arg-n., Hep., Nat-m.* und *Nit-ac.*

Thuja: Schneuzt viel dicken, grünen Schleim heraus, der mit Blut und Eiter durchsetzt ist. Es erregt auch Fließschnupfen in der frischen Luft und Stockschnupfen im Zimmer. Oft zeigt sich eine nicht angegangene Impfung in der Vorgeschichte.

Pleuritis

Bryonia: Offenbart größere Übereinstimmung mit Pleuritis als jedes andere Mittel. Es kommt dann in Frage, wenn der *Acon.*-Zustand (siehe unter *Bronchitis*) ausklingt. Die Haut ist nicht so heiß, obwohl das Fieber anhält, das Gesicht weniger rot und der Patient nicht so ruhelos wie bei *Acon.* Reibegeräusche weisen auf die beginnende Effusion hin. Der Patient verhält sich ruhig, ist voller Schmerzen und liegt auf der betroffenen Seite. Die charakteristischen scharfen, stechenden Schmerzen verschlechtern sich durch jede Bewegung.

Senega: Heftige Anfälle von Pleuritis mit *Bry.*-Symptomen, doch < in Ruhe *(Rhus-t.)*; Gefühl, als sei die Brust zu eng.

Arnica: Nach Verletzungen der Brustwand. Muß häufig die Lage wechseln; Stiche in der Brust. Pneumothorax durch äußere Verletzungen. *Sul-ac.* folgt gut.

Belladonna: Die rechte Seite ist betroffen; großes Wundheitsgefühl; kann nicht auf der leidenden Seite liegen; < durch Erschütterung des Bettes; sonstige Allgemeinsymptome des Mittels.

Stannum: Scharfe, messerartige Stiche in der linken Achselhöhle, die sich bis hoch zum linken Schlüsselbein ziehen.

Kalium carbonicum: Pleuritis mit Stichen in der linken Brust, unabhängig von Bewegung; Herzklopfen und trockener Husten. Schmerz, als ob der untere rechte Lungenlappen an den Rippen kleben würde. Schwellung der oberen Augenlider. < um 3 Uhr nachts und bei der Einatmung.

Gaultheria: Pleurodynie mit Schmerz im vorderen Mediastinum.

Guajacum: Versagt selten bei Pleurodynie in Verbindung mit Tuberkulose.

Borax: Pleurodynie; Stiche in der Brust bei der Inspiration und beim Husten; < im oberen Teil der rechten Brust; kommt beim Treppensteigen völlig außer Atem, mit Stichen in der rechten Brust, sogar beim Sprechen.

Sulphur: Ist dann angezeigt, wenn die Exsudation trotz *Bry.* zunimmt, mit scharfen, stechenden Schmerzen, die bis zum linken Schulterblatt durchgehen; kurzer Atem und Beklemmung. Plastische Exsudation. Ist eines der besten Mittel zur Resorption des Ergusses.

Apis mellifica: Ebenfalls eines der besten Mittel, um die Flüssigkeit zu resorbieren. Es kommt in Frage, wenn das Fieber nachläßt und kaum Schmerzen vorhanden sind, dafür aber starke Beklemmung, < nachts und durch Wärme; glaubt, kaum noch einen weiteren Atemzug tun zu können. Das Gesicht ist blaß und geschwollen, der Puls schwach, der Harn unterdrückt. Starke Beklemmung und Ohnmacht durch die Menge des Exsudats. Chronische oder latente Fälle.

Kalium iodatum: Große Schwierigkeit zu atmen bei Hydrothorax; pleuritischer Erguß. Kann kaum auf der rechten Seite liegen; Herzverlagerung; Fehlende Atemgeräusche in den betroffenen Teilen.

Cantharis: Reichlicher serofibröser Erguß, äußerste Dyspnoe, Herzverlagerung, Stiche in der Brust, trockener, hackender Husten, reichlicher Schweiß, Ohnmachtsneigung. Spärlicher, albuminöser Urin.

Arsenicum album: Seröses Exsudat. Schmerzhafte, asthmatische Atmung; die Atemnot nimmt mit der raschen Ansammlung seröser oder blutiger Flüssigkeit in der Brust zu. Furcht vor dem Tode, Schweiß, Schlaflosigkeit, Diarrhoe, starker Durst, ödematöse Schwellungen. Pleuraempyem.

Arsenicum iodatum: Pleuritische Exsudation mit großer Auszehrung und Entkräftung. Tuberkulöse Fälle.

Hepar sulphuris: Eitrige, kruppöse oder fibrinöse Exsudation, häufig langanhaltend, mit hektischem Fieber und Auszehrung. Frostigkeit; sehr empfindlich gegen feuchte Luft, die Husten erregt.

Ranunculus bulbosus: Häufig von Nutzen, um den Erguß zu resorbieren. Heftige, stechende Schmerzen; Dyspnoe, qualvolle Angst und quälende Beschwerden; außerdem Stiche in den Lungen, die bei jedem Wetterwechsel auftreten, oft durch pleuritische Adhäsionen bedingt.

Abrotanum: Wenn ein Druckgefühl in der Brust zurückbleibt, das die Atmung behindert.

Asclepias tuberosa: Scharfe Stiche durch den unteren Teil der linken Brust, < durch Bewegung. Chronische Pleuritis bei tuberkulösen Patienten.

Pneumonie

Aconitum: Erstes Stadium der Pneumonie mit hohem Fieber und durch Frost eingeleitet. Symptome von Lungenstauung mit hartem, trockenem und ziemlich schmerzhaftem Husten (siehe *Bronchitis*).

Veratrum viride: Starke Kongestion markiert den Beginn der Pneumonie, mit heftiger Erregung von Herz und Kreislauf; voller, harter, kaum eindrückbarer Puls. Erschwerte, langsame, mühsame

Atmung und starke zerebrale Kongestion; ein roter Streifen läuft durch die Mitte der Zunge; Übelkeit beim Versuch, sich aufzusetzen; kalter Schweiß. Orthopnoe, drohende Herzlähmung durch Überanstrengung des Herzens. Fehlen von Angst und Panik wie bei *Acon.* Ist nicht mehr angezeigt, sobald die Hepatisation eintritt.

Ferrum phosphoricum: Erstes Stadium von Pneumonie, sowohl bei Kindern als auch bei Erwachsenen, solange noch kein Erguß besteht, mit vollem, rundem und weichem Puls, sehr geringem Durst, weniger Ruhelosigkeit und Angst (was die Differenzierung von *Acon.* ermöglicht). Auch Sekundärpneumonie älterer und geschwächter Patienten.

Bryonia: Das Mittel für Pneumonie. Es tritt an die Stelle von *Acon., Ferr-p.* und *Verat-v.*, wenn die kruppöse Exsudation eintritt und die Hepatisation begonnen hat. Infolge der begleitenden Entzündung der Pleura treten die charakteristischen scharfen, pleuritischen Stiche auf, daneben das Gefühl eines schweren Drucks über dem Brustbein. Bevorzugt betroffen ist die rechte Seite; der Patient liegt völlig ruhig auf der rechten bzw. der schmerzhaften Seite. Die Zunge ist belegt und trocken, der Auswurf spärlich und rostfarben, dabei Durst und Verstopfung; dunkelroter, spärlicher Harn; die Modalitäten von *Bry.* sind ausschlaggebend. Es ist das hervorragende Mittel bei kruppöser Pneumonie mit Komplikation in Form von Pleuritis; wird häufig durch *Phos.* und *Sulph.* ergänzt.

Iodium: Rechtsseitige Pneumonie mit hohem Fieber, besonders nach Beginn der charakteristischen plastischen Exsudation, mit Husten und stark erschwerter Atmung, als könne sich die Brust nicht ausdehnen; blutgestreifter Auswurf und Neigung zu rascher Ausbreitung der Hepatisation. Der Patient hat einen Wolfshunger und fühlt sich durch Fasten schlechter, er leidet im warmen Zimmer, verabscheut Hitze und verlangt nach Anwendungen mit kaltem Wasser auf Gesicht und Körper. Sowohl das qualvolle Umherwerfen von *Acon.*, als auch die stechenden Schmerzen von *Bry.* fehlen.

Kalium iodatum: Ist angezeigt, wenn die Hepatisation begonnen hat und Symptome von Mitteln wie *Bry., Phos.* oder *Sulph.* fehlen. Auch wenn die Hepatisation so massiv ist, daß zerebrale Kongestion auftritt, ähnlich *Bell.*, also mit rotem Gesicht, mehr oder weniger erweiterten Pupillen, die auf Licht nicht reagieren, Schläfrigkeit und erschwerter Atmung. Ist auch im Resolutionsstadium angezeigt, wenn statt Resorption und Expektoration des Exsudats schleichende Eiterung mit hektischem Fieber, Auszehrung und reichlichem, eitrigem, grünem und salzig schmeckendem Auswurf einsetzt; auch schaumiges Sputum, wie Seifenlauge, das die Entwicklung eines Lungenödems offenbart.

Sanguinaria: Zäher, rostfarbener Auswurf im Stadium der roten Hepatisation, eitriger und übelriechender Auswurf im 3. Stadium [grau-gelbe Hepatisation bzw. Leukozyteneinwanderung]. Hektisches Fieber, Diarrhoe, Nachtschweiß, Entkräftung, Brennen von Händen und Füßen. Drohendes Herzversagen, obwohl der Umfang der Hepatisation in keinem Verhältnis dazu steht; schwacher und unregelmäßiger Puls; Schwäche- und Ohnmachtsgefühl am Herzen, der Patient ist mit Schweiß bedeckt; Übelkeit.

Sulphur: Kann für jedes Stadium der Pneumonie angezeigt sein. Zu Beginn wird es die Entwicklung unterbrechen, und bei Eintritt der Exsudation, die sich durch Reibegeräusche äußert, wird es den Verlauf der Erkrankung stark verändern. In torpiden Fällen wird es die ungenügende und träge Resolution in Gang setzen und die Tuberkelbildung verhindern. Auch bei Pneumonie mit typhoider Tendenz ist es nützlich, und auch hier wieder im letzten Stadium, wenn die Unfähigkeit der Lunge, zu ihrem normalen Zustand zurückzukehren, ein Versagen der Lungengewebe erwarten läßt. Die Indikationen sind: heiße Handflächen und Fußsohlen, Hitze des Scheitels, Schwächeanfälle, vor allem vormittags. Diarrhoe, besonders frühmorgens; Erstickungsanfälle, bevorzugt nach Mitternacht, Fenster und Türen sollen geöffnet werden; Unruhe und Schlaflosigkeit nachts; Hautausschläge; die Lippen sind ausgeprägt rot. *Sang.* wird bevorzugt, wenn sich die Hepatisation der Lunge nicht zufriedenstellend auflöst und der Auswurf eitrig und sogar für den Patienten selbst übelriechend wird.

Carbo vegetabilis: Ist im dritten Stadium angezeigt, wenn Lungenlähmung droht. Die Bronchien sind stark erweitert und das lockere Rasseln mit Zyanose und anderen Symptomen von Kollaps erzeugen das charakteristische Bild des Mittels.

Ammonium carbonicum: Große Entkräftung und großblasiges Rasseln mit Kälte, Erschöpfung, Schwäche der Brust und erschwertem Schleimauswurf. Wenn trotz befriedigenden Verlaufes der Erkrankung plötzlich Symptome von Blutgerinnung im Herzen auftreten, verhütet es ein Herzversagen und rettet das Leben des Patienten. < von 3 - 4 Uhr nachts.

Antimonium tartaricum: Die Resolution beginnt, stockt dann jedoch; blasses, zyanotisches Gesicht, Kälte, Entkräftung und kalter Schweiß auf der Stirn, Beklemmung der Atmung; trotz starken Schleimrasselns bringt er kaum etwas hoch; dunkle, rußige, erweiterte Nasenlöcher, ausgetrockneter, geöffneter Mund, trockene, braune Zunge; starker Durst, Erbrechen, heftige Übelkeit, Diarrhoe; tiefes Koma oder Schläfrigkeit; ein ausgeprägtes Bild der Lungenlähmung; < um 3 Uhr nachts.

Arsenicum album: Beidseitige Pneumonie mit äußerster Entkräftung, hippokratischem Gesichtsausdruck, klebrigem Schweiß, Ruhelosigkeit, obwohl er nur noch den Kopf bewegen kann; plötzliches Lungenödem durch Rechtsherzversagen mit drohender Lungenlähmung. In diesem Fall wird *Ars.* wie ein Stimulans wirken und den Patienten erwärmen; abhängig von den Indikationen folgen *Sulph.* oder *Phos.* Drohende Lungengangrän mit fauligem oder schmutziggrünem, eitrigem Auswurf.

Chelidonium: Pneumonie der Kinder (*Ip.*, siehe *Bronchitis*) und kapilläre Bronchitis mit Lebersymptomen. Biliöse Pneumonie; dunkelrotes Gesicht, stechende Schmerzen unter dem rechten Schulterblatt; locker rasselnder Husten mit erschwertem Auswurf (siehe auch unter *Bronchitis*).

Mercurius: Biliöse Pneumonie; die rechte Lunge ist betroffen und ikterische Symptome sind vorhanden; gelbe Haut, scharfe, stechende Scherzen durch den unteren Teil der rechten Lunge zum Rücken, Auswurf blutgestreift. Der Stuhl ist schleimiger und der charakteristische starke Tenesmus ermöglicht die Differenzierung zu *Chel.*, das nur wenig Tenesmus erregt.

Phosphorus: Befall der unteren Hälfte der rechten Lunge. Wenn die Hepatisation eben beginnt oder gerade endet, unterbricht es die Exsudation und fördert die Resorption oder Lösung des Exsudats. Es besteht Brennen in der Brust, heiße Wangen, heftiger Durst auf eiskaltes Wasser; Husten mit Schmerz unter dem Sternum. Drücken quer über den oberen Teil der Brust und Zusammenschnüren des Kehlkopfs; Schleimrasseln; mühsame Atmung mit fächerartigen Bewegungen der Nasenflügel; harter, trockener, hackender Husten mit Auswurf von Blut oder gelblichem, blutgestreiftem Schleim. Typhoide Pneumonie mit drohender Lungenlähmung. *Phos.* ist ein großes Kräftigungsmittel für Herz und Lungen.

Hepar sulphuris: Ist erst in späteren Stadien von Pneumonie angezeigt, wenn statt der Resolution Eiterbildung einsetzt; auch spätere Stadien von kruppöser Pneumonie.

Lachesis: Spätere Stadien, wenn die Erkrankung einen typhösen Verlauf nimmt und sich in der Lunge ein Abszeß bildet, mit schaumigem, eitrigem Auswurf, mit Blut gemischt und reichlichem Schweiß. Zerebrale Symptome, wie schwaches Murmeln und Halluzinationen, treten auf. *Sulph.* wird eingesetzt, um eine Eiterung zu vermeiden, wenn keine typhoiden Symptome vorliegen; doch sobald sich Tuberkel bilden, ist es nicht mehr das richtige Mittel; in diesem Fall ist *Lach.* angezeigt.

Lycopodium: Wenn sich aus einer falschbehandelten Pneumonie ein typhoider Zustand entwickelt, insbesondere dann, wenn eine Eiterung der Lungen bevorsteht. Auch wenn die Hepatisation so massiv ist, daß sich ein Zustand mit Zwerchfellatmung, starker Dyspnoe und fächerartiger Bewegungen der Nasenflügel entwickelt. Die rechte Seite ist betroffen; lockerer, voller und tiefer Husten, umschriebene Röte des Gesichts, Kälte eines Fußes, während der andere warm ist; mundvoller Auswurf hellen, rostfarbenen Sputums.

Cuprum metallicum: Plötzliche Erstickungsanfälle mit Kälte der Körperoberfläche, großer Entkräftung und Atemnot, die in keinem Verhältnis zum Umfang der Verdichtung steht. Beginnende Lungenlähmung; der Körper ist mit kaltem, klebrigem Schweiß bedeckt.

Carbo animalis: Letztes Stadium, mit erstickendem, heiserem Husten, der das Gehirn erschüttert, als ob das Gehirn im Kopf lose sei. Erstickungsgefühl beim Schließen der Augen. (Siehe auch unter *Bronchitis.*)

Elaps: Beide Lungenflügel sind betroffen, der rechte stärker als der linke; Schmerzen in der rechten Seite am Morgen verhindern das Aufsetzen; Kältegefühl in der Brust nach dem Trinken; Husten mit intensiven Schmerzen in der rechten Lungenspitze, als ob sie herausgerissen würde; Auswurf von schwarzem Blut.

Kalium carbonicum: Spätere Stadien mit starkem Schleimrasseln beim Husten und kleinen Eiterkügelchen im Auswurf; < um 3 Uhr nachts. Hepatisation in der rechten Lunge, kann weder tief atmen, noch auf der rechten Seite liegen; Schweiß auf der Oberlippe während des Schlafs. Lungenabszeß mit Ausspucken von Eiter und Blut.

Kalium bichromicum: Kruppöse Pneumonie mit lautem Rasseln und zähem, fadenziehendem Auswurf mit elastisch-fibrinösen Klumpen darin.

Rhus toxicodendron: Typhoide Pneumonie, oft durch Resorption des Eiters; Rasseln, besonders über den unteren Lungenlappen; reißender Husten, Unruhe, Stuhl und Urin gehen unwillkürlich ab; trockene, belegte [dunkelbraune] Zunge, mit dreieckig roter Spitze; Auftreibung des Abdomens; blutiger oder blutgestreifter Auswurf von ziegelroter [rostroter] Farbe und fauligem Geschmack.

Hyoscyamus: Nimmt bei der Behandlung von Pneumonie mit den charakteristischen zerebralen und typhoiden Symptomen des Mittels einen hohen Platz ein.

Terebinthina: Typhoide Pneumonie mit Komplikation durch Nierenbeschwerden - Brennen oder dumpfer Schmerz in der Nierengegend, Brennen während der Miktion, Strangurie und albuminöser, dunkler, wolkiger und rauchiger Harn von veilchenartigem Geruch *(Canth., Cop.)*, der zersetztes Blut enthält.

AUGENERKRANKUNGEN

Aconitum: Erstes Stadium der katarrhalischen Konjunktivitis, ausgelöst durch scharfen, kalten Wind. Trockenheit, Brennen, Hitze, Photophobie und Angst. Verringert die Entzündung, die durch Fremdkörper im Auge verursacht wurde und erleichtert dadurch deren Beseitigung. Wird ergänzt durch *Sulph.* und *Sil.*

Arnica: Retinale oder sub-konjunktivale Blutung durch Trauma.

Ledum: Ergänzt *Arn.*; schwarze oder blaue Flecken durch Schläge.

Symphytum: Starker Schmerz im Augapfel selbst, durch Schläge.

Calendula: Traumatische Konjunktivitis, Keratitis, Iritis.

Cantharis: Entzündung durch Verbrennungen.

Hamamelis: Entzündung, Geschwürbildung oder Blutung in die vordere Kammer, verursacht durch Verbrennung oder Schlag.

Hypericum: Folgen einer Jahre zurückliegenden Verletzung.

Apis: Lider und zelluläres Gewebe ödematös; Chemosis; brennender, stechender Schmerz, kann keinerlei Wärme vertragen; besser durch kaltes Wasser; Gefühl eines Fremdkörpers; Geschwürbildung, Retinitis, Keratitis, Blepharitis, Konjunktivitis.

Argentum nitricum: Sehr intensive Chemosis; Gefäße wie abgeschnürt; Vergrößerungsgefühl der Augäpfel; Geschwulst der Tränenkarunkel; starke eitrige Ophthalmie. Blepharitis; schlimmer durch Wärme, Hitze oder Feuer; besser durch frische Luft oder kaltes Wasser. Ophthalmie der Neugeborenen.

Arsenicum album: Parenchymatöse Keratitis, Keratoiritis. Brennen wie von Feuer, nach Mitternacht; nichtentzündliche Schwellung der Lider, heiße Tränen, heftige Schmerzen, Sandgefühl; ätzende, wässerige Absonderung, extreme Photophobie - alles wie bei *Apis*, doch ohne dessen stechende Schmerzen und mit deutlicher Besserung durch Wärme; etwas ausgeprägtere Ruhelosigkeit.

Asa foetida: Starker, bohrender Schmerz in, über und um die Augen herum. Schlimmer nachts, besser durch Ruhe und Druck. Irido-Chorioiditis; Retinitis, syphilitische oder aufgrund von Quecksilbermißbrauch.

Aurum: Syphilitische Affektionen mit Ulzerationen, Vaskularisation, Photophobie und reichlichem Tränenfluß. Interstitielle Keratitis, Iritis, Chorioiditis; Wundheitsgefühl um die Augen herum mit Berührungsempfindlichkeit und Besserung durch Wärme.

Belladonna: Konjunktivitis; Skleritis; plötzlicher Anfall mit starken Schmerzen; ausgeprägte Unverträglichkeit von Licht, hellrote Konjunktiva; heiße Tränen, trockene Augen; Kopfschmerz und andere *Bell.*-Symptome.

Calcarea carbonica: Skrofulöse Blepharitis mit Wundschmerzhaftigkeit und Ausfallen der Wimpern; durch Arbeit in nasser Umgebung; reichlicher Tränenfluß, Photophobie und andere Charakteristika des Mittels.

Calcarea fluorica: Geschwüre der Hornhaut mit scharfen Kanten. Katarakt; hat die Kraft, Kapseln postoperativ aufzulösen. Schmerz in den Augäpfeln, besser beim Schließen der Augen und durch leichten Druck.

Calcarea iodata: Skrofulose, Hornhautgeschwüre, schlimmer bei Fließschnupfen; beißende Tränen beim Versuch, die Augen zu öffnen; schlimmer durch Kälte.

Calcarea phosphorica: Schmerzen in den Augen; Licht verursacht Schmerzen, besonders künstliches Licht; Tränenfluß, meist beim Gähnen; Katarakt; Hornhautgeschwüre.

Calcarea sulphurica: Katarakt. Chronische Entzündung mit Geschwürbildung auf der Hornhaut; dicker, gelber Eiter; verschwommenes, nebeliges Sehen, Photophobie, Flackern vor den Augen; Rötung und Fissuren der Lidwinkel.

Cantharis: Entzündung mit Brennen und Beißen in den Augen; Hervortreten und krampfhafte Bewegung der Augen; feurige, funkelnde Augen [mit festem, stierem Blick]; Gegenstände erscheinen gelb; die Augen sind heiß, verbrühende, heiße Tränen.

Capsicum: Entzündung der Augen mit Rötung, Brennen und Tränenfluß; Sehstörungen, kurzzeitig besser durch Reiben. Alle Gegenstände erscheinen schwarz vor den Augen; Sehkraft fast gänzlich erloschen, wie völlige Blindheit.

Carbo animalis: Weitsichtigkeit, die Gegenstände scheinen ihm weit weg zu sein; Gefühl, als ob die Augäpfel wie lose in der Augenhöhle liegen würden; Trübsichtigkeit beim Versuch zu lesen; besser durch Reiben; besonders bei alten Leuten.

Carbo vegetabilis: Augenschmerzen durch angestrengtes Sehen. Blutung aus den Augen mit Blutandrang zum Kopf; Zucken und Zittern der Lider und schwarze, fliegende Flecke vor den Augen. Myopie, Kurzsichtigkeit, kann die Gegenstände nur dann sehen, wenn sie sich in der Nähe der Augen befinden, schlimmer durch Anstrengung der Augen.

Carbolicum acidum: Sehr starke Orbitalneuralgie über dem rechten Auge; erweiterte Pupillen.

Carboneum sulphuratum: Myopie, Diplopie, totale Farbenblindheit; Einschränkung des Sehfelds für weiß und blau; rot und grün fehlen völlig; ständiges Aufflammen und Flackern und Spinnweben vor den Augen; Tränen der Augen beim Lesen; Atrophie der Papille; die Papille ist blaß, tief ausgehöhlt, weniger transparent als normal; Kongestion der Papillen; retinale Kongestion, Arterien zu eng und geschlängelt; Erweiterung und Schlängelung der retinalen Venen; die Sicht bessert sich in der Dämmerung, nach dem Essen; muß blinzeln, um klar zu sehen.

Causticum: Oft plötzliche Verdunkelung vor den Augen, wie von einem Häutchen, Flor oder Nebel vor den Augen; dunkle Netze oder Insektenschwärme scheinen vor den Augen zu schweben. Ophthalmie mit Trübung der Hornhaut, die sich über die Pupille ausbreitet; Photophobie; Tränenfluß; Geschwürbildung. Lähmung des Nervus opticus - die Sehkraft wird allmählich immer schwächer und geht schließlich verloren. Allmählich zunehmende Lähmung der Lider; Katarakt.

Cedron: Heftiger Schmerz im Augapfel mit ausstrahlenden Schmerzen um das Auge herum, in die Nase schießend; Supraorbitalneuralgie, die mit der Regelmäßigkeit eines Uhrwerks immer zur selben Stunde wiederkehrt. Iritis, Chorioiditis; Gegenstände erscheinen nachts rot, tagsüber gelb (durch *Bell.* geheilt).

Cereus bonplandii: Schmerz durch die Augäpfel und die Augenhöhlen mit heftigem Schmerz im Hinterkopf.

Chamomilla: Entzündung der Augen; Schießen, Brennen, Hitze. Ekchymosen in und Blutung aus den Augen; Absonderung blutigen Wassers aus den Augen bei Neugeborenen; heftiger Druck in der Augenhöhle; reichliche, ätzende, gelbe, eitrige Absonderungen. Reizbares Gemüt.

Chelidonium: Orbitalneuralgie des rechten Auges mit reichlichem Tränenfluß und stechenden, reißenden Schmerzen in und um die Augen, besser durch Druck; kontrahierte Pupillen.

China: Nachtblindheit bei anämischer Retina; funkelnde, schwarze, tanzende Flecke und Dunkelheit vor den Augen; intermittierende Ziliarneuralgie mit Drücken in den Augen; Photophobie; Schmerz schlimmer durch Licht, besser im Dunkeln; beim Lesen erscheinen die Buchstaben bleich und umgeben von einem weißen Rand.

Chininum arsenicosum: Intensive Lichtscheu und Krämpfe der Augenringmuskeln; herausströmende heiße Tränen, mit großen Geschwüren auf jedem Auge; schlimmer von Mitternacht bis 3 Uhr morgens. Keratitis.

Cicuta virosa: Schwanken aller Gegenstände in Sichtweite - Objekte weichen zurück, nähern sich und erscheinen doppelt; farbig leuchtender [irisartiger] Kreis um alle Gegenstände; die Pupillen verschieben sich unter das Oberlid, wenn der Kopf geneigt wird; periodisch auftretender Strabismus, durch Kälte, nach einem Sturz oder Schlag.

Cimicifuga: Hyperämie der Iris, Chorioidea und Retina. Scharfe neuralgische Schmerzen durch das Auge in den Kopf; Ziliarneuralgie; heftige Schmerzen in den Augäpfeln, besonders nachts; besser durch Druck, schlimmer durch die leichteste Bewegung. Tiefsitzende, klopfende und schießende Schmerzen in den Augen mit Photophobie durch künstliches Licht.

Cina: Asthenopie durch fehlerhafte Akkomodation. Augenschmerzen und verschwommenes Sehen beim Lesen, besser durch Reiben; Strabismus durch Würmer oder Abdominalreizung; Schmerzen in Kopf und Augen beim Nähen, besonders wenn sich bei Frauen mittleren Alters eine Alterssichtigkeit einstellt.

Cinnabaris: Drückende, schießende Schmerzen, ausgehend vom Tränenkanal, dann um das Auge herum zur Schläfe, vom inneren Augenwinkel des rechten Auges; starke, schießende Schmerzen in den Knochen der Augenhöhle vom inneren zum äußeren Augenwinkel; Rötung des ganzen Auges mit Tränenfluß und Schwellung des Gesichts.

Cocculus: Rheumatisches Glaukom. Schmerzen in den Augen, als ob sie aus dem Kopf gerissen würden. Nach kurzem Lesen verschwimmt die Schrift; die Buchstaben sind völlig verschwommen; Sehstörungen, schwarze Flecke und Gestalten vor den Augen; Photophobie; kein Tränenfluß.

Colocynthis: Heftige neuralgische Schmerzen mit starkem Brennen, Schneiden und Stechen im Auge, mit reichlichem, ätzendem Tränenfluß. Rheumatische Iritis; scharfe, schneidende Stiche, schlechter abends und nachts, besser durch festen Druck; als ob die Augen beim Bücken herausfallen würden. Glaukom.

Comocladia: Schmerzen im rechten Auge, mit dem Gefühl, es sei größer als normal und würde aus dem Kopf herausgedrückt; schlimmer in der Nähe eines warmen Ofens. Glaukom.

Conium: Intensive Photophobie und heftiger Tränenfluß durch die geringste Entzündung oder sogar ohne jeden Grund. Katarakt durch Kontusion; sieht verschiedene Farben vor den Augen; schießende, brennende, schneidende Schmerzen in den Augen beim Lesen; Migräne und Sehstörungen beim Beobachten bewegter Gegenstände - fehlerhafte Akkomodation. Gerstenkörner; Lähmung der Augenmuskulatur.

Clematis: Folgemittel von *Merc-c.* bei Iritis. Iritis durch Erkältung, mit drückenden Schmerzen, ausgeprägter Photophobie, Tränenfluß und Hitze in den Augen mit starker Empfindlichkeit gegen kalte Luft, so daß der Patient die Augen bedeckt.

Crocus sativus: Tränenfluß im Zimmer, nicht in der frischen Luft; die Augen tränen, sobald er zu lesen beginnt; Hitze und Stechen in den Augen nach chirurgischem Eingriff; dauerndes Bedürfnis zu blinzeln oder die Augen zu reiben; sichtbares Zucken der Augenlider.

Crotalus horridus: Keratitis mit schneidenden Schmerzen in der Augengegend; Lider am Morgen geschwollen; Ziliarneuralgie mit diesen schneidenden Schmerzen, schlimmer während den Menses. Blutung im Auge - Blutabsonderung aus den Augen; Druck in den Augen, als ob sie aus dem Kopf gedrückt würden; sehr lichtempfindlich, besonders gegen künstliches Licht.

Cyclamen: Trübsichtigkeit, Doppeltsehen, konvergierender Strabismus; Flackern verschiedener Farben vor den Augen; sieht zahllose Sterne.

Duboisinum: Optische Halluzinationen: Dinge erscheinen gehoben; läßt ein Glas mitten in der Luft fallen, anstatt es auf den Tisch zu stellen; bildet sich ein, es sei recht dunkel, doch es ist heller Sommernachmittag; Erscheinen eines roten Flecks im Sehfeld, der sich mit den Augen mitbewegt. Hyperämie des Sehnervs; Akkomodationslähmung.

Euphrasia: Heftigste akute Konjunktivitis; rheumatische Iritis; starke Entzündung aller Augengewebe; Geschwüre der Hornhaut. Schneidende Schmerzen in den Augen, erstrecken sich zum Kopf; Gefühl von Sand in den Augen. Starke Schwellung der Schleimhäute, mit Rötung und vergrößerten Blutgefäßen, Beißen und Jucken, reichlichem ätzendem Tränenfluß und ausgeprägter Lichtscheu - Sonnenlicht oder, noch charakteristischer, künstliches Licht ist unerträglich, muß reiben und blinzeln.

Fluoricum acidum: Heftiges Jucken der inneren Augenwinkel; Tränenfistel; Gefühl, als ob kalter Wind durch die Augen blasen würde, sogar im warmen Zimmer.

Gelsemium: Lähmung der Lider und der Augenmuskulatur; Diplopie, Doppelsichtigkeit, Ptosis; die Augäpfel oszillieren seitlich beim Benutzen der Augen; kann nicht sagen, auf welcher Straßenseite er sich befindet; vollständige, plötzlich auftretende Blindheit. Glaukom; intraokuläre Entzündungen mit serösen Absonderungen, starkem Schmerz über dem rechten Auge, Doppelsichtigkeit und Schwindel. Seröse Iritis, Chorioiditis, mit allmählicher Beeinträchtigung des Sehens und schweren Lidern: Ablösung der Retina; Strabismus durch Muskelschwäche oder als Folge von Diphtherie.

Glonoinum: Pochende Supraorbitalneuralgie. Augenerkrankungen durch sehr heißes, helles Licht, wodurch Blutandrang in der Retina erregt wird. Apoplexie der Retina; Gefühl, als ob die Augen von innen nach außen gezogen würden; Exophthalmus; Funken und Lichtblitze vor den Augen; Buchstaben erscheinen kleiner.

Graphites: Skrofulöse Entzündung der Augen; die Kornea ist entzündet und mit oberflächlichen Geschwüren bedeckt; Verdickung der Augenlider entlang der Lidränder, mit Krusten oder Schuppen. Blepharitis, schlimmer in den Augenwinkeln, mit Rißbildung und Blutung an den Rändern; Ektropium oder Entropium; wild wachsende Wimpern biegen sich nach innen zum Auge hin und reizen die Bindehaut. Verhärtete Gerstenkörner entlang den Lidrändern; Buchstaben erscheinen doppelt oder laufen zusammen. Ekzeme in der Augengegend; schießendes und sandiges Gefühl in den Augen; Photophobie, besonders tagsüber.

Hepar sulphuris: Geschwüre auf der Hornhaut; Iritis mit Eiter in der vorderen Augenkammer. Eitrige Konjunktivitis mit ausgeprägter Chemosis, reichlicher Absonderung, starker Empfindlichkeit gegen Berührung und Luft, mit klopfendem Schmerz in und um die Augen; entzündete Lider; Schmerz, als ob die Augäpfel in den Kopf zurückgezogen würden; helle Kreise vor den Augen; fördert die schnelle Resorption eines Hypopyons; bei Keratitis wertvoll.

Ignatia: Blinzelkrampf der Lider mit Spasmen der Gesichtsmuskeln. Extrem starke neuralgische Schmerzen in der Augengegend, oft in Verbindung mit Globus hystericus. Phlyktänenophthalmie mit intensiver Lichtscheu und Gefühl von Sand in den Augen.

Jaborandi: Überanstrengung der Augen, aus welchen Gründen auch immer; leicht ermüdete Augen; Hitzegefühl, Brennen und Beißen in den Augäpfeln bei Gebrauch der Augen; alle paar Momente wird die Sicht undeutlich; langes Verbleiben der Bilder auf der Netzhaut; kontrahierte Pupillen, ohne Reaktion auf Licht. Starrende Augen; Kurzsichtigkeit; weiße Flecke vor den Augen. Atrophische Chorioiditis; Akkommodationskrämpfe beim Lesen.

Kalium bichromicum: Schmerzlose Geschwüre und Konjunktivitis skrofulösen oder sykosyphilitischen Ursprungs. Die Lider sind, besonders morgens, geschwollen und mit dicken, gelben Massen verklebt. Chemosis. Indolente Iritis, nach Erguß zwischen Iris und Linse und folgender Adhäsion, mit geringer oder völlig ohne Lichtscheu, sogar bei starker Geschwürbildung oder Entzündung (im Gegensatz zu *Con.*).

Kalium carbonicum: Reißende, stechende, schießende Schmerzen in den Augen; Schwellung von Augen und Lidern mit erschwertem Öffnen der Augen; Exkoriation und Augenbutter in den Canthi. Schwebende Flecke vor den Augen, beim Lesen und Sehen ins Freie; bunte Farben, Flecke (blaue und grüne) und Funken vor den Augen; große schmerzhafte Helligkeit in den geschlossenen Augen, tief ins Gehirn gehend [abends nach dem Niederlegen]; Lichtscheu, Blenden der Augen durch Tageslicht.

Kalium iodatum: Syphilitische Iritis, nach Quecksilbermißbrauch; Entzündung von Chorioidea und Iris. Syphilitische pustuläre Keratitis mit Chemosis, nach Mißbrauch von *Quecksilber*.

Kalium sulphuricum: Eitriger oder gelber Schleim bei Augenerkrankungen; gelbe Krusten; gelbe Absonderung; Augenentzündung der Neugeborenen.

Kalmia: Nahezu vollständige Blindheit in aufrechter Haltung. Retinitis albuminurica [nephritica], mit Schmerzen im Rücken, als würde er zerbrechen. Sklerochorioiditis anterior, mit Flimmern vor den Augen. Heftiger Schmerz im rechten Auge, erstreckt sich über die Stirn - beginnt bei Sonnenaufgang, nimmt bis zum Mittag zu und läßt bis zum Sonnenuntergang nach.

Kreosotum: Entzündung der Augenlider, bei Kindern und Erwachsenen, mit anhaltender Hitze, Brennen in den Augen und häufiger Absonderung heißer, verbrühender Tränen, frühmorgens; salziger Tränenfluß. Interstitielle Keratitis, Zahnverfall.

Lachesis: Mangelhaftes Sehen nach Diphtherie; Trübsichtigkeit, < beim Erwachen; dunkle Flecke erscheinen vor den Augen; die Sehkraft schwindet plötzlich; Trübsichtigkeit durch Herzerkrankungen mit Ohnmacht, Herzklopfen und Schwindel. Resorbiert die Blutung bei retinaler Apoplexie.

Lithium carbonicum: Schmerz über den Augen mit Halbsichtigkeit, die rechte Hälfte der Gegenstände bleibt unsichtbar. Sonnenlicht blendet ihn; schwarze Stäubchen vor den Augen und Empfindlichkeit der Augen nach deren Gebrauch bei Kerzenlicht.

Lycopodium: Ophthalmia neonatorum im Eiterungsstadium. Katarrhalische Ophthalmie; dicke, gelblich-grüne Absonderung; Nachtblindheit.

Mercurius: Skrofulöse oder syphilitische Ophthalmie mit ausgeprägter Verschlechterung durch Feuerschein und Hitze des Feuers. Blepharitis durch Arbeiten in oder am Feuer; die Lider sind verdickt, besonders an den Tarsalrändern, mit dünnflüßiger, ätzender, schleimigeitriger Absonderung und kleinen Pickeln auf den Wangen. Oberflächliche Geschwüre auf der Kornea mit opaquem Aussehen, als befände sich Eiter zwischen den Schichten der Hornhaut. Syphilitische Iritis, wenn Hypopyon besteht.

Mercurius corrosivus: Entzündliche Symptome der Augen von heftigstem Charakter, mit brennenden, reißenden, quälenden Schmerzen in den Knochen rund um die Augen, äußerster Lichtscheu und reichlichem, ätzendem Tränenfluß, der die Wangen wundmacht und fast die Haut ablöst. Perforierende Geschwüre der Hornhaut mit Hypopyon. Nahezu spezifisch bei syphilitischer Iritis. Retinitis albuminurica.

Mercurius dulcis: Augenbeschwerden skrofulöser Kinder mit schlaffer Aufgedunsenheit, [extremer] Blässe und Schwellung der Halsdrüsen und anderer Drüsen.

Mercurius iodatus flavus: Geschwüre der Hornhaut, die aussehen, als seien sie von einem Fingernagel aufgekratzt worden, meist verbunden mit dickem, gelbem Belag an der Zungenbasis und starker Ausbreitungstendenz der Geschwüre.

Mercurius iodatum ruber: Entspricht *Merc.*, doch bestehen mehr [bzw. stärkere] Drüsenschwellungen.

Mezereum: Ziliarneuralgie nach Operationen; die Schmerzen strahlen aus und schießen nach unten, verbunden mit dem Gefühl, als blase ein Strom kalter Luft auf das Auge; die Knochen sind ebenfalls betroffen - häufige Folge von *Merc.* [-Mißbrauch].

Natrium carbonicum: Keratitis und Ulzeration der Kornea; Lanzinieren über die Augen hinweg und Stiche von innen nach außen mit Lichtscheu und Schwellung der Lider; Abszeß der Tränendrüsen; Trübsichtigkeit - er muß immer wischen; schwarze, tanzende Punkte oder blendende Blitze vor den Augen; Unfähigkeit, kleine Schrift zu lesen, wie bei Presbyopie.

Natrium muriaticum: Schwäche der Augenmuskeln, besonders der Musculi recti interni, mit Steifheitsgefühl der Lider beim Bewegen derselben; ausgeprägte Asthenopie, beim Lesen verschwimmen die Buchstaben und laufen zusammen. Skrofulöse Ophthalmie mit wundmachendem Tränenfluß und krampfhafter Verschließung der Lider. Geschwüre auf der Hornhaut mit Entzündung der Augen und Verkleben der Augen am Morgen. Striktur des Tränenkanals; Fistel des Tränensacks mit schleimig-eitriger Absonderung beim Drücken darauf;

beim Husten strömen Tränen über das Gesicht; skrofulöse Kinder mit Hautausschlägen an der Haargrenze. Drohender Katarakt. Augenbeschwerden als Reflex auf Uteruserkrankungen mit herabhängenden Augenlidern; Risse in den Augen- und Mundwinkeln.

Natrium sulphuricum: Jucken der Lidränder und heftige Lichtscheu beim Erwachen am Morgen; Wundheit in den Augen beim Lesen; Brennen in den Augen, < in der Nähe eines Feuers, mit großer Trockenheit oder reichlichem Tränenfluß am Morgen und am Abend; nächtliches Verkleben der Lider.

Nitricum acidum: Manchmal unentbehrlich bei Ophthalmia neonatorum. Hauptsächlich von Nutzen bei oberflächlichen Geschwüren der Kornea mit scharfen, stechenden, splitterartigen Schmerzen. Eines der besten Mittel für Hornhauttrübungen.

Nux moschata: Gegenstände erscheinen größer, sehr weit entfernt oder verschwimmen; sieht zwei, statt eines Gegenstands; Trockenheit der Augen und Trockenheitsgefühl, das am Bewegen der Lider hindert; Herabfallen der Lider.

Nux vomica: Skrofulöse Ophthalmie und Blepharospasmus mit Verkleben der Lider und Photophobie am Morgen; nachmittags kann er gut sehen.

Onosmodium: Verschwommenes Sehen; Hyperämie der Pupille und Vergrößerung der Gefäße in der Netzhaut; muskuläre Asthenopie; Spannen der Augenmuskeln. Schmerz in den Augäpfeln, zwischen Augenhöhle und Augapfel, erstreckt sich zur linken Schläfe. Überanstrengung der Augen mit dumpfen, schweren, wundschmerzenden Augen.

Paris quadrifolia: Die Augäpfel fühlen sich zu groß an, als könnten sich die Lider nicht mehr schließen; Schmerz in den Augen, als würden sie von Fäden in den Kopf gezogen.

Petroleum: Lidrandentzündung. Entzündung des Tränengangs, wenn die Eiterung begonnen und sich eine Fistel gebildet hat; die Lider sind rot, rauh und feucht.

Phellandrium: Kopfschmerz affiziert die zu den Augen führenden Nerven; zerquetschendes Gefühl am Scheitel, Brennen der Augen und Tränenfluß.

Phosphorus: Krankheiten mit Beteiligung tieferer Gewebe der Augen, wie der Netzhaut, der Aderhaut, dem Glaskörper und der Augennerven. Hyperämie von Chorioidea und Retina, bis zur Entzündung derselben; Schmerzen wie in den Augenknochen und Drücken, als würde das Auge herausgepreßt; Schießen, Beißen, Brennen und Hitze in den Augen, besonders in den äußeren Augenwinkeln; Völlegefühl und Wundheit der Augen bei Berührung, stark verringerte Sehkraft; sieht morgens, in der Dämmerung oder beim Beschatten der Augen

mit der Hand deutlicher; sieht alle Arten abnormer Farben , schwarze
Flecke in der Luft und graue Schleier über Gegenständen; Gefühl, als
sähe er durch Dunst oder Nebel; Gegenstände erscheinen rot; beim
Lesen erscheinen die Buchstaben rot. Retinitis bei Nierenerkrankungen.

Physostigma: Kontraktion der Pupille und des Ziliarmuskels.
Kurzsichtigkeit, Nachtblindheit; Zucken der Augenmuskeln. Glaukom: Akkomodationsschwäche, Astigmatismus. Krämpfe der Ziliar-
muskeln mit Reizung nach Gebrauch der Augen. Zunehmende Kurzsichtigkeit. Lähmung der Augen und der Akkomodationsmuskeln
nach Diphtherie.

Platinum: Gegenstände erscheinen kleiner als sie sind; Zucken der
Lider; Kältegefühl in den Augen; krampfartige Schmerzen in den Augenhöhlen.

Plumbum: Entzündung des Nervus opticus; intraokuläre eitrige
Entzündung. Glaukom, besonders als Sekundärreaktion auf Spinal-
trauma.

Prunus spinosa: Ziliarneuralgie; berstender Schmerz im rechten
Auge, schießt blitzartig durch das Gehirn zum Hinterkopf; plötzlicher
Schmerz in den Augäpfeln, als ob sie bersten wollten; > durch Tränen-
fluß. Irido-Chorioiditis.

Pulsatilla: Konjunktivitis mit dicker, gelber oder gelblich-grüner,
milder Absonderung, < in der Nacht, mit Verkleben der Lider am
Morgen. Ophthalmie nach Masern. Eitrige Ophthalmie und Ophthalmia neonatorum - kommt vor oder nach *Arg-n.* in Frage. Feine Granulation auf den Lidern; rezidivierende, stark entzündete Gerstenkörner. Hilfreich bei mildem, passivem, lymphatischem Temperament
und reichlicher, dicker, milder Absonderung; es bestehen kaum
Schmerzen oder Lichtscheu.

Rhus toxicodendron: Skrofulöse Ophthalmie mit Phlyktänen auf
oder um die Hornhaut und intensivster Photophobie, Chemosis und
Eiterungsneigung; die Lider sind krampfhaft verschlossen und bei gewaltsamem Öffnen quillt gelber Eiter hervor. Konjunktivitis nach
Durchnässung. Rheumatische oder traumatische Iritis mit starker Unverträglichkeit von Licht; die Entzündung erstreckt sich zur (und befällt die) Chorioidea, mit schießenden Schmerzen durch die Augen
zum Hinterkopf, < nachts, dabei reichlicher Ausfluß brennend heißer
Tränen beim Öffnen der Lider. Nahezu spezifisch bei Zellulitis orbita-
lis und sehr hilfreich bei Glaukom. Ptosis bei rheumatischen Patienten
nach Nässeeinwirkung. Auch vorteilhaft nach Staroperation, um drohende Iritis oder Eiterbildung zu vermeiden.

Ruta graveolens: Kopfschmerzen nach Überanstrengung der Augen; durch Nähen oder Lesen feiner Schrift werden die Augen rot, heiß und schmerzhaft; Akkomodationsstörungen; die Augen brennen wie Feuerbälle.

Santoninum: Plötzliche Sehtrübung; Farbblindheit; Strabismus aufgrund von Würmern.

Saponaria: Linksseitiger stechender Supraorbitalschmerz; < abends und durch Bewegung; heftige Augenschmerzen mit heißen Stichen tief in den Augäpfeln, Photophobie. Exophthalmus, < beim Lesen und Schreiben; erhöhter Augeninnendruck.

Sepia: Asthenopie in Verbindung mit Uteruserkrankungen. Konjunktivitis mit trägem Verlauf bei skrofulösen Kindern, mit schleimig-eitriger Absonderung am Morgen; > morgens und nachmittags, < abends. Katarakt; Trachom, mit oder ohne Pannus; Abschorfen der Lider; Pusteln an den Lidern mit Hautausschlägen im Gesicht; die Augen sind empfindlich gegen Licht; Herabsinken der Lider; drückende, stechende Schmerzen, < durch Reiben.

Silicea: Schwellung des Tränenkanals; Tränenfistel; Lichtscheu und Blenden bei Tageslicht. Scharfe Schmerzen durch die Augen; Augen berührungsempfindlich, < wenn sie geschlossen sind. Verwirrtes Sehen, es fließt ihr alles vor den Augen ineinander. Iritis, Irido-Chorioiditis, mit Eiter in der vorderen Augenkammer. Perforierende oder sich ablösende Geschwüre der Kornea; Abszeß der Kornea nach Verletzung; Gerstenkörner. Katarakt von Büroangestellten; Folgen von Keratitis und Geschwüren der Kornea, klärt die Trübungen. Zystische Tumore der Lider.

Spigelia: Heftige, scharf schneidende Schmerzen im linken Auge, doch ohne die Kongestion von *Bell.*; Gefühl, als ob die Augen zu groß für die Augenhöhlen wären. Schießende und stechende Schmerzen bei Glaukom, < nachts und durch Bewegung. Neuralgie der Augen, besonders des linken, mit großer Wundheit, Berührung ist kaum erträglich; tief in den Augenhöhlen sitzende Schmerzen. Ziliarneuralgie, kommt und geht mit der Sonne, < am Mittag.

Staphisagria: Rezidivierende Gerstenkörner, verhärtete Gerstenkörner, Chalazion. Beschwerden der Augenwinkel, besonders der inneren. Riß- oder Schnittwunden der Hornhaut.

Sulphur: Keratitis; Konjunktivitis durch Fremdkörper - wie von einem Sandkorn oder Asche, mit wundmachender Absonderung und heißem Tränenfluß beim Öffnen der Augen, wenn *Acon.* versagte. Skrofulöse Entzündung der Augen mit Neigung zu Kongestion; die Augen sind rot und injiziert, mit splitterartigen Schmerzen, < bei heißem Wetter oder nahe am Ofen; chronische Fälle.

Syphilinum: Chronisch rezidivierende Phlyktänenkeratitis; heftige Lichtscheu, reichlicher Tränenfluß; die Schmerzen sind nachts intensiver. Diplopie, ein Bild erscheint unter dem anderen; Gefühl, als ob kalte Luft in die Augen bläst.

Tellurium: Verdickte, entzündete, juckende Lider; Pterygium. Katarakt nach Augenverletzung; unterstützt die Resorption von Infiltrationen der Iris und Chorioidea.

Terebinthina: Ziliarneuralgie über dem rechten Auge; heftiger Schmerz im Auge und der Seite des Kopfes. Blindheit durch Alkohol.

Thuja: Warzenartige Auswüchse auf der Iris; Gefäßtumor auf der Kornea. Ophthalmia neonatorum; Phlyktänenkonjunktivitis. Fungöser Tumor in der Augenhöhle; entzündliche Schwellung der Lider mit Verhärtung; Granulation der Lider mit warzenartigen Granulationen; rote und schmerzhafte Knötchen an den Lidrändern; trockene, kleieartige [Ausschläge der] Lider; Gerstenkörner; Tarsaltumore; Chalazion; verdickte und harte Knoten. Tränenfluß, besonders im linken Auge, beim Gehen in frischer Luft - die Tränen laufen nicht herab, sondern bleiben in den Augen stehen; das Auge muß warm bedeckt werden, schmerzt, wenn nicht bedeckt.

Zincum metallicum: Amblyopie in Verbindung mit schrecklichen Kopfschmerzen, mit heftigem Schmerz in der Nasenwurzel; die Schmerzen sind besonders schlimm in den inneren Canthi beider Augen; Pupillen kontrahiert; Hornhauttrübungen nach langanhaltenden Entzündungen. Pterygium, mit beißenden, stechenden Schmerzen am inneren Augenwinkel; Granulation der Lider. Prosopalgie mit verwischtem Sehen einer Hälfte des Gesichtsfeldes; Schielen; < durch Stimulantien.

Zincum sulphuricum: Bei Trübungen der Hornhaut und Granulationen auf den Lidern ist es *Zinc.* vorzuziehen.

BLUTMANGEL
Anämie, Chlorose

Alumina: Kalte, frostige Mädchen mit Inaktivität von Rektum und Blase. Anämie in der Pubertät, mit blassen, spärlichen Menses und reichlichem Fluor; ausgeprägte Schwäche. Schwermut morgens beim Erwachen.

Argentum metallicum: Wie auch *Arg-n.* bei Chlorose passend. Geschrumpfter Körper, gelblicher Teint, Dyspnoe, Herzklopfen, Prolaps, Ulzeration und Verhärtung des Uterus; fauliger Fluor.

Arsenicum album: Ein direkt wirkendes Erythrozytengift - nützlich bei Anämie durch Malaria oder toxischen Ursprungs. Perniziöse Anämie; Entkräftung mit Abmagerung, Ödemen, Anasarka, neben all den anderen gutbekannten Allgemeinsymptomen von *Ars.*

Calcarea carbonica: Anämie der Mädchen; Hämoglobin und Erythrozyten vermindert, vermehrt Leukozyten - Chlorose. Psorische, skrofulöse, tuberkulöse Diathese und die Allgemeinsymptome des Mittels. Traurig und besorgt. Blutandrang zum Kopf und Schwindel, nach Erregung, nach Hören schlechter Nachrichten, durch Leiden anderer. Kalte Füße, trockener Husten nachts, partielle Schweiße, Wundheitsgefühl in der Brust, nahe des rechten Schlüsselbeins. Menses zu reichlich und zu früh.

Calcarea arsenicosa: Es lohnt ein sorgfältiges Studium bei Anämie und Chlorose, mit Blick auf *Calc.* und *Ars.* Beleibte Frauen im Klimakterium, mit Herzklopfen durch die geringste Gefühlserregung und Frösteln; Hämoglobin und Erythrozyten vermindert.

Calcarea phosphorica: Anämische und chlorotische Mädchen mit *Calc.*-Symptome und dem dünnen, schmächtigen, abgemagerten Körper von *Phos.*

China: Anämie durch Säfteverluste. Frauen mit mangelnder Blutbildung nach Hämorrhagien; allmählich zunehmende Entwicklung von Anämie, bei Kreislaufschwäche und Wassersucht, als unmittelbarer Folge des Blutverlustes. Blaß, schwach, kälteempfindlich; Klingeln in den Ohren; Ohnmacht, Verdauungsschwäche, aufgetriebenes Abdomen mit Unverträglichkeit von Obst und Milch, sowie Diarrhoe - nach Mitternacht, nach dem Essen.

Manganum: Chlorose, auch perniziöse Anämie ohne Hämorrhagie in der Vorgeschichte, doch nach langen Perioden spärlicher Menses. Kopfschmerzen, Reizbarkeit, traurige, stille und weinerliche Stimmung; Neigung zum Liegen und große Besserung dadurch.

Chininum arsenicosum: Kontinuierlich zunehmende Anämie durch anhaltende Eiterungen oder Blutungen; perniziöse Anämie.

Aceticum acidum: Anämie durch langanhaltende Morgenübelkeit; wachsfarbene Haut, Durst.

Ferrum metallicum: Falsche Plethora mit außerordentlicher Blässe der Schleimhäute; blasses Gesicht, errötet durch Gefühlserregung. Pulsierende Kopfschmerzen; Klopfen am ganzen Körper; Herzklopfen. Anämisches Sausen in den Halsvenen; abends frostig mit hektischer Röte und Ödemen der Extremitäten, trotz der Schwäche Besserung durch langsames Umherbewegen, doch leicht erschöpft. Komplementär zu *Alum.* bei Chlorose und zu *Chin.* bei Anämie durch Blutverlust.

Ferrum arsenicosum: Wirkt zuweilen besser als *Ferr.* oder *Ars.*

Graphites: Anämie trotz Fettleibigkeit; kalt, verstopft; rauhe, herpetische Haut; Risse und Fissuren; zu späte, spärliche, blasse, wäßrige Menses; niedergeschlagen und frostig, im Zimmer wie im Freien. Ergänzt *Ferr.*, mit dem es viele Symptome gemeinsam hat.

Lacticum acidum: Anämie bei Diabetes; Übelkeit nach dem Essen; Aphthen im Mund; Speichelfluß; Polyurie.

Natrium muriaticum: Anämie nach Säfteverlusten; schmales, zermürbtes Gesicht, allgemeine Abmagerung; Menses unregelmäßig; massive oder spärliche, wäßrige Menses einmal in zwei oder drei Monaten; aus einem Schnitt im Finger dringt nur Wasser; der Fluß der Menses erscheint wie Fluor. Obstipation, Herzflattern; Pulsieren am ganzen Körper; Melancholie; wird leicht zornig; < durch Bewegung, plötzliche Geräusche und Trost.

Natrium arsenicosum: Ersetzt manchmal *Nat-m.* und *Ars.*

Kalium carbonicum: Anämie mit Frostigkeit, kann nicht ins Freie, ohne zu frieren und kalt zu werden; Schwindel; Dröhnen in den Ohren, Herzschwäche, Schweiß und Rückenschmerzen, besonders bei Frauenleiden und mit den bekannten Modalitäten und Charakteristika von *Kali-c.* Ergänzt oft *Nat-m.*

Phosphorus: Anämie bei tiefsitzenden Erkrankungen hochgewachsener, schlanker, schmalbrüstiger, phthisischer Patienten; erkältet sich leicht; Menses zu früh, zu reichlich, hellrot. Chronischer Durchfall; großer Durst auf kalte, erfrischende Getränke. Gelbsucht.

Ferrum phosphoricum und **Calcarea phosphorica** sind zuweilen besser passend als ihre Komponenten.

Hydrastis: Anämie durch tiefsitzende zymotische Erkrankungen wie Krebs u.a., mit Ohnmacht, Entkräftung, Atonie und Abmagerung; gelblich-weiße Haut.

Pulsatilla: Chlorose oder Anämie; nach chinin- oder eisenhaltigen Stärkungsmitteln; frostig, doch Besserung im Freien; beleibt und blaß mit spärlichen, dunklen und schmerzhaft verlängerten Menses; traurig, weint leicht, sucht Trost; kurzer Atem, Angst, Herzklopfen; Schmerz unter dem Schlüsselbein einer oder beider Seiten; Durstlosigkeit, Verdauungsschwäche, Diarrhoe.

Cyclamen: Sehr ähnlich wie *Puls.*, doch mehr oder weniger durstig und Abscheu vor frischer Luft; körperliche Mattigkeit morgens. Fühlt sich kaum fähig, die tägliche Arbeit zu bewältigen, doch einmal angefangen, geht es erträglich gut.

Helonias: Chlorose oder Anämie durch anhaltende Hämorrhagien bei luxuriöser Lebensweise oder durch harte Arbeit entkräfteten Frauen. Schlaflosigkeit und Melancholie; müde, geschwächte

Frauen mit Rückenschmerzen, > wenn der Verstand beschäftigt ist oder sie etwas tut.

Picricum acidum: Äußerste Entkräftung bei perniziöser Anämie; brennende Schmerzen entlang der Wirbelsäule, < durch Erregung.

Sepia: Gleicht *Puls.*, doch die Gemütssymptome unterscheiden sich. *Sep.* ist reizbar, oft heftig; Abneigung gegen die Pflichten des Haushalts.

Secale: Fortschreitende allgemeine Anämie mit Kachexie; blaß, blutleer, ikterisch; Kälte des Körpers, doch < durch Wärme.

Aletris farinosa: Ständig müde, ähnlich *Helon.*, mit Anämie und Erschlaffung der weiblichen Genitalien. „Das *Chin.* der Uterusorgane."

Sulphur: Häufig nötig, um die Wirkung anderer Mittel anzuspornen; Hitzewallungen; heißer Scheitel; kalte Füße; Brennen der Fußsohlen; Brustbeklemmung nachts - muß das Fenster öffnen; schwaches, sinkendes Gefühl im Epigastrium um 11 Uhr.

Zincum: Zu anämisch, um ein Exanthem oder die Menses hervorzubringen; zunehmende allgemeine Abmagerung, Brennen entlang der Wirbelsäule, Zucken der Muskeln, allgemeines Zittern; Rucken des Körpers im Schlaf; < durch Wein oder Stimulantien.

DRÜSENERKRANKUNGEN

Alumina: Leistendrüsen; gonorrhoischer Bubo mit gelblichem Ausfluß, Brennen und Jucken der Urethra.

Apis mellifica: Entzündung der Drüsen; mit Verhärtung des Zellgewebes; betroffene Teile geben auf Druck nach.

Arsenicum iodatum: Achsel-, Leisten- und Unterkieferdrüsen sind entzündet, mit drohender Eiterung.

Belladonna: Entzündung der Drüsen und Lymphgefäße. Hitze, Röte und Schwellung mit Verhärtung; betroffen sind Hals-, Achsel- oder Leistendrüsen. Wenn die Eiterung unvermeidlich scheint, ist ein Wechseln zu *Hep.* oder *Merc.* angezeigt.

Badiaga: Falschbehandelte oder verhärtete Bubonen; syphilitische Bubonen (wie *Carb-an.*; *Alum.* bei gonorrhoischen Bubonen).

Baryta carbonica: Entzündung der Tonsillen mit Eiterung und Vergrößerung der Drüsen - am Hals, am Unterkiefer und hinter den Ohren, besonders bei Kindern, die geistig und körperlich etwas zurückgeblieben sind; jede kleine Einwirkung von feuchtem oder kaltem Wetter schlägt auf die Tonsillen, mit erschwertem Schlucken, v.a. erschwertem Leerschlucken.

Baryta muriatica: Schmerzhafte Schwellung der Drüsen, der Tonsillen, der rechten Parotis und der Unterkieferdrüsen, die sehr hart werden. *Baryta iodata* bei chronischer Vergrößerung der Mandeln mit Schwellung der Halsdrüsen und gehemmtem Wachstum.

Bromium: Skrofulöse Vergrößerung aller Drüsen, mit starker Verhärtung und geringer Eiterungsneigung; doch falls Eiterung auftritt, bleibt die Verhärtung rund um die Öffnung erhalten, mit ätzender Absonderung; Drüsentuberkulose (ergänzend: *Carb-an.*).

Calcarea carbonica: Skrofulöse Vergrößerung der Lymphdrüsen des Halses, der Achseln etc., besonders bei *Calc.*-Kindern mit Otorrhoe und Schwerhörigkeit. Tuberkulose der Mesenterialdrüsen.

Calcarea fluorica: Chronische Induration der Halsdrüsen mit steinerner Härte; auch chronische Tonsillenhypertrophie.

Calcarea iodata: Vergrößerte Tonsillen mit kleinen Krypten oder Taschen; auch der Drüsen des Halses, bei schlaffen Kindern mit Erkältungsneigung.

Calcarea phosphorica: Wie bei *Calc.* Tabes mesenterica, mit fauliger Diarrhoe und Marasmus, bei skrofulöser und psorischer Konstitution.

Carbo animalis: Steinharte syphilitische oder gonorrhoische Bubonen. Ist dann hilfreich, wenn sie zu früh geöffnet wurden und das umgebende Gewebe steinhart verbleibt. Harte Brustdrüsen (*Brom.*), besetzt mit kleinen, steinharten Knoten, mit brennenden Schmerzen, die von der Mamma zur Achsel ziehen - mit harten Achseldrüsen; Brustkrebs (auch *Carb-v.*).

Chamomilla: Verhärtung der Brustdrüsen bei Neugeborenen; auch bei Kindern.

Cistus canadensis: Maligne Erkrankungen der Hals- und Unterkieferdrüsen mit Karies des Kiefers; die Drüsen sind entzündet, verhärtet und ulzeriert; indiziert bei unreinem Atem.

Conium: Die Drüsen sind vergrößert und steinhart, mit geringen oder ohne Schmerzen. Ist im Anfangsstadium von Krebs hilfreich. Besonders nach Verletzungen der Brust- und Achseldrüsen, sowie der Hoden angezeigt, wenn Verhärtung eintritt.

Graphites: Skrofulöse Schwellung der Hals- und Lymphdrüsen mit Schmerz und Empfindlichkeit; bei fetten und ungesunden Patienten mit rauher, harter, trockener Haut und Neigung zu Ekzemen sowie starker Erkältungsneigung.

Hepar sulphuris: Bubonen und vergrößerte Drüsen im Eiterungsstadium.

Silicea: Entzündete, eiternde Drüsen mit fistelartiger Öffnung *(Calc-f., Fl-ac.)*; auch skrofulöse Verhärtung und Schwellung der Drüsen.

Mercurius: Entzündung der Drüsen mit Abmagerung bei skrofulösen und syphilitischen Patienten; betroffen sind Unterkiefer-, Achsel- und Ohrspeicheldrüsen. Folgt auf *Bell.* und *Rhus-t.* Sehr hilfreich bei syphilitischen Bubonen im Eiterungsstadium. *Merc-i-r.* bei indolentem Bubo mit geringen oder ohne Schmerzen - und ohne jede Neigung zur Eiterbildung oder zur Ausheilung. Die Wirkung von *Iod* scheint sich innerhalb von *Merc-i-r.* zu verstärken.

Iodium: Vergrößerte, harte und meist schmerzlose Drüsen am Hals oder wo auch immer, torpide und träge, mit reaktionsloser Schwellung. Atrophie der Brustdrüsen. Tabes mesenterica mit starker Abmagerung, Heißhunger und geistiger Reizbarkeit. > in frischer Luft; < im warmen Zimmer. Struma.

Kalium bichromicum: Schwellung der Parotis mit scharfen, schießenden Schmerzen vom Ohr zur Parotis.

Kalium iodatum: Geschwollene, ulzerierte, atrophierte Drüsen; Struma. Betroffen sind Bronchial- und Unterkieferdrüsen. Bubonen, nach Mißbrauch von *Merc.* oder bei Skrofulose.

Lachesis: Schwellung der Hals- und Lymphdrüsen mit dunkler, purpurfarbener Tönung und drohender Eiterung - bei Diphtherie.

Lapis albus: Chronische Drüsenschwellung bei skrofulösen Kindern mit Vergrößerung der Mesenterialdrüsen. Die Drüsen weisen weniger steinerne Härte, sondern eher einen hohen Grad an Elastizität und Geschmeidigkeit auf. Vergrößerung und Verhärtung der Halsdrüsen und der Struma mit Anämie und gesteigertem Appetit.

Mercurius: Siehe unter *Hep.*

Nitricum acidum: Merkurial-syphilitische, entzündliche Schwellung und Eiterung der Leisten- und Achseldrüsen.

Phosphorus: Fisteln in den Drüsen mit dünner, eitriger, blutig-wäßriger Absonderung *(Sil., Fl-ac., Calc-f.)*.

Phytolacca: Hervorragende Wirkung auf die Brustdrüsen mit Neigung zur Verhärtung sowie drohender Eiterung.

Rhus toxicodendron: Geschwollene, heiße, schmerzhafte Drüsen. Erysipelatöse Schwellung der Drüsen und umgebender Gewebe, mit Eiterungsneigung; nach Überanstrengung und Verrenkung.

Silicea: Siehe unter *Hep.*

Spongia: Harte und große Strumae mit Erstickungsanfällen. Verhärtung und Schwellung der Hoden durch unterdrückte Gonorrhoe; skrofulöse Verhärtung und Schwellung der Halsdrüsen mit Spannen und Schmerz bei Berührung und Bewegung.

Sulphur: Skrofulöse Verhärtung der Leisten-, Achsel-, Unterkiefer- und unter der Haut liegenden Drüsen bei typischen *Sulph.*-Patienten.

Syphilinum: Die Drüsen an verschiedenen Stellen des Körpers, besonders aber am Hals, sind vergrößert, verhärtet und schmerzhaft. Hodgkinsche Krankheit: außerordentliche Schwellung der Kopf- und Halsdrüsen (*Kent*).

GONORRHOE

Aconitum: Entzündungsstadium; heißer, brennender, roter und klarer oder blutiger Urin mit erschwerter Entleerung. Die Gemütsverfassung des Mittels muß vorhanden sein.

Ferrum phosphoricum: Entzündungsstadium mit Hitzegefühl in der Harnröhre und spärlicher, wäßriger oder schleimiger Absonderung oder Hämorrhagie; störende nächtliche Erektionen, Chorda *(Acon.)*.

Gelsemium: Entzündungsstadium mit starker Wundheit und Brennen der Urethra, leichtem, weißlichem Ausfluß und heftigen Erektionen. Rheumatismus und Orchitis infolge von Gonorrhoe.

Cannabis indica: Im ersten Stadium, mit Chorda und verstärktem sexuellem Verlangen; gelber Ausfluß und häufiges Urinieren mit Brennen und Stechen in der Harnröhre während und nach der Miktion.

Cannabis sativa: Folgt auf *Acon.*, wenn sich die Erkrankung lokalisiert hat, mit dünner, gelber, eitriger Absonderung, Beißen und Brennen beim Urinieren; Chorda. Wundheitsgefühl in der Harnröhre und der stark geschwollenen Vorhaut bei Berührung, so daß der Patient gezwungen ist, breitbeinig zu gehen.

Argentum nitricum: Folgt auf *Cann-s.*, wenn der Ausfluß dick, eitrig und reichlicher wird, mit schneidenden Schmerzen, die beim Urinieren bis zum Anus ziehen.

Cantharis: Wenn die Entzündung auf die Blase übergreift, mit heftigem Tenesmus; der Urin scheint ihn zu verbrühen und wird nur tropfenweise unter heftigsten Schmerzen und unerträglichem Tenesmus ausgeschieden; der gesamte Harnkanal schmerzt wie verbrüht und brennt vor, während und nach der Miktion; häufig ist der Harn mit Blut vermischt und der Ausfluß ist gelblich oder blutig, schleimig und eitrig. *Merc.* und *Merc-c.* folgen auf *Canth.*, wenn die Absonderung sich nachts verstärkt, grün und eitrig wird. *Merc-c.* ist *Canth.* sehr ähnlich, doch bei *Merc-c.* ist das Brennen, die Schwellung und vor allem der Tenesmus noch viel heftiger, bei *Merc.* besteht wie bei *Cann-s.* (wovon es sich im Charakter der Absonderung unterscheidet) mehr Brennen und Beißen zwischen den Miktionen. Bei ausgeprägter Chorda wird *Canth.* durch *Cann-i.* ersetzt.

Capsicum: Weiße, sahnige oder dicke, eitrige, gelbe Absonderung, mit Stichen und Brennen in der Harnröhre außerhalb des Urinierens; äußerste Empfindlichkeit der Teile. Alte Fälle bei plumpen, schlaffen Patienten ohne Ausdauer und mit großer Kälteempfindlichkeit.

Chimaphila: Urethritis mit eitriger oder blutiger, fadenziehender Absonderung und Striktur der Harnröhre, so daß die Entleerung in geteiltem Harnstrahl oder nur in tropfenweisem Abgang erfolgt; muß pressen, bevor der Urin kommt.

Clematis: Urethrastriktur; der Harn fließt stoßweise; muß lange warten, bis der Urin kommt, dann gehen unter heftigen Schmerzen und Brennen entlang der Harnröhre nur wenige Tropfen ab, worauf wiederum schmerzloser Harnabgang in vollem Strahl erfolgt. Die Urethra ist wie die Glans druckempfindlich und fühlt sich wie eine dicke Schnur an. Gonorrhoische Orchitis mit äußerst schmerzhafter Schwellung, steinerner Verhärtung und Empfindlichkeit des rechten Samenstranges. Ist oft hilfreich, nachdem *Phos.* [auch nach anfänglich guter Wirkung] versagte.

Copaiva: Dünner Harnfluß; Jucken, Beißen, Brennen und heftige Schmerzen, wenn der Harn die Glans penis passiert; dünner, milchiger Ausfluß oder große Mengen fädigen Schleims oder von Blut und Schleim im Harn; Veilchengeruch des Harns.

Cubeba: Siehe unter *Puls.*

Digitalis: Strangurie und häufiger Harndrang, besonders im Stehen oder Sitzen; Brennen in der Harnröhre mit dicker, hellgelber und eitriger Absonderung; Entzündung der Eichel, die mit reichlichem, dickem Eiter überzogen ist, die Vorhaut ist aufgedunsen und mit Serum infiltriert; heftige Erektionen, Chorda. Wenn die Vorhaut verhärtet ist, wird *Dig.* keine Wirkung zeigen, in diesen Fällen ist *Sulph.* vorzuziehen.

Mercurius corrosivus: Entzündung der Vorhaut mit dunkel-purpurner Tönung und geringerer Schwellung als bei *Dig.*; die Eichel ist heiß, schmerzhaft und sieht dunkelrot aus. Die Absonderung ist grünlich und erfolgt besonders in der Nacht. Phimose oder Paraphimose (wie *Merc., Canth. und Nit-ac.*).

Pulsatilla: Reife Gonorrhoe ohne viel Schmerzen; dicker, milder, gelblicher oder charakteristischerweise gelblich-grüner Ausfluß. Orchitis infolge von Unterdrückung [der Gonorrhoe], mit scharfen, zerrenden Schmerzen entlang des Samenstranges. *Puls.* bringt den Ausfluß wieder hervor und lindert die Schmerzen. Sollte trotz *Puls.* die Hoden-verhärtung anhalten, vor allem, wenn der Hoden „hart wie Stein" ist, wird *Clem.* die Heilung vollenden.

Cubeba: Reichlicher, dicker, gelblich-grüner Ausfluß mit Bren-nen und Schneiden, das auch nach dem ersten Stadium anhält (die *Puls.*-Absonderung ist schmerzlos und mild).

Hydrastis: Reichliche und anhaltende, dicke, gelbe oder grüne Absonderung ohne Schmerz oder Wundheit in der Urethra. Der Ausfluß ist fadenziehend wie bei *Kali-bi.*, welches nach der Miktion ein Gefühl hinterläßt, als ob ein Tropfen in der Harnröhre zurück-geblieben wäre, der ein Brennen erzeugt und trotz Anstrengung nicht entleert werden kann.

Argentum metallicum: Alte, hartnäckige Fälle mit dickem, gel-bem Ausfluß ohne jeden Schmerz oder Wundheit; starke Verhär-tung und Entzündung des rechten Hodens mit Quetschungs-schmerz; die Kleidung verstärkt die Schmerzen während des Ge-hens (wie bei *Arg-n.*).

Hamamelis: Orchitis, Hoden geschwollen und äußerst berührungsempfindlich, < nach Mitternacht.

Natrium muriaticum: Hilfreich bei chronischer Gonorrhoe mit eiweißartiger Absonderung klaren oder gelblichen Eiters und Schneiden in der Harnröhre nach der Miktion.

Natrium sulphuricum: Hartnäckige Fälle; Empfindungslosig-keit des Penis und dicker, gelblicher oder grünlicher Ausfluß.

Kalium sulphuricum: Fortgeschrittene Stadien, mit grüner, dicker oder dünner und zäher Absonderung, mit Brennen an der Harnröhrenmündung während des Urinierens.

Lithium carbonicum: Dicker und reichlicher, grünlich-gelber Ausfluß, abwechselnd mit Hämaturie.

Petroleum: Ist nützlich bei dem bekannten „letzten Tropfen". Weiße oder gelbe Absonderung mit starkem Jucken im hinteren Teil der Urethra, worin es *Petros.* gleicht, das daneben plötzlichen, unwiderstehlichen Harndrang mit entsetzlichem Kitzeln und Jucken in der Harnröhre und Schmerzen an der Peniswurzel her-vorruft.

Medorrhinum: Oft hilfreich bei chronischen Beschwerden in-folge Unterdrückung von Gonorrhoe; es stellt, auch noch nach Jah-ren, den alten Ausfluß wieder her, der entweder von selbst ausheilt, oder durch ein weiteres, angezeigtes Mittel. Auch nützlich bei star-kem, gelbem, eitrigem Ausfluß, am reichlichsten morgens, wo-durch der Meatus verklebt.

Sulphur: Dicke und eitrige oder dünne, wäßrige, eiweißartige Absonderung mit Brennen und Beißen; die Lippen des Meatus sind hellrot. Phimose, die Vorhaut ist entzündet und verhärtet (bei *Dig.* nicht verhärtet).

Sepia: Chronischer schleimiger Ausfluß ohne Schmerz oder Brennen; milchige oder gelbliche Absonderung; der Urin ist trübe und übelriechend.

Thuja: Schleichende Fälle mit Prostatakomplikationen. Eiweißartiger Ausfluß. Kondylome. Prostatabeschwerden; dünne, grünliche Absonderung; rote Flecken und Erosionen auf der Eichel; plötzliche Stiche entlang der Urethra von hinten nach vorn, oder Gefühl, als liefen Tropfen in der Harnröhre, mit schneidenden Schmerzen und geteiltem Harnstrahl.

HAUTERKRANKUNGEN
Abszesse, Furunkel, Karbunkel

Angustura: Abszesse des Fußgelenks.

Apis: Pusteln mit stechenden und brennenden Schmerzen, als Vorläufer eines Abszesses, diffuser erysipelatöser Entzündung oder Zellulitis mit Neigung zu Gangrän und Gewebszerstörung. Karbunkel.

Arnica: Zunehmende Herde kleiner Furunkel am ganzen Körper. Wundheit und Eiterbildung; der Eiter wird nicht abgesondert, sondern trocknet ein. Innerliche oder äußerliche Anwendung fördert die weitere Rückentwicklung.

Arsenicum album: Furunkel und Karbunkel: heftiges Brennen, < nach Mitternacht; > durch Wärme (*Sec.* bessert sich durch Kälte, ist sonst aber sehr ähnlich). Blutiger, fauliger Eiter; Entkräftung, Schlaflosigkeit und Ruhelosigkeit (wie *Carb-v.*, dem aber die Unruhe fehlt). Versagt *Ars.*, kann *Anthraci.* nötig sein. Wenn sich zusammen mit der Erschöpfung eine Diarrhoe, abendliches Fieber und ein schwarzer „Kern" im Zentrum zeigen, ist es *Tarent-c. Nit-ac.* erregt Blutungsneigung bereits beim Ankleiden oder sonstiger leichter Berührung. *Kali-bi.* fördert manchmal eine Öffnung [und Entleerung] der Furunkel. *Echi.* ist ein wunderbares Mittel bei Karbunkeln mit deutlicher Sepsis und Entkräftung.

Belladonna: Abszesse (der Mammae und der Tonsillen). Plötzlicher und heftiger Ausbruch; strahlenförmige Röte und Klopfen; < durch Erschütterung; bevor der Eiter gereift ist; wenn es versagt bzw.

bei gereiftem Abszeß ist *Hep.* zu geben. Auch bei Zahnfleischgeschwulst nützlich; wenn es versagt folgt *Merc.*

Bryonia: Abszesse (der Mammae); blaß, rot oder weniger rot als
Bell.; Mamma steinhart und schwer; stechende Schmerzen; < durch
Bewegung. Bei drohender Eiterung folgen ihm *Phos., Phyt.* oder *Sil.*

Calcarea carbonica: Abszesse mit Eiterbildung bis tief in den Mus-
kel. Mamillarabszeß mit enormer Eiterbildung. Wenn lebenswichtige
Bereiche betroffen sind und durch die Eiterabsonderung eine Gefahr
besteht, absorbiert *Calc.* den Eiter ohne weitere nachträgliche Auswirkungen.

Calcarea picrica: Rezidivierende kleine Furunkel an Stellen, die nur
gering mit Gewebe bedeckt sind, z.B. Tibia, Coccyx und im Gehörgang (*Bell., Pic-ac., Sil.*).

Calcarea sulphurica: Abszesse, wenn der Eiter begonnen hat, abzu-
fließen, doch die Heilung sich verzögert, mit anhaltender Absonderung gelben Eiters. Folgt auf *Sil.*, wenn dadurch der dünne, ichoröse
Eiter zu dickem, degeneriertem, gelbem Eiter wurde. Auch tiefe Abszesse wie bei *Calc.* Schmerzhafte Abszesse am Anus und Zahnfleisch-
furunkel.

Carbo vegetabilis: Furunkel oder Karbunkel; bläulich, brennend,
mit übelriechendem Eiter; gangränös. Abszesse entlang der Wirbelsäule bei Wirbelsäulenerkrankungen. Wie *Ars.*, doch ohne dessen Ruhelosigkeit.

Hepar sulphuris: Abszesse oder Furunkel; nach *Bell.*, wenn Frost
und stechende Schmerzen den Beginn der Eiterung anzeigen. Hoch
gegeben kupiert es den gesamten Prozeß, niedrig beschleunigt es die
Eiterung. *Merc.* folgt gut, fördert die Entleerung und schließt den Prozeß ab. Wenn die Heilung sich verzögert, wird bei dünnem Eiter *Sil.*
gegeben, bei dickem *Calc-s.*; entstehender erysipelatöser Charakter erfordert *Apis;* bläuliche Färbung *Lach.*

Lachesis: Karbunkel; die Umgebung ist bläulich und geschwollen,
zögernde Eiterbildung; dünner, jauchiger, übelriechender Eiter; Zere-
bralsymptomatik; Entkräftung; im Verlauf der Lymphbahn entsteht
ein dunkelroter Streifen.

Mercurius solubilis: Langsamerer Eiterungsprozeß als bei *Hep.* Abszesse der Zahnwurzeln oder im Gehörgang. Eitrige Tonsillitis.

Nitricum acidum: Karbunkel mit Blutungsneigung durch geringste Berührung oder auch bereits ohne solche. Oft folgt *Kali-bi.*, wodurch sich die Stelle schält und die Wunde aufhellt. *Nit-ac.* ist auch
bei vereiterten Leisten- und Achseldrüsen angezeigt; syphilitisch (*Bad.,
Carb-an., Merc-i-f., Thuj.*). Mastoidabszeß - wenn die Entzündung in
den Zellen des Mastoid beginnt *Caps.*; wenn sich Eiter bildet *Hep.,*

Sil.; bei Karies und Nekrose *Aur., Nit-ac., Sil.* Außerdem *Calc-f.* und *Fl-ac.*

Phosphorus: Abszesse der Mammae oder über Gelenken, mit fistulösen Öffnungen; dünne, ichoröse Sekretion; komplementär zu *Sil.* Ausstrahlende rote Streifen wie bei *Bell.*

Silicea: Hartnäckige Abszesse; dunkler, fötider, wäßriger Eiter; fördert die Granulation nach der Sekretion. Ihm folgt *Fl-ac.* bei fistulösen oder einfachen Abszessen. *Sil.* bessert sich durch Wärme, *Fl-ac.* dagegen durch Kälte. Wenn *Sil.* den dünnen, jauchigen, fötiden Eiter in dicken, degenerierten veränderte, doch keine Heilung erfolgt, ist *Calc-s.* nötig. *Sil.* ist allgemein frostig, *Calc-s.* dagegen zu warm.

Sulphur: Bei chronischen Eiterungsprozessen ohne Heilungstendenz; es wirkt als reaktionsförderndes Mittel und führt entweder selbst, oder über ein anderes, angezeigtes Mittel zur Heilung.

Ekzem

Anacardium: Ekzem mit unerträglichem Jucken, vor allem der Finger, Augenlider, des Gesichts, der Brust und rund um Hals und Hoden. Beginnt als juckende Bläschen, die rasch pustulös werden, groß, flach, später konfluierend und gelbliche Flüssigkeit absondernd, die bei Kontakt mit Luft aushärtet. Lichen. Neurotisches Ekzem.

Antimonium crudum: Ekzem mit dicken, harten, honigfarbenen Schuppen und Aussickern grünen, jauchigen Eiters, der die umgebenden Teile reizt und dort heftiges Brennen und Jucken erregt; < durch Baden oder Arbeiten im Wasser; sowie nachts. Lichen planus; Ekzema capitis.

Arsenicum album: Chronisches Ekzem. Induration und Verhärtung der Haut mit Bläschen, die sich zu Pusteln entwickeln und Schuppen bilden: trockene, schuppige Ausschläge auf Kopfhaut, Gesicht, Unterschenkeln und Genitalien mit scharfer und manchmal fauliger Absonderung bei fürchterlichem Brennen und Jucken nachts und in kalter Luft; > durch äußere Wärme.

Asterias rubens: Juckende Bläschen brechen auf und verursachen kleine Geschwüre, die sich oberflächlich auf den Ober- und Unterschenkeln, den Knöcheln und im Fußrist entwickeln; bei skrofulösen, sykotischen Konstitutionen.

Baryta carbonica: Ekzem der Handrücken; rauh, trocken und rissig. Nässende bläschenförmige Ausschläge mit Bildung dicker, feuchtender Schorfe, die jucken, brennen und Haarausfall erregen; bei dicken, plumpen Kinder, die sich leicht erkälten, mit geschwollenen Drüsen am Hals und unter dem Kiefer und vergrößerten Mandeln.

Bovista: Ekzem der Handrücken, durch Waschen hervorgerufen; nässend, bläschenförmig, mit Bildung dicker Krusten ohne Besserung durch Kratzen. Ekzem um Mund und Nasenlöcher.

Bromium: Ekzem bedeckt vollständig die Kopfhaut, wie eine Kappe; empfindliche Kopfhaut; schmutzig aussehende, übelriechende Absonderung.

Calcarea carbonica: Dicke Schuppen mit gelbem Eiter breiten sich vom Kopf zum Gesicht aus; leichtes Jucken, doch kratzt er sich beim Erwachen ungeduldig am Kopf, so daß es blutet; zahnende Kinder. Feuchte Ausschläge an den Beinen, um den Nabel und an den Beugeseiten der Glieder. Skrofulöses Ekzem.

Calcarea phosphorica: Schorfige und schuppige Ausschläge anämischer, rachitischer, skrofulöser Konstitutionen.

Calcarea sulphurica: Ekzem mit grünlich-gelben Schuppen. Pickel auf der Kopfhaut.

Capsicum: Brennendes, bläschenförmiges Erythem an Brust, Vorderarm und Vulva, mit Asthma alternierend.

Cantharis: Ekzem auf entzündeter, roter Oberfläche mit starkem Brennen und Jucken; beginnt in einem kleinen Bereich und breitet sich großflächig aus. Schuppenbildung auf der Kopfhaut wie enormer Kopfgrind; < durch Wärme; häufig bestehen Harnsymptome.

Causticum: Pickel auf der Nasenspitze und äußerst stark juckende Flechte am Nacken. Jucken einzelner Teile, besonders von Nasenspitze und Nasenflügel, Gesicht, Skrotum, Rücken, an Armen, Handflächen und Fußrücken.

Chelidonium: Ekzem der unteren Extremitäten durch chronische Leberbeschwerden. Rote und schmerzhafte Pickel und Pusteln an verschiedenen Stellen mit Jucken der Haut.

Cicuta virosa: Ekzema capitis ohne Jucken; eiternde Ausschläge der Kopfhaut mit brennendem Schmerz und Ausbildung zitronenfarbener, harter Krusten, die den Kopf wie eine feste Haube bedecken; Hirnerkrankungen folgen auf Unterdrückung des Ekzems.

Condurango: Bei bestehenden Rhagaden, die faulige Flüssigkeit absondern; kachektische oder syphilitische Konstitution.

Conium: Nässende Bläschen mit zähflüssiger, klebriger Absonderung, die aushärtet und im Gesicht, an Armen und dem Schamhügel harte Krusten bildet; < durch Kratzen. Patienten, die unter Schwindel leiden, der sich im Bett verschlimmert.

Croton tiglium: Rein idiopathisches Ekzem, wie es bei skrofulösen Kindern auftritt. Ekzem des Gesichts und der Genitalien (siehe auch *Herpes*).

Dulcamara: Impetiginöses Ekzem skrofulöser Kinder. Feuchte Ausschläge auf den Wangen mit dicken, braun-gelben Krusten auf Gesicht, Stirn und Kinn. Milchschorf aus dicken Schorfen der Kopfhaut, die Haarausfall verursachen. Ringelflechte der Kopfhaut; Schwellung der Halsdrüsen.

Graphites: Ekzema capitis der gesamten Kopfhaut, bildet große schmutzige Krusten, die das Haar verkleben; der Schorf ist bei Berührung wundschmerzhaft; Jucken. Impetiginöses Ekzem, beginnt als Feuchtigkeit und Ausschlag hinter den Ohren und breitet sich über die Wangen und den Nacken aus, mit Rissen an und hinter den Ohren. Ekzem mit reichlicher, seröser, klebriger Absonderung. Bei blonden Konstitutionen mit Neigung zu Fettsucht, trockener Haut und fehlendem Schweiß.

Hepar sulphuris: Nässende Ausschläge auf dem Kopf fühlen sich wund an; stinken; jucken heftig morgens beim Aufstehen; fühlen sich beim Kratzen wund an und brennen; leichte Ablösung der Schorfe unter Zurücklassung einer rohen, blutenden Oberfläche; Ausfallen der Haare mit sehr wunden, schmerzhaften Pickeln und großen, kahlen Stellen auf der Kopfhaut. Brennen und Jucken des Körpers, mit weißen Bläschen nach Kratzen. Feuchte Wundheit der Genitalien, von Skrotum und den Falten zwischen Skrotum und Schenkeln. Ausbreitung der Ekzeme, indem sich gerade am Rand der bereits befallenen Fläche neue Pickel bilden.

Hydrastis canadensis: Ekzem am Haaransatz der Stirn, < wenn er aus der Kälte in ein warmes Zimmer kommt; näßt nach Waschen; Jucken bei Wärme; Kopfhaut und Gesicht mit dicken Krusten bedeckt, deren Ablösung rote und infiltrierte Stellen hinterläßt.

Hydrocotyle asiatica: Ekzem mit dicker und schorfiger Haut, doch geringerem Brennen als bei *Ars.*

Juglans cinerea: Ekzem, besonders der unteren Extremitäten, von Sakrum, Händen und Handgelenken, häufig rezidivierend, mit unerträglichem Jucken und Wundheit.

Juglans regia: Tinea favosa, vor allem der Kopfhaut hinter den Ohren, mit heftigem Jucken nachts. Milchschorf mit Wundheit um das Ohr; an den Armen und in den Achselhöhlen bilden sich Schorfe.

Kalium arsenicosum: Trockenes, chronisches Ekzem. die Haut der Arme ist dicker und rauher als gewöhnlich, von lockerer, abgelöster Epidermis bedeckt; juckt und prickelt, wenn sie warm wird, an den Gelenken stark eingerissen; gelegentliche Verschlimmerung mit Ausschlag deutlicher Bläschen.

Kalium bichromicum: Trockene, rote und heiße Haut mit Brennen und Stechen; trockener Ausschlag, wie Masern; heftiges Jucken der gesamten Oberfläche, dann bilden sich kleine Pusteln, vor allem an Armen und Beinen; kleine Pusteln an den Händen sondern eine wäßrige Flüssigkeit ab, wenn sie aufbrechen; die Flüssigkeit dickt zu einer zähen, gelben Masse ein. Die Ausschläge beginnen bei heißem und bessern sich bei kaltem Wetter.

Kalium bromatum: Akne simplex oder indurata im Gesicht oder auf der Brust, besonders bei lymphatischen Konstitutionen. Feuchte Ekzeme der Beine mit Pityriasis der Kopfhaut; rosenfarbene Ausschläge der unteren Extremitäten mit Pusteln im Zentrum der Flecken, die sich nabelartig eindellen, eine cremige Flüssigkeit absondern und dicke, gelbe Schorfe bilden.

Kalium carbonicum: Juckende, brennende, gelbe oder rote Flecke am Bauch und um die Brustwarzen, manchmal nach Kratzen auch nässend. Herpetische Stellen im Gesicht, brennen und jucken; feucht nach Kratzen.

Kalium iodatum: Ekzem der Oberschenkel. Pityriasis der Kopfhaut. Kleine Furunkel im Gesicht, an Nacken, Rücken und Brust; eiternd und Narben zurücklassend; juckender Herpes des Gesichts.

Kalium muriaticum: Ekzem und andere Hautausschläge mit Bläschen dicken oder weißen Inhalts. Albuminoides Ekzem oder andere Hauterkrankungen als Folge von Impfung oder auch durch unterdrückte oder gestörte Funktion des Uterus. Trockene, mehlige Schuppen auf der Haut. Hartnäckiges Ekzem. Milchschorf, schuppige Ausschläge auf Kopf und Gesicht kleiner Kinder.

Kalium sulphuricum: Brennende, juckende, papulöse Ausschläge, mit Absonderung eiterartiger, gelblich-grüner Flüssigkeit. (Siehe auch *Psoriasis*.)

Lappa arctium: Ekzem der Kopfhaut mit feuchten, übelriechenden, grauweißen Schorfen; der Ausschlag breitet sich auch bis ins Gesicht aus, reißend und juckend. Herpesausschlag am rechten Nasenflügel.

Ledum: Gesichtsekzem; Röte und knötchenförmige, schorfige Ausschläge an Stirn, Gesicht, um Nase und Mund, mit Jucken, Brennen und Beißen in frischer Luft.

Lycopodium: Ausschläge am Kopf, mit übermäßiger und fauliger Eiterabsonderung, manchmal mit Schwellung der Halsdrüsen. Schorf über der gesamten Kopfhaut, das Kind kratzt sich nachts auf, so daß es blutet. Flechte an den Unterschenkeln und Waden, gelblichbraun, schrumpfig oder nässend, eitrig, voll tiefer Risse und dicker Borken, heftig juckend. < nach Kratzen, von 16 bis 20 Uhr und durch Überhitzung.

Manganum: Chronisches Ekzem. Tiefe Schrunden in den Beugen der Ellbogen und Gelenke mit Wundheit, oft in Verbindung mit Amenorrhoe; < während den Menses oder im Klimakterium.

Mercurius: Feuchte, fötide Ausschläge; dicke, gelbe Absonderung oder gelbe Krusten auf der Kopfhaut, umgeben von entzündetem Rand; Jucken < nachts im Bett; heftiges und wollüstiges Jucken am gesamten Körper, allgemein abends oder nachts, < durch Bettwärme und manchmal mit Brennen nach Kratzen.

Mezereum: Der Kopf ist mit dickem, lederartigem Schorf bedeckt, unter dem sich Eiter ansammelt und das Haar verklebt. Heftiges Jucken der Kopfhaut, Kratzen verstärkt den Juckreiz; das Kind kratzt sich ständig das Gesicht und reißt den Schorf ab, so daß das Gesicht blutbedeckt wird; auf den rohen Stellen bilden sich dicke Pusteln. Unerträglich juckendes Ekzem mit reichlicher, seröser Exsudation, bedeckt das gesamte Bein mit erhabenem, weißem Schorf; Rauheit und Schuppung hier und da, an Rücken, Brust, Oberschenkeln und Kopfhaut; < an den nicht mit Fett unterlegten Teilen, < durch Wärme.

Natrium carbonicum: Ekzem des Handrückens.

Natrium muriaticum: Weiße, schuppige Schorfe auf dem Kopf, von einem Ohr zum anderen. Ausschläge um Mund, Kniekehlen und allgemein in den Hautfalten. Ränder und Canthi der Augenlider sind roh und ulzeriert. Aussickern wundmachender, klebriger Flüssigkeit.

Natrium sulphuricum: Bläschenförmiges Ekzem; dünnes, wäßriges Sekret sickert aus den steifen, geschwollenen Fingern; Handflächen roh und wund. Friseurekzem.

Nitricum acidum: Feuchte, stechende Ausschläge auf Scheitel und Schläfen, durch Kratzen leicht blutend; auch im Gehörgang, den Genitalien, den Armen und auf den Händen.

Oleander: Bläschenförmige Ausschläge am Kopf von Kindern; schuppige Ausschläge am Hinterkopf, hinter den Ohren, mit Beißen und Jucken, wie von Läusen.

Petroleum: Gelblichgrüne, dicke Krusten auf Gesicht und Hals, Hinterkopf, Hoden, Perineum und Oberschenkeln. Juckende, wunde Stellen oder tiefe Risse der Haut (*Graph., Lyc.*), hauptsächlich an den Handrücken (*Nat-c.*); Ausschläge zwischen den Zehen mit fauligem Schweiß; < im Winter, > im Sommer.

Psorinum: Trockene oder feuchte, fötide Ausschläge; schorfige Ausschläge mit rotem Hof; unerträgliches Jucken der Haut, < im Bett und durch Wärme; kratzt, bis es blutet; leicht eiternde Ausschläge. Psorische Konstitution mit übermäßiger Neigung, sich Hauterkrankungen zuzuziehen *(Sulph.)*; trockene, inaktive Haut; wenig Schweiß; schmutziges Aussehen, als würde sie nie gewaschen. Trockene, schuppige oder feuchte und fötide, eiternde Ausschläge der Kopfhaut, mit Aussickern klebriger, übelriechender Flüssigkeit. Ekzema rubrum. Die Hitze eines Feuers verursacht im Gesicht Qualen, muß mit dem Rücken zum Feuer sitzen; > durch kalte Luft, < durch Baden; sie muß das Gesicht sehr vorsichtig abtrocknen. Brennen und unerträgliches Jucken; Beine von den Knöcheln bis zum Hüftkamm und die Arme vom Handgelenk bis zum Ellbogen sind mit trockenem, schuppigem Ausschlag überzogen, nachts heftig juckend und ohne Besserung durch Kratzen, bis es blutet.

Rhus toxicodendron: Feuchte Ausschläge am Kopf, mit Bildung dicker Krusten; heftiges Jucken nachts und Ausbreitung bis zu den Schultern. Ekzem des Hodens an der Innenseite der Schenkel, mit übermäßiger Absonderung; < bei feuchtem Wetter und im Winter.

Rhus venenata: Heftiges Jucken, < durch Kratzen; durch heißes Wasser gebessert; trockene Ausschläge der Handrücken im Winter, im Frühjahr verschwindend.

Sarsaparilla: Juckende Ausschläge an der Stirn und im Gesicht, wie Milchschorf mit Brennen, näßt nach Kratzen; der Grund der Ausschläge ist stark entzündet, das Kind schreit viel; in freier Luft fallen die Krusten ab.

Sepia: Ausschläge in der Schwangerschaft und während des Stillens. Jucken im Gesicht, an Armen, Händen, Rücken, Lippen, Füßen, Bauch und Genitalien, nach Kratzen oft zu Brennen wechselnd; die Ausschläge sind trocken oder werden rasch nässend, mit Absonderung reichlicher, übelriechender, eiterartiger Flüssigkeit, die austrocknet, rissig wird und abblättert.

Silicea: Juckende, brennende Ausschläge hinter den Ohren, schließlich Schorfe, die Eiter absondern; auch an Skrotum und Händen; breiten sich vom Rücken zum Kopf aus; juckende und empfindliche Pusteln an Kopfhaut und Hals, übermäßig starke Absonderung; < durch Kratzen; > durch warme Bedeckung.

Staphisagria: Brennen und Jucken an Kopf, Gesicht und Ohren von Kindern. Gelbe, schuppige Ausschläge auf der Kopfhaut, den Wangen und hinter den Ohren, enthalten übelriechenden Eiter und brütende Läuse; Kratzen behebt das Jucken nur an einer Stelle, an anderer Stelle tritt es aber sofort wieder auf.

Sulphur: Erythematöses Ekzem; Ausschläge mit gelben Krusten. Trockenheit und Hitze der Kopfhaut mit heftigem Jucken, besonders nachts; Kratzen erzeugt Wundheit, < durch Naßwerden. Die Haut ist rauh, grob, masernartig, mit starker Wundheit der Hautfalten und Neigung zu pustulösen Ausschlägen. Besonders charakteristisch ist die Verschlimmerung durch Waschen (will weder gewaschen werden, noch Baden); Jucken mit heftigem Brennen nach Kratzen.

Sulphuricum acidum: Milchschorf bei Kindern, mit safranfarbenen, fasrigen, schleimigen Stühlen; feuchte Ausschläge mit Jucken, das nach Kratzen die Stelle wechselt.

Thuja: Verschlechterung des Ekzems nach Impfung. Haut außerordentlich empfindlich gegen Berührung, nach Kratzen intensiv brennend. Trockene, schuppige Ausschläge am Kopf, sich zu Schläfen, Augenbrauen, Ohren und Hals ausbreitend, mit Jucken, Prickeln und Beißen. Ausschläge nur an bedeckten Teilen; < durch Waschen.

Ustilago: Impetiginöses Ekzem; die gesamte Kopfhaut ist eine einzige schmutzige Entzündungsmasse; wäßrig-seröses Nässen der Kopfhaut. Grindkopf.

Vinca minor: Ekzem von Kopf und Gesicht; juckende, brennende Pusteln mit Aussickern übelriechender Flüssigkeit, verfilzt das Haar.

Viola tricolor: Ausschläge, besonders im Gesicht und am Kopf, mit unerträglichem Jucken und Brennen, < nachts. Milchschorf bei Kindern mit Drüsenschwellungen; dicke Krusten, aus denen große Mengen dicken, gelben Sekrets herausfließen, die das Haar verkleben.

Zincum: Ekzem anämischer und neurotischer Patienten. Trockene Ausschläge am ganzen Körper mit Kribbeln der Füße und Unterschenkel wie durch über die Haut laufende Ameisen, verhindert den Schlaf, > durch sanftes Reiben; Jucken der Oberschenkel und Kniekehlen.

Herpes zoster [Gürtelrose]

Arsenicum album: Gürtelrose. Konfluierender Ausschlag mit heftigem Brennen und trockener, pergamentartiger Haut; < nach Mitternacht und durch Kälte; > durch Wärme.

Cantharis: Herpetische Ausschläge mit starkem Juckreiz und heftigem Brennen; geschwüriger Schmerz bei Berührung.

Carboneum oxygenisatum: Herpes zoster; die Blasenbildung folgt dem Nervenverlauf, mit großer Kälte der Haut und eiskalten Händen.

Causticum: Juckende, brennende, nässende Bläschen, besonders an Schultern und Hals, mit Ulzerationsneigung; < nachts.

Cistus canadensis: Herpetische Ausschläge an verschiedenen Körperteilen, besonders aber an Gesicht, Ohren und Rücken; < in kalter Luft. Skrofulöse Konstitutionen mit großer Empfindlichkeit gegen frische Luft.

Comocladia: Herpes zoster; bläschenförmige, pustulöse, ulzerative Ausschläge der Beine mit heftigem Jucken und Brennen und roten Streifen auf der Haut. Quälendes Jucken und Brennen am gesamten Körper, gefolgt von Bläschenbildung und Abschilferung der Oberhaut.

Croton tiglium: Röte und Gefühl von Gespanntheit der Haut, mit Bildung von Bläschen und Pusteln, die ineinanderlaufenden und rasch serös-eitrige Exsudation verursachen, was große, braune Schorfe mit Abschuppung und Abfallen der Pusteln hervorruft. Pusteln mit fast allgemeiner Entzündung [der Körperteile]. Unerträgliches Jucken, doch Kratzen ist nicht auszuhalten; nur sanftes Reiben bessert. Herpetische Ausschläge des Gesichtes und besonders der Genitalien, mit schrecklichem Jucken, gefolgt von schmerzhaftem Brennen.

Dolichos pruriens: Herpetische Ausschläge der Achselhöhle, breiten sich in Ringen nach vorne zum Brustbein und nach hinten zur Wirbelsäule aus, brennende, beißende und neuralgische Schmerzen der betroffenen Seite folgen. Auch trockene, flechtenartige Ausschläge an Armen und Beinen mit intensivem Jucken überall; < nachts, durch Wärme, Kratzen und kaltes Wasser. Allgemeines heftiges Jucken ohne Ausschlag, < durch Kratzen, ist besonders charakteristisch für *Dol.*

Dulcamara: Herpes zoster nach Erkältung, durch kaltes, nasses Wetter; < nachts, > beim Umherbewegen und durch äußere Wärme; blutet nach Kratzen.

Graphites: Herpes zoster, besonders der linken Seite, vor allem der linken Seite von Brust, Bauch und Rücken. Juckende Pusteln an verschiedenen Stellen des Körpers sondern dicke, wäßrige, honigartige, klebrige Flüssigkeit ab.

Iris versicolor: Gürtelrose der rechten Körperseite, mit Magenbeschwerden und Leberschmerz. Ausschläge mit starkem Jucken nachts, zeigen schwarze Punkte nach Kratzen.

Kalium arsenicosum: Herpes zoster hinter dem rechten Ohr und auf der rechten Seite von Hals, Schultern, Oberarm und Brust, mit isolierten Bläschen der linken Halsseite; mit Jucken, Stechen und Brennen; < nachts, beim Entkleiden und durch Wärme.

Kalmia: Nach dem Verschwinden von Herpes heftig reißende, schießende, neuralgische Schmerzen im Gesicht oder im Verlauf der Nerven, die den vom Ausschlag betroffenen Teil versorgen; die Schmerzen entstehen plötzlich mit großer Heftigkeit und verschwinden nach einiger Zeit genauso unvermittelt. Schmerzen sind < tagsüber, kommen und gehen mit der Sonne oder sind auch nachts <, kommen mit dem Hinlegen.

Kreosotum: Trockene oder feuchte, serös-eitrige Herpesausschläge an nahezu allen Körperteilen, besonders an Hand- und Fußrücken, den Handflächen, Ohren, in den Kniekehlen und den Handknöcheln, heftiges Jucken gegen Abend und in frischer Luft; > durch Wärme.

Lachesis: Ausschläge jeder Art, immer im Frühjahr oder Herbst erscheinend; erst Bläschen von gelber Farbe, die sich dann zu dunklen

Pusteln mit kupferfarbener Schwellung der betroffenen Teile entwickeln; zur Verzweiflung treibende Schmerzen.

Mercurius: Gürtelrose, wie ein Gürtel vom Rücken um den Bauch, mit zusammenlaufenden, eiternden Pusteln und Bildung trockener Schuppen am Rand des Ausschlags, die heftig jucken; Tendenz zur Eiterbildung.

Mezereum: Gürtelrose im Verlauf der Interkostal- oder Supraorbitalnerven mit schweren, neuralgischen Schmerzen, starkem Jucken und Brennen wie Feuer. Für Interkostalneuralgie im Anschluß an das Verschwinden des Ausschlags ist *Mez.* ein großartiges Mittel.

Nitricum acidum: Herpes an der Außenseite der Oberschenkel und schwarze Hautporen.

Petroleum: Herpes an Nacken, Brust, Hoden, Innenseite der Oberschenkel, Perineum, Knie und Knöchel; Jucken, von Geschwüren gefolgt.

Psorinum: Nässender Herpes mit unerträglichem Jucken und Brennen, nach unterdrückter Krätze; < vor Mitternacht und in frischer Luft.

Ranunculus bulbosus: Herpes zoster im Verlauf der Supraorbital- und Interkostalnerven, mit scharfen, neuralgischen Schmerzen zuvor.

Rhus toxicodendron: Herpes, besonders der rechten Seite und im Winter (selten wird im Sommer ein Ausschlag auftreten) mit unerträglichem Jucken, Brennen und neuralgischen Schmerzen abwechselnd; Schmerzen in der Brust und dysenterische Stühle bei Fieber und Ruhelosigkeit.

Rumex: Bläschenförmige Ausschläge durch Tragen von Flanell, < beim Entkleiden und bei Einwirkung kalter Luft.

Sarsaparilla: Herpetische Geschwüre, breiten sich kreisförmig aus, ohne Schorfbildung; rote, granulierte Basis, weiße Ränder; die Haut sieht aus wie nach Anwendung warmer Umschläge.

Sepia: Herpes circinatus (Ringelflechte), trocken, besonders im Gesicht von Kindern bei jedem Durchbruch neuer Zähne. Flechten allgemein, feucht oder trocken. Krätzeförmiger Herpes mit Jucken, Stechen einzelner Teile (Gesicht, Arme, Hände, Rücken, Hüften, Bauch) mit Wechsel zu Brennen nach Kratzen; < während Menses, Schwangerschaft und Stillzeit.

Sulphur: Trockene, schuppende Ausschläge. Herpes jeder Form, mit Gruppen von Bläschen, die Schuppen bilden; Wiedererscheinen zurückgedrängter Herpesausschläge; Brennen nach Kratzen; < durch nasse Umschläge, Waschen oder Bettwärme.

Tellurium: Herpes circinatus am gesamten Körper, hauptsächlich an den unteren Extremitäten; auftreten von Bläschen in sich überschneidenden Ringen, überziehen dick den gesamten Körper oder es treten einige an einzelnen Stellen auf.

Thuja: Herpes zoster; Ausschläge am gesamten Körper, besonders am Bauch, durch unterdrückte Gonorrhoe, mit fürchterlichem Jucken; nach Kratzen folgt Brennen.

Zincum: Herpes zoster, trocken, am gesamten Körper oder an Rücken und Händen, mit brennenden Schmerzen, Prickeln und Ameisenlaufen zwischen Haut und Fleisch. Brennende, juckende, neuralgische Schmerzen, auf Herpes zoster folgend, < abends und durch die geringste Berührung. Eiternder Herpes.

Pemphigus

Anacardium: Stecknadelkopf- bis erbsengroße Blasen, häufig scharlachrot, breiten sich unter Brennen und Jucken über den gesamten Körper aus, < abends im Bett.

Arsenicum album: Mit starkem Brennen; > durch Wärme.

Belladonna: Wäßrige Bläschen, besonders an Handflächen und Tibia, so schmerzhaft, daß er schreit und stöhnt; die Bläschen sondern große Mengen von Serum ab.

Cantharis: Erysipelatöse Entzündung der Haut bildet Bläschen, die wie Feuer brennen, wenn sie noch so leicht berührt werden.

Carboneum oxygenisatum: Größere und kleinere Bläschen entlang des Nervenverlaufs, mit Anaesthesie der Haut und eiskalten Händen.

Causticum: Große Bläschen an Brust und Rücken mit qualvoller Angst und Fieber, heftiges Jucken nachts.

Chininum sulphuricum: Erythem mit Bildung konfluierender Bläschen und Blasen, die ulzerieren und zu Schorfen austrocknen.

Crotalus horridus: Pemphigus bei niedriggradigem typhoiden Zustand, wobei das Serum dunklen, blutigen Charakter annimmt oder Gangrän droht.

Lachesis: Große Blasen von gelber oder bläulich-schwarzer Färbung, mit Schwellung der betroffenen Teile und zur Verzweiflung treibenden Schmerzen; gangränöse Bläschen.

Phosphorus: Empfindliche Bläschen, zum Bersten voll, nicht schmerzhaft.

Ranunculus bulbosus: Ständig rezidivierende Bläschenausschläge mit Absonderung übelriechender, klebriger Substanz, bilden Krusten und heilen vom Zentrum her aus; die Absonderung macht die Teile wund. Pemphigus Neugeborener.

Ranunculus sceleratus: Große, einzelstehende Blasen, die aufbrechen und ein Geschwür bilden, das scharfes, ichoröses Sekret absondert.

Rhus toxicodendron: Bläschen auf roten Flecken oder mit sich ausbreitender roter, erysipelatöser Basis; die Bläschen enthalten milchige oder wäßrige Flüssigkeit, um jede Blase ist ein roter Hof.

Thuja: Pemphigus foliaceus; aus kleinen Öffnungen großer Blasen wird seröse Flüssigkeit abgesondert; große, schmerzhafte Bläschen.

Psoriasis

Arsenicum album: Kleiefarbene Kopfschuppen bis zur Stirn herunter; Abschuppung der Haut am ganzen Körper. Kleine rote Pickel, die sich zunehmend vermehren und von fischartigen Schuppen bedeckt sind; trockene Haut; kalt und bläulich, mit heißem Jucken und starkem Brennen.

Arsenicum iodatum: Deutliches Abblättern der Haut in großen Schuppen, die eine rohe, nässende Oberfläche zurücklassen; trockene, schuppige Haut, juckend und mit wäßriger Absonderung; < durch Waschen.

Calcarea carbonica: Die Haut des Körpers ist rauh, trocken; mit einer Art miliarem Ausschlag bedeckt; mit Brennen, Beißen und Jucken sowie Schuppenbildung.

Clematis: Schuppende Flechten, die jauchigen Eiter absondern, mit Röte, Hitze und Schwellung der Haut, mit unerträglichem Jucken in der Bettwärme und nach dem Waschen; < im Gesicht, an den Händen und an der Kopfhaut des Hinterkopfs; bei zunehmendem Mond entzündet aussehend [und nässend], bei abnehmendem Mond trocken.

Corallium rubrum: Psoriasis der Handflächen und Fußsohlen bei Patienten mit kombiniert syphilitischer und psorischer Konstitution. Rote Flecke auf den Handflächen, erst korallenrot, dann dunkler und schließlich kupferfarben.

Fluoricum acidum: Rauhe und harte Haut mit Ausschlägen kleiner roter Pusteln am Körper, mit anhaltendem Jucken kleiner Stellen hier und da am Körper, mit Abschuppung; Jucken < durch Wärme, > durch Kälte.

Graphites: Hartnäckige Trockenheit der Haut und Fehlen von Schweiß; krätzeartige Ausschläge, manchmal mit Sekretion wundmachenden Serums oder mit Jucken abends und nachts.

Hydrocotyle: Trockene Ausschläge und starke Verdickung der Epidermis der Fußsohle - Psoriasis gyrata am Rumpf und den Extremitäten, an Handflächen und Fußsohlen.

Kalium arsenicosum: Psoriasis an zahlreichen Stellen mit starkem Juckreiz, was ihn zum Kratzen veranlaßt, bis jauchige Flüssigkeit austritt, die eine harte Kruste bildet; die Flecke schorfen ab und werden durch kleinere ersetzt, sie hinterlassen rote Haut.

Kalium bromatum: Rosenfarbene Ausschläge der unteren Extremitäten; Pusteln im Zentrum der befallenen Stellen dellen sich nabelförmig ein und sondern eine cremige Flüssigkeit ab, die dicke, gelbe Schorfe bildet. Syphilitische Psoriasis.

Kalium sulphuricum: Trockene, empfindliche und brennende Haut, mit schmerzhaftem, juckendem und stechendem Schuppenausschlag und massiver Abschilferung.

Manganum: Juckende Flechte mit Befall von Ellbogen, Knien und Waden; verdickte, rissige und schließlich weiße Haut, glänzende, harte und festhaftende Schuppen werden fortlaufend erneuert. Gelegentlich rheumatische Schmerzen. Jucken bessert sich durch Kratzen. Oft in Verbindung mit Amenorrhoe oder < während den Menses und im Klimakterium.

Mercurius: Rauhe und trockene Haut; reißt auf und schält sich ständig in Form weißer, kleieartiger Schuppen ab, besonders an der Kopfhaut, am Bart oder an den Augenbrauen, ohne jedoch das Gesicht selbst zu befallen. Trockene, juckende und masernartige Flechte mit Abschilferung der Haut; < nachts und durch Bettwärme.

Mezereum: Allgemeine Abschilferung der Haut des ganzen Körpers; Leberflecken an Brust und Armen werden dunkler und schuppen ab. Die Haut ist mit erhabenen, weißen Schuppen bedeckt, die besonders nachts (im Bett) jucken und nach Kratzen noch heftiger und schmerzhafter jucken (und schließlich brennen).

Nitricum acidum: Bei syphilitischer Konstitution.

Petroleum: Trockene, zusammengezogene, sehr empfindliche, rauhe und rissige Haut; Psoriasis der Hände. Dicke, grünliche Krusten brennen und jucken; < im Winter.

Phosphorus: Trockene, kleieartige, flechtenförmige Stellen am ganzen Körper mit Abschilferung der Haut.

Phytolacca: Schuppenförmige Ausschläge; erythematöse Pusteln, leicht erhaben, blaßrot, langsam abschuppend und schließlich in purpurfarbene Flecken übergehend; sobald alte Flecken ausheilen, bilden sich neue.

Psorinum: Die Haut sieht aus, als würde sie nie gewaschen. Schuppenartiger Zustand der Haut des gesamten Körpers. Ausschläge werden bald zu einer dicken, schmutzig aussehenden Masse aus Schuppen und Eiter, schmerzhaft und mit heftigem Juckreiz, der vom Schlaf abhält, mit ständigem Bedürfnis zu kratzen; Juckreiz < nachts, beim Entkleiden und durch Bettwärme; übermäßige Abschuppung; verschwindet im Sommer vollständig und erscheint wieder, sobald die kalte Witterung einsetzt. Syphilitische Psoriasis.

Selenium: Syphilitische Psoriasis der Handflächen mit starkem Juckreiz.

Sepia: Exantheme und Flechten mit Wundheit der Haut und feuchten Stellen in den Gelenkbeugen; Jucken an verschiedenen Stellen (siehe unter *Herpes*); ringförmige Abschuppung.

Silicea: Schmerzhafte Empfindlichkeit der Haut, die manchmal mit Pityriasis bedeckt ist, mit Jucken am ganzen Körper, < nachts.

Sulphur: Hartnäckige Psoriasis, in Wärme juckend; Kratzen bessert das Jucken, doch folgt darauf Brennen; Jucken und Brennen < durch Waschen.

Tellurium: Psoriasis; trockene und heiße Haut; Juckreiz < in kalter Luft. (Siehe unter *Herpes*.)

Thuja: Psoriasis sykotischer Konstitutionen; Ausschläge nur an bedeckten Körperteilen, mit heftigem Brennen nach Kratzen.

Urtikaria

Aconitum: Rote, derbe Pickel wie Flohstiche und Empfindung von Krabbeln auf der Haut mit quälendem Jucken, durch Kratzen nicht verändert und Abschälen der Haut.

Anacardium: Knötchenförmige Urtikaria; Ausschlag wie der durch *Rhus-t.* verursachte; Brennen und Jucken mit starker Rötung der Haut.

Antimonium crudum: Weiße Quaddeln mit rotem Hof und fürchterlichem Jucken; dick weiß belegte Zunge; Magenbeschwerden.

Antimonium tartaricum: Rotes, juckendes Erythem am ganzen Körper; der Ausschlag kommt und geht; macht ihn reizbar, heiß und durstig.

Apis mellifica: Hitze, Röte und äußerste Wundheit der Haut mit brennenden, beißenden und stechenden Schmerzen sowie Atemnot bei Urtikaria; < durch Hitze und Zudecken.

Arsenicum album: Durch Genuß von Schellfisch; mit Brennen, Jucken und Ruhelosigkeit; abwechselnd mit Krupp und Asthma.

Belladonna: Während reichlichen Menses; nach Essen von Kohl oder Sauerkraut.

Bovista: Urtikaria bedeckt den ganzen Körper, nach Erregung, mit rheumatischer Lähmigkeit, Herzklopfen und Diarrhoe. Urtikaria morgens beim Erwachen, < durch Baden; Jucken beim Warmwerden.

Calcarea carbonica: Nesselsucht, die in frischer, kalter Luft immer vergeht; weiße Urtikaria von Kindern, unerträglich juckend; chronische Nesselsucht.

Causticum: Chronische Urtikaria, in frischer Luft stärker auftretend; < durch Bettwärme.

Chloralum hydratum: Große Urtikariaquaddeln mit heftigem Jucken und ödematöser Schwellung des Gesichts, der Wangen, Augenlider und Ohren, durch Frösteln herauskommend; > durch Wärme.

Cimicifuga: Urtikaria mit Mensesstörungen oder Rheumatismus.

Conium: Nesselsucht als Folge heftiger körperlicher Anstrengung mit schmerzhaftem Prickeln und Jucken der Haut, < durch Kratzen.

Copaiva: Nesselsucht, blaßrote oder hochrote, große, erhabene Quaddeln am ganzen Körper mit heftigem Jucken, Verstopfung, Kopfschmerzen und leichtem Fieber.

Dulcamara: Miliare Nesselsucht mit Trockenheit und Hitze der Haut mit Fieber, durch Erkältung; in Verbindung mit Kneifen im Bauch, Übelkeit und Diarrhoe; mit starkem Jucken; Brennen nach Kratzen; verstärkt durch Wärme, > durch Kälte.

Hepar sulphuris: Nesselsucht mit heftigem Jucken und Stechen, verschwindet, sobald bei intermittierendem Fieber das Hitzestadium beginnt; chronische Fälle.

Hydrastis: Nesselsucht, scharlachroter, pustulöser Knötchenausschlag, extrem reizbar, am ganzen Körper, davor Krankheitsgefühl, Erbrechen und allgemeine Verdauungsstörung; < durch Kratzen und nachts.

Ignatia: Während der Froststadien des intermittierenden Fiebers.

Kalium bromatum: Leicht erhabene, glatte, rote Flecke mit verhärtetem Grund, jucken nachts im Bett und bei hoher Temperatur; erscheinen im Winter.

Kalium carbonicum: Nesselfriesel während der Menstruation.

Lycopodium: Chronische Fälle mit Brennen und Jucken tagsüber, beim Warmwerden oder abends vor dem Niederlegen.

Natrium carbonicum: Rote, harte Flecke mit Trockenheit der Haut und Jucken am ganzen Körper, wie von Flöhen.

Natrium muriaticum: Miliare Ausschläge mit schießenden Schmerzen, Jucken und Prickeln der Haut; Erythem am ganzen Körper und weißliche Quaddeln an Armen und Händen. Nesselsucht nach großer Anstrengung. Komplementär zu *Apis*.

Petroleum: Miliare Urtikaria mit großer Empfindlichkeit der Hautoberfläche; chronische Fälle.

Psorinum: Häufig rezidivierende Anfälle von Urtikaria nach unterdrückter Krätze, mit feinen Bläschen obenauf, die austrocknen und in feinen Schuppen abblättern; erscheint regelmäßig nach jeder Anstrengung.

Pulsatilla: Quaddeln gastrischen Ursprungs oder während verzögerten oder spärlichen Menses. Dauernd frostig, sogar im warmen Raum; Neigung zu Rheuma.

Rhus toxicodendron: Bläschenförmige Nesselsucht mit Jucken und Brennen; Röte und Schwellung der Haut; nach Naßwerden; < in kalter Luft; Fieber; Durst.

Sarsaparilla: Nesselfriesel beim Gehen vom warmen Zimmer an die frische Luft.

Sepia: Chronische Nesselsucht; bricht während eines Spaziergangs in kalter Luft aus und verschwindet im warmen Zimmer; besonders im Gesicht, an den Armen und der Brust. Ausschläge in Form von Rippen, ähnlich denen, die ein Schlag mit einer Peitsche oder einer kleinen Gerte verursacht.

Urtica urens: Erhabene, rote Flecken von Urtikaria; brennende Hitze mit Kribbeln und heftigem Jucken. Folgen unterdrückter Nesselsucht. Rheuma in Verbindung mit knötchenförmiger Urtikaria *(Bov.)*. Beschwerden durch den Genuß von Schellfisch.

Ustilago: Fürchterliches Jucken nachts, Kratzen ruft große, blasse Striemen hervor; Reizung der Ovarien mit Menstruationsunregelmäßigkeiten.

HERZERKRANKUNGEN

Aconitum: Kardiale Kongestion; Hyperämie, worauf Perikarditis oder Endokarditis folgt, mit Fieber, Angst, Beklemmung, Herzklopfen, < beim Gehen; Stiche, die eine aufrechte Haltung oder tiefes Atmen verhindern. Angina pectoris, mit intensivem Schmerz den linken Arm hinunter, mit Taubheit und Kribbeln der Finger. Unkomplizierte Herzhypertrophie. Furcht, auf der Straße tot umzufallen.

Bromium: Unkomplizierte Herzhypertrophie ohne Klappenfehler, ähnlich wie *Acon.*, doch ohne dessen Angst und Furcht. Auch *Arn.* und *Rhus-t.* (infolge von Überanstrengung).

Anacardium: Rheumatische Perikarditis mit Doppelstichen, Herzklopfen, Gedächtnisschwäche; Schnupfen alter Menschen.

Apis mellifica: Karditis und Wassersucht, Hydrothorax; Hinlegen ist unmöglich; Gefühl, als könne sie keinen weiteren Atemzug machen; Empfindung, als ob sie sterben müsse, doch fehlt hier die für *Acon.* typische Furcht davor. Perikarditis mit plötzlichen, stechenden Schmerzen, Dyspnoe und Ruhelosigkeit; nicht so wie bei *Ars.*, sondern lediglich in Form einer geschäftigen Unruhe und Angst.

Argentum nitricum: Beständige Herzangst; heftiges Herzklopfen und Klopfen im ganzen Körper durch die geringste Erregung, < im Liegen; > bei schnellem Gehen.

Arsenicum album: Spätere Stadien; Endokarditis, Perikarditis, Angina pectoris; nach Unterdrückung von Masern oder Scharlach; infolge von Sepsis oder Degeneration der Blutgefäße. Insuffizienz der Aortenklappe - Präkordialangst, Beklemmung, Herzklopfen, Ruhelosigkeit und Wassersucht, Gedunsenheit um die Augen, Schwellung der Füße; großer Durst, doch trinkt er nur wenig auf einmal; starke Atemnot, läßt ihn nicht auf dem Rücken liegen; < nach Mitternacht. Betroffen ist vor allem die linke Herzhälfte. Orthopnoe, Anasarka; kann keine Treppen hochsteigen.

Aurum metallicum: Reine Herzhypertrophie ohne Dilatation. Vermehrte Kraft des Herzschlages und Hyperämie der Lungen. Drückendes Gewicht unter dem Sternum, als ob die Brust bersten wolle; < durch Anstrengung; Gefühl, als setze der Herzschlag aus, dann ein tumultöses Wiedereinsetzen des Herzschlags. Fettige Infiltration des Herzens (*Ars.*; bei *Phos.* fettige Degeneration). Atherom des Herzens und der Blutgefäße; große Angst und Neigung zum Selbstmord.

Benzoicum acidum: Gicht und Rheumatismus affizieren das Herz und führen zu Klappenablagerungen. Charakteristisch ist der dunkle, übelriechende Urin. Herzklopfen wechselt ab mit Rheumatismus.

Bromium: Kardiales Asthma durch Hypertrophie ohne Klappenfehler; Herzklopfen zu Beginn der Bewegung; beim Aufstehen vom Sitzen zum Stehen. Kardiales Asthma, auf dem Meer > als an Land.

Bryonia: Perikarditis mit Erguß, hartem Puls, stechenden Schmerzen, verhindern Bewegung oder gar das Atmen; anhaltendes Reibegeräusch; Krämpfe in der Herzgegend durch geringste Bewegung, bereits beim Anheben des Armes; das Herz schlägt heftig und schnell.

Asclepias tuberosa: Ähnlich wie *Bry.*, doch weniger akut; die Schmerzen > sich durch Vorwärtsbeugen.

Cactus grandiflorus: Endokarditis, Perikarditis. Zusammenschnüren, als würde das Herz von einer Hand zusammengedrückt oder Gefühl, als sei die Brust um die falschen Rippen herum gefesselt, was den Atem nimmt, mit Blutandrang zum Kopf und heftigen Kopfschmerzen. Niedergeschlagen, weinend. Kann nicht auf der linken Seite liegen. Die Schmerzen nehmen allmählich zu und wieder ab. Herzklopfen durch Erregung; Herzflattern, wie der Flügelschlag eines Vogels; < während den Menses, beim Bücken, doch nicht durch Gehen. In Zusammenhang mit dem Zusammenschnürungsgefühl bestehen Schmerzen, die in den linken Arm schießen, Ödeme und schneller, gespannter, harter Puls. Angina pectoris.

Calcarea carbonica: Schreckliche Angst vor Herzerkrankungen. Nervöses Herzklopfen, Dyspnoe und Kopfschmerz, < beim Hochsteigen, nach dem Essen und nachts; mit qualvoller Angst; Neigung, tiefe Atemzüge zu machen; Schwindel; Kälte der unteren Extremitäten. Reichliche Menses.

Cimicifuga: Angina pectoris; die Schmerzen strahlen über die ganze Brust aus; Taubheit des linken Arms, der sich wie dicht an den Körper gebunden anfühlt. Zerebrale Kongestion und Bewußtlosigkeit.

Colchicum: Herzerkrankung folgt auf akuten Rheumatismus. Perikarditis; heftige schneidende, stechende Schmerzen mit starker Beklemmung und Dyspnoe; < nachts, beim Liegen auf der linken Seite.

Convallaria: Herzbeschwerden in Zusammenhang mit Uterusbeschwerden. Klappenerkrankungen mit spärlichem Harn, Wassersucht und unverhältnismäßig starker Dyspnoe; Herzschwäche, anämisches Schnurren, Schmerz und Herzflattern. Endokarditis mit extremer Orthopnoe; Angina pectoris. Gefühl, als hielte der Herzschlag kurz an und finge dann sehr plötzlich wieder zu schlagen an.

Adonis vernalis: Mitral- und Aortenklappeninsuffizienz. Präkordialer Schmerz, Herzklopfen, Dyspnoe; kardiales Asthma; fettige Degeneration des Herzens. Wertvoll bei Wassersucht aufgrund von Herzerkrankungen.

Lycopus: Präkordialer Schmerz, tumultöse Herztätigkeit; schneller, unregelmäßiger, zitternder Puls. Extreme Herzhypertrophie nach Beruhigungsmitteln oder Stimulantien; kardiales Asthma.

Collinsonia: Rasches, doch schwaches Herzklopfen. Wassersucht. Nachdem die Herzbeschwerden gebessert sind, erscheinen die [unterdrückten] Hämorrhoiden oder die Menses wieder; abwechselnd Herzbeschwerden und Hämorrhoiden.

Crataegus oxyacantha: Fettige Degeneration des Herzens; äußerste Atemnot bei geringster Anstrengung, doch ohne Pulsbeschleunigung. Herzerweiterung, der erste Herzton erscheint schwächer; mangelhafte Kompensation. Anämie, Ödeme. Drohendes Herzversagen während akuter Erkrankungen.

Digitalis: Subakute Entzündung des Herzens. Schwacher, unregelmäßiger, abnorm langsamer und aussetzender Puls; Schwäche und Dilatation des Myokards. Schwäche, Ohnmacht, unregelmäßige Atmung, Kälte der Haut, Gelbsucht, Hypertrophie der Leber. Hydroperikard, Hydrothorax, Aszites; Ödeme von Skrotum und Penis; Anasarka. Geringste Bewegung erregt heftiges Herzklopfen; Gefühl von Herzstillstand bei Bewegung; in Ruhe sehr langsamer Puls, beschleunigt sich durch leichteste Anstrengung. Kardiale Wassersucht mit unterdrücktem Urin *(Apis)*.

Gelsemium: Fährt aus dem Schlaf hoch, mit dem Gefühl, das Herz werde zu schlagen aufhören, wenn er sich nicht umherbewegt. Nervöses Frösteln, doch die Haut ist warm; will festgehalten werden, damit er nicht so stark zittert.

Apocynum: Mitral- und Trikuspidalklappeninsuffizienz. Herzflattern; kleiner, schwacher Puls; unregelmäßiger Herzschlag, mal schwächer, mal stärker; Gefühl des Sinkens im Epigastrium; Atemnot, kann kaum sprechen, sogar nach leichten Mahlzeiten; Schwellung der Füße und Knöchel. Anasarka, kardiale Wassersucht; unterdrückter oder spärlicher Harn.

Glonoinum: Extremes Schlagen des Herzens; rascher und kraftvoller Puls; Klopfen in den Blutgefäßen des Halses, pulsierender Kopfschmerz. Bücken erregt Schmerzen in der Herzgegend; mühsame Herztätigkeit; das Blut strömt zum Herzen und steigt in den Kopf; Stiche vom Herzen zum Rücken; < beim Liegen auf der linken Seite; > beim Liegen auf der rechten Seite; der Kopf muß hochgelagert werden.

Kalium carbonicum: Ablagerungen auf den Herzklappen; spätere Stadien von Endo- und Perikarditis mit scharfen, stechenden Schmerzen, < bei tiefem Einatmen, Husten, doch nicht durch Bewegung; Erstickungsgefühl, Liegen ist unmöglich. Mitralklappeninsuffizienz; systolisches Rauschen. Ungleicher, unregelmäßiger, aussetzender oder rascher und schwacher Puls. Es folgt auf *Spig.*, wenn die scharfen Schmerzen anhalten und Verschlechterung um 3 Uhr morgens eintritt.

Kalmia: Gicht oder Rheumatismus verlagert sich nach äußerlichen Anwendungen von den Gelenken zum Herzen; scharfe, heftige Schmerzen, die den Atem nehmen und zum Magen hinunterschießen, mit Taubheit des linken Arms. Tumultöses, schnelles und sichtbares Schlagen des Herzens. Hypertrophie mit Herzklopfen, das den ganzen Körper erschüttert; < beim Liegen auf der linken Seite; langsamer Puls.

Rhus toxicodendron: Rheumatische oder durch Überanstrengung bedingte Herzhypertrophie; komplikationslose Hypertrophie ohne Klappenfehler; Prickeln und Taubheit des linken Arms. Endo- oder Perikarditis durch feuchte Witterung oder infolge von Sepsis. Entscheidend sind die Allgemeinsymptome des Mittels. Folgt gut auf *Bry.*

Phytolacca: Chronische rheumatische Endokarditis; Schmerzen schießen wie elektrische Schläge von der Herzgegend in den rechten Arm.

Lachesis: Spätere Stadien von Rheumatismus des Herzens. Als sei das Herz zu groß für die Brust; schreckliches Engegefühl um das Herz weckt ihn aus dem Schlaf und nötigt ihn, das Bett zu verlassen; scheut sich, nochmal zu Bett zu gehen; jeglicher Druck am Hals ist unerträglich; Taubheit des linken Arms. Hydroperikard und Hydrothorax; dunkler, fast schwarzer und übelriechender Urin.

Kalium iodatum: Wiederholte Anfälle von Endo- oder Perikarditis rheumatischen Ursprungs mit scharfen, fliegenden Schmerzen, < durch Gehen. Es hat wie *Lach.* ein schreckliches Engegefühl am Herzen, das ihn aus dem Schlaf weckt und dazu zwingt, aus dem Bett aufzustehen.

Kalium bichromicum: Erzeugt ebenfalls dieses Symptom, wie auch *Graph.* Diese beiden rufen außerdem ein Kältegefühl um das Herz hervor *(Petr., Nat-m.).*

Naja: Ist später als *Lach.* bei Endokarditis mit trockenem, hartem Husten angezeigt; tumultöse Herztätigkeit mit scharfen, durchbohrenden Schmerzen und Beklemmungsgefühl in der Brust, kann nicht einen Augenblick auf der linken Seite liegen, außerordentliche Besserung durch Liegen auf der rechten Seite (im Unterschied zu *Lil-t.).*

Ledum: Ablagerungen auf den Herzklappen und Arthritis (wie *Lith., Kalm., Benz-ac.* etc.).

Lilium tigrinum: Herzbeschwerden mit Uteruserkrankungen. Nervöses Herzklopfen; erwacht plötzlich durch das Gefühl, als würde das Herz von einer Zange [oder einer Hand] ergriffen; viel Herzflattern und Schwäche; Gefühl, das Herz enthalte zuviel Blut und ein Auswerfen desselben würde erleichtern. Heftiges Herzklopfen und scharfe Schmerzen von der linken Brustwarze durch die Brust zum Rücken, > durch Liegen auf der linken Seite und in frischer Luft.

Lithium carbonicum: Rheumatische Wundheit, Schocks und Zuckungen, Klappeninsuffizienz, Herzflattern durch Erregung *(Calc., Nat-m., Sep.)*; Herzschmerzen beim Vorwärtsbeugen und > nach Urinieren.

Natrium muriaticum: Kältegefühl um das Herz während geistiger Anstrengung. Hypertrophie, chronische Klappenbeschwerden; starkes Herzklopfen, das den gesamten Körper erschüttert; Herzflattern mit schwachem, ohnmächtigem Gefühl durch Bewegung oder plötzliche Geräusche. Traurige, weinerliche Patienten mit < durch Trost.

Nux moschata: Hysterische Herzbeschwerden; heftige Herztätigkeit; Herzklopfen und Ohnmacht, von Schlaf gefolgt; Neigung, bereits durch geringe Schmerzen in Ohnmacht zu fallen.

Nux vomica: Hypertrophie durch Pfortaderstauung; Dilatation; Herzklopfen beim Hinlegen. Entscheidend sind weitere Symptome von *Nux-v.*

Phosphorus: Endo- oder Myokarditis während akut-entzündlichem Rheumatismus oder Pneumonie; Perikarditis. Herzklopfen durch Gemütsbewegungen, wie z.B. plötzliche, unerwartete Besuche; durch Bewegung, insbesondere bei schnell wachsenden Jugendlichen. Fettige Degeneration, vor allem die rechte Herzhälfte betreffend; venöse Stase, Gedunsenheit des Gesichts. Bei *Ars.* ist eher die linke Herzhälfte betroffen, es bewirkt stärkere Atembeklemmung, mehr Orthopnoe und mehr Anasarka.

Pulsatilla: Rheumatische Herzschmerzen; die Schmerzen springen schnell von einem Ort zum anderen. Hypertrophie oder Dilatation des rechten Ventrikels, mit Taubheit am Ellbogen (siehe *Amenorrhoe*). *Sumb.* bewirkt Schwere und scharf schießende Schmerzen in den Fingern mit Herzerkrankungen.

Spigelia: Steht an vorderster Stelle bei akut-rheumatischer Karditis und Perikarditis. Scharfe, schießende Schmerzen vom Herzen zum Rücken und vom Herzen in den Arm, in Brust und Wirbelsäule ausstrahlend; starke Beklemmung und Herzklopfen durch jede Bewegung der Arme oder des Körpers; starke Dyspnoe beim Wechsel der Lage mit turbulentem Herzschlag. Systolisches Blasegeräusch; aussetzender Puls, asynchron zum Herzschlag. Herzbeschwerden bei Neuralgie. Kann nur mit erhöhtem Kopf auf der rechten Seite liegen. Pulsieren der Karotiden und der Brust; Gefühl von Schnurren oder Vibrieren über der Herzgegend. Obiger Zustand folgt direkt oder einige Monate, nachdem ein Fieber ausklang und in einen rheumatischen Anfall mündete, was es zum Hauptmittel bei akut-rheumatischer Karditis, Perikarditis etc. macht, zusammen mit *Acon., Bry., Cact., Colch., Kalm., Kali-c., Rhus-t.* und anderen. Die sorgfältige Abwägung ihrer individuellen Charakteristika lohnt sich sehr. *Spig.* antidotiert den Mißbrauch von *Colch.* und geht *Kali-c.* voran.

Spongia: Organische Herzerkrankungen. Der Patient kann nicht flach auf dem Rücken liegen; erwacht aus dem Schlaf, als sollte er ersticken, und setzt sich mit ängstlichem Blick, gerötetem Gesicht und raschem, mühsamem Atmen auf. Rheumatische Perikarditis, wenn die Exsudation eingetreten ist (folgt auf *Acon.*). Klappeninsuffizienz, lautes Blasegeräusch bei jedem Herzschlag. Bei der Behandlung von Herzerkrankungen ist es in den ersten Stadien sinnvoller, mit *Acon., Bry.,*

Spig., Spong., Phos. etc. zu beginnen, es sei denn, es liegt ein vollständiges Bild vor, das für *Ars., Lach.* oder die anderen Herzmittel spricht, die gewöhnlich erst in späteren Stadien angezeigt sind.

Sulphur: Herzklopfen < beim Treppensteigen. Fährt nachts aus dem Schlaf hoch, mit plötzlichem Blutandrang zum Herzen, Herzklopfen, schnappt nach Luft; benötigt frische Luft, geöffnete Türen und Fenster.

Veratrum viride: Einfache oder rheumatische Endo- und Perikarditis; kardiopulmonale Dyspnoe. Blutandrang zu Herz und Lungen mit heftigem Fieber, Herzflattern, klopfenden Karotiden, rascher Atmung etc.

Zincum: Plötzliches Zucken und Stoßen in der Herzgegend. Schwellung und starke Empfindlichkeit der Kardialregion, heftiges Herzklopfen, ziehender Schmerz und spasmodische Herztätigkeit; gelegentlich tritt ein einzelner kräftiger Herzschlag auf (wie auch bei *Con.* und *Aur.*).

LEBERERKRANKUNGEN

Aconitum: Starke, heftige Entzündung, plötzlich entstehend, folgt schnell, nach Einwirkung trockener, winterlicher Kälte, besonders bei Menschen mit kräftigem Herzen und [vollblütigem] Kreislauf. Heftige, reißende Schmerzen mit schrecklicher Angst, Ruhelosigkeit, Todesangst und starkem Durst. Gelbsucht aus Furcht oder Ärger, während der Schwangerschaft, bei Neugeborenen.

Aurum metallicum: Leberstauung durch Herzerkrankung. Die Leber ist groß und hart, mit brennenden, schneidenden Schmerzen, allmählich entstehende Zirrhose oder fettige Degeneration, mit Aszites, Verstopfung bei gräulichem oder aschweißem Stuhl; übelriechender Atem, Gelbsucht und Melancholie mit Selbstmordneigung (wie *Aur-m.*).

Digitalis: Stauung, Vergrößerung und Schmerzhaftigkeit der Leber durch organische Herzerkrankungen; die Leber ist hart und empfindlich. Tödliche Übelkeit, Galleerbrechen, schreckliches Gefühl von Hinsinken im Magen, Abneigung gegen Speisen, starker Durst, kittartiger Stuhl ohne Gallenfarbstoff, Gelbsucht, Schläfrigkeit, Mutlosigkeit und stark gefärbter, spärlicher und oft unterdrückter Urin. Wassersucht und Aszites.

Myrica cerifera: Ähnelt sehr *Dig.*, mit dem Unterschied, daß bei *Myric.* das Herz erst in zweiter Linie befallen ist, wodurch die Verlangsamung des Herzschlages hervorgerufen wird. Selbst die

Gelbsucht von *Dig.* ist kardial bedingt, während bei *Myric.* die Gallebildung unvollständig ist und seine Bestandteile im Blut verbleiben. *Myric.* ist in seiner Wirkung oberflächlicher als *Dig.*

Nux vomica: Leberstörungen bei Neigung zu Völlerei und bei Alkoholmißbrauch. Die Leber ist hart, wundschmerzhaft und empfindlich gegen den Druck der Kleidung. Zirrhose bei Völlerei und Trunksucht; Gallen- oder Hämorrhoidal-Kolik, mit starken Schmerzen in der rechten Seite und Stichen in der Lebergegend; anfallsweiser Stuhl- und Harndrang. Reizbarkeit. Gelbsucht, ausgelöst durch Ärger (*Acon., Bry., Cham., Nat-s.*); schlimmer morgens. Siehe auch unter *Sulph.*

Magnesia muriatica: Vergrößerte und harte Leber bei schwachen, rachitischen Kindern. Schmerz in der Leber, schlimmer beim Liegen auf der rechten Seite (*Ptel.*: besser dadurch). Die Füße sind oft ödematös, knotiger Stuhl wie Schafdung, oder Diarrhoe und große, belegte, gelbe Zunge mit Zahneindrücken.

Mercurius: Vergrößerte und verhärtete Leber. Die Schmerzen sind schlimmer beim Liegen auf der rechten Seite, unterscheiden sich jedoch von *Mag-m.* durch den charakteristischen Stuhl. Andere Symptome von *Merc.* sollten herangezogen werden.

Lycopodium: Zirrhose mit Aszites, besonders bei Trinkern. Dumpfer Schmerz; Hunger, aber Völlegefühl nach wenigen Bissen, schnell gefolgt von erneutem Hunger. Magenbeschwerden unmittelbar nach dem Essen, Spannungsgefühl im Hypochondrium nach einer Mahlzeit. Nach oben steigende Flatulenz, starke Gärungsprozesse im Darm mit Abgang von Blähungen und Diarrhoe, obwohl normalerweise Verstopfung besteht, mit erfolglosem Stuhldrang und unvollständigem Stuhlgang (vergleiche *Nux-v.*). Muskatnußleber, atrophische Form.

Lachesis: Vergrößerte Leber bei Trinkern, fortschreitend mit eher geringfügiger Symptomatik bei Entzündung und Leberabszeß; Gelbsucht, ständige Empfindlichkeit gegen Druck (bei *Lyc.* nur nach dem Essen), kann keine Kleidung ertragen; anhaltender Stuhldrang im Anus, doch folgt entweder kein oder nur sehr übelriechender Stuhl. Schmerzen, als würde ein Fremdkörper in der rechten Seite liegen, schlimmer im Frühling. Magenschmerzen besser beim Essen, kehren jedoch nach ein oder zwei Stunden wieder zurück. Niedergeschlagenheit. Auch bei Leberbeschwerden im Klimakterium, nach Wechselfieber, durch Syphilis. Alle Symptome verschlechtern sich nach dem Schlaf.

Hepar sulfuris: Während des Entzündungsprozesses bei Zirrhose mit Neigung zur Abszeßbildung. Wundschmerzhaftigkeit und

Stechen beim Gehen; niedergeschlagen und reizbar; Verlangen nach sauren und stark gewürzten Dingen; empfindlich gegen Feuchtigkeit; Überempfindlichkeit der Lebergegend gegen Berührung.

Silicea: Leberabszeß; klopfender Schmerz, wie geschwürig, schlimmer durch Berührung, Bewegung, Liegen auf der rechten Seite. Verstopfung aufgrund von Untätigkeit des Rektums (auch *Kali-c., Calc., Hydr., Merc., Lyc.*).

Phosphorus: Wachsleber bei langwierigen Knochenerkrankungen; fettige Degeneration der Leber durch Herzbeschwerden; akute, ikterische Leberatrophie; Hyperämie. Zuerst Vergrößerung, fettige Degeneration, und schließlich Atrophie der Leber mit Ikterus und Wassersucht. Eiternde Hepatitis mit hektischem Fieber, Appetitverlust, unstillbarem Durst, schlechter nach Essen und Trinken; chronische Durchfallneigung. Blutungen aus verschiedenen Körperteilen. Toxische Gelbsucht durch Venenverschluß, häufig als Folge von Alkoholismus; schlimmer während Gewitter, bei windigem Wetter, nach Mitternacht.

Crotalus horridus: Akute ikterische Atrophie der Leber. Toxische Gelbsucht, die sich mit erstaunlicher Schnelligkeit entwickelt. Dunkle Blutungen aus Nase, Mund etc.; starke Entkräftung, marmorierte Haut, rasch zunehmende Bewußtlosigkeit; dunkler, spärlicher, blutiger und eiweißhaltiger Urin.

Plumbum: Zirrhose; zuerst vergrößerte, dann geschrumpfte Leber. Gefühl von Hitze und Brennen in der Leber; hartnäckiger stechender und schießender Schmerz in der Lebergegend; Verstopfung.

Laurocerasus: Atrophie der Leber, Muskatnußleber. Stechen in der Leber, als ob ein Abszeß aufplatzen würde; Verstopfung oder Durchfall; schnelle Abnahme der Lebenskräfte.

Nux moschata: Atrophische Muskatnußleber; Vergrößerung von Leber und Milz nach intermittierendem Fieber.

Iodium: Harte, zirrhotische Leber. Fortschreitende Auszehrung, extreme Schwäche, Gelbsucht, Appetitverlust, Durchfall.

Natrium phosphoricum: Zirrhose. Hepatische Form von Diabetes; gelblicher, sahniger Belag am hinteren Teil der Zunge und am Gaumen; starker Druck und Hitze auf dem Scheitel; Übersäuerung.

Hydrastis: Atrophierte Leber; Trägheit der Leber mit geringen Mengen farblosen Stuhls. Marasmus, Gelbsucht. Bitterer Geschmack im Mund, hartnäckige Verstopfung, Appetitmangel, belegte Zunge, gelber Urin.

Belladonna: Plötzliche Stauung und Entzündung. Berstende, drückende, klopfende Schmerzen; extrem empfindlich gegen Berührung, Erschütterung des Bettes oder Bewegung, besser durch Wärme. Hohes Fieber, starke, kongestive Kopfschmerzen, Erbrechen und Durst; der Schmerz entsteht ganz plötzlich und verschwindet ebenso plötzlich. Ein hervorragendes Arzneimittel bei einem Anfall von Gallensteinkolik, lindert den Schmerz unmittelbar.

Berberis vulgaris: Gallensteinkolik. Scharfe, [dolchartig] stechende Schmerzen, die in jede Richtung schießen, besonders von der zehnten Rippe abwärts zum Nabel, oft mit Stechen in den Nieren und häufigem Harndrang; auf die Kolik folgt Gelbsucht.

Chelidonium: Erleichtert Gallensteinkoliken in wenigen Minuten, wenn es sich um schießende, stechende Schmerzen handelt, die sich zum Rücken erstrecken und eine ausgeprägte Gelbsucht besteht. Ebenso hilfreich bei verschiedenen Lebererkrankungen, von einfacher Stauung, bis hin zur eindeutigen Entzündung. Durch einfaches Wundheitsgefühl oder durch scharfe Schmerzen in der Leber charakterisiert, die in jede Richtung schießen; wie ein Nagel, durch die Brust hindurch zum unteren Winkel des rechten Schulterblattes; bitterer Geschmack, Zunge, Augen, Haut, Urin, sogar der Schweiß ist gelb. Unerträgliches Jucken der Haut. Der Stuhl ist entweder lehmfarben, wie Kitt, oder es besteht gelblicher Durchfall.

Natrium sulphuricum: Leberstauung mit Wundheitsgefühl und scharfen, stechenden Schmerzen, schlimmer durch Berührung oder Erschütterung; der Stuhl ist dunkelgrün, biliös; der Urin stark angereichert mit Gallenfarbstoff. Starke Flatulenz. Schlimmer durch Liegen auf der linken Seite und durch feuchtes, nasses Wetter. Es hat Gallensteine entfernt und den Zustand in vielen Fällen dauerhaft geheilt.

Calcarea carbonica: Gallensteinkolik mit starkem Frostgefühl. Reichlicher Schweiß, Unterleibskrämpfe, muß sich krümmen, die Hände zusammenpressen, windet sich qualvoll. Beendet oft den Schmerz wie durch ein Wunder und erzielte ebenfalls dauerhafte Heilung.

Carduus marianus: Schwellung der Gallenblase mit [Berührungs-] Empfindlichkeit; harter, schwer abgehender, knotiger Stuhl, wechselt ab mit hellgelbem Durchfall. Gelbsucht mit unerträglichem Jucken beim Hinlegen am Abend.

China: Hochgepriesen bei Gallensteinkolik, sowohl während des Anfalls, als auch zur andauernden Ausheilung des Zustandes (auch *Hydr., Ip.*). Siehe auch unter *Sulph.*

Podophyllum: Gallensteine mit Gelbsucht. Schmerz vom Magen zur Gallenblase, mit extremer Übelkeit; abwechselnd Verstopfung und Durchfall. Auch hilfreich bei chronischer Hepatitis mit Verstopfung und Gelbsucht; reibt ständig die Lebergegend mit den Händen.

Dioscorea: Gallensteinkolik; scharfer Schmerz schießt von der Leber aufwärts zur rechten Brustwarze; schneidende Schmerzen mit veränderlicher Lokalisation und Ausstrahlung zur Brust, zum Rücken und den Armen; schlechter beim Vorwärtsbeugen und beim Liegen, besser beim Umhergehen und Rückwärtsbeugen; starke Flatulenz.

Chionanthus: Gallensteinkolik; weicher, teigiger, gelber oder lehmfarbener Stuhl, Gelbsucht und Verstopfung. Anfallsweise Schmerzen, als ob eine Schnur plötzlich fest zusammengezogen und dann allmählich wieder gelockert würde.

Bryonia: Perihepatitis; scharfe Stiche im rechten Hypochondrium, schlechter durch jede Bewegung, besser durch Liegen auf der rechten Seite; Schmerz unter dem rechten Schulterblatt; Leberschwellung. Bitterer Geschmack, gelb belegte Zunge, voluminöser, harter, trockener und brauner Stuhl; Gefühl wie von einem Stein oder einem schweren Gewicht im Abdomen; großer Durst.

Ptelea: Wundschmerzhafte, geschwollene Leber, druckempfindlich, deutlich verschlechtert durch Liegen auf der linken Seite und besser durch Liegen auf der rechten Seite. Die Schmerzen äußern sich eher in Form eines Wundheits- und Schweregefühls in der Lebergegend, und weniger in Form von scharfen Stichen wie bei *Bry.*

Kalium carbonicum: Scharfe, schießende, stechende Schmerzen wie bei *Bry.*, sie < sich aber nicht unbedingt durch Bewegung.

Chelidonium: Schmerzen wie bei *Bry.*, aber hier ist der Schmerz unter dem rechten Schulterblatt charakteristisch, der wie ein Nagel durch die Brust [zum Rücken] geht. Beide Mittel unterscheiden sich auch durch den Stuhl.

Chenopodium: Dumpfer Schmerz, tiefer als am unteren Winkel des rechten Schulterblattes liegend und auch näher zur Wirbelsäule hin; während *Ran-b.* Schmerzen entlang des ganzen inneren Randes des linken Schulterblattes erzeugt, manchmal auch unter dem unteren Winkel und durch die linke Brust.

Sulphur: Chronische Beschwerden. Passive Stauung des Pfortadersystems durch unterdrückte Hämorrhoidalblutung oder andere bestehende Absonderungen. Ein Gefühl von Straffheit oder Völle im Abdomen und Übersättigung nach einer kleinen Mahlzeit. Die Leber ist gestaut, vergrößert und druckempfindlich. Gefühl von

Hinsinken und Schwächegefühl im Epigastrium - braucht dringend etwas zu essen, um 11 Uhr morgens. Kann Teigwaren kaum verdauen, verträgt keine Milch. Verstopfung mit erfolglosem Stuhldrang und Hämorrhoiden, oder abwechselnd mit Durchfall. Er leidet an Gallensteinen mit ziehendem, periodisch auftretendem Schmerz in der Gegend des Gallengangs. *Nux-v.* hat nahezu die gleiche Symptomatik und wird bei diesen Beschwerden gewöhnlich zuerst gegeben. Wenn *Nux-v.* nur teilweise bessert, folgt *Sulph.*, um die Heilung zu vollenden.

Sepia: Venöse Stauung und Pfortaderstau mit Schwerfälligkeit und Trägheit der Leber. Anhaltender drückender Schmerz in der Stirn; Skleren und die Umgebung des Mundes sind gelb; gelb-roter Sattel über dem Nasenrücken zu den Wangen hinunter; unzureichende Leberfunktion. Atonische Verdauungsstörung; Darmträgheit, Harnsäure setzt sich im Urin ab, Verdauung und Assimilation sind beeinträchtigt; Gefühl von Hinsinken und Schwächegefühl vormittags, besser durch Bewegung.

Myrica cerifera: Mutlosigkeit; schmutzigbraune, gelbliche Färbung der Augen; dicker, gelber Zungenbelag; Schwaches, sinkendes Gefühl nach dem Essen; aschfarbener Stuhl und dunkler, trüber Urin; außerdem Gelbsucht und verlangsamter Puls - gleicht hierin völlig *Dig.* Die Gelbsucht entwickelt sich in beiden Fällen weder aufgrund eines Katarrhs, noch durch Obstruktion oder Gallenstau. Ursache ist eine funktionelle Schwäche der Leber, die die zur Gallebildung nötigen Bestandteile nicht dem Blut entziehen kann, so daß diese im Blut verbleiben. Bei *Dig.* ist die Lebersymptomatik eine Sekundärfolge des Herzzustandes, bei *Myric.* verhält es sich gerade umgekehrt.

China: Gastroduodenalkatarrh, Stumpfheitsgefühl im Kopf, gelbe Zunge, Appetitverlust, bitterer und saurer Geschmack und Aufstoßen, Beklemmungsgefühl von Magen und Brust, schlechter nach dem Essen, Flatulenz; geschwollene, empfindliche Leber. Gelbsucht (siehe auch bei *Bell.*).

Natrium muriaticum: Ein dumpfer, schwerer Schmerz und Auftreibung in der Lebergegend nach dem Essen; besser mit fortschreitender Verdauung; Spannungsgefühl in der Leber, erdige Haut, hartnäckige Verstopfung, Kurzatmigkeit, Herzklopfen und Stiche in der Milz, schlimmer durch jede Bewegung. Kachexie nach Malaria, Vergrößerung und Verhärtung sowohl der Leber als auch der Milz.

Arsenicum album: Folge von Quecksilbermißbrauch und nach intermittierendem Fieber. Druck und Spannungsgefühl im rechten Hypochondrium; Hitze, Ruhelosigkeit, Angst und Reizbarkeit, abwechselnd mit Niedergeschlagenheit; Erbrechen von schwarzen Massen; schwarzee Stühle.

Nitricum acidum: Chronische Leberstörung. Kadaverartiger Mundgeruch (*Merc.*); Verstopfung; starker, reißender Schmerz im Rektum, der noch lange nach dem Stuhlgang anhält, nach dünnem Stuhl sogar verstärkt.

Taraxacum: Ein wichtiges Lebermittel mit deutlichen Symptomen, wie Landkartenzunge oder weißer Zungenbelag, der sich stellenweise abschält und dunkelrote, empfindliche Stellen hinterläßt; bitterer Geschmack, Frösteligkeit nach dem Essen oder Trinken, Schmerz und Wundheitsgefühl in der Lebergegend und biliöser Durchfall. Die Landkartenzunge findet sich auch bei *Ars.*, *Lach.*, *Nat-m.* und *Nit-ac.*

Leptandra: Eine hervorragendes Lebermittel mit dumpfem Schmerz im rechten Hypochondrium; im Bereich der Gallenblase und dem hinteren Teil der Leber mit Wundheitsgefühl und Brennen. Durchfall - extrem übelriechender und schwarzer, fast pechschwarzer Stuhl, mit brennendem, quälendem, kolikartigem Schmerz am Bauchnabel. Erbrechen von Galle mit brennender Qual und gelegentlichen, lehmfarbenen Stühlen; die Zunge ist gelb belegt, oder häufiger dunkelbraun bis schwarz entlang der Mitte. Der Tenesmus von *Merc.* fehlt bei *Lept.*, obwohl der Stuhldrang und das Kneifen nach dem Stuhlgang anhält.

Aurum muriaticum natronatum: Hilfreich bei einigen hartnäckigen Fällen von Gelbsucht mit biliösem Erbrechen und abwechselnd weißen und schwarzen Stühlen - so schwarz wie Teer.

MALARIA

[Benigne und maligne Formen des Wechselfiebers]

„Jeder Fall intermittierenden Fiebers kann, muß und wird mit potenzierten Arzneien nach dem Gesetz der Ähnlichkeit homöopathisch geheilt werden." *(Lippe.)*

„Für die erfolgreiche Behandlung des intermittierenden Fiebers sind die Symptome *vor und während des Frost-, Hitze- und Schweißstadiums, sowie während der fieberfreien Zeit* von Bedeutung. Außerdem sind sorgfältig aufzuzeichnen das *zeitliche Auftreten der Paroxysmen;* die zuerst vom Frost befallenen *Körperteile;* die *Periodizität des Auftretens der Stadien;* die *Stärke* oder das *Fehlen von Durst* und die Zeit seines Erscheinens; außerdem *die durch das Fieber hervorgebrachten konstitutionellen Beschwerden.*"

„Für die Behandlung des intermittierenden Fiebers ist eine *ausge-sprochen intime Kenntnis* unserer Medikamente Voraussetzung; allgemeines Wissen genügt hier nicht." *(Allen.)*

Aconitum: Frost tritt meist gegen Abend auf, von den Füßen zur Brust aufsteigend, durch die geringste Bewegung oder bereits das Anheben der Bettdecke verstärkt und gefolgt von hohem Fieber mit langanhaltender, trockener, brennender Hitze und brennendem Durst auf große Mengen von Wasser - alles andere schmeckt bitter. (Durst während aller Stadien: *Bry., Nat-m.*; nur während Hitzestadium: *Ip.*) Ruheloses Umherwerfen im Bett mit heftigster, qualvoller Angst und Beklemmung der Brust. Allgemeiner, warmer, überlaufender Schweiß; meist reichlicher der bedeckten Teile und im Schlaf, oder auf der Seite, auf der er liegt. Bei starker Brustbeklemmung mit lautem Klagen und der charakteristischen Todesfurcht kann *Acon.* eingeschoben werden, ohne die Wirkung des für den Fall spezifischen Mittels zu behindern.

Antimonium crudum: Heftiger Schüttelfrost, ohne Durst, mittags oder nachmittags, davor Magenbeschwerden mit Melancholie, Traurigkeit und betrüblicher Stimmung. Frost auch im warmen Zimmer, mit großem Verlangen zu schlafen. (Bei *Apis* verstärkt sich der Frost im warmen Raum, aber das Schlafverlangen entsteht im Hitzestadium.) Große Hitze mit Schweiß, der genau mit oder unmittelbar nach dem Frost auftritt und plötzlich nachläßt, zurück bleibt trockene Hitze, auch während der gesamten Nacht. Die Zunge ist dick belegt - milchig weiß, mit fehlendem Appetit, Übelkeit, Erbrechen und bitterem Geschmack (*Ip., Nux-v., Puls.*). Es ist eines der wenigen Mittel mit Schweiß nach dem Frost und anschließend folgender Hitze.

Antimonium tartaricum: Gähnen und Strecken (*Eup-per.*), gefolgt von Frost um 15 oder 18 Uhr, ohne Durst, tagsüber mit Fieber abwechselnd (*Ars.*; abwechselnd Frost und Schweiß oder Schweiß und Hitze: *Ant-c.*), mit Gänsehaut, Rückenschmerz, Zittern und Schütteln. Kurzes Frost- und langes Hitzestadium, mit Somnolenz und profusem Stirnschweiß; oder heftige, kurze Hitze nach langdauerndem Frost, < durch jede Bewegung (fröstelt durch jede Bewegung: *Apis, Nux-v.*), mit starkem Durst, deutlich vor allem während Hitze und Schweiß, der häufig kalt, feucht und klebrig ist oder auch reichlich am ganzen Körper ausbricht; die ganze Nacht anhaltend, wobei er sich während Schweiß schlechter und danach besser fühlt. Charakteristisch ist eine Zunge mit roten Rändern oder rot und weiß in abwechselnden Streifen, sowie rote und erhabene Papillen. Markante Magensymptome mit Übelkeit, Erbrechen, Schwäche, Erschöpfung und schwerer Niedergeschlagenheit. Schläfrig nach dem Hitzestadium. Maligne Tertiana mit heftiger und langdauernder Hitze, viel Schweiß, starkem Durst und Delirium.

Apis mellifica: Ist bei maligner Malaria mit vollentwickeltem Bild der bekannten Zerebralsymptome des Mittels von großem Nutzen. Schüttelfrost mit Durst (*Alum., Arn., Caps., Carb-v., Ign.*) um 15 Uhr, zwischen 15 und 16 Uhr, oder um 16 Uhr ohne Frost (*Lyc.* ohne Durst). Frost und starke Beklemmung der Brust, als ersticke er, < durch Hitze, Wärme oder Zudecken. Fällt in tiefen Schlaf, sobald der heftigste Frost ausklingt. (*Gels.*: schläfrig, wenn der Frost nachläßt; *Op.*: schläft in allen Stadien; *Nux-m.*: wird im Verlauf des Frostes schläfrig, fällt an dessen Ende in Schlaf und schläft während der Hitze; *Podo.*: fällt zum Höhepunkt des Fiebers in Schlaf, mit Schweißausbruch.) Fieber ohne Durst, mit tiefem Schlaf (*Op.*). Frost bei Bewegung oder Aufdecken (*Arn., Nux-v.*), doch ist Zimmerwärme unerträglich, mit juckender, brennender Urtikaria (*Urt-u.*; vor und während Frost: *Hep.*; während Fieber und Schweiß: *Rhus-t.*; nur beim Fieber: *Ign.*). Allgemein fehlt Schweiß oder er tritt nur mäßig auf; oder bricht aus und trocknet wieder weg, bricht erneut aus und trocknet wieder weg, ohne Durst, doch mit Schwäche, Zittern und Schlaf.

Arsenicum album: Sehr hilfreich bei Quotidiana, Tertiana, malignem intermittierendem Fieber oder anderen Arten von Malaria mit deutlicher Periodizität. Der Frost kehrt von 13 bis 14 Uhr und von Mitternacht bis 2 Uhr morgens wieder, daneben auch unregelmäßige Fröste zu jeder Zeit, jeden Tag immer eine Stunde früher auftretend, davor Gähnen und Strecken, Unbehagen, Entkräftung und Neigung zum Liegen, Kopfschmerzen und Schwindel. Der Frost ist nicht klar umrissen und kommt simultan oder abwechselnd mit dem Fieber, ohne Durst, oder bei Durst mit häufigem Trinken geringer Mengen, was den Frost erhöht, sowie Übelkeit und Erbrechen verursacht. (Trinken beschleunigt und verschlimmert den Frost und erregt Übelkeit: *Eup-per.*; erzeugt Kopfschmerz: *Cimx.*; Schaudern und Frostschütteln nach jedem Trinken: *Caps.*) Der Frost wird besser durch äußere Wärme (*Ign.*; < durch äußere Wärme: *Apis, Ip.*) und kann von Bewußtlosigkeit, Krämpfen in der Brust und erschwerter Atmung begleitet werden. Intensives, langanhaltendes, trockenes, brennendes Hitzestadium, als ob heißes Wasser durch die Adern laufe (*Bry., Rhus-t.*), mit Verlangen, sich abzudecken und unstillbarem Durst auf kaltes Wasser, trinkt häufig, doch nur wenig auf einmal, gefolgt von Erbrechen, Atemklemmung (*Apis*); große Ruhelosigkeit und brennende Schmerzen in der Milz. Während Frost und Hitze werden alle zuvor bereits bestehenden Beschwerden verstärkt und bessern sich, sobald Schweiß ausbricht (*Nat-m.*; bei *Eup-per.* verschlimmert sich jedoch der Kopfschmerz), mit argem Durst auf große Mengen (*Chin.*) und Erbrechen. Sehr oft fehlt Schweiß, mit trockener Hitze während der ganzen

Nacht. Die Zunge ist belegt, mit rotem Mittelstreifen (*Ant-t.*) und roter Spitze; Wasser schmeckt bitter. Mit oder ohne Schweiß folgt jedem Anfall große Entkräftung während der Apyrexie, mit blassem, eingesunkenem Gesicht, aufgetriebenem Abdomen; fötide, wäßrige und schwächende Diarrhoe; spärlicher, trüber Urin; Anämie; beständige Frostigkeit, muß im warmen Zimmer bleiben.

Baptisia: Ein großes Mittel für maligne Wechselfieber und andere Formen von Malaria mit der Tendenz zur Entwicklung eines schleichenden, typhoiden Zustands. Täglicher Frost um 11 Uhr oder jeden Nachmittag, das Fieber steigt rasch auf 39,5° bis 41°, mit kleinem, fadenförmigem, schwachem und wechselndem Puls und früher Entkräftung. Der vollentwickelte, dumpfe *Bapt.*-Zustand offenbart sich deutlich.

Belladonna: Bei zerebraler Ausprägung der Malaria ist *Bell.* durch sein typisches Mittelbild, ungeachtet der Anfälle, angezeigt. Kongestiver Frost mit rotem, heißem Gesicht und eiskalten, nicht zu erwärmenden Füßen, intensiver Hitze, innerlich und äußerlich brennend, mit großem Durst, enormer Auftreibung der oberflächlichen Blutgefäße, heftigem, berstendem Kopfschmerz, klopfenden Karotiden, erweiterten Pupillen, Delirium, Ruhelosigkeit und Schweiß ausschließlich bedeckter Teile. Auch das rasende Delirium oder Bewußtlosigkeit mit Konvulsionen sind für das Mittel charakteristisch.

Bryonia: Das Allgemeinbild des Mittels indiziert es bei Tertiana oder Quotidiana, mit Magen- und Leberbeschwerden. Sein Fieber tritt zu allen Zeiten auf, bevorzugt jedoch morgens, mit starkem Durst auf große Mengen kalten Wassers im Frost und heftigem, trockenem, quälendem Husten mit stechenden Schmerzen in der Brust (schmerzloser Husten vor und während Frost: *Rhus-t.*) und Verlangen zu Liegen. Alle Beschwerden steigern sich im Hitzestadium, mit trockener, brennender, innerlicher Hitze, als ob das Blut in den Venen brenne (*Ars., Rhus-t.*), mit Neigung, sich aufzudecken, völlig ruhig zu Liegen und bitterem Geschmack. Diesem Stadium folgt reichlicher, saurer und öliger Schweiß, der bessert. Die Zunge ist dick und gelb, mit Trockenheit von Mund und Lippen. Alles schmeckt bitter, und auch wenn er nichts ißt, besteht bitterer Geschmack im Mund. Obstipation und spärlicher, stark gefärbter Urin. Voller, harter, schneller und gespannter Puls. Charakteristisch sind die Symptome im fieberfreien Intervall, hier herrschen gastrische Symptome vor (*Ant-c., Nux-v., Puls.*).

Cactus grandiflorus: Hat Bedeutung bei kongestivem Wechselfieber mit regelmäßigen Frostanfällen, täglich zur selben Stunde (*Aran., Cedr., Gels., Sabad.*), charakteristischerweise um 11 oder 23 Uhr, ohne Durst, doch mit starker Kongestion hier und da, besonders aber des

Kopfes. Der Frost wird durch Zudecken oder äußere Wärme nicht gebessert (*Aran.*), ihm folgt große Hitze im Kopf, Wallungen im Gesicht, fürchterliche Angst, lanzinierende Herzschmerzen, kurze Atmung, unterdrückter Urin, Blasenschmerzen, Benommenheit, Gefühllosigkeit und Koma. Danach profuser Schweiß mit unstillbarem Durst auf große Mengen kalten Wassers oder heftiges Erbrechen, wenn der Schweiß ausbleibt.

Aranea diadema: Für jede Art intermittierenden Fiebers nützlich, auch perniziöse oder maligne Malariaformen, mit präziser Periodizität der Anfälle; der Frost kehrt täglich oder jeden zweiten Tag genau zur selben Stunde wieder. Oft fehlt den Anfälle sowohl Hitze als auch Schweiß, und sie bestehen einzig aus langanhaltendem, bis in die Knochen dringendem Frost, beständig und heftig, mit innerlichem Kältegefühl, wie eingefroren, und weder durch Zudecken, noch durch äußere Wärme zu lindern. Durst fehlt meist in allen Stadien. „Frost, sobald er das Bett berührt."

Cedron: Wechselfieber in tiefgelegenen Sumpfregionen oder den Tropen. Die Paroxysmen erfolgen charakteristischerweise mit ausgeprägter Periodizität, beginnen mit uhrwerkartiger Regelmäßigkeit um 3 oder 15 Uhr. Heftiger Schüttelfrost des ganzen Körpers mit trockenem Mund, starkem Durst auf kaltes Wasser, Eiseskälte der Hände und Nasenspitze. Mit dem Fieber entsteht großes Verlangen nach warmen Getränken - „Kann beim Fieber nichts, außer heißen Getränken zu sich nehmen." Entleerung großer Mengen blassen Urins; sobald die Hitze nachläßt, großes Verlangen zu Schlafen (*Apis*). Reichlicher Schweiß mit Durst. Vorherrschend Frost oder Frösteln, wobei sich Kälte, Hitze und Schweiß unregelmäßig vermischen.

Sabadilla: Ausgeprägte Periodizität und weitgehende Regelmäßigkeit; der Frost kehrt zur selben Stunde wieder, allgemein nachmittags und abends, mit Durst und oft ohne Nachfolgen von Hitze. Heftiges Frösteln um 17 Uhr, wie Überlaufen kalten Wassers, durch äußere Wärme gebessert, mit trockenem Krampfhusten, Schmerzen der Rippen und Reißen in allen Gliedern und Knochen. (Trockener, quälender Husten vor und während Frost: *Rhus-t.*; quälender Husten während Frost und Hitze mit pleuritischen Stichen: *Bry.*) Vorherrschend Kälte; Durst mit Verlangen nach warmen Getränken entsteht, sobald der Frost nachläßt und bevor das Fieber einsetzt. Die Hitze wechselt mit Schaudern ab; Gähnen und Strecken, Delirium und Schweiß oft während oder mit der Hitze. Profuser Schweiß an Kopf und Gesicht, die sich heiß anfühlen, während der übrige Körper kalt bleibt; Schweiß der Fußsohlen.

Wie bei *Nux-v.* und *Puls.* herrschen in der fieberfreien Zeit Magenbeschwerden vor.

Calcarea carbonica: Wechselfieber mit epileptiformen Krämpfen; nach *Chinin*-Mißbrauch. Chronische Formen bei Skrofulose; kachektische Konstitution.

Leitend sind die konstitutionellen Symptome, die beim Fieber bestehen oder dadurch hervorgerufen werden und die allgemein auch in der Apyrexie zu finden sind. Der Frost beginnt in der Herzgrube, mit Krämpfen oder Gefühl eines dort festsitzenden, kalten, quälenden Gewichts, mit der Kälte zunehmend und zusammen mit ihr nachlassend, um 14 Uhr oder 11 Uhr des einen, und um 16 Uhr des nächsten Tages, mit Durst. Durst fehlt im Hitze- und Schweißstadium; der Schweiß ist heiß und tritt tagsüber bei geringster Anstrengung auf (*Am-m., Bry.*). Trockene und weiß belegte Zunge mit bitterem, saurem oder fauligem Geschmack. Frost, Hitze und Schweiß einzelner Teile. Häufig weist die Causa in Form von Stehen im Wasser, Handhabung von kaltem Obst und Gemüse oder Arbeit mit nassem Ton auf das Mittel hin.

Calcarea arsenicosa: Erzielte hervorragende Ergebnisse bei chronischer Malaria, besonders bei Kindern mit *Calc.*-Konstitution; dabei Anämie, Vergrößerung von Leber und Milz, sowie auch bei Frauen mit perniziöser Anämie.

Camphora: Malignes, abzehrendes oder kongestives Wechselfieber mit vollkommenem Bild von Kollaps wie bei Cholera. Langanhaltender, fürchterlicher Schüttelfrost ohne Durst; mit Zähneklappern, kalten, blauen Gliedern, Totenblässe des Gesichts und Eiseskälte des gesamten Körpers. Frost mit Angst, Bewußlosigkeit und Krämpfen; ist kalt wie Marmor, doch Zudecken ist unerträglich (*Sec.*), heißer Atem (*Carb-v.*: kalter). Das Froststadium ist vorherrschend, gefolgt von Hitze ohne Durst, mit aufgetriebenen Venen, manchmal einzelner Teile. Kalter und reichlicher Schweiß am ganzen Körper - vor allem während Schlaf (*Chin.*) oder bei geringster Bewegung (*Bry.*); profuser Schweiß, sehr schwächend, erschöpfend und entkräftend. Die Zunge zittert, ist kalt, schlaff und mit zähem, gelblichem Schleim bedeckt. Kleiner, schwacher, langsamer und oft nicht tastbarer Puls.

Capsicum: Wertvolles Mittel bei intermittierendem Fieber im Hochsommer. Die Anfälle beginnen mit Durst, manchmal bereits vor dem Frost, der vom Rücken, zwischen den Schultern, ausgeht, < nach Trinken und besser durch Wärmflaschen am Rücken - braucht etwas Heißes am Rücken. Heftiger Frost mit allgemeiner Kälte des Körpers, schmerzhafter Schwellung der Milz, Gliederkontraktionen (*Cimx.*), Angst, Schwindel, Kopfschmerzen und Unerträglichkeit von Geräu-

schen (*Bell.*). Dem Frost folgt Schweiß oder Hitze mit massivem und
allgemeinem Schweiß, ohne Durst. Große Schläfrigkeit nach dem Fieber.

Caps., Chin., Eup-per., Nat-m. haben alle Durst, bevor die Paroxysmen beginnen - „Weiß, daß der Frost naht, da er trinken will." Sowohl *Caps.* als auch *Chin.* fehlen die Knochen- und Rückenschmerzen der beiden anderen Mittel.

Cocculus: Schüttelfrost um 8 Uhr ohne Durst, durch äußere Wärme nicht gebessert und mit folgender Hitze (*Caust.*); mit heftiger Kolik und Lähmigkeit im Kreuz oder mit Abscheu bereits gegen den Geruch von Speisen; um 11 Uhr und mit Einsetzen von Diarrhoe und Erbrechen endend. Hitzeüberlaufen ohne Durst, mit brennenden Wangen, kalten Füßen und Unerträglichkeit sowohl kalter, als auch warmer Luft. Schweiß am Körper vom Abend bis zum Morgen anhaltend, mit Verschlimmerung durch die geringste Bewegung. Wenn schleichendes Nervenfieber droht, mit Schwindel, dumpfen Schmerzen im Kopf, allgemeiner Schwäche, körperlicher Erschöpfung und Anorexie, dabei relativ saubere Zunge und deutliche Neigung zu Übelkeit, als sei ihm immer übel, dann sollte an *Cocc.* gedacht werden.

Colchicum: Oft nützlich für spät im Sommer auftretende Wechselfieber, wenn die epidemische Dysenterie verbreitet ist. Leitend sind gastrische und abdominale Symptome. Verlangen nach oder Abneigung gegen Speisen, mit Abscheu bereits beim Sehen, noch mehr beim Riechen der Speisen. Der Geruch von Brot erregt Übelkeit, der von Fisch, Eiern oder Fett führt fast zur Ohnmacht.

Carbo vegetabilis: Durch langwierige Krankheit oder Mißbrauch von *Chinin* entkräftete Patienten. Tägliche Wiederkehr der Paroxysmen, gegen 10 oder 11 Uhr, oder abends, mit heftigem Frost und Schütteln, dabei starker Durst auf kaltes Wasser, einseitige Kälte, allgemein der linken Seite, eiskalte Hände und Füße, blaue Fingernägel, kalter Atem. Abends fliegende Hitze mit Geschwätzigkeit, doch ohne Durst und ständigem Verlangen, angefächelt zu werden. Deutliches Bild von Kollaps, mit Atemnot, Kälte, reichlichem Schweiß, Erschöpfung und schwachem, unregelmäßigem, intermittierendem Puls, Anzeichen des raschen Sinkens der Lebenskräfte. *Maligne, perniziöse oder kongestive Wechselfieber.*

China officinalis: Anfälle alle 7 oder 14 Tage, mit großem Durst vor Beginn des Frostes, der mit zunehmender Kälte nachläßt. Allgemeiner Schüttelfrost des gesamten Körpers, durch Trinken verstärkt, mit Gänsehaut nach jedem Trinken. (Jeder Schluck steigert den Frost: *Eup-per.*; Trinken verursacht Erbrechen: *Ars.*; Schaudern und Frost nach jedem Trinken: *Caps.*; Trinken erzeugt Kopfschmerz und alle Beschwerden werden unerträglich: *Cimx.*) Will nahe am Ofen sitzen, wodurch der Frost aber schlimmer wird (*Ip.*; besser durch Ofenwärme: *Ign.*; besser durch äußere Wärme: *Ars.*). Dem Frost folgt langanhaltendes Fieber ohne Durst und Verlangen, sich aufzudecken, feurigrotes Gesicht, zuweilen auch Delirium. Der Schweiß ist reichlich und schwächend, mit heftigem Durst. *Profuser Schweiß im Schlaf.* Die Zunge ist weiß oder gelb, mit bitterem Geschmack und Abneigung gegen alle Speisen, auch wenn er nur daran denkt. Im fieberfreien Intervall bleiches, schmutziggelbes Gesicht aufgrund biliöser Komplikationen; schmerzhafte, wunde und vergrößerte Milz, völliger Appetitverlust oder Heißhunger. Die Füße werden ödematös, der Schlaf ist stark gestört, sieht Gestalten beim Schließen der Augen. *Chin.* ist kontraindiziert, wenn in Frost- oder Hitzestadien starker Durst auftritt und der Schweiß weder reichlich noch schwächend ist.

Chininum sulphuricum: Präzise periodische Paroxysmen um 10 oder 11 Uhr und um 20 oder 22 Uhr; jeden Tag zweieinhalb Stunden eher eintretend. Heftiger Schüttelfrost mit blauen Lippen und Nägeln, Gesichtsblässe und Schmerz der mittleren Brustwirbel, vermehrtem Appetit und Obstipation; gefolgt von starker Hitze mit außerordentlichem Durst, Gesichtsröte, zuweilen auch Delirium und Schmerz der Wirbelsäule bei Druck. Allmählich zunehmender Schweißausbruch bei absoluter Ruhe, mit starkem Durst, der alle Kopf- und Brustbeschwerden erleichtert (*Nat-m.*; steigert die Kopfschmerzen: *Eup-per.*), doch anhaltende Schmerzen der Lendenwirbel auf Druck. Die Apyrexie ist kurz, mit großem Durst und der Schweiß läßt kaum nach, bevor der Frost erneut beginnt; die Wirbelsäulenschmerzen bleiben bestehen. Geschwollene und schmerzhafte Milz. Ist kontraindiziert, wenn während aller Stadien kein Durst besteht und der Schweiß nicht auf die Hitze folgt. Ebenfalls charakteristisch ist der, *durch alle Stadien anhaltende Schmerz der Wirbelsäule bei Druck.*

Chininum arsenicosum: Zeigte sich als sehr hilfreich bei kalten, blassen und abgemagerten Kranken. Patienten mit Erkältungsneigung und Verlangen nach warmen Speisen, Getränken und warmem Zimmer. Die Periodizität zeigt sich am deutlichsten bei denjenigen, die häufig unter Wechselfieber litten und eine allgemein zunehmende Anämie entwickelten, mit schnellem, schwachem und unregelmäßigem Puls. Abscheu vor dem Leben mit ängstlicher Ruhelosigkeit, treibt zur Verzweiflung. Der Schüttelfrost tritt vormittags, nachmittags oder abends auf, mit heftig schüttelndem Frost, Gänsehaut am gesamten Körper und Schmerzen im Rücken, an verschiedenen Stellen oder der gesamten Wirbelsäule. Der Frost verschlimmert sich durch Trinken und bessert sich im warmen Raum oder durch äußere Wärme. Dem Frost folgt hohes Fieber, manchmal auch abwechselnd Hitze und Frost, mit Verlangen, sich bei der Hitze abzudecken. Zerebrale Kongestion mit großer Hitze des Kopfes und heftigen, schießenden Schmerzen, am stärksten nachts und während Frost und Hitze, doch durch Schweiß gebessert. Kalter, reichlicher Schweiß, *während des Schlafs*, doch auch nach dem Erwachen, mit großer Schwäche und Erschöpfung. Wundheit der Zunge, bitterer Geschmack beim Essen, verminderter oder gieriger Appetit, Abneigung gegen Fleisch; Eier und Fisch sind unverdaulich. Chronische Diarrhoe, Erbrechen, Nasenbluten und große Entkräftung mit Kälte von Händen und Füßen, Knien und Beinen, Herzklopfen und wassersüchtigen Schwellungen von Händen und Füßen. Das Studium im Hinblick auf *Ars., Chin-s.* und *Chin.* verhilft zu einer genaueren Kenntnis des Mittels.

Taraxacum: Nützlich, wenn sich bei trockenen, nervösen, biliösen Patienten aus dem Wechselfieber ein schleichendes Fieber ohne auffallende Periodizität entwickelt. Frösteln nach Essen und Trinken, mit Eiseskälte der Nase, der Hände und Fingerspitzen, gefolgt von Hitze ohne Durst, mit rotem und heißem Gesicht. Landkartenzunge mit weißem Überzug, Roheitsgefühl und stückweisem Abschälen, worauf dunkelrote, empfindliche Stellen zurückbleiben, mit Appetitverlust, bitterem Geschmack und Aufstoßen. Massiver und schwächender Schweiß erscheint unverändert jede Nacht. Gelbsucht mit Schmerz, Vergrößerung und Verhärtung der Leber und Stechen in der Milz. Leitsymptome sind der übermäßige und entkräftende Nachtschweiß, während Zunge und Magensymptome die Differenzierung von *Chin.* ermöglichen, dessen ebenfalls übermäßiger, schwächender Schweiß jedoch hauptsächlich im Schlaf oder beim Zudecken entsteht.

Cina: Ist häufig unentbehrlich für anhaltende Fieber und Wechselfieber von Kindern zwischen 2 und 10 Jahren. Der Frost kehrt täglich zur selben Stunde wieder, mit Heißhunger vor und während Frost, ohne Durst. Schaudern; über den Rumpf laufend, durch äußere Wärme nicht zu bessern, mit blassem, kaltem Gesicht, kaltem Stirnschweiß und Erbrechen. Dem Frost folgen Konvulsionen und hohes Fieber. Hitze mit Durst auf kalte Getränke, gedunsenes Gesicht, Blässe um Mund und Nase bei roten Wangen, ruheloser Schlaf - fährt hoch und schreit erschreckt auf, kurzer Atem und erweiterte Pupillen. Heftiges Fieber, Erbrechen, Diarrhoe. Der Schweiß ist allgemein leicht und kalt, besonders an der Stirn, um die Nase, an den Händen, gefolgt von Erbrechen der Speisen und Heißhunger. *Die Zunge ist immer sauber.* Verdrießliche, quengelige, jammernde Kinder mit allgemeinen Wurmbeschwerden; zu ernst oder empfindlich, um Spaß zu ertragen; Verlangen nach Süßigkeiten.

Chamomilla: Konkurriert mit *Chin.* und *Ars.* bei der Behandlung des Wechselfiebers reizbarer und mürrischer Kinder. Fieberanfälle im Frühjahr. Paroxysmen um 11 oder 16 Uhr, bis 23 Uhr dauernd, um 9 oder 21 Uhr. Frost ohne Durst, mit untermischter Hitze, dabei eine Wange rot, die andere blaß. Langdauernde Hitze mit heftigem Durst und häufigem Auffahren im Schlaf. Heißer und profuser Schweiß bedeckter Teile und nachts. *Beim Erwachen läßt der Schweiß nach und kehrt beim Einschlafen wieder (Sabad.).*

Eupatorium perfoliatum: Zusammen mit *Ars., Chin.* und *Nat-m.* einer der Notanker dieser Erkrankung. Es heilt alle Formen, seine Symptome sind klar umrissen, gut beschrieben und seine Wirkung erfolgt prompt und entschieden. Die Anfälle sind zeitlich nicht gebunden, obwohl Frost von 7 bis 9 Uhr charakteristisch ist. In einigen Fällen besteht eine doppelte Periodizität, in der Form, daß Frost am Morgen des einen Tages auftritt und erneut am Abend des nächsten Tages. Vorbote des Frostes ist unstillbarer Durst, doch Trinken erzeugt Übelkeit und Erbrechen und beschleunigt den Frost. Weiß, daß der Frost kommt, da er nicht genügend trinken kann. Gähnen, Strecken; Rücken- und Knochenschmerzen in den Extremitäten, als seien sie zerbrochen. Frost mit heftigem Durst, beginnt im Rücken, mit Gähnen, Strecken, Rücken- und Knochenschmerzen. Der Frost kann enden und ohne Fieberintervall erneut wiederkehren. (*Ars.:* abwechselnd Frost und Hitze.) Erbrechen bitterer Flüssigkeit und Galle am Ende des Frostes (*Caps.*; saures Erbrechen zum Ende des Frostes: *Lyc.*). Hitze mit großer Schwäche, kann kaum den Kopf heben, solange Fieber herrscht; kaum Durst; die Wangen sind mahagonirot, heftig klopfender Kopfschmerz; Wundheit des Körper vom Kopf bis zur Sohle. Schaudern durch einen Schluck Wasser. Nur spärlicher oder fehlender Schweiß; oder reichlicher, der alle Schmerzen, außer den Kopfschmerzen, bessert (bessert alle Schmerzen: *Nat-m.*). Bei heftigem Frost nur leichter oder ausbleibender Schweiß und *umgekehrt.* Weiß oder gelb belegte Zunge; fader, bitterer Geschmack von Speisen. Knochenschmerzen setzen sich über alle Stadien fort, außer sie werden durch Schweiß gebessert.

Arnica: Entwickelt dasselbe Bild, wie bei allen anderen Erkrankungen - zerschlagenes, wundes, müdes Gefühl; große Schwäche, muß sich niederlegen, obwohl das Bett sich zu hart anfühlt, so wechselt er ständig seine Lage, um einen weichen Platz zu finden.

Vor dem Frost Gähnen, Strecken und ziehende Schmerzen, wie im Periost, schmerzverzerrtes Gesicht und Durst auf große Mengen kalten Wassers, die ihn erfrischen. Der Frost wird am stärksten in der Magengrube verspürt, mit Hitze und Röte einer Wange, Durst und Schmerz in den Muskeln des Rückens und der Extremitäten, wie zerschlagen, bei großem Wundheitsgefühl des gesamten Körpers. Hitze mit geringerem Durst, aber verstärkter Wundheit der Muskeln, Ruhelosigkeit, da das Bett sich zu hart anfühlt. Die Hitze ist ihm unerträglich und er will sich abdecken (*Apis, Puls.*), doch fröstelt er durch Abdecken oder bereits bei Bewegung im Bett (*Apis, Nux-v., Rhus-t.* in allen Stadien). Bei neu entstandenen Fällen fehlt der Schweiß; in alten Fällen ist er sauer und übelriechend. Die Wundheit der Muskeln zieht sich durch alle Stadien und hält auch im fieberfreien Intervall an. Fälle, bei denen *Arn.* indiziert ist, weisen häufigere Rückfälle auf.

Gelsemium: Auffallende Periodizität mit regelmäßigen Anfällen täglich zur selben Stunde (*Aran., Cedr., Sabad.*). Remittierende Fieber nehmen intermittierende Form an und *umgekehrt.* Fieber ohne Frost um 10 Uhr. Abendfieber ohne Frost, der Säuglinge und Kinder. Fieber mit Frost, davor Harninkontinenz. Frost ohne Durst, läuft entlang der Wirbelsäule den Rücken hinauf und herunter. Will beim Frost festgehalten werden, damit es ihn nicht so stark schüttelt (*Lach.*). Schläfrig, sobald der Frost endet (*Apis*). Auch im Fieber durstlos, mit heftigem Brennen des Gesichtes. Schläft während des Hitzestadiums; stumpf und benommen, will ruhig liegen (*Bry.*). Gefühl des Fallens; das Kind fährt auf, greift und schreit aus Furcht vor dem Fallen auf, kann die Augen nicht öffnen; Geschwätzigkeit. Allmählich und mäßig auftretender Schweiß, immer mit Besserung. Die Zunge ist (annähernd) rein, bitterer Geschmack. Sehr kurze Apyrexie, mit großer Kraftlosigkeit aller Muskeln. *Gels.* muß bei allen erst kürzlich entstandenen, unkomplizierten Fällen berücksichtigt werden, wenn der Frost in den Extremitäten beginnt (bei chronischen Fällen: *Nat-m.*).

Ignatia: Charakteristisch ist das unregelmäßige Auftreten der Anfälle, Frost erscheint zu jeder Zeit, davor ausgiebiges Gähnen und Strecken. Starker Durst auf große Mengen Wasser nur im Frost (*Bry.*: in allen Stadien; *Caps., Carb-v., Eup-per.*: vor und während Frost). Am Abend Schüttelfrost mit Gesichtsröte, im warmen Zimmer oder am warmen Ofen sofort besser. (*Caps.*: besser durch Wärmeanwendung am Rücken; *Ars., Chin., Kali-c., Lach., Meny.* und *Sabad.* werden ebenfalls durch äußere Wärme gebessert.) Frost geht vom Bauch aus. (Am heftigsten im Abdomen: *Meny.*; vom Magen aus: *Calc.*; zieht zum und endet im Magen: *Arn.*) Nachmittags Hitze des gesamten Körpers, ohne Durst, mit Unerträglichkeit äußerer Wärme (*Puls.*), muß sich aufdecken (*Acon., Sec.*); ein Ohr, eine Wange und eine Seite des Gesichts rot und brennend (eine Wange rot und heiß, die andere blaß und kalt: *Cham.*). Tiefer, schnarchender Schlaf während der Hitze (*Apis, Op.*) mit häufigem Seufzen. Urtikaria am gesamten Körper mit heftigem Jucken, verschwindet mit dem Schweiß. (*Apis*: Urtikaria, sobald der Frost nachläßt, während Hitze- und Schweißstadium anhaltend; *Rhus-t.*: während Hitze und Schweiß; *Hep.*: vor und während Frost; *Elat.*: wenn der Frost unterdrückt wird.) Leichter, warmer Schweiß, besonders der Glieder. Die Zunge ist sauber, der Speichel sauer und Speisen geschmacklos. Vollständige Apyrexie mit Gesichtsblässe und Ausschlägen an Lippen und Mundwinkeln. Großer Durst während Frost, der sich durch äußere Wärme und Hitze bessert, aber durch Zudecken schlimmer wird, zeigt sich nur bei *Ign.* so deutlich.

Ipecacuanha: Intermittierende Fieberanfälle, die täglich um 9, um 11, oder gegen 16 Uhr auftreten, durch unvernünftiges Essen oder als Folge von *Chinin*-Mißbrauch, mit kurzem und meist weniger schwerem Frost, davor heftiges Dehnen, Gähnen und Strecken, Rückenschmerz, reichlicher Speichelfluß und anhaltende Übelkeit. Frost ohne Durst, < im warmen Zimmer oder durch äußere Wärme (*Apis;* > durch äußere Wärme: *Ars., Ign.*) und durch Trinken oder in frischer Luft geringer (*Caust.*; < durch Trinken: *Caps., Chin., Eup-per., Nux-v.*). Starke Beklemmung der Brust und große Mattigkeit und Müdigkeit während Frost (weitgehendste Entkräftung nach der Hitze: *Ars.*); dem Frost folgt Übelkeit und Erbrechen, erst des Mageninhalts, später von Galle. Langdauerndes Hitzestadium, auch die gesamte Nacht hindurch, mit Durst und starker Brustbeklemmung, die kaum atmen läßt; Übelkeit, Erbrechen und trockener, hackender Husten mit Stichen in der Brust (*Acon., Bry., Rhus-t.*). Leichter, partieller und saurer Schweiß, nach *Chinin*-Mißbrauch jedoch reichlicher. < während Schweiß und besser danach. (> durch Schweiß: *Eup-per., Gels., Nat-m.*) Erst reine Zunge, später gelblich oder weiß belegt. Bitterer Geschmack aller Speisen (*Bry.*; von allem, außer Wasser: *Acon.*), sowie Übelkeit und Erbrechen auch während des immer undeutlichen fieberfreien Intervalls, mit Appetitverlust und mehr oder weniger starken Magenbeschwerden.

Lachesis: Die Paroxysmen treten jedes Frühjahr auf, nach Unterdrückung des letztjährigen Anfalls mit *Chinin*. Deutliche Periodizität von 12 bis 14 Uhr. Am Abend heftiger Frost mit Zähneklappern und Verlangen nach Feuerhitze, die bessert (*Ign.*); will festgehalten werden, um den Frost zu bessern und das Schütteln zu verhindern (*Gels.*); eiskalte Füße, pleuritisches Stechen; Konvulsionen bei Kindern; heftige Schmerzen in Kreuz und Gliedern, starker Kopfschmerz und Brustbeklemmung halten auch während des Hitzestadiums an, mit tiefer Atmung, tiefem Schlaf oder übermäßiger Geschwätzigkeit und Durst. (Geschwätzigkeit während Frost und Hitze: *Podo.*) Abends Hitze mit zinnoberroten Wangen, muß sich aufdecken (*Acon., Sec.*), Schaudern beim Heben der Bettdecke (*Nux-v.*) und große Empfindlichkeit des Halses, nachts. Kalter und reichlicher Schweiß mit Besserung, nach Knoblauch riechend und gelbfärbend oder blutiger, rotfärbender Schweiß. Die Zunge zittert beim Vorstrecken oder fängt sich in den Zähnen, Landkartenzunge oder trockene, mit roter Spitze und braunem Zentrum. Alles schmeckt sauer (bitter: *Ip.*).

Crotalus horridus: Angezeigt bei perniziösem, malignem Wechselfieber, das mit ungewöhnlicher Schnelligkeit entsteht und innerhalb erstaunlich kurzer Zeit einen sehr schleichenden und kritischen Zustand mit Erschlaffung der Blutgefäße, Blutungen aus allen Körperöffnungen und rasch zunehmender Bewußtlosigkeit annimmt. Von leichtem Frost eingeleitet, entwickelt sich bald heftig brennende Hitze mit trockener, heißer Haut; rotes, glühendes Gesicht, sehr schneller Puls (130 - 150 oder auch mehr), Fieber von 40° bis 41° und häufiges Nasenbluten. Delirium mit geöffnetem Mund, kalter Haut und Erbrechen von Galle oder Blut. Tympanitisches Abdomen, blutige und unwillkürliche Stühle, spärlicher oder unterdrückter Urin. Hämorrhagie aus Ohren, Augen, Nase und Lungen; dunkles, flüssiges, übelriechendes Blut, das nicht gerinnt; auch blutiger Schweiß und Aussickern von Blut aus Nägeln, Zahnfleisch und der Haut. Ekchymosen und Purpura haemorrhagica. Die Zunge ist feuerrot, glatt und wie poliert (*Pyrog.*), stark geschwollen oder trocken und rissig, mit einem dunkelbraunen Streifen bis zur Basis und roten Rändern. Puls schwach und schnell oder langsam, klein, flatternd und kaum tastbar. Kalter, in plötzlichen Anfällen auftretender Schweiß; dunkler Achselschweiß; blutiger Schweiß (*Cur., Lach., Lyc.*).

Terebinthina: Schleichende Formen maligner Malaria mit reichlichen Hämorrhagien dunklen, flüssigen Blutes aus Nase, Magen, Nieren, Lungen und Darm, mit enormer Tympanie und Meteorismus. Frost mit Schütteln, gefolgt von Hitze mit großem Durst, heißer und trockener Haut, rotem Gesicht und reichlichem, kaltem, klebrigem Schweiß, starker Entkräftung und Abmagerung. Glatte, glänzende, rote Zunge, wie ohne Papillen (*Crot-h., Pyrog.*) oder trocken und rot mit erhabenen Papillen. Der Puls ist klein, drahtig und kaum tastbar.

Curare: Perniziöse Wechselfieber mit fortgesetztem Frost. Anfälle um 14 oder 15 Uhr und bis in die Nacht anhaltend. Brennende

Hitze mit partiellen oder flüchtigen Frösten, unzusammenhängendem Sprechen, großer Entkräftung und Lähmung der Extremitäten. Kalter und blutiger Schweiß, insbesondere nachts.

Lycopodium: Scheidet nicht aus, wenn die Wechselfieberparoxysmen nicht um 16 Uhr auftreten und der Urin keinen roten, sandigen Bodensatz aufweist. In akuten Fällen zeigt sich diese Sediment nämlich nur selten. Die heftigsten und häufigsten Anfälle erscheinen abends gegen 18 oder 19 Uhr und dauern die ganze Nacht. Die Allgemeinsymptome wie Flatulenz, saures Aufstoßen, saurer Geschmack, saurer Schweiß und saures Erbrechen sind zuverlässigere Hinweise, wenn sie sich zudem zwischen 16 und 20 Uhr verschlimmern, ist *Lyc.* umso deutlicher indiziert. Es ist nützlich bei perniziösen Wechselfiebern mit langanhaltendem Frost, der um 9 Uhr beginnt und schließlich ohne Hitze oder Schweiß endet. Auch Schüttelfrost um 19 Uhr, im Rücken beginnend, mit tauben, eiskalten Händen und Füßen (*Cedr., Sep.*), als ob er auf Eis liege, wird selbst durch äußere Wärme nicht warm, mit Ziehen in allen Gliedern, dem Rücken und im ganzen Körper, gefolgt von Schweiß, ohne dazwischen auftretender Hitze. Das Fieberstadium erscheint mit großer Hitze und Röte des Gesichtes, häufigem Trinken kleiner Mengen (*Ars., Chin.*) und unwiderstehlicher Schläfrigkeit (*Apis, Ign.*), sowie Übelkeit nach kalten Getränken (Übelkeit > durch Trinken: *Lob.*), während warme Getränke wohltuend wirken (*Cedr.*). Saures Erbrechen zwischen Frost und Hitze (bitter und biliös: *Eup-per., Ip.*). Muß sich aufdecken (*Lach.*). Saurer und reichlicher Schweiß, oft unmittelbar nach dem Frost, ohne dazwischentretende Hitze, mit großem Durst. Die Zunge ist rein, aber trocken, mit Bläschen an der Spitze. Ausgeprägte Apyrexie mit ständigem Völlegefühl im Magen; Kollern im Bauch und hartnäckige Obstipation.

Menyanthes: Sehr wirkungsvolles Mittel bei unregelmäßigem Wechselfieber, wenn vorherrschend Frost besteht, mit Eiseskälte der Hände und Füße bis zu den Knien und Wärme des übrigen Körpers; am Rücken ist das Frösteln am heftigsten, besser durch äußere Wärme. Ein unangenehmes Hitzegefühl tritt auf, abwechselnd oder untermischt mit Frösteln. Charakteristisch ist Durstlosigkeit während aller Stadien, bitter-süßlicher Geschmack und gieriger Hunger.

Sambucus: Harter, trockener Husten vor dem Frost, der nur sehr kurz, etwa eine halbe Stunde, anhält, mit trockener Hitze beim Einschlafen; fürchtet das Unbedecktsein, ist ohne Durst. In den Stunden des Wachseins reichlicher, nichtschwächender Schweiß am gesamten Körper, beim Einschlafen sofort wieder zu trockener

Hitze wechselnd. (Schweiß, sobald er seine Augen zum Schlafen schließt: *Chin., Con.*; Schweiß im Schlaf, endet, sobald er erwacht: *Thuj.*) Der gesamte Anfall wird durch völliges Fehlen von Durst während aller Stadien charakterisiert.

Natrium muriaticum: Umfaßt jede Fieberform, wobei morgendliche Anfälle, besonders gegen 11 Uhr, vorherrschen, obwohl der Beginn des Frostes nicht ausschlaggebend ist, solange die übrigen Symptome nicht auf das Mittel hinweisen. Es ist fast der beste Freund eines Arztes in Malariagegenden. Hervorgerufen wird es durch Aufenthalt in der Nähe des Wassers, in feuchten Gegenden oder frischgepflügten Feldern sowie durch *Chinin*-Mißbrauch. Der Kranke fürchtet den Frost und spürt sein Nahen durch Trägheit, Kopfschmerzen und Durst mit Erbrechen des kurz vorher getrunkenen Wassers. Dann tritt langer und heftiger Frost von 10 bis 11 Uhr auf, in den Fingern und Zehen oder im Kreuz (*Gels.*) beginnend, mit blauen Lippen und Nägeln (*Nux-v.*), Zähneklappern, Durst mit häufigem Trinken großer Mengen (was jedoch Erbrechen verursacht: *Eup-per.*; wenig und häufig: *Ars.*). Berstender Kopfschmerz, Übelkeit, Erbrechen und zuweilen vollständige Bewußtlosigkeit. Danach beginnt ein langes, schweres Hitzestadium mit außerordentlicher Schwäche (während Frost: *Lyc.*; nach dem Paroxysmus: *Ars.*), unerträglichen, hämmernden Kopfschmerzen, verstärktem Durst; trinkt viel und häufig, was erfrischt (*Bry.*; wenig und oft, doch Erbrechen danach: *Ars.*). Benommenheit und Bewußtlosigkeit (*Bell., Cact., Op.*). Galleerbrechen zwischen Frost und Fieber (*Eup-per., Lyc.*) oder während Hitze, dem allmähliches Auftreten von Schweiß folgt, wodurch die Schmerzen gebessert werden, der Kopfschmerz läßt allmählich nach, während der Schweiß zunimmt und profus wird. Trockene Zunge mit dünnem, gelblich-weißem Belag oder Bläschen an der Seite einer Landkartenzunge, wie Herpes erscheinend (*Lach., Tarax.*). Wasser schmeckt faulig (bitter: *Ars.*), Verlangen nach Salz, Abneigung gegen Brot und starker Appetitverlust in der Apyrexie. Die Lippen sind mit Hidroa [Schwitzbläschen] bedeckt (*Ign., Nux-v., Rhus-t.*); Ulzeration der Mundwinkel.

Nux vomica: Wie *Nat-m.* für nahezu alle Fieberformen geeignet, wobei die Paroxysmen zu jeder Stunde des Tages auftreten können, häufiger jedoch morgens, mit unregelmäßigen Stadien und wechselnder Abfolge von Frost, Hitze und Schweiß. Eingeleitet durch unerträgliche, ziehende Schmerzen in Oberschenkeln und Beinen und Erschöpfungsgefühl. Häufig tritt Hitze, seltener Schweiß vor dem Frost auf. Kälte ohne Durst, heftiger und schüttelnder Frost, mit großer Kälte des gesamten Körpers, durch äußere Wärme oder Zudecken nicht zu bessern (*Apis, Ars., Ign., Ip.*); bläuliches, kaltes Gesicht und

Hände, mit Kreuzschmerzen (Schmerz der Brustwirbel: *Chin-s.*). Schaudern und Frösteln nach Trinken (*Caps., Eup-per.*). Schläft nach dem Frost ein (*Apis, Ars., Camph., Lyc., Nux-m., Sabad.*; während Hitze: *Ant-t., Apis, Caps., Cedr., Chin., Eup-per., Gels., Ign., Lach., Lyc., Nat-m., Nux-m., Op., Podo., Rhus-t., Samb.*). Perniziöse, kongestive Formen von Frost mit Schwindel, Kopfschmerz, qualvoller Angst, Delirium, fürchterlicher Kälte des Körpers, blauem Gesicht, Nägeln und Händen. Lebhafte Visionen, Auftreibung des Magens, Stiche in den Seiten und im Bauch; < durch den geringsten Versuch, sich aufzudecken oder zu bewegen. Langanhaltende und starke Hitze mit großem Durst, heißes Brennen des ganzen Körpers, doch muß er sich zudecken, leichtestes Aufdecken oder Bewegen ruft Frösteln hervor (*Acon., Arn., Bry., Caps.*), mit stechenden Kopfschmerzen, qualvoller Angst, Schwindel, Delirium, Schmerz in der Brust, den Seiten und im Bauch; kalte Füße und Schaudern. Das Schweißstadium ist leicht, ohne Durst, doch mit Frösteln bei Bewegung oder Einwirkung von Luft. Heftigsten Anfällen kongestiven Frostes folgt reichlicher Schweiß. (*Eup-per.* erzeugt entgegengesetzt leichten Frost und reichlich Schweiß oder schweren Schüttelfrost mit spärlichem Schweiß.) Schweiß lindert die Gliederschmerzen (*Eup-per., Lyc., Nat-m.*). Die Zunge ist dick weiß oder gelb belegt, mit saurem, fauligem oder bitterem Geschmack, muß den Mund ausspülen. Im fieberfreien Intervall bestehen immer gastrische oder biliöse Symptome, mit großer Schwäche, Frösteln und Abneigung gegen kalte Luft.

Opium: Kongestive und epileptiforme Wechselfieber mit periodischen Paroxysmen und unregelmäßigen Stadien, besonders bei alten Menschen und Kindern. Schüttelfrost um 11 Uhr, auch nachmittags, nachts oder nach Mitternacht, ohne Durst; mit heißem Kopf, tiefem Schlaf; reichlich Schweiß am Kopf und Kälte einzelner Teile. Das Fieber steigt sehr hoch, bis 40,5° oder 41°, der ganze Körper ist mit brennendem Schweiß bedeckt, bei schnellem oder langsamem, kaum fühlbarem Puls; tiefe, schnarchende Atmung bei geöffnetem Mund. Stertoröses Atmen, Zucken der Glieder, krampfhafte Kontraktion der Gesichtsmuskeln, sardonisches Lächeln und Bewußtlosigkeit mit berauschtem, aufgedunsenem, purpurfarbenem Gesicht, glänzenden Augen und kontrahierten Pupillen. Will sich abdecken, mit Verlangen nach kalter Luft; im warmen Zimmer treten Konvulsionen bis hin zu Opisthotonus auf, zurückgezogener Kopf; stößt die Decken von sich (*Apis*). Schweiß und Hitze untermischt, mit Verschlechterung der bestehenden Symptome. Deutliche Apyrexie mit zerebralen Kongestionserscheinungen, tiefem Stupor und völliger Apathie - klagt über nichts.

Podophyllum: Charakteristische Morgenparoxysmen um 7 Uhr, der Frost wird durch schwere Rückenschmerzen im Lumbalbereich eingeleitet und begleitet von Schmerz in Hypochondrien, Knien, Knöcheln, Ellbogen und Handgelenken; Geschwätzigkeit, ohne Durst. Die Hitze beginnt, während er noch friert, mit heftigen Kopfschmerzen und übermäßigem Durst. Enorme Geschwätzigkeit, spricht ständig (*Carb-v., Lach.*), die während des Deliriums anhält, bis er beim Höhepunkt des Fiebers in Schlaf fällt und reichlich schwitzt; beim Erwachen hat er alles vergessen, was geschah. Zahneindrücke der Zunge (*Merc.*); übelriechender Atem, vor dem er sich selbst ekelt (für ihn selbst nicht wahrnehmbar: *Puls.*). Fällt zum Höhepunkt der Hitze in Schlaf und schläft während des Schweißstadiums, wie *Apis*, doch fehlt die Urtikaria und der Schweiß ist profuser.

Pulsatilla: Unregelmäßiges intermittierendes Fieber mit irregulären Stadien, die dazu neigen, ineinander überzugehen (*Ars., Nux-v., Podo.*), wobei vorherrschend Paroxysmen um 16 Uhr auftreten. Verursacht durch verdorbenen Magen und Magenbeschwerden (*Ant-t., Ip., Nux-v.*). Der Frost beginnt in Händen und Füßen mit Gliederschmerzen. Durstlosigkeit während des Frosts, auch bei trockenem Mund und Lippen; leckt die Lippen, aber will nichts trinken. Häufig erscheint Durst vor dem Frost, etwa gegen 14 oder 15 Uhr, danach entsteht Frost ohne Durst, mit Angst und Beklemmung der Brust (durch venöse Kongestion). Hitze mit Durst und Unwohlsein; brennende Hände, für die er nach einem kalten Platz sucht, mit Verlangen, sich abzudecken (*Apis, Camph., Sec.*). Allgemein Hitze einzelner Teile oder Hitze einer Hand mit Kälte der anderen, oder heißer Körper und kalte Glieder. *Langer Frost, kurzes Fieber, kein Durst.* (Kurzer Frost, lange Hitze, kein Durst: *Ip.*) Zum Ende des Fiebers kann allgemeiner oder partieller Schweiß auftreten, der die ganze Nacht andauert, mit *Geschwätzigkeit* während des benommenen Schlafes. (Während der Hitze: *Lach.*; während Frost und Hitze: *Podo.*) Die Schmerzen halten während Schweiß an (*Eup-per., Lach., Nat-m., Nux-v.*). Während der Apyrexie beständiges Frösteln, die Milz ist vergrößert und empfindlich, mit Vorherrschen gastrischer und biliöser Symptome. Bei *Puls.* gleicht kein Paroxysmus dem nächsten, die Symptome verändern sich ständig und werden zunehmend heftiger. Durst während des Hitzestadiums ist keine Kontraindikation.

Pyrogenium: Formen des Wechselfiebers, die zu rascher Malignität neigen. Dem Frost gehen Gliederschmerzen, große Wundheit der Muskeln und Knochenschmerzen voran, das Bett fühlt sich zu hart an (*Arn., Bapt., Eup-per.*). Der Frost beginnt im Rücken zwischen den Schulterblättern, mit Zähneklappern, sobald er das kalte Bett berührt (*Aran.*); verstärkte Herztätigkeit und Gefühl, die Lungen stünden unter Feuer, er braucht frische Luft. Frösteln, sobald er sich vom Feuer entfernt. Große Ruhelosigkeit; er muß sich ständig bewegen, um Schmerz und Wundheit der Knochen und Muskeln zu lindern (*Arn., Bapt.*). Häufiges Verlangen zu urinieren, sobald der Frost naht, kann deshalb immer genau angeben, wann der Frost einsetzt. Hitze mit sehr hohem Fieber, 39,5° bis 41°, mit umschriebener Röte der Wangen, starkem Klopfen der Temporalarterien und trockener, brennender Haut; rascher, kleiner, drahtiger Puls von 140 - 170. Profuser, schrecklich übelriechender und erschöpfender Schweiß; einzelner Teile; *schwitzt im Schlaf, der Schweiß endet beim Erwachen (Camph., Cham., Chin., Sabad.*). Saubere und glatte Zunge, wie glasiert; feuerrot, sehr trocken und rissig, mit erschwerter Artikulation. Bitterer, fötider Geschmack und fürchterlich stinkender Atem. Die Symptome gleichen weitgehend *Bapt.*, doch das Fieber steigt viel höher. „Wenn das Fieber 41° erreicht, bei großer Wundheit und Schmerzen, wird *Pyrog.* in einem einzigen Tag die Wende herbeiführen; wenn die Schmerzen durch Bewegung und Hitze gebessert werden, wird es das Fieber beenden."

Rhus toxicodendron: Alle Arten intermittierenden Fiebers, wobei die ersten beiden Stadien oft unregelmäßig auftreten und die Paroxysmen, außer vielleicht vormittags, zu jeder Zeit auftreten können, vorherrschend jedoch am Abend - der um 19 Uhr beginnende Anfall dauert die ganze Nacht an. Häufige Ursache ist Naßwerden, Kaltbaden, Aufenthalt in feuchten Räumen, Schlaf in feuchten Betten oder feuchtes, nasses Wetter. Vor dem Frost Brennen in den Augen, Strecken, heftige Gliederschmerzen und trockener, quälender, ermüdender Husten (*Acon., Bry., Ip.*). Der Husten bleibt während des untermischten und unregelmäßigen Froststadiums bestehen. Heftiger Frost, als ob er mit Eiswasser übergossen würde, oder als ob kaltes Blut durch die Adern laufe. Kälte der linken Tibia, des linken Arms und der linken Körperseite. Schüttelfrost beim Gehen von frischer Luft in den warmen Raum und große Ruhelosigkeit mit Besserung [der Beschwerden durch Bewegung] (*Ars.*: qualvolle Angst). Außerordentliche Hitze, wie mit heißem Wasser übergossen oder als ob heißes Blut durch die Adern rinne. Der Husten läßt mit der Hitze nach, doch bricht Urtikaria am ganzen Körper aus, mit heftigem Jucken, durch Reiben verstärkt, was den Kranken rasend macht; läßt mit ausbrechendem Schweiß nach, reichlicher Schweiß am ganzen Körper außer am Gesicht (umgekehrt: *Sil.*) oder entgegengesetzt, doch ist er nicht schwächend, lindert aber auch nicht wie *Nat-m.* die Schmerzen. *Schlaf während Schweiß (Podo.*). Zahneindrücke der Zunge (*Merc., Podo.*); Zungenspitze dreieckig rot, trockene Zunge; bitterer oder fauliger Geschmack nach Essen oder Trinken. Hidroa [Schwitzbläschen] an der Oberlippe.

Secale: Erwies sich als ausgesprochen hilfreich bei *malignen und abzehrenden* Formen des Wechselfiebers mit heftigem Schüttelfrost, unstillbarem Durst, intensiver Eiseskälte der Haut, besonders des Gesichts und der Extremitäten (*Camph., Meny., Nux-v., Verat.*). Blasses, eingesunkenes Gesicht mit bläulichen Lippen und verringerter Körpertemperatur (*Camph., Verat.*). Heftige, trockene und langanhaltende Hitze mit großer Ruhelosigkeit und starkem Durst (*Ars., Nat-m., Rhus-t.*), gefolgt von profusem, kaltem und klebrigem Schweiß am ganzen Körper, außer dem Gesicht (*Rhus-t.*; umgekehrt: *Sil.*). Allgemein langsamer, zusammengezogener und zuweilen intermittierender Puls mit totenblasser Zunge. Das Gesamtbild erinnert an den Cholera-Kollaps mit blassem, verzerrtem, kollabiertem, hippokratischem Gesicht und ausgesprochener Eiseskälte des gesamten Körpers; wird durch die entschiedene Ablehnung jeglicher Wärme, oder selbst des Zudeckens, charakterisiert (*Camph.*).

Sulphur: Wird häufig bei allen Formen der Erkrankung benötigt, um einige, im Verlauf des Fiebers auftretende Beschwerden zu beseitigen. Der Frost tritt zu jeder Zeit auf, bevorzugt jedoch am Abend. Häufiges inneres Frösteln, kriecht vom Sakrum den Rücken hoch und Schaudern am ganzen Körper, ohne Durst. Hände und Füße sind sehr kalt, mit lividem, blassem Gesicht und eiskalten Genitalien. Mit der starken, beständigen und langanhaltenden Hitze entsteht Durst; trockene, brennende und heiße Haut; Fieber von 39,5° bis 40,6°, mit nur geringer oder ohne Remission, tags oder nachts; der Kranke wird, bildlich gesprochen, vom Fieber verzehrt; starker Blutandrang und heftiges Brennen der Handflächen und Fußsohlen. Nachts bricht reichlicher, saurer Schweiß am ganzen Körper aus, mit ruhelosem Schlaf, oder massiver Morgenschweiß setzt nach dem Erwachen ein (*Samb.*). Bitterer Mundgeschmack morgens, Speisen schmecken normal, Verlangen nach Süßigkeiten. Große Entkräftung nach den Paroxysmen (*Ars.*). Brennende Hitze auf dem Scheitel.

Tuberculinum: Hartnäckige Fälle mit fortgesetzten Rückfällen durch geringen Kälteeinfluß oder Zugluft, durch Müdigkeit oder geistige Anstrengung, Überessen oder verdorbenen Magen. Wechselfieber phthisischer Patienten mit ständig wechselnden Symptomen benötigen häufig dieses Mittel. Außerordentliche Müdigkeit, bereits nach kurzem Gehen, muß sich an seinen Begleiter lehnen; große Schwäche von den Knien abwärts, so daß er kaum gehen kann. Abends Ziehen in den Gliedern, vor und während des Frosts. Spürt das Nahen des Frosts durch das Ziehen in den Gliedern. Husten vor und während Frost und Erbrechen während Fieber mit extremer Hitze, untermischt mit Frösteln, das bis in das Fieber hineinreicht und in das Schwitzen, das auftritt, wenn er auch nur im geringsten abgedeckt wird.

Thuja: Sykotische Konstitutionen, bereits bei geringstem Wetterwechsel fröstelnd, benötigen oft dieses Mittel. Charakteristisch sind Paroxysmen um 3 Uhr oder zwischen 17 und 19 Uhr. Schüttelfrost mit Durst, beginnt in den Oberschenkeln, mit viel Gähnen und Schaudern, durch und durch, bereits bei geringer Entblößung des Körpers in warmer Luft, selbst Sonnenhitze wärmt nicht (*Camph., Canth., Nux-v.*); mit blauen Nägeln, Zähneklappern, rascher und erschwerter Atmung. Dann werden die Oberschenkel heiß wie glühende Kohlen, bei kalten Händen und Füßen, Gesicht und Wangen werden allmählich brennend heiß, was den ganzen Tag anhält, mit Ruhelosigkeit, heftigen Kopfschmerzen und Durst; Trinken erfrischt. Reichlicher Schweiß der Beine, dort, wo der Frost begann, oder nur an bedeckten Teilen oder auch am ganzen Körper, außer dem Kopf (umgekehrt: *Sil.*). Profuser Schweiß im Schlaf, der mit dem Erwachen endet (umgekehrt: *Samb.*); reine Zunge, oder rote mit Blasen oder Bläschen am Rand, die Spitze ist wund bei Berührung. Bitterer, saurer Geschmack - muß den Mund ausspülen (*Nux-v.*). Sobald der Paroxysmus ausklingt, fühlt er sich vollständig wohl.

Veratrum album: Bringt eines der besten Bilder „abzehrender", „kongestiver" oder „perniziöser" Formen des Wechselfiebers hervor, mit dem darüberhängenden Schatten des Todes. Heftiger, langdauernder, kongestiver Frost, durch äußere Wärme nicht zu bessern (*Aran., Camph.*), läuft vom Kopf zu den Zehen beider Füße, mit Durst; kaltes, kollabiertes Gesicht, kalte Extremitäten. Vorherrschend äußerliche Kälte. Die Hitze steigt von den Extremitäten zum Kopf (der Frost geht nach unten), strömt den Rücken hoch zum Hinterkopf, mit Durst und anhaltendem, kaltem Stirnschweiß, Röte und brennender Hitze in Gesicht und Wangen, bei kontrahierten Pupillen und kalten Füßen (*Op.*; dilatierte Pupillen: *Bell.*). Schweiß ohne Durst; profuser, kalter und klebriger Schweiß (profus mit Durst: *Ars., Chin.*), übel und bitter riechender, gelbfärbender Schweiß. Die Zunge ist weiß oder gelblichbraun belegt und kalt, mit roter Spitze und Rändern. Der Appetit bleibt unersättlich, mit Verlangen nach allem Kalten und Abneigung gegen Warmes. Überwältigendes, rasches Sinken der Lebenskräfte und Erschöpfung mit Todesblässe und Kälte des Gesichtes. Kalter Stirnschweiß, tiefes Seufzen mit Beklemmung der Brust, ständig kalte Glieder, bläuliche, kalte und unelastische Haut, Erbrechen und Diarrhoe. Untertemperatur oder auch im Hitzestadium nur gering erhöhte Temperatur durch allgemeinen Mangel an Lebenswärme, der dem Kranken nach einem Paroxysmus kaum Erholung ermöglicht, bevor bereits der nächste beginnt.

Elaterium: Frost kündigt sich durch Gähnen an, [sowie anhaltendes Gähnen während Frost]; Kopfschmerzen, Wundheit der Glieder und Schmerz in den Därmen, was alles auch während dem Frost bestehen bleibt und sich allmählich zu heftigen, reißenden Schmerzen durch den Kopf steigert; im Hitzestadium besonders auf dem Scheitel, mit heftigem Durst und bis zu den Finger- und Zehenspitzen und von dort wieder zurück in den Körper schießenden Schmerzen, dabei massive, flüssige, schaumige Diarrhoe. Der auftretende Schweiß ist reichlich und lindert allmählich die Beschwerden. Hierin gleicht es *Verat.*, doch entscheidend ist das Vorherrschen des Froststadiums bei letzterem. Urtikaria am ganzen Körper nach Unterdrückung des Wechselfiebers.

Veratrum viride: Ist wie *Camph.* und *Verat.* bei kongestiven, malignen Formen des intermittierenden Fiebers mit plötzlichem Beginn und schnellem Verlauf von Bedeutung. Langsamer, weicher und schwacher Puls oder unregelmäßiger und intermittierender Puls (*Dig.*), der plötzlich ansteigt und allmählich bis unter normal absinkt, bei weißer oder gelber Zunge mit rotem Mittelstreifen. Kongestive, maligne, perniziöse Wechselfieber mit außerordentlicher Kälte, Durst, kaltem Kollapsgesicht, großer Entkräftung, kalter, klebriger Haut, kaltem Stirnschweiß und tödlicher Blässe des Gesichts.

Maligne Wechselfieber: *Ars., Carb-ac., Crot-h., Mur-ac., Psor., Pyrog., Ter., Verat-v.*

Perniziöse Wechselfieber: *Apis, Arn., Camph., Lyc., Nux-v., Op., Psor., Sulph., Sul-ac., Verat., Verat-v.*

SYPHILIS

Schanker

Arsenicum album: Livide, phagedänische Schanker, heftig brennend, mit Ablösung; hoffnungslose Fälle mit den allgemeinen konstitutionellen Symptomen des Mittels.

Asa foetida: Syphilis der Schienbeine mit nächtlichen Schmerzen; meist empfindliche Geschwüre mit dünnem, übelriechendem Eiter. Karies und Nekrose mit extremen nächtlichen Schmerzen; nach Quecksilbermißbrauch.

Aurum metallicum: Sekundäre Syphilis, auch infantile; nach Quecksilbermißbrauch. Geschwüre im Mund, Karies der Nasenknochen und des Gaumens; stinkende Absonderungen und Austreibung von Knochenstücken; Schmerz in den Gesichtsknochen um die Augen. Melancholie, möchte nicht länger leben. In manchen Fällen, vor allem bei syphilitischer Gonorrhoe, ist *Aur-m.* ist noch hilfreicher.

Mezereum: Lindert die nächtlichen Tibiaschmerzen der Syphilis; leichteste Berührung ist unerträglich.

Stillingia: Heftige Schmerzen, vor allem der Röhrenknochen; Knötchen am Kopf und den Schienbeinen; < nachts und bei feuchtem Wetter; oft verbunden mit wundmachendem Schnupfen.

Phytolacca: Syphilitisches Rheuma mit Befall besonders der Mitte der langen Knochen oder der Insertionsstellen der Muskelansätze; < nachts und bei feuchtem Wetter.

Phosphoricum acidum: Ostitis mercurial-syphilitischer Entstehung; nächtliche Schmerzen, als würden die Knochen mit einem Messer geschabt.

Carbo animalis: Konstitutionelle oder tertiäre Syphilis nach Quecksilbermißbrauch; kupferrote Flecken der Haut, besonders des Gesichts (siehe *Drüsen*).

Carbo vegetabilis: Syphilitische Geschwüre mit hohen Rändern; dünne, scharfe, übelriechende Absonderung; bei Berührung stark blutend.

Cinnabaris: Kombination aus Syphilis und Sykosis. Fächerförmige Feigwarzen; Schwellung des Penis; heftiges Jucken der Drüsen; kleine Geschwüre am Gaumen und der rechten Seite der Zungenspitze; Nasenkatarrh. Zäher Schleim in den Choanen. Rote, geschwollene Schanker mit Sekretion dünnen Eiters; harte, erhabene Ränder, nicht empfindlich.

Corallium rubrum: Kombination aus Syphilis und Psora. Rote, flache Geschwüre an Eichel und innerem Vorhautblatt, äußerst empfindlich. Glatte, kupferfarbene Flecke an Handflächen und Fingern. Korallenrote Farbe der Schanker.

Fluoricum acidum: Syphilitische Geschwüre in Mund und Hals. Syphilitische Karies und Nekrose mit brennenden, bohrenden Schmerzen; dünne, scharfe Absonderung; Schmerzen in Arm- und Beinknochen; erhabene rote Pusteln der Handflächen.

Hepar sulphuris: Mercurial-syphilitische Erkrankungen des Zahnfleisches; Knochenschmerzen. Leicht blutende Schanker; erhabene, schwammige Ränder; Quecksilbermißbrauch; rote, empfindliche Ränder mit stechenden Schmerzen; nächtliche Schmerzen.

Kalium bichromicum: Tiefe, perforierende Geschwüre in Nase, Mund und Hals; kupferroter Hof; indurierte Schanker; Kribbeln und Jucken der Eichel.

Kalium iodatum: Gumma mit Nervenbeteiligung. Rupia. Papulöse Ausschläge der Kopfhaut und den Rücken herab; Knochenschmerzen, Klopfen und Brennen in Nasen- und Stirnbein; grünlich-gelber, scharfer Schnupfen. Schanker mit harten Rändern und dickem Eiter; tieffressende Geschwüre.

Lachesis: Gangränöse oder phagedänische Schanker; des weichen Gaumens, in Rachen und Hals. Blaue Haut um die Geschwüre herum; nächtliche Knochenschmerzen; flache Beingeschwüre; Karies der Tibia; empfindlich und livide; bei Berührung brennend; Quecksilbermißbrauch.

Lycopodium: Dunkle, graugelbe Geschwüre rechts im Hals. Indolente Schanker; dicke, gebogene Ränder; Beingeschwüre ohne Heilungstendenz; brennendes Reißen nachts, durch Umschläge oder beim Ankleiden; goldgelber Eiter.

Mercurius corrosivus: Regelmäßiger, verhärteter *Hunter'scher* Schanker mit speckiger Basis; äußerste Schmerzen, Schwellung und Entzündung. Destruierende, serpiginöse Geschwüre, fressen sich heraus und zerstören in wenigen Tagen den halben Penis.

Mercurius iodatus flavus: Schmerzlose Schanker mit starker Schwellung der Leistendrüsen, ohne Eiterungstendenz.

Mercurius iodatus ruber: Harte, rote Schwellung vorn an der Vorhaut, dick und hart wie ein Bleistift, mit hartem, völlig schmerzlosem Schanker im Zentrum.

Mercurius solubilis: Weicher Schanker oder Schankroid; eher oberflächlich als tief; schmutzige, speckige Basis und fötide Absonderung.

Nitricum acidum: Geschwüre breiten sich stärker in die Breite als die Tiefe aus. Mercurial-syphilitische Fälle. Phagedänische Schanker mit wuchernder Granulation, leicht blutend; erhabene und gezackte Ränder, Splitterschmerzen. Eiternde Bubonen.

Thuja: Splitterschmerzen in Schankern mit nässenden Auswüchsen an Vorhaut und Eichel.

Staphisagria: Geschwüre nach Quecksilbermißbrauch; dünne, scharfe Absonderung; darunter Knochenerkrankungen; weiche, nässende Auswüchse und trockene Feigwarzen an den Genitalien.

Sulphur: Tiefe, eiternde Geschwüre an Eichel und Vorhaut; brennende Röte der Vorhaut; Phimose; verhärtete oder eiternde Drüsen.

VERDAUUNGSSTÖRUNGEN
[Gastralgie, Gastritis]

Aconitum: Beginn eines Entzündungsprozesses im Abdomen nach Kälteeinwirkung; plötzliche Unterkühlung des Magens durch Trinken von eiskaltem Wasser, mit scharfen, schießenden Schmerzen, dem hohen Fieber, der Angst und Ruhelosigkeit des Mittels. Das Abdomen ist geschwollen und empfindlich; Drücken im Magen; wiederholtes Erbrechen von bitterer, galliger Flüssigkeit oder von Blut; ist gezwungen, sich zusammenzukrümmen, was jedoch nicht lindert.

Alumina: Dyspepsie mit Mangel an Magensaft; Trockenheit und Zusammenschnüren des Ösophagus mit erschwertem Schlucken von Speisen, Kitzeln an der Zunge, Sodbrennen; Trockenheit des Mundes; Unverträglichkeit von Kartoffeln; Abneigung gegen Fleisch und Verlangen nach Unverdaulichem. Empfindlichkeit der Leber mit stechenden Schmerzen; hartnäckige Verstopfung durch Untätigkeit und Trockenheit des Rektums; die Hämorrhoiden jucken und brennen.

Anacardium: Charakteristische starke Besserung durch Essen. Das nervöse, sinkende Gefühl, der dumpfe Schmerz im Magen, der bis zur Wirbelsäule hinzieht, sogar die heftige Gastralgie, alles wird durch Essen gebessert, tritt jedoch zwei Stunden danach erneut auf. Verstopfung aufgrund der Kraftlosigkeit des Rektums, der Stuhldrang verschwindet beim Versuch, Stuhl abzusetzen. Erwies sich bei Duodenitis als sehr hilfreich, wenn es aufgrund seiner Modalitäten verschrieben wurde.

Antimonium crudum: Magenkatarrh durch Kälte oder ungenießbare Speisen, mit weißbelegter Zunge, Übelkeit; Erbrechen, sobald er etwas ißt oder trinkt; auch Erbrechen aufgrund von Magenüberladung mit unverdaulichen Substanzen, fetten Speisen, Säuren etc., oder durch starke Sommerhitze; Erbrechen von Speisen oder saurer Milch; Appetitverlust, Kolik. Diarrhoe oder Obstipation.

Antimonium tartaricum: Anhaltende Übelkeit, Erbrechen. Diarrhoe mit übelriechendem Aufstoßen, Gähnen und Schläfrigkeit; grünes, wäßriges Erbrechen, manchmal auch schaumig und mit Speiseresten; heftiger Brechreiz mit Schweiß auf der Stirn, Kälte der Hautoberfläche, Hände und Füße sind eiskalt, Durstlosigkeit oder häufiges Trinken geringer Mengen.

Argentum nitricum: Gähnen, geschwüriger Schmerz in der Magengrube, der in alle Richtungen ausstrahlt, < durch Nahrungszufuhr; außerordentliche Auftreibung mit Flatulenz, > durch Aufstoßen von enormen Mengen, dem jedoch langwierige Anstrengung zum Aufstoßen vorausgeht; Übelkeit, Würgen und Erbrechen von eiweißartigem Schleim; großes Verlangen nach Zucker, der jedoch verschlechtert und Diarrhoe erregt; Magengeschwüre mit nagenden Schmerzen, < durch Druck und sofort nach dem Essen; diese Schmerzen scheinen allmählich zu- und wieder abzunehmen.

Arsenicum album: Entzündung, von geringer Reizung, bis hin zu destruktivster Gastritis und Enteritis. Brennende Magenschmerzen; der Mund ist trocken, die Zunge weiß, wie gekalkt, oder rot mit erhabenen Papillen; heftiger Durst, doch trinkt er wenig und erbricht es, sobald er das Getränk zu sich genommen hat; quälendes Sodbrennen und äußerste Empfindlichkeit der Magengrube, Angst, Ruhelosigkeit und Furcht vor dem Tode. Diarrhoe unverdauter Nahrungsbestandteile; heftiger Tenesmus und Brennen im Rektum, Erschöpfung, kaltes, hippokratisches Gesicht und Kälte der Glieder; Folgen von Eisgenuß, verdorbenem Fleisch oder Wurst, Alkoholexzessen, Hummer, Salaten etc.

Asa foetida: Außerordentliche Auftreibung und heftige Gastralgie mit Gurgeln und Kollern, die Winde gehen nur unter Schwierigkeiten und nur nach oben ab, nie nach unten. Brennen in Magen und Speiseröhre und Pulsieren in der Magengrube; starker Widerwillen gegen Speisen, mit erschwertem, ranzigem Aufstoßen und krampfhafter Enge in der Brust; Gefühl eines Balles, der vom Magen zum Hals hochsteigt; sinkendes Leeregefühl im Magen um 11 Uhr vormittags. Hysterische Patienten.

Belladonna: Krampfhafte Schmerzen im Epigastrium, als würde eine Hand den Magen zusammendrücken, < während des Essens; stechende Schmerzen, die zur Wirbelsäule ziehen, so daß er sich zurückbeugen und den Atem anhalten muß; Magenkrämpfe, krampfhafter Schluckauf; Abdomen empfindlich, geschwollen, aufgetrieben, heiß - das Colon transversum steht wulstartig vor; äußerste Empfindlichkeit gegen Berührung, auch der Bettdecke, gegen Erschütterung und Druck; Appetitverlust, Abneigung gegen Wasser, Abscheu vor dem Trinken, unkontrollierbares Erbrechen.

Bismuthum: Gastralgie mit brennenden, kneifenden Schmerzen, die bis zur Wirbelsäule durchgehen; Empfindung eines Gewichtes; > durch kalte Getränke, doch wird das Wasser erbrochen, sobald es in den Magen gelangt ist; erbricht alle Flüssigkeiten.

Bryonia: Schmerzen gleich nach dem Essen, das wie ein Stein im Magen zu liegen scheint; scharfe, schneidende Schmerzen, die sich zu den Schultern und zum Rücken hin erstrecken; der Magen ist berührungsempfindlich; gelbliches Gesicht, trockener Mund, bitterer Geschmack; Obstipation und Stirnkopfschmerzen, weißbelegte Zunge; stechende Schmerzen, die sich zur Brust erstrecken, < durch Bewegung; verursacht durch Sommerhitze, durch Kalttrinken in erhitztem Zustand oder durch Gemüse.

Cadmium sulphuricum: Brennende, schneidende Schmerzen; Brennen im Magen, erstreckt sich hoch bis in die Speiseröhre; alles erscheint sauer; Flüssigkeiten steigen in Hals und Mund hoch und verursachen ein Brennen auf der gesamten Strecke; saure Flüssigkeit, mit Blut oder Galle vermischt, dabei große Erschöpfung und Empfindlichkeit über der Magengrube; peinigende Übelkeit und Erbrechen von gelblich-grünem Schleim. Schwarzes Erbrechen; Magenkrebs.

Calcarea carbonica: Schneiden im harten, aufgetriebenen Abdomen, eingeklemmte Blähungen; Empfindlichkeit der Magengrube, kann keinerlei enge Kleidung um die Hypochondrien ertragen; Widerwillen gegen Milch; saures Aufstoßen, saures Erbrechen; Appetitverlust, Verlangen nach Unverdaulichem; < während dem Essen. Hyperazidität.

Cantharis: Heftiges Brennen im Magen mit massiver Kolik; Erbrechen von blutgestreiftem Schleim unter starkem Würgen; brennender Durst, doch Abneigung gegen jedes Getränk; Getränke verstärken die Blasenschmerzen und werden erbrochen.

Carbo vegetabilis: Geschwächte Patienten. Enorme Flatulenz mit Durchfallneigung. Heftiges, krampfhaftes Zusammenziehen im Epigastrium, > durch saures, ranziges, fauliges Aufstoßen und Abgang übelriechender, feuchter, brennender Blähungen aus dem Anus; < bei warmem, schwülem Wetter; < durch Fett, Fisch, Austern und Eiscreme; Milch verstärkt die Flatulenz. Heftiges Brennen in Magen, Brust, Abdomen, mit krampfartigen Schmerzen, die zum Zusammenkrümmen zwingen. Hilfreich für Folgen von Überessen, verdorbenem Fleisch etc., oder auch bei langsamer Verdauung und Verfaulen der Speisen, bevor sie verdaut werden können.

Chamomilla: Blähungskolik, das Abdomen ist wie eine Trommel aufgetrieben; Zunge gelblich-weiß belegt, bitterer Geschmack, Reizbarkeit. Kolik nach Zorn.

Chelidonium: Wundschmerzende, nagende oder zusammenschnürende Schmerzen im Magen, < durch Druck; > durch Essen und heiße Milch. Übelkeit, Verstopfung oder Durchfall; Ikterus und der charakteristische Schmerz am unteren Rand des rechten Schulterblattes.

China: Dyspepsie durch Säfteverluste. Äußerst langsame Verdauung, mit Druck und Krämpfen im Magen nach dem Essen; ißt trotz ständigen Sättigungsgefühls, fühlt sich jedoch schlechter danach. Enorme Flatulenz, doch Aufstoßen bessert nicht. Schwaches, sinkendes Gefühl in der Magengrube, > durch Essen, wodurch jedoch Stuhldrang erregt wird.

Colchicum: Appetit auf verschiedene Dinge, doch sobald er Speisen sieht oder riecht, schaudert ihm vor lauter Übelkeit und es ist ihm unmöglich, irgendetwas zu sich zu nehmen. Heftiges Würgen, gefolgt von reichlichem, gewaltsamem Erbrechen der Speisen, danach von Galle, was durch jede Bewegung erneut ausgelöst wird, obwohl ruhiges Liegen kaum zur Besserung beiträgt. Kältegefühl im Magen; Kleidung ist unerträglich; Brennen im Magen; Erbrechen, Durchfall, Abgang übelriechender Blähungen; übelriechende Diarrhoe; Erschöpfung.

Colocynthis: Akute Gastritis. Heftige, schneidende, reißende Schmerzen an verschiedenen Stellen in Brust und Bauch, die sich in der Magengrube konzentrieren; dabei ständige Brechneigung; > durch harten Druck und Zusammenkrümmen; erregt durch Ärger und Entrüstung oder durch Erkältung.

Dioscorea: Scharfe Schmerzen im Epigastrium, die durch aufrechtes Stehen gelindert werden; plötzliches Springen der Schmerzen zu entfernten Teilen, wie Fingern oder Zehen; die Schmerzen strahlen vom Abdomen zum Rücken, zur Brust und den Armen aus; < durch Vorwärtsbeugen und im Liegen; > beim Umhergehen und beim Rückwärtsbeugen.

Ferrum metallicum: Gastralgie mit schwerem Drücken im Magen nach jeder Mahlzeit; Erbrechen unmittelbar nach dem Essen; schmerzlose, unwillkürliche Diarrhoe, sofort nach dem Essen; Geschmacklosigkeit der Speisen.

Graphites: Gastralgie mit brennenden, krampfenden, kolikartigen Schmerzen, > durch Essen, Trinken, besonders von heißer Milch, sowie beim Hinlegen. Nach dem Essen aufgetriebenes Abdomen mit äußerster Empfindlichkeit gegen den Druck der Kleidung; süße Speisen erregen Übelkeit und der Patient verabscheut sie. Hartnäckige Verstopfung; Hämorrhoiden; Fissuren des Anus.

Hepar sulphuris: Atonische Dyspepsie. Hunger, nagendes Leeregefühl am Vormittag, > durch Essen, doch ist nach dem Essen jeder Druck auf das Epigastrium unerträglich. Neigung zu Magenverstimmung trotz vorsichtigster Diät; Verlangen nach kräftig schmeckenden [pikanten] Dingen.

Hydrastis: Atonische Dyspepsie. Große Mattigkeit, hartnäckige Verstopfung, bitterer Geschmack; sinkendes Gefühl im Magen; Abneigung gegen [und < durch] Brot und Gemüse; Verdauungsschwäche mit schwerem, hartem Klopfen und Völle in der Brust mit Atemnot. Gastroduodenalkatarrh.

Hyoscyamus: Brennen und Entzündung des Magens mit Bluterbrechen; unzusammenhängendes Sprechen, Stupor, ist sich seines Zustandes nicht bewußt.

Ignatia: Dyspepsie aufgrund von Niedergeschlagenheit. Leeres Würgen, > durch Essen; Gefühl von Hinfälligkeit und Sinken im Magen, > durch einen tiefen Atemzug [Seufzen]; Krampfanfälle im Magen und Stiche in den Seiten des Abdomens.

Ipecacuanha: Verdorbener Magen nach [Durcheinanderessen von] fetten Speisen, Obst, Eiscreme etc. Kneifende Schmerzen, von links nach rechts gehend, mit anhaltender tödlicher Übelkeit und leichtem Erbrechen; die Zunge ist rein oder nur gering belegt.

Iris versicolor: Schrecklich brennende Qual im Epigastrium; schockartige Kolikschmerzen in der Nabelgegend. Übelkeit, Würgen und Aufstoßen. Diarrhoe mit Brennen am Anus; Brennen in der Speiseröhre; Migräne [beginnt] mit verschwommenem Sehen.

Kalium bichromicum: Gastritis; maligne Magenerkrankungen. Der Magen beginnt unmittelbar nach dem Essen anzuschwellen; saures oder bitteres Erbrechen, das durch jeden Versuch zu essen oder zu trinken erneuert wird und mit großer Unbehaglichkeit und brennender Roheit des Magens verbunden ist. Runde, perforierende Magengeschwüre.

Kreosotum: Tiefe und langanhaltende Abscheu vor Speisen in der Rekonvaleszenz nach schweren Erkrankungen; die Speisen werden nach mehreren Stunden unverdaut erbrochen; starke, anhaltende Übelkeit mit Neigung zum Erbrechen; schmerzhafte, harte Stellen am oder links vom Magen; Wasser schmeckt bitter; < durch kalte, > durch warme Speisen.

Lachesis: Nagende Schmerzen, > nach dem Essen, doch entsteht bald darauf ein schweres Drücken, wie von einem Gewicht im Magen, sowie andere Symptome der Verdauungsschwäche. Aufgetriebenheit des Abdomens mit Empfindlichkeit gegen Berührung um die Hypochondrien; ständiges, quälendes Drängen im Rektum, doch kein Stuhlabgang.

Laurocerasus: Heftige, zusammenziehende und schneidende Schmerzen im Magen; Brennen oder Kältegefühl im Magen; grüne, flüssige, schleimige Stühle; Erstickungsanfälle.

Lycopodium: Atonische Dyspepsie geschwächter Personen; flatulente Dyspepsie. Hunger, doch bereits durch wenige Bissen entsteht ein Völlegefühl; eingeklemmte Blähungen, die Schwellung, Auftreibung und asthmatische Symptome verursachen; von rechts nach links schießende Schmerzen; < von 16 bis 20 Uhr; Empfindlichkeit der Magengegend besteht nur nach einer Mahlzeit (bei *Lach.* durchgehend).

Nux vomica: Greifende, krallende Schmerzen im Magen, > durch heiße Getränke; Erbrechen von Speisen und sauren Substanzen unter heftigem Würgen. Gastralgie jeden Morgen, zum Rücken hin ausstrahlend, mit Erbrechen und erfolglosem Drängen zum Stuhl; < zwei Stunden nach einer Mahlzeit; der hintere Teil der Zunge ist belegt. Sodbrennen, saures Aufstoßen, Zusammendrücken über der Hüfte; morgendlicher Kopfschmerz; saurer Geschmack.

Ornithogalum: Schmerzhaftes Zusammenschnüren des Pylorus bei Auftreibung des Duodenums; quälendes Gefühl in Brust und Magen, vom Pylorus ausgehend, mit Blähungen, die wie Bälle im Bauch von einer Seite zur anderen rollen; Appetitlosigkeit, schleimiges Hochwürgen und Abmagerung. Die Schmerzen verstärken sich, wenn die Nahrung durch den Magenpförtner tritt; Erbrechen kaffeesatzartiger Massen; belegte Zunge.

Petroleum: Schwere Schmerzen im Magen, die zur Brust ausstrahlen, mit Schweiß und Übelkeit; immer > durch Essen; Neigung zu Durchfall und Erbrechen. Diarrhoe tagsüber, nie in der Nacht, mit Kolik vor und Hunger nach dem Stuhlgang.

Phosphorus: Schneidende, brennende Schmerzen und ein starkes Drücken im Magen nach dem Essen, mit Erbrechen der Speisen; Magenkrämpfe; unstillbarer Durst. Bluterbrechen, > durch Trinken kalten Wassers. Mundvolles Wiederhochkommen der Speisen, ohne Übelkeit; kaltes Wasser wird erbrochen, sobald es im Magen warm geworden ist [*Bism.*].

Plumbum: Zusammenschnüren in Speiseröhre und Magen; extreme Kolik, die zu allen Teilen des Körpers ausstrahlt; die Bauchwände scheinen wie von einem Band zur Wirbelsäule gezogen zu werden; die Schmerzen verursachen ein Verlangen, sich zu strecken; eingezogenes Abdomen. Festgesetzte Blähungen mit heftiger Kolik. Verstopfung - harte, klumpige Stühle.

Ptelea: Kneifen im Epigastrium mit Trockenheit des Mundes; dauerndes Gefühl von Korrosion, Hitze und Brennen im Magen; nach dem Essen fühlt sich der Magen leer an. Eingezogenes Abdomen; weiß oder gelb belegte Zunge mit roten und hervortretenden Papillen; übermäßiger Speichelfluß mit bitterem Geschmack.

Pulsatilla: Eine Stunde nach dem Essen geschwüriger Schmerz; starkes Engegefühl im Bauch nach dem Essen, weshalb er die Kleidung lockern muß, was sich durch weiteres Essen wieder bessert. Klumpengefühl in der Mitte des Sternums, als blieben die Speisen dort liegen (*Chin.*; auch *Abies-n.*, mit dem Gefühl, als stecke dort ein hartgekochtes Ei). Bitteres, saures, fauliges Aufstoßen oder Aufstoßen mit dem Geschmack des Genossenen; Wiederhochkommen der Speisen. Sodbrennen, Aufschwulken, Ansammlung dicken Schleims im Mund. Verringertes Geschmacksempfinden und Abneigung gegen alle Speisen, besonders warme; < nach Eiscreme, Teigwaren und allem Fettem und und Öligem. Wandernde Schmerzen in der Brust mit Verdauungssymptomen. Kolik mit Frösteln am Abend; die Zunge ist dick, rauh und weiß belegt.

Sepia: Atonische Dyspepsie bei Frauen mit Stase des Pfortadersystems oder im Zusammenhang mit Uteruserkrankungen. Schmerzen in Magen und Bauch nach leichten Speisen; weißbelegte Zunge; saurer, fauliger Geschmack; Gefühl von Hinsein in der Magengrube, nicht > durch Essen (wie *Carb-an.*; wogegen Essen bei *Anac., Nat-c., Nux-v.* und *Sulph.* immer bessert). Übelkeit durch Riechen oder Anblick von Speisen. Alles schmeckt zu salzig. Empfindlichkeit der Magengrube und ein Schmerzband rund um die Hypochondrien, bei Aufgetriebenheit des Abdomens; Zunge belegt und oft wund, an den Rändern und der Spitze mit kleinen Bläschen bedeckt. Abneigung gegen die Pflichten des Haushalts. < vormittags und abends.

Stannum: Gastralgie mit krampfartiger Kolik rund um den Nabel und einem sinkenden Leeregefühl im Epigastrium. Die Schmerzen nehmen allmählich zu und ebenso wieder ab, werden > durch harten Druck und Umhergehen, was jedoch sehr anstrengt. Übelkeit und Erbrechen am Morgen, oder erregt durch den Geruch kochender Speisen (wie *Colch.*).

Staphisagria: Kolik nach Zorn. Starke Schmerzen nach Bauchoperationen; Gefühl, als hinge der Magen schlaff herab, mit starkem Verlangen nach Stimulantien. Heißhunger, selbst wenn der Magen gefüllt ist.

Uranium nitricum: Magen- und Duodenalgeschwüre; bohrende Schmerzen in der Gegend des Pylorus; aufgetriebenes Abdomen; exzessiver Durst, Übelkeit, Erbrechen; Heißhunger.

WASSERSUCHT
(Aszites, Anasarka)

Aceticum acidum: Bauchwassersucht (Aszites) und Ödeme der unteren Extremitäten mit blassem, wächsernem, ausgezehrtem Gesicht; starker Durst auf große Mengen Wasser (*Apis* ist durstlos); saures Aufstoßen und Durchfall; kann nicht auf dem Rücken schlafen (*Ars.* schläft auf dem Rücken besser).

Apis mellifica: Riesige Wasseransammlungen im Abdomen mit völliger Durstlosigkeit (mit Durst: *Acet-ac., Ars.*). Wächserne, durchsichtige, trockene Haut; wenig dunkler Urin, Albuminurie; Wundheitsgefühl in Körper und Abdomen; Schwellung um die Augenlider herum (mit Bezug zu den Nieren); Ödeme am Fuß (mit Bezug zum Herzen); kann nicht atmen, außer im Sitzen - sogar Zurücklehnen verursacht Erstickungsanfälle. Hydrothorax mit Unfähigkeit zu liegen; starke Atemnot, Erstickungsgefühle und Ruhelosigkeit mit dem Gefühl, sterben zu müssen, aber ohne die Todesangst von *Acon.* oder *Ars.*

Apocynum: Ist vor allem bei Wassersucht infolge von Herzerkrankung, weniger bei Wassersucht aufgrund von Nierenerkrankungen angezeigt, mit Verwirrung und Schweregefühl im Kopf, Schläfrigkeit und Schwäche oder gestörtem Schlaf, Verstopfung (Durchfall: *Acet-ac.*), ohne Schweiß (*Apis*). Frösteligkeit, > durch Wärme, < durch Hitze (*Apis*: < durch Wärme, > durch Kälte). Herzflattern; unregelmäßiger Puls, kraftlos, langsam - mal schwach, mal stärker. (*Dig.:* langsamer Puls, der aber bei Bewegung schneller wird.) Aszites mit Gefühl von Hinsinken - kann weder Wasser noch Essen bei sich behalten (*Ars.*). Gedunsenes Gesicht nach dem Hinlegen, mit Besserung durch Aufsetzen. Hydroperikard mit geschwollenem Gesicht, kleinem, schwachem Puls, bläulichen Fingernägeln und Unfähigkeit zu liegen.

Arsenicum album: Fortgeschrittene Fälle mit Schwellung von Milz und Leber. Mehr oder weniger generalisierte Ödeme, beginnend mit aufgedunsenen Augen und Schwellungen der Füße; mit generalisierter Anasarka endend. Starke Atemnot und Entkräftung, Angst, Ruhelosigkeit und Furcht vor dem Tod - alles < nach Mitternacht, < beim Liegen (*Hell.* atmet im Liegen besser). Dunkler, spärlicher Urin mit Harnzylindern; Gesicht und sonstige Haut blaß und gelblich; Essen und Trinken erregen Erbrechen - großer Durst auf kleine Mengen Wasser. Wassersucht der unteren Gliedmaßen mit kleinen Geschwüren, die Serum entleeren. (*Lyc.:* mit Auszehrung des oberen Teils des Körpers, verkümmerter Arm- und Brustmuskulatur, aufgeblähtem Unterleib und Ödemen der unteren Gliedmaßen, mit leicht nässenden Geschwüren.) Aszites durch Leberzirrhose und durch Alkohol.

Aurum: Aszites durch Lebererkrankungen und Syphilis. Zirrhose oder fettige Degeneration der Leber mit gräulichem oder aschweißem Stuhl. Spärlicher, grünlich-weißer Urin mit Todessehnsucht.

China: Aszites durch Blutverlust, Hämorrhagien (*Apoc.*) und andere entkräftende Absonderungen. (Wassersucht durch Uterusblutung: *Helon.*; durch Amenorrhoe: *Helon., Senec.*)

Digitalis: Wassersucht, insbesondere durch Herzschwäche, mit späterer Entwicklung einer Stauung von Leber und Nieren, Zirrhose und fettiger Degeneration. Lokale und allgemeine Ödeme bei unregelmäßig arbeitendem, geschwächtem Herzen und Erstickungsgefühlen; Zyanose; teigige Schwellung mit Bildung einer Vertiefung nach Druck; blasses und bläuliches Gesicht; keulenartige Fingerspitzen; anhaltender Harndrang mit geringem Abgang oder Harnverhaltung. Wassersucht von Skrotum und Penis (*Apoc.*).

Helleborus: Generalisierte Ödeme - besonders Aszites infolge von Nephritis nach Scharlach. Dunkler und spärlicher oder durch Blutbeimischung rauchiger Urin, der nach Stehenlassen wie Kaffeesatz aussieht. (*Ter.* erzeugt Wassersucht durch gestaute Nieren, mit rauchigem Urin und dumpfem Schmerz in der Nierengegend.) Atmet leichter beim Hinlegen (leichter im Sitzen: *Ars., Lach.*).

Kalium carbonicum: Aszites kardialen oder hepatischen Ursprungs; besonders bei alten Leuten mit ödematöser Schwellung zwischen Augenbrauen und Lidern. Insuffizienz der Mitralklappen; < um 3 Uhr morgens. Auch Ödeme am linken Fuß, die sich zum rechten Fuß und nach oben ausbreiten und generalisieren. Nephritis.

Lachesis: Wassersucht oder Aszites bei Trinkern oder nach Scharlach, wenn der Urin dunkel, fast schwarz und eiweißhaltig ist; die Haut über den ödematösen Stellen ist dunkel, schwärzlich; Erstickungsanfälle beim Aufwachen.

Mercurius sulphuricus: Wassersucht, besonders der Brust, mit Atemnot und Unfähigkeit, sich hinzulegen; geschwollene Extremitäten und reichliche, wässerige, sehr erleichternde Stühle, mit Brennen und Wundheitsgefühl am Anus.

Muriaticum acidum: Letzte Stadien von Wassersucht durch Leberzirrhose, wenn sich ein typhusartiger Zustand entwickelt, mit Schläfrigkeit, Auszehrung, unwillkürlichem Stuhlabgang, trockenem Mund und Aphthen.

Phosphorus: Aszites durch Leberzirrhose mit varikösen, nach oben verlaufenden Venen auf dem Abdomen, mit stark eiweißhaltigem Urin. Wundheitsgefühl der Lebergegend und Gelbsucht mit gräulichweißem Stuhl.

Plumbum: Wenn sich trotz Besserung des ödematösen Zustands Urämie mit Krämpfen entwickelt.

Spigelia: Besonders bei Hydrothorax, wenn Angst in der Brust verspürt wird, Herzklopfen und Atemnot bei der geringsten Bewegung, sogar beim Heben der Arme; kann nur auf der rechten Seite liegen, bei angehobenem Rücken.

Sulphur: Wassersucht, besonders Hydrothorax; nach unterdrückten Hautausschlägen, mit rauher Haut, Morgenschlaf; Atembehinderung in der Nacht beim Herumdrehen im Bett, die beim Aufsetzen verschwindet; braucht geöffnete Fenster. Morgendlicher Durchfall, der den Patienten um 5 Uhr aus dem Bett treibt.

WEIBLICHE GENITALIEN
Amenorrhoe

Aconitum: Junge, plethorische Frauen. Unterdrückung der Menses durch kaltes Baden, plötzliche und heftige Gefühlsregungen, wie Furcht, Zorn etc., oder durch unterdrückten Schweiß. Schrecklicher Schmerz im unteren Teil des Abdomens; trocken-heiße Haut; voller, harter, springender Puls; große Erregung, Todesangst.

Apis mellifica: Blutandrang zum Kopf infolge von Amenorrhoe; Abwärtsdrängen in der Uterusgegend; Schmerz im rechten Ovar; Durstlosigkeit; Rückenschmerz. Harnverhaltung oder nur geringe Mengen von stark gefärbtem Harn; kann keine Wärmenwendungen oder warme Luft ertragen; Hinterhauptschmerz; Herzbeschwerden; wächsernes Gesicht; geschwollene Augenlider; nervös, hysterisch, albern.

Belladonna: Amenorrhoe mit Blutandrang zum Kopf; schreckliche Schmerzen im Kopf und im unteren Teil des Abdomens; schlimmer durch Bewegung oder Erschütterung; Schlaflosigkeit; schmerzhafte Miktion.

Calcarea carbonica: Unterdrückung der Menses durch Arbeiten im Wasser oder durch Kälte; Blutandrang zu Kopf und Brust; Schwindel, Atemnot und Herzklopfen beim Treppensteigen. Fett, schlaff, fröstelig, anämisch, mit abendlichem Fieber, Schweiß, trockenem Husten nachts und Wundheitsgefühl der Brust unter dem rechten Schlüsselbein.

Cimicifuga: Unterdrückung der Menses durch Gefühlserregung. Rheumatisch oder neuralgisch bedingt. Chorea, Hysterie, Manie. Hitze und starkes Druckgefühl auf dem Scheitel; krampfartige Unterleibsschmerzen.

Cocculus: Fluor statt Menses. Ähnelt *Cimic.* in seinen hysterischen Manifestationen. Schwindel und Übelkeit beim Fahren; Rückenschmerzen; heftige, krampfartige Schmerzen in der Beckengegend; erschöpft und nervös; große Schwäche, kann weder stehen noch sprechen.

Cuprum metallicum: Amenorrhoe durch unterdrückten Fußschweiß. Heftige Krämpfe in Brust und Unterleib; Übelkeit und häufiges Erbrechen; Herzklopfen und Herzkrämpfe; Krämpfe der Finger und Zehen.

Cyclamen: Amenorrhoe mit Kopfschmerz und Schwindel. Weinerliche Stimmung, Melancholie; zieht die Einsamkeit vor; geschwollene Augenlider; fröstelig - bevorzugt Wärme; Verschlimmerung in der frischen Luft.

Gelsemium: Schläfrig, benommen und kraftlos; apathisch.

Glonoinum: Mit heftigem Blutandrang und klopfendem, berstendem Kopfschmerz; schlimmer durch die geringste Bewegung; besser durch festen Druck, die Brust fühlt sich an, als sei sie mit Blut überfüllt, mit einem sehr beunruhigenden Gefühl in der Brust.

Helonias: Unterdrückung der Menses mit Blutandrang zu den Nieren; geringe Mengen trüben Urins; Albuminurie; Rückenschmerzen und ein anhaltendes Müdigkeitsgefühl.

Ignatia: Amenorrhoe durch unterdrückten Kummer mit viel Seufzen.

Kalium carbonicum: Unterdrückung der Menses mit saurem Aufstoßen und Gedunsenheit der Wangen während der Menstruationsbestrebungen; schießende Schmerzen über das gesamte Abdomen; Anämie und Herzschwäche; Schwellung über den Augenlidern. Bringt oft den Periodenfluß in Gang, wenn *Nat-m.* scheiterte.

Lilium tigrinum: Amenorrhoe mit Herzbeschwerden; in Verbindung mit Prolaps oder Rückwärtsverlagerung des Uterus. Brennender, stechender Schmerz in den Ovarien; teilweise Amenorrhoe mit gelegentlichem Wiederkehren der Periode und anschließendem erneutem Ausbleiben; Schmerzen in der Brust, von der linken Brustwarze bis zum Rücken durchgehend.

Lycopodium: Amenorrhoe durch Furcht. Traurig und weinerlich; scharfes Aufstoßen und Erbrechen; Verlangen nach Süßigkeiten; Rumoren im Unterleib; lauter Abgang von Wind aus der Vagina.

Magnesia carbonica: Unterdrückung der Menses mit Hals- und Zahnschmerzen während der Menstruationsbestrebungen.

Magnesia muriatica: Mit Schlaflosigkeit, Verstopfung und hysterischer, erregter Stimmung bei jeder Menstruationsbestrebung.

Natrium carbonicum: Unterdrückung der Menses mit Pressen zu den Genitalien hin, als ob der Beckeninhalt herauskommen wollte; Gefühl, als ob die Menses einsetzen würden.

Natrium muriaticum: Ängstlichkeit und Melancholie während der Menstruationsbestrebungen; Übelkeit mit süßlichem Speichelfluß; Hämoptoe; langanhaltende Kopfschmerzen morgens beim Erwachen; Verstopfung, Analfissuren. Ein gutes Folgemittel ist *Kali-c.*

Nux moschata: Amenorrhoe durch Nässeeinwirkung; rheumatisch, hysterisch; unwiderstehliche Schläfrigkeit und Neigung zu Ohnmachtsanfällen; Schwäche und Erschöpfung.

Opium: Unterdrückung der Menses durch Schreck, mit ausgeprägt tiefem Schlaf und Krampfanfällen.

Phosphorus: Ausbleiben der Menses mit Engegefühl in der Brust; trockener Husten und Blutspucken. Gleicht *Calc.*, doch *Phos.* ist groß, schlank, schwindsüchtig, mit zarter, feiner Haut, scharfgeschnittenen und hübschen Gesichtszügen, langen seidigen Wimpern, wogegen *Calc.* sich in der Kindheit langsam entwickelt und eher skrofulös, fett und schlaff ist, mit groben Gesichtszügen und dicker Oberlippe.

Pulsatilla: Amenorrhoe durch nasse Füße; vikariierende Menses, Nasenbluten anstelle der Menses; Uteruskolik; morgendliche Übelkeit; schlechter Geschmack im Mund am Morgen; Wundheitsgefühl in den Lungenspitzen; schlimmer durch Wärme, braucht frische Luft,

Rhododendron: Immer schlimmer bei rauhem, windigem Wetter und vor einem Gewitter.

Sabina: Plötzlich unterdrückte Menses, gefolgt von dickem, übelriechendem Fluor.

Senecio aureus: Menstruationsbestrebungen, doch es kommt nichts; Magenbeschwerden, Appetitverlust; spärlicher oder kein Urin, blaß und anämisch; generalisierte Ödeme.

Sepia: Kraftlose Frauen; gelber Sattel über der Nase; schmutzig-braune Flecken im Gesicht; wenn *Puls.*-Symptome mit häufigem Wechsel von Frostigkeit und Hitze vorliegen; Verstopfung mit dem Gefühl eines Gewichtes [einer Kugel] im Anus; übelriechender Fluor.

Sulphur: Hitzegefühl auf dem Scheitel, brennende Handflächen und Fußsohlen; mittags hungrig, kann nicht warten; Gefühl von Schwäche und Hinsinken um 11 Uhr; Hämorrhoiden, Uterusschmerzen. Nachdem *Puls.* versagte.

Thuja: Unterdrückung der Menses mit ängstlicher Ruhelosigkeit, Schlaflosigkeit und Verstopfung; Stumpfsinnigkeit und fehlendes Verlangen zu arbeiten; der Koitus wird durch die extreme Empfindlichkeit der Vagina (*Plat.*) verhindert; sie hat die fixe Idee, schwanger zu sein; sie behauptet sogar, die Bewegungen des Kindes zu spüren.

Ustilago: Unterdrückung der Menses mit vikariierender Blutung aus Lunge und Darm und anhaltenden, schmerzhaften Beschwerden im Muttermund; Schmerzen im linken Ovar; allgemeine Schwäche und Abwärtsdrängen, als ob alles herauskommen wollte.

Veratrum album: Amenorrhoe mit Kopfschmerz, Erbrechen, Durchfall und kaltem Schweiß auf der Stirn, während der Menstruationsbestrebungen.

Dysmenorrhoe; Fluor; Menorrhagie; Metrorrhagie

Aconitum: Plethorische, kräftige Frauen mit plötzlich entstehendem heftigen Blutandrang und Entzündung des Uterus; unterdrückte

Menses oder reichlicher Blutfluß, der wie eine aktive Blutung erscheint, mit starker Erregbarkeit, Ruhelosigkeit, Furcht vor dem Tode und heftiger, wehenartiger, drückender Kolik, die sie zum Zusammenkrümmen zwingt, was jedoch nicht erleichtert.

Belladonna: Extrem schmerzhafte kongestive Dysmenorrhoe mit anhaltendem und heftigem Ziehen und Herabdrängen. Zu frühe und zu reichliche Menses mit heißem, hellrotem Blut und stinkenden Blutgerinnseln. Das heftige Abwärtsdrängen verschlimmert sich beim Hinlegen und bessert sich im Stehen (im Gegensatz zu *Sep.*). Uterusblutung mit Abwärtsdrängen im Rücken, als ob dieser brechen wolle, die heftigen Schmerzen treten ganz plötzlich auf und verschwinden ebenso plötzlich; entscheidend ist jedoch das Gesamtbild von *Bell.*

Cactus grandiflorus: Heftiger Blutandrang zum Uterus bei jungen, kräftigen Frauen, mit schrecklichen Krämpfen und Krampfschmerzen, bevor die Blutung in Gang kommt oder bei deren Beginn, wodurch sie laut aufschreit. Die Menses erscheinen zu früh und sind spärlich, manchmal auch reichlich, wobei mit jedem Anfall Blutklumpen ausgestoßen werden und sie aufschreit; erschwertes Urinieren ist ebenfalls damit verbunden. Die Menses sind dunkel, schwarz und dick, wie Pech *(Cocc., Mag-c.)*; und die Blutung läßt nach, wenn sie sich hinlegt (im Gegensatz zu *Mag-c.*). Begleitende Herzbeschwerden.

Coccus cacti: Reichliche, häufige und verlängerte Menses mit Abgang dunklen, dicken Blutes, ausschließlich abends und nachts, beim Liegen; enorme schwarze Klumpen gehen aus der Vagina ab und erschweren die Miktion, solange sie noch nicht völlig ausgestoßen sind; scharfe Schmerzen im unteren Teil des Abdomens, erst rechts, dann links.

Chamomilla: Zu frühe und reichliche Absonderung von übelriechenden, schwarzen Blutklumpen, unter wehenartigen Schmerzen und schneidender Kolik, Ziehen in den Oberschenkeln, Kneifen und Zwicken im Uterus, gefolgt von in großen, geronnenen Stücken abgehendem Blut; stoßweiser Blutfluß mit Unterbrechungen und erneutem Wiedereintreten der Blutung in unregelmäßigen Intervallen. Membranöse Dysmenorrhoe; Menstrualkolik, > durch Hitze. Folgen von Gemütsbewegungen und Zorn.

Cocculus: Heftige, krampfartige und greifende Schmerzen bei zu frühen, zu reichlichen, dunklen und klumpigen Menses, gußweises Ausströmen beim Aufstehen; oder unregelmäßige und spärliche Menses. Flatulenz; Krämpfe in der Brust mit Stöhnen, Seufzen und Ohnmachtsneigung; die Menses werden während der

Bauchschmerzen schwächer; bei Nachlassen der Schmerzen reichlicher (im Gegensatz zu *Cimic.*). Große Schwäche, kann kaum sprechen oder stehen. Eitriger, gußartiger Fluor zwischen den Perioden oder anstelle der Menses.

Colocynthis: Scharfe, schießende, anfallsartige Schmerzen einige Tage vor den Menses, mit Schmerz im linken Ovar, als würde er in einen Schraubstock gequetscht. > durch Zusammenkrümmen, harten Druck und Wärme; gelber, dicker, übelriechender Fluor zwischen den Menses.

Causticum: Zu frühe oder zu späte und reichliche Menses mit Blutabgang in großen Stücken, übelriechend und scharf, was Jucken der Vulva verursacht; Menses zu schwach und nur tagsüber, hören nachts oder beim Hinlegen auf. Vor den Menses Menstrualkolik von greifendem, schneidendem Charakter, mit Besserung durch Zusammenkrümmen und mit Reißen im Rücken und in den Gliedern. Hilfreich, wenn *Coloc.* versagte. Reichlicher und mensesartiger [wie Mensesblut riechender] Fluor, doch nur nachts auftretend oder zumindest < nachts, mit Jucken und Beißen der Vulva und zwischen den Beinen.

Bovista: Zu frühe und zu reichliche Menses, hauptsächlich oder ausschließlich nachts oder früh am Morgen auftretend, mit Diarrhoe vor und während den Menses; Nasenbluten; Blutung zwischen den Menses durch geringste Überanstrengung. Dicker, zäher, gelblichgrüner Fluor, wenige Tage vor oder nach den Menses, geht in koagulierten Massen oder Klumpen ab, besonders beim Gehen. Frauen mit Ausschlägen und ödematösem Zustand des Körpers.

Ambra grisea: Atonie des Uterus; regelmäßige oder zu frühe, doch reichliche Menses mit Nasenbluten und - so vorhanden - Zunahme der Varizen der Beine. Blutabgang zwischen den Menses bei jeder kleinen Störung, Erregung oder Anstrengung. Fluor nur nachts, bläulich-grauer Schleim.

Ammonium carbonicum und **Ammonium muriaticum:** Zu frühe und reichliche, scharfe und schwärzliche Menses, häufig in Form von Klumpen, fließt reichlicher nachts und beim Sitzen und verursacht Wundheit und Brennen an den Oberschenkeln, mit choleraartigen Symptomen zu Beginn der Menses. Vor den Menses Greifen und Kolik, Zahnschmerzen, Schlaflosigkeit und Müdigkeit, besonders der Oberschenkel; Gähnen und Frostigkeit, doch Erstickungsgefühl in warmen Räumen. Blutung aus dem After während den Menses. Wenn ein spannender Schmerz in beiden Leisten besteht, der die Patientin zwingt, krumm zu gehen, und außerdem Stühle auftreten, die beim Herauspressen aus dem Anus zerbröckeln, ist *Am-m.* vorzuziehen; *Am-c.*

erzeugt reichlichen, wäßrigen, ätzenden Fluor mit dem Gefühl von Exkoriation und Ulzeration in der Vulva, während bei *Am-m.* auf Kneifen um den Nabel und heftigen Schmerzen im Kreuz, besonders nachts, eiweißartiger, brauner und schleimiger Fluor folgt.

Calcarea carbonica: Äußerst reichliche und zu langdauernde Menses (durch Atonie der Muskeln der Uteruswand), zu häufig auftretende Menses, fast zweimal im Monat, durch geringste Erregung oder Störung [Anstrengung] hervorgerufen *(Ambr.)*; helle oder leuchtendrote Menses, mit reichlichem, dickem, gelbem Fluor, der scharf ist und in den Genitalien anhaltendes Jucken, Brennen und Beißen erregt *(Am-c., Kreos.)*. Kolikartige Schmerzen im Rücken und in den Hüften, Schwellung und Empfindlichkeit der Mammae *(Con., Lac-c.)*. Die Allgemeinsymptome des Mittels sollten vorhanden sein, damit es ein *Calc.*-Fall ist.

Calcarea phosphorica: Zu frühe und hellrote oder zu späte und helle Menses, es folgt dunkles Blut, mit heftigen Rückenschmerzen bei jungen Mädchen, die dem Allgemeinbild des Mittels entsprechen und unter Kopfschmerzen leiden, die wenige Tage vor den Menses auftreten; außerdem starkes sexuelles Verlangen *(Murx., Plat.)*. Schließlich reichliche Blutung, greifende, schießende Schmerzen von links nach rechts, große Schwäche und Gefühl des Hinsinkens *(Cocc.)*. Eiweißartiger Fluor *(Am-m., Bor.)* und die Allgemeinsymptome des Mittels.

Trillium pendulum: Reichliche und zu frühe Menses oder Blutung aus dem Uterus während des Klimakteriums, mit gußartiger Absonderung hellroten Blutes bei der geringsten Bewegung; Gefühl, als zerbrächen die Hüften in Stücke, > durch enges Bandagieren; Blutungen aus fibroiden Tumoren. Reichlicher, gelber, zäher Fluor, der sehr erschöpft.

Erigeron: Alarmierend starker Abgang hellroten Blutes, besonders im Klimakterium, plötzlich und gußartig, dann wieder aussetzend und durch geringste Bewegung erneut auftretend, mit großer Reizung von Rektum und Blase *(Canth., Lil-t., Nux-v.)* und Uterusprolaps.

Hamamelis: Passive Hämorrhagie, mit abwärtsdrängenden Schmerzen im Rücken und Wundheitsgefühl im Abdomen, dunkle und reichliche Blutung genau in der Mitte zwischen den Perioden, ausschließlich tagsüber, nachts ausbleibend; vikariierende Menses *(Bry., Phos.)*.

Helonias: Zu häufige, zu reichliche Menses; passiver Abgang geronnenen und übelriechenden Blutes mit müdem, zerrendem Gefühl im Rücken und anhaltendem Wundheitsgefühl (ohne jedes

Nachlassen) sowie Gefühl von einem Gewicht im Uterus. Dunkler, übelriechender und anhaltender Fluor, der bei jeder Anstrengung abgeht. Müde Frauen mit Rückenschmerzen, großer Mattigkeit und Erschöpfung; Trägheit; durch luxuriöse Lebensweise oder harte Arbeit entkräftete Frauen; fühlen sich immer besser, wenn die Aufmerksamkeit auf etwas gerichtet ist.

Ipecacuanha: Reichliche Menses oder Uterushämorrhagie mit beständiger Übelkeit und gußartigem Abgang von hellrotem Blut; stetes Aussickern, das sich immer wieder oder mit jeder Anstrengung zum Erbrechen zu einem Guß verstärkt, mit Schnappen nach Luft und Ohnmachtsgefühl.

Phosphorus: Zu frühe, zu langdauernde und reichliche Menses mit hellrotem Blut und heftigen Schmerzen in den Eierstöcken, die zur Innenseite der Oberschenkel herabziehen, sowie Schmerzen im Rücken, als würde er brechen; Entzündung von Ovarien und Uterus während den Menses, in Verbindung mit eiskalten Händen und Füßen, Übelkeit, blauen Ringen rund um die Augen, Abmagerung und starker Furchtsamkeit. Häufige und reichliche Uterusblutungen bei Krebsaffektionen. Reichlicher, gelber Fluor, oder auch weißer, wäßriger, scharfer und wundmachender Ausfluß, der Blasenbildung auf den Genitalien, Brennen und große Schwäche verursacht. Heftige sexuelle Erregung oder völlige Abneigung [gegen Koitus], mit Sterilität. Vikariierende Menses.

Sabina: Menses zu reichlich und zu lange dauernd, manchmal ohne Unterbrechung in die nächste Periode übergehend; flüssiges, hellrotes Blut, mit Klumpen vermischt. Die Blutung kann für eine Zeit aussetzen, wenn ein enorm großer, teilweise zersetzter Klumpen unter wehenartigen Schmerzen ausgestoßen wird, worauf dann hellroter Blutfluß erfolgt. Heftige, zerrende Schmerzen im Sakrum, die sich vom Sakrum zur Schamgegend erstrecken, sowie um das Abdomen herum in die Oberschenkel schießend. Abgang von hellrotem Blut, mit Klumpen vermischt, ruckweise und besonders stark bei Bewegung fließend, mit dem charakteristischen Schmerz.

Cimicifuga: Rheumatische Dysmenorrhoe, die Menses erscheinen zu früh, sind zu dunkel, reichlich und klumpig; die Menses beginnen mit heftigen Krämpfen des Uterus, die ohne Unterbrechung die ganze Zeit anhalten und sich mit Zunahme der Blutung steigern: „Je stärker die Menses, desto stärker der Schmerz"; mit Empfindlichkeit des Uterus und Schmerzen in den Eierstöcken, die nach oben und nach unten zur Vorderseite des Oberschenkels schießen; quer über das Becken schießende Schmerzen, mit Herabdrängen und Engegefühl um die Hüften. Die bekannten Symptome des Mittels, die Schwermütigkeit, das Wundheitsgefühl der Augäpfel, der drückende Schmerz auf dem Scheitel, hysterische oder epileptische Krämpfe werden alle während den Menses verschlimmert. Außerdem frostig, muß sich zudecken *(Puls.)*. Fluor.

Caulophyllum: Neuralgische und kongestive Dysmenorrhoe mit spasmodischen, unregelmäßigen, sehr heftigen und scharfen Krämpfen *(Vib.)*, besonders während der ersten zwei Tage der Menses; die Schmerzen sind von intermittierendem Charakter und fliegen zu anderen Stellen des Körpers. Reichliche oder spärliche und helle Menses mit intermittierenden Uterusschmerzen *(Puls.)* und Blutsickern aus dem erschlafften, fehlgelagerten und passiv kongestionierten Uterus, besonders nach Fehlgeburt oder zu schneller Entbindung. Reichlicher und schwächender Fluor kleiner Mädchen.

Gelsemium: Neuralgische und kongestive Dysmenorrhoe mit scharfen, wehenartigen, abwärtsdrängenden Schmerzen, die sich bis zum Rücken und den Hüften, oder gar die Oberschenkel hinab erstrecken, mit dem Gefühl, als würde der Uterus von einer Hand gequetscht und nach unten gepreßt. Damit verbunden sind Stirnkopfschmerzen mit einem wilden, verwirrten Gefühl, Trübsichtigkeit und Stimmverlust während den Menses, die meist schwach sind und verspätet auftreten.

Viburnum opulus: Spasmodische und membranöse Dysmenorrhoe; vor den Menses äußerst quälendes Krampfen und heftige, herabdrängende Schmerzen in Verbindung mit ziehenden Schmerzen in der vorderen Muskulatur der Oberschenkel *(Xanth.)*; scharf schießende Schmerzen über den Ovarien, mit starker Nervosität - kann weder ruhig sitzen noch liegen; die Menses treten zu spät und spärlich auf, dauern nur wenige Stunden und sind sehr übelriechend. Dicker, weißer, reichlicher, wundmachender Fluor, mit Rötung, Beißen und Jucken der Genitalien.

Borax: Membranöse Dysmenorrhoe, zu früh und zu reichlich, mit Übelkeit und kneifendem Magenschmerz, der sich zum Kreuz erstreckt; lanzinierende Schmerzen in den Leisten und Stiche im Uterus. Reichlicher, eiweißartiger Fluor zwischen den Menses, ausgesprochen mild, doch heiß, und mit dem Gefühl, als fließe warmes Wasser herab.

Platinum: Zu frühe und zu reichliche, langdauernde Menses, häufig auch zu kurze; dunkel-klumpig oder schwarz wie Teer, fadenziehend und zäh, mit Krämpfen, schmerzhaftem Abwärtsdrängen und Empfindlichkeit der Ovarien, besonders des linken Ovars, mit brennenden Schmerzen. Eiweißartiger Fluor, nur tagsüber, oft ohne Schmerz oder sonstige Empfindung. Immer vorhanden ist das Gefühl der eigenen Größe, die äußerste Empfindlichkeit der Genitalien, wodurch der Koitus oder eine medizinische Untersuchung verhindert werden; Nymphomanie.

Palladium: Menses während der Stillzeit. Schmerz und Verhärtung des rechten Ovars, < nach geistiger Erregung in Gesellschaft. Transparenter, gallertartiger Fluor, vor und nach den Menses, mit vom Nabel zum Becken schießenden Schmerzen und Abwärtsdrängen, was durch Reiben gebessert wird; schneidende Schmerzen im Uterus, besser nach dem Stuhlgang. Sie liebt es, Komplimente zu erhalten und hält sich munter in Gesellschaft, ist danach jedoch sehr erschöpft, mit Verschlechterung ihrer Schmerzen.

Crocus sativus: Zu frühe, zu reichliche Menses, dunkles, zähes, fadenziehendes Blut oder schwarze Gerinnsel gehen ab; hängt oft in langen Fäden herab, dabei Gefühl, als bewege sich etwas im Bauch. Fauliger Geruch, verlängerter und reichlicher Abgang, < durch die geringste Bewegung.

Murex purpurea: Unregelmäßige Menses, reichlich und häufig, mit großen Klumpen. Dabei heftige Schmerzen, als drücke etwas gegen eine wunde Stelle im Becken, < beim Sitzen. Wäßriger, grünlicher oder dicker, blutiger Fluor, nur tagsüber abgehend. Heftige sexuelle Erregung, durch den geringsten Kontakt mit den Teilen verstärkt.

Magnesia carbonica: Menses zu spät und spärlich, dunkel oder schwarz, fast wie Pech und nur schwer auszuwaschen. Reichlicherer Abgang zwischen den Schmerzen oder in der Nacht oder auch beim ersten Aufstehen am Morgen, tagsüber eher spärlich und gegen nachmittags oder beim Gehen sogar aussetzend. Dünner, spärlicher Fluor, mit Kneifen um den Nabel und Jucken der Schamgegend, nach den Menses auftretend und beim Gehen verstärkt fließend. Schnupfen und Halsschmerzen vor den Menses; während den Menses entstehen neuralgische Schmerzen in Zähnen und Gesicht, > durch Umhergehen.

Magnesia muriatica: Schmerzhafte Krämpfe und Zuckungen in der Uterusregion mit schwarzen, pechartigen Menses, begleitet von Schmerzen im Rücken beim Gehen und Schmerz in den Oberschenkeln beim Sitzen; die Blutung verstärkt sich am Morgen und nach jedem schwer abgehenden Stuhl, der aus harten Knoten besteht, die beim Austritt aus dem Anus zerbröckeln.

Pulsatilla: Verspätete Menses. Zu spät, spärlich, dick, dunkel, klumpig, sehr veränderlich und intermittierend, mal fließend, mal aussetzend, mit wandernden Schmerzen, die von einer Stelle zur anderen wechseln; Uteruskrämpfe, die zum Zusammenkrümmen nötigen. Stärkere Blutung tagsüber und beim Gehen, nachts sehr gering. Milchiger, dünner, weißschleimiger, brennender, ätzender Fluor mit Schwellung der Labien und Wundheit der Schamgegend, < beim Hinlegen. Frösteln, Übelkeit, Herabdrängen. Schmerzhafte, intermittierende, verzögerte, spärliche und dunkle Menses mit Rückenschmerzen, Müdigkeits- und Schwächegefühl. Traurige, melancholische, weinerliche Stimmung; erschwertes Atmen in warmen Räumen und Besserung durch langsames Gehen in kalter, frischer Luft.

Cyclamen: Reichliche, schwarze, membranöse, klumpige, zu häufige und zu frühe Menses, wird beim Umherbewegen schwächer und abends beim Stillsitzen stärker. Mit Migräne und Blindheit oder feurigen Flecken vor den Augen; Schwindel, < beim Gehen in frischer Luft. Ausgeprägter Durst und die allgemeine Verschlechterung in kalter, frischer Luft ermöglichen die Unterscheidung von *Puls.*

Lilium tigrinum: Zu frühe, spärliche, dunkle, klumpige und übelriechende Menses, nur, wenn sie sich bewegt, gefolgt von massivem und wundmachendem, wäßrigem, gelblichem oder gelblichbraunem Fluor, der die Wäsche braun verfärbt. Große Erschlaffung der Beckenorgane und Abwärtsdrängen, als ob alle Organe herausfallen wollten, was sie durch Drücken der Hand gegen die Vulva zu verhindern sucht. Schmerz in den Ovarien und die Oberschenkel hinab, Uterusverlagerungen jeder Art, mit ständigem Stuhl- und Harndrang, wobei besonders der abgehende Harn brennt und beißt und ein starkes Verlangen hervorruft, die Beckenorgane zu stützen. Damit verbunden sind nervöses Herzklopfen mit Erstickungsgefühl, < beim Liegen auf der rechten Seite, Niedergeschlagenheit und ein Gefühl von Gehetztsein, mit der Unfähigkeit, irgendetwas zu erledigen.

Sepia: Die Allgemeinsymptome sind hier von größter Bedeutung. Hitzewallungen über Gesicht und Kopf, von den Beckenorganen aufsteigend, mit Angst, Ohnmachtsgefühl und Schweiß über den ganzen Körper; sehr niedergeschlagen, weinerlich und teilnahmslos; schreckliche Kopfschmerzattacken bei jeder schwachen Mensesblutung; gelber Sattel quer über den oberen Teil von Wangen und Nase; schmerzhaftes Leeregefühl im Epigastrium, > durch Essen; Verstopfung; fötider, sehr übelriechender Urin. Bei Bestehen dieser Symptomatik wird *Sep.* zum Mittel für jede Form unregelmäßiger Menses - zu frühe, spärliche, reichliche Menses, Amenorrhoe oder Menorrhagie, in Verbindung mit Prolaps von Uterus und Vagina; Drücken und Abwärtsdrängen, als wolle alles aus dem Becken drängen, muß die Beine kreuzen, um ein Herausfallen zu verhindern. Heftige Stiche von der Vagina nach oben, vom Uterus zum Nabel. Reichlicher, gelblich-grüner oder milchiger, übelriechender und wundmachender Fluor, mit schießenden Schmerzen im verhärteten Gebärmutterhals. Der Uterus selbst ist retrovertiert, vorgefallen, vergrößert und verhärtet. Der Koitus ist kaum erträglich und es besteht eine Abneigung dagegen.

Natrium muriaticum: Deutliche Zunahme der Traurigkeit vor den Menses. Verspätete, zu kurze und spärliche oder zu frühe und reichliche Menses; Tag und Nacht geht dunkles Blut ab; Herzflattern und pochende Kopfschmerzen halten auch noch nach den Menses an. Pressen und Drängen nach den Genitalien durch Erschlaffung der Bänder und Uterusprolaps, besonders, wenn sie morgens aufsteht - sie muß sich wieder setzen, um einen Prolaps zu vermeiden. Reichlicher, dicker, weißer, transparenter und scharfer Fluor mit Jucken und Beißen der Vulva; Schneiden im Blasenhals oder in der Harnröhre nach dem Urinieren; Rückenschmerzen, > durch flache Rückenlage auf harter Unterlage. Schmerzen im Kreuz, wie zerbrochen; Lähmungsgefühl in der Lumbalregion, < morgens nach dem Aufstehen. Was die Allgemeinsymptome angeht, gleicht es *Sep.* sehr stark, das auch komplementär ist.

Secale: Passive Blutung schwacher, kachektischer Frauen, mit brennenden Schmerzen im Uterus und bis zur nächsten Periode anhaltendes, ständiges Aussickern von dünnem, schwarzem, wäßrigem, flüssigem Blut. Schwallartiger Abgang, immer begleitet von schweren, abwärtsdrängenden Schmerzen, großer Entkräftung, verkniffenem Gesichtsausdruck und Kälte, obwohl sie es nicht erträgt, zugedeckt zu werden. Grüner, brauner und übelriechender Fluor. Dünne, dunkle, jauchige Absonderungen aus malignen Tumoren des Uterus.

Carbo animalis: Zu frühe, weniger reichliche, doch langdauernde Menses, die große Erschöpfung verursacht, mit Gähnen, Strecken und flauem Gefühl im Magen, das sich durch Essen nicht bessert. Bereits durch mäßige Blutung wird sie so erschöpft, daß sie kaum sprechen kann. Menorrhagie durch chronische Uterusverhärtung; auch bei kachektischen Frauen mit Drüsenbeschwerden, Karzinom etc. Schwarze, klumpige, eitrige Blutung. Wäßriger, brennender, scharfer, übelriechender Fluor beim Gehen oder Stehen, der die Wäsche gelb färbt.

Carbo vegetabilis: Große Schwäche und Erschlaffung der Genitalien. Der Uterus drängt nach unten, so daß sie kaum auf den Füßen stehen kann. Durch die Atonie des Uterus bedingte, anhaltende, leichte Blutung mit langsamem, unaufhaltsamem Heraussickern von dunklem, fast schwarzem und eitrigem Blut mit kleinen Gerinnseln. Brennende Schmerzen in der Brust und erschwertes Atmen - will angefächelt werden; Brennen von Händen und Fußsohlen. Reichlicher, dünner, fauliger und ätzender Fluor oder Abgang blutigen Schleims, der die Vulva wundmacht.

Kalium carbonicum: Zu späte und zu spärliche, zu frühe und reichliche oder zu späte und reichliche Menses; blaß, scharf, faulig, macht die Teile wund und verursacht Hautausschläge. Ständiges Blutsickern nach Abort, nach der Curettage. Klumpige Blutung während den Menses, nach den verlängerten Menses tritt wieder, bis zur nächsten Periode, der hartnäckige Blutfluß auf. Quälender Rückenschmerz, der das Gehen erschwert und durch Hinlegen besser wird. (*Nat-m.* bessert sich durch Flachliegen auf dem Rücken auf harter Unterlage.)

Thuja: Zu Beginn der Menses entwickelt sich eine Entzündung mit Schmerz im linken Ovar mit Ausstrahlung zu den Oberschenkeln herab, die während den Menses anhält. Heftiger Schmerz im linken Ovar und in der linken Leistengegend, als ob die Teile herausgerissen würden (weswegen sie laut aufschreit), verstärkt sich mit dem Beginn der Menses. < beim Gehen, muß sitzen oder liegen. Die Menses erscheinen zu früh, zu spärlich und sind zu kurz. Der Fluor ist reichlich, dick und grünlich und hält von einer Periode bis zur nächsten an.

Apis mellifica: Zu schwache, unregelmäßige Menses, nur ein oder zwei Tage lang, mit scharfen, brennenden, stechenden Schmerzen und äußerstem Wundheitsgefühl in der linken Ovarialregion vor und während den Menses; < durch Hitze. Beim Gehen ist sie gezwungen, sich vorzubeugen; schmerzhafter Abgang von dunklem, spärlichem Urin. Menses verzögert oder unterdrückt; Gefühl, als kämen die Menses; scharfe, stechende Schmerzen im Uterus bei jeder Regel. Starke Blutung aus dem Uterus, eine Woche nach den Menses. Scharfer, reichlicher, grüner oder gelblicher Fluor.

Argentum metallicum: Verhärtete, zystisch veränderte Ovarien, besonders links. Prolaps, mit Schmerz im linken Ovar; der Gebärmutterhals ist stark geschwollen, schwammig, an verschiedenen Stellen von tiefen Geschwüren durchsetzt, kongestioniert; verhärtete und ulzerierte Zervix mit brennenden, stechenden Schmerzen und starker, eitriger, blutig-wäßriger, gelblichgrüner, blutiger Absonderung, manchmal auch von blutigem Wasser mit unerträglichem Gestank. Schrecklich übelriechender Fluor.

Argentum nitricum: Schneidender Schmerz in der rechten Ovarialregion und im Rücken, von dort zu den Oberschenkeln ausstrahlend. Metrorrhagie, zu frühe und zu reichliche Menses, mit dickem, geronnenem Blut. Heftiges Herzklopfen mit ohnmachtsartiger Übelkeit. Die nervöse Erregung und die hysterischen Symptome des Mittels verschlimmern sich während den Menses und fehlen in der Phase zwischen den Menses. Profuser Fluor, gelber, wundmachender, blutiger Schleim mit Prolaps und Ulzeration von Muttermund oder Gebärmutterhals. Der Koitus ist schmerzhaft und oft folgt eine Blutung aus der Vagina.

Aurum metallicum: Zu späte und schwache Menses; Prolaps und Verhärtung des Uterus; dicker, weißer Fluor. Menstruations- und Uterusbeschwerden mit großer Melancholie und Selbstmordneigung, < während den Menses.

Aurum muriaticum: Vergrößerung und starke Verhärtung des Uterus, Induration der Zervix. Chronische Metritis und Prolaps. Häufige, reichliche und wundmachende Menses; reichlicher, gelber Fluor. Bei Ulzeration des Gebärmutterhalses; Hitze, Brennen und Jucken von Vagina und Labien ist *Aur-m-n.* eher vorzuziehen.

Graphites: Schwellung und Verhärtung des linken Ovars, mit starkem Schmerz bei Berührung, beim Einatmen oder beim Räuspern; heftigste Stiche fahren hinein. Der Uterus ist verlagert, der Muttermund steht zu weit nach hinten und drückt gegen die hintere Wand der Vagina. Zu späte, zu schwache Menses, zu kurz dauernd und zu blaß. Sehr reichlicher Fluor, wäßrig und wundmachend. Entschiedene Abneigung gegen Koitus. Paßt bei anämischen, doch korpulenten Frauen mit ständigem Frösteln, Verstopfung und rauher, herpetischer Haut.

Lachesis: Verhärtung und Vergrößerung der Ovarien, speziell des linken. Die Uterusregion ist gegen die geringste Berührung sehr empfindlich; Schmerz in den Ovarien und im Uterus, von links nach rechts ziehend. Die Mensesschmerzen verstärken sich enorm, bis zum Beginn der Blutung, lassen bei Einsetzen der Blutung nach. Aussetzen der Blutung, in dieser Zeit bestehen starke Schmerzen im linken Ovar oder Kopfschmerzen. Verzögerte, spärliche, wundmachende, sehr übelriechende und intermittierende Menses, einige Tage zuvor Fluor, der die Wäsche steif macht und grünliche Flecke hinterläßt. Abrasion des Muttermundes; der Gebärmutterhals ist sehr berührungsempfindlich und blutet leicht. Hitzewallungen tagsüber und Frösteln nachts. Alle Beschwerden verschlechtern sich vor und nach den Menses, mit Besserung während den Menses.

Lycopodium: Scharfe, schießende Schmerzen erstrecken sich von der rechten zur linken Ovarialregion (in gegensätzlicher Richtung: *Lach.* und *Lil-t.*). Zu reichliche und zu lange Menses; die Blutung ist teilweise schwarz und klumpig, hellrot oder wäßrig, mit wehenartigem Schmerz und tritt nach 6 - 8 Tagen erneut auf. Trockenheit in der Vagina, mit Brennen und Schmerzen beim Koitus. Abwärtsdrängende Schmerzen, als sollten die Menses erscheinen. Jucken und Brennen an der Vulva. Mit jedem Stuhl geht Blut aus den Genitalien ab. Reichlicher, wundmachender Fluor und Abgang von Blähungen aus der Vagina.

Bromium: Anhaltender, dumpfer Schmerz mit Schwellung und Verhärtung des linken Ovars, < vor und während den zu früh einsetzenden Menses; reichlicher Abgang von hellrotem Blut oder passiver Blutfluß. Membranöse Dysmenorrhoe mit heftigen, zusammenziehenden Schmerzen und lautem Abgang von Blähungen aus der Vagina.

Lac caninum: Starker Blutandrang und Entzündung des einen oder anderen Ovars, besonders des rechten, vor den Menses, mit heftigem Wundheitsgefühl und Empfindlichkeit, so daß jede Bewegung, sogar Atmen, schmerzhaft wird. Parenchymatöse Metritis; schwallartiger Abgang von hellrotem und fadenziehendem Blut, heiß wie Feuer und leicht Klumpen bildend, mit anhaltendem, abwärtsdrängendem Schmerz, als wolle alles zur Vulva hinaus. Scharfe, lanzinierende Schmerzen, wie von Messern, die vom Muttermund aus nach oben schneiden, gefolgt von einem Gefühl, als würden Nadeln vom Uterus aus nach oben schießen. Heftige Schmerzen im gesamten Unterbauch, mit reichlichem, gelbem, braunem und blutigem Fluor, zwei Wochen nach den Menses. Scharfe Schmerzen im rechten Ovar, vollständig > durch Ausfluß von [leuchtend] hellrotem Blut, was eine Stunde andauert und nicht wiederkehrt. Abgang von Blähungen aus der Vagina. Sehr reichlicher Fluor nur tagsüber, nicht nachts, < beim Stehen oder Gehen. Wundheit und Druckempfindlichkeit der Mammae während den Menses *(Con., Calc.)*.

Kreosotum: Zu frühe und reichliche Menses, zu lange dauernd. Metrorrhagie mit Neigung, intermittierenden Charakter anzunehmen, zuweilen fast verschwunden und dann wieder erneut beginnend. Abgang großer, dunkler, übelriechender Klumpen und blutig-wäßrigen Eiters, unter scharfen Stichen, die vom Abdomen zur Vagina schießen. Im Liegen wird der Blutfluß stärker, im Sitzen oder beim Umhergehen läßt er nach. Heftige Krämpfe im Abdomen, < nach zu reichlichen und langanhaltenden Menses. Ätzender, wundmachender und übelriechender Fluor mit Jucken, Beißen, Stechen und Brennen in der Scham, zwischen Labien und

Oberschenkeln. Stiche von oben nach unten lassen sie auffahren; der Fluor hat die Farbe von Grünkern, macht die Wäsche steif und hinterläßt gelbe Flecken. Starkes Verlangen nach Koitus und blutig-wäßrige Absonderung danach. Alle Beschwerden verschlechtern sich während den Menses.

Ustilago: Besonders stark betroffen ist das Gefäßsystem der Ovarien, woraus Kongestion, Vergrößerung und starke Reizung der Ovarien resultiert; und damit Ovarialgie, Dysmenorrhoe und besonders Menorrhagie. Die Eierstöcke sind entzündet, reizbar, empfindlich und geschwollen, mit ständigem, quälendem Brennen und Schmerz vom linken Ovar zum Uterus; häufig ein scharfer Schmerz, schneidend, wie von Messern, schießt mit großer Schnelligkeit rund um die Hüfte und die Beine hinab, wodurch das Gehen schmerzhaft wird- sie muß humpeln. Der Uterus ist hypertrophiert und vorgefallen; die Zervix ist geschwollen, empfindlich, schwammig und blutet bei Berührung. Abgang von dunklem, stark geronnenem Blut in Form langer, schwarzer, fadenziehender Gerinnsel mit extremem Schmerz während den ziemlich früh erscheinenden Menses. Reichliche und zu lang dauernde Menses mit schwallartigem Abgang von hellrotem Blut, besonders beim Aufstehen vom Sitzen; doch häufiger ist der Blutfluß dunkel, klumpig, faulig und fadenziehend. Blutabsonderung beim geringsten Anlaß. Äußerst starkes Herabdrängen, als ob alles herauskommen wollte. Manchmal auch spärliche Menses mit den gleichen Schmerzen; Unterdrückung der Menses ohne ersichtlichen Grund. Gelber, übelriechender, milder oder wundmachender, albuminöser Fluor. Blasse, dünne, schwache, sehr nervöse Frauen.

Xanthoxylum: Zu frühe, reichliche und schmerzhafte Menses; schwach oder verzögert; mahlender Schmerz im Becken, < auf der linken Seite, erstreckt sich entlang des N. genito-cruralis den Oberschenkel hinab. Neuralgische Dysmenorrhoe mit qualvollem Abwärtsdrängen, als würde alles herausgedrückt. Schmerz im Rücken, wie gebrochen; der Schmerz beginnt im Darmbeinkamm und schießt bis zu den Knien hinab, ohne Besserung durch irgendeine Position. Starke Zunahme des Fluors zu der Zeit, wenn die Menses erscheinen sollen. Neurasthenische Frauen, dünn und abgemagert; mangelhafte Assimilation mit Schlaflosigkeit und Hinterhauptschmerzen.

Zincum metallicum: Entzündung und bohrender Schmerz im linken Ovar, > durch Druck und während den Menses, wodurch sich alle ihre Beschwerden bessern. Zu frühe und reichliche Menses, besonders in der Nacht und beim Gehen, es gehen Klumpen und Gerinnsel ab; auch verspätete oder unterdrückte Menses. Alle Beschwerden sind verbunden mit Ruhelosigkeit, Kälte, Empfindlichkeit der Wirbelsäule und ruhelosen Füßen. Sobald die Blutung erscheint, bessern sich wie bei *Lach.* alle Beschwerden, doch kehren alle Beschwerden bei *Lach.* wieder, sobald die Blutung endet. Umgekehrt verhält es sich bei *Cimic.*, wo die Schmerzen mit der Blutung entstehen, mit Aufhören der Blutung nachlassen und wiederkehren, wenn die Blutung wieder einsetzt.

WURMERKRANKUNGEN
Ascariden; Oxyuren; Taenien

Aconitum: Berühmt ist sein großer Nutzen zur Linderung der nächtlichen Unruhe und dem unerträglichen Jucken am Anus durch Oxyuren (Faden- oder Madenwürmer), sobald sie in den Sphinkter oder in die Hautfalten am Anus eindringen. Bei jedem derartigen Befall wird das Kind fiebrig, ruhelos und nachts schlaflos.

Ratanhia und **Teucrium:** Sind ebenfalls bei unerträglichem Jucken des Anus sehr empfehlenswert.

Ignatia: Wenn Kinder durch nächtliches Jucken des Anus sehr gereizt werden. Es können auch Konvulsionen hervorgerufen werden, mit Bewußtseinsverlust und nachfolgender kurzzeitiger Unfähigkeit zu sprechen.

Ferrum metallicum: Wird angezeigt durch Jucken des Anus nachts und unwillkürlicher Miktion blasser, elendig aussehender Kinder, die leicht erröten.

Mercurius solubilis: Ist nützlich bei Jucken des Anus mit ständiger Gefräßigkeit, wobei sie zunehmend schwächer werden, mit fötidem Atem; bei Mädchen mit Entzündung der Vulva durch Madenwürmer.

Sulphur: Bei Kribbeln in der Nase und Beißen im Rektum und Abgang von Spulwürmern, Madenwürmern und Bandwürmern, mit Übelkeit vor dem Essen; Ohnmachtsschwäche vor dem Mittagessen und nächtliche Ruhelosigkeit.

Apocynum androsaemifolium und **Asclepias cornuti:** Sind bei kitzelnder Empfindung an der Spitze des Penis durch Madenwürmer hilfreich.

Caladium: Ist das beste Mittel, wenn sich bei kleinen Mädchen der Wurmbefall über das Perineum in die Vagina ausbreitet und starke

Reizung bewirkt. Hilfreich auch bei Frauen mit Pruritus vulvae aus demselben Grund, wenn sie dadurch nachts wachgehalten werden und Nymphomanie oder Masturbation hervorgerufen wird.

(Ob Symptome wie: kachektische Erscheinung mit blauen Ringen um die Augen, vergrößerter Bauch, Fieber, Hirnreizung, Anfälle und Konvulsionen auf Würmer zurückzuführen sind, ist wohl sehr fraglich. In diesen Fällen wird eine sorgfältige Untersuchung zweifellos zu anderen Ursachen führen.)

Durch Spulwürmer (die sich in den Eingeweiden einnisten, umherwandern und entfernte Körperhöhlen oder Organe befallen) hervorgerufene Beschwerden, wie nachfolgend aufgeführt, benötigen eine andere Gruppe von Mitteln: Kneifen im Bauch, gesteigerte Schleimsekretion, Diarrhoe, Erbrechen, unregelmäßiger Appetit oder Reflexsymptome in Form von Jucken in Nase, Anus oder Genitalien; Pupillenvergrößerung, Schielen, verstärkter Speichelfluß, ruheloser Schlaf mit häufigem Auffahren und Zähneknirschen.

Artemisia vulgaris: Konvulsionen aufgrund von Reizung durch Würmer, Stuhl- oder Harnentleerung während der Krämpfe. Strangurie.

Baryta muriatica: Wurmbeschwerden: fötider Atem, Schmerz in der Nabelgegend, < morgens; großer Appetit, aufgetriebenes Abdomen, chronische, schmerzlose Diarrhoe mit gelben, schleimigen Stühlen, Erbrechen, Erschöpfung und periodische konvulsivische Anfälle.

Belladonna: Schläfrigkeit, Auffahren im Schlaf, Zähneknirschen, unwillkürlicher Abgang von Stuhl und Urin; Schielen.

Cicuta virosa: Bei Konvulsionen durch Würmer nützlich. Der Kranke wird plötzlich rigide, mit fixierten, starren Augen, bläulichem Gesicht, Schaum vor dem Mund und Bewußtlosigkeit. Schläge und Rucke durch den Körper, häufiger Schluckauf und Geschrei, Schmerz am Hals, dilatierte Pupillen, krampfhaftes Ziehen des Kopfes nach hinten, Zittern der Hände, Konstriktion des Oesophagus. Trismus und abwechselnd tonische und klonische Krämpfe, Opisthotonus. Die Konvulsionen werden durch geringste Berührung, Geräusche oder Erschütterung erneuert. Oft, wenn *Cina* nicht half.

Cina: Ist das kräftigste Mittel zur Austreibung von Spulwürmern. Das kränkliche Gesicht mit blauen Ringen um die Augen, Zähneknirschen, Reiben der Nase in Verbindung mit Heißhunger und Jucken des Anus entspricht einem vollständigen *Cina*-Bild (während es für die, durch Oxyuren hervorgerufene Reizung am Anus und in Rektum und Vagina ohne Wert ist). Ruheloser Schlaf mit Rollen des Kopfes, Schielen, blasses und kaltes oder rotes und heißes Gesicht, Abscheu gegen Speisen oder großer Hunger; Übelkeit, Erbrechen; Schmerz in der Nabelgegend; hartes und aufgetriebenes Abdomen; Obstipation; trüber Urin, wird nach Stehen milchig; häufige, plötzliche Anfälle hohen Fiebers mit Konvulsionen, Zuckungen und Verdrehungen der Glieder; Erbrechen von Spulwürmern und Askariden.

Cuprum: Konvulsionen durch Würmer mit Krummziehen der Finger, eingeschlagenen Daumen und Zucken der Muskeln. Krampfhafte Atmung und Dyspnoe; Glottisspasmen; Schaum vor dem Mund, Zähneknirschen und schnelles Drehen der Augäpfel unter den geschlossenen Lidern. Das Gesicht nimmt eine purpurfarbene Tönung an; das Kind scheint durch die Krämpfe des gesamten Atemtrakts zu ersticken.

Indigo: Melancholische Kinder mit Konvulsionen durch Würmer. Starke Schmerzen um den Nabel, durch Druck stärker; Diarrhoe ohne Beeinträchtigung von Appetit oder Verdauung.

Spigelia: Wird bei Wurmerkrankungen eingesetzt, wenn aufgrund der abdominalen Reizung Strabismus, Zucken über den Augen, Gesichtsblässe mit blauen Ringen um die Augen entsteht. Der Kranke fühlt sich morgens beim Erwachen ohnmächtig und übel, was sich durch Frühstück bessert. Kolik, vor allem um den Nabel, die Stühle bestehen aus Schleim, Faeces und Würmern.

Stannum: Laut *Hahnemann* werden Bandwürmer [und Spulwürmer] durch *Stann.* betäubt, was ihre Ausscheidung durch purgierende Mittel ermöglicht. Auch bei epileptiformen Konvulsionen durch Würmer wird es angewendet. Das Gesicht des Patienten ist blaß, mit dunklen Ringen um die Augen; die Kolik wird durch festen Druck auf den Bauch gelindert.

Terebinthina: Führt zur Ausscheidung von Würmern. Bandwurmglieder gehen ab. Das Kind fährt im Schlaf hoch und schreit im Schlaf auf, bohrt in der Nase, meint zu ersticken und hat einen trockenen, hackenden Husten. Brennen und Prickeln in Anus und Rektum, durch Anwendungen mit kaltem Wasser erleichtert. Reizbarkeit und Schwäche der Därme, großer Hunger und Durst; seltsamer Appetit nach reichlichem Mahl; fauliger Atem. Krämpfe und Konvulsionen mit starrem Blick und eingezogenen Fingern.

Um die Schädlingsdiathese zu beseitigen, müssen neben den oben aufgeführten Mitteln auch die tiefwirkenden konstitutionellen, antipsorischen Arzneien berücksichtigt werden. Notwendig ist ihre Anwendung aufgrund allgemeiner, konstitutioneller Wesenszüge - *sie müssen für den Kranken verschrieben werden, ohne auch nur an eine, den Würmern entsprechende Indikation zu denken.* Sie sind in der Lage, die Konstitution so zu verbessern, daß die entstehende innere Ordnung keinerlei Grundlage für ein weiteres Ausschlüpfen der Würmer mehr bietet. *Calc., Cham., Lyc., Merc., Sabad., Sil.* und *Sulph.* sind einige dieser Mittel.

Differenzierung ähnlicher Arzneimittel
ABSZESSE UND FURUNKEL

[**Arzneimittel**: *Arn., Ars., Bell., Calc-s., Carb-s., Carb-v., Chin., Hep., Lach., Mag-c., Merc., Phos., Pic-ac., Sil., Psor., Stram., Sulph.*]

Arnica

Herde von Furunkeln am ganzen Körper - beginnt mit Wundheit, geht über in Eiterung, anschließend folgt ein neuer Herd.

Arnica

Siehe oben.

Arnica

Siehe oben.

Arsenicum album

Abszesse und Furunkel, die gangränös werden, mit schneidenden, lanzinierenden Schmerzen und extremer Ruhelosigkeit.

Belladonna

Plötzliche, heftige Symptome: ausstrahlende Röte, Klopfen und Neigung zur Eiterung - der Eiter entwickelt sich mit blitzartiger Geschwindigkeit.

Hepar sulphuris

Siehe oben.

Silicea

Haufenweises Auftreten von Furunkeln, die nicht richtig ausheilen und fortfahren, sehr dünnes (seltener auch dickes), wäßriges Sekret und blutig-wäßrigen Eiter, gewöhnlich fauligen Geruchs, abzusondern.

Kalium iodatum

Gruppenweises Auftreten von Furunkeln (im Sommer) auf dem Kopf, der Brust oder am Rücken.

Picricum acidum

Gruppen von Pusteln im Gesicht, die sich zu kleineren Furunkeln entwickeln.

Carbo vegetabilis

Brennende Schmerzen wie *Ars.*, jedoch ohne Ruhelosigkeit.

Hepar sulphuris

Nach *Bell.* angezeigt, wenn dieses versagt hat, die Entzündung zu reduzieren, bevor Eiterabsonderung eintritt, mit scharfen, klopfenden, stechenden Schmerzen und Frost.

Mercurius

Nach *Hep.*, wenn die Eiterung bereits eingetreten ist.

Mercurius
Nach *Hep.*, wenn die Eiterung bereits eingetreten ist.

Phosphorus
Abszesse mit fistelartigen Öffnungen. Patienten mit reizbarer Schwäche.

Silicea
Siehe oben.

Silicea
Nach *Merc.*, wenn der Abszeß sich zwar entleert hat, jedoch nicht ausheilt; es bildet sich weiterhin Eiter, der dunkel und fötid wird.

Silicea
Abszesse mit fistelartigen Öffnungen. Patienten mit Ernährungsstörungen.

Sulphur
Wenn die Wirkung von *Sil.* nachläßt, sind eine oder zwei Zwischengaben *Sulph.* notwendig, um eine Erneuerung der Wirkung von *Sil.* zu ermöglichen.

APOPLEXIE

[**Arzneimittel:** *Apis, Arn., Bar-c., Bell., Brom., Caust., Glon., Hell., Hyos., Lach., Op., Rhus-t., Stront-c., Tab., Verat-v.*]

Belladonna
Im ersten Stadium, bevor die Lähmung auftritt. Der Patient fährt oft aus tiefem Schlaf hoch, schreit auf, knirscht mit den Zähnen, erwacht schreckerfüllt. Der Puls ist normalerweise hart.

Belladonna
Siehe oben.

Hyoscyamus
Apoplexie, begleitet von Konvulsionen.

Hyoscyamus
Siehe oben.

Lachesis
Nach *Bell.* angezeigt, wenn der Puls schneller und schwächer wird und Lähmungen drohen; der Kopf ist heiß, das Gesicht rot, die Füße kalt und die Wärme der Körperoberfläche ist unregelmäßig verteilt.

Opium
Nach *Bell.* Tiefrotes Gesicht; stertoröse Atmung, Konvulsionen. Tetanische Steifheit des Körpers.

Lachesis
Siehe oben.

Opium
Siehe oben.

Lachesis
Apoplexie bei Trinkern.
Siehe auch S. 495.

Lachesis
Apoplexie bei Trinkern.
Siehe auch S. 495.

Lachesis
Apoplexie, gefolgt von Lähmungen.
Siehe auch S. 495.

Lachesis
Apoplexie, gefolgt von Lähmungen.
Siehe auch S. 495.

Opium
Siehe S. 495.

Baryta carbonica
Apoplexie bei Trinkern, mit Zittern der Glieder und deutlicher Lähmung der Zunge.

Opium
Apoplexie bei Trinkern.
Siehe S. 495.

Arnica
Apoplexie mit Hemiplegie oder Lähmungserscheinungen, < auf der linken Seite. Puls voll und hart. Stertoröse Atmung. Schmerzendes Wundheitsgefühl am ganzen Körper.

Baryta carbonica
Gefolgt von mehr oder weniger schweren Lähmungen; besonders bei alten Menschen. Der Patient ist kindisch und leidet unter Gedächtnisverlust.
Siehe auch oben.

Apis mellifica
Nach *Op.*; völliger Stupor oder Koma.

ASTHMA

[**Arzneimittel:** *Apis, Aral., Arg-n., Ars., Aur., Bar-c., Brom., Cact., Cadm., Calad., Caps., Carb-v., Cupr., Dros., Erio., Ferr., Graph., Grin., Ictod., Ip., Kali-bi., Kali-chl., Lach., Lob., Lyc., Meph., Nat-hchls., Nat-s., Nux-v., Plat., Pulm-v., Rumx., Sep., Stict., Stram., Ter., Zinc., Zing.*]

Arsenicum album
Der Auswurf ist nicht zäh.

Arsenicum album
Der Patient ist völlig außer sich und sehr ängstlich [ungeheure Angst und Unruhe].

Kalium bichromicum
Auswurf zähen, fadenziehenden Schleims.

Ipecacuanha
Gefühl von starkem Zusammenziehen der Brust [und des Halses], < durch die geringste Bewegung.

Cuprum
Spasmodische Zusammenschnürung des Halses; vorherrschen spasmodischer Symptome.

Drosera
Asthma bei Schwindsüchtigen.

Drosera
Asthma bei Schwindsüchtigen.

Drosera
Asthma bei Schwindsüchtigen.

Ipecacuanha
Gefühl von starkem Zusammenziehen der Brust [und des Halses], < durch die geringste Bewegung.

Nux vomica
Asthma gastrischen Ursprungs; < nach Essen, nach 24 Uhr, morgens [3 Uhr]; stets durch kalte Luft oder jegliche Anstrengung, insbesondere beim Steigen, verstärkt; Aufstoßen > .

Ipecacuanha
Gefühl von starkem Zusammenziehen der Brust [und des Halses], < durch die geringste Bewegung.

Mephites
Wenn *Dros.* versagt.

Rumex
Verschlimmerung um 2 Uhr morgens.

Sticta
Begleitet von zerreißenden Kopfschmerzen [als würde der Kopf zerspringen].

Lobelia
Ein Gefühl von Schwäche im Epigastrium, das sich bis in die Brust ausdehnt.

Zingiber
Asthma gastrischen Ursprungs, < nachts, gegen Morgen zu. Patient muß aufsitzen, um atmen zu können, doch trotz der Schwere der Anfälle scheint keine Angst zu bestehen.

BRONCHITIS

[**Arzneimittel**: *Am-c., Am-m., Bals-p., Bry., Calc-p., Caps., Carb-an., Carb-v., Erio., Ictod., Kali-bi., Kali-c., Lach., Lyc., Nat-a., Phos., Pix., Puls., Sang., Sulph., Ter.*]

Ammonium carbonicum
Schweregefühl in der Brust, verbunden mit *Brennen.* Hustet fortwährend, aber bringt entweder garnichts oder nur mit Schwierigkeiten hoch.

Paßt bei fetten, faulen und trägen Patienten.

Ammonium muriaticum
Fett und träge - die Beine sind dagegen unverhältnismäßig dünn. Kälte zwischen den Schulterblättern. Schwere in der Brust, Gefühl wie von einem Klumpen, aber ohne Brennen. Heftiger Husten, wobei sich der Mund mit Speichel füllt.

Carbo animalis

Erstickender, heiserer Husten erschüttert das Gehirn; als wäre das Gehirn lose. Kältegefühl in der Brust.

Auswurf grün, eitrig und scheußlich stinkend.

Wenn der Patient die Augen schließt, meint er zu ersticken.

Ictodes foetida

Gelblicher, eitriger Auswurf, erst wäßrig und brennend, später eitrig oder schleimig-eitrig.

Ictodes foetida

Siehe oben.

Carbo vegetabilis

Krampfhafter Husten, mit tiefer, rauher Stimme oder Aphonie.

Brennen in der Brust, mit massivem Rasseln.

Auswurf reichlich; gelb und noch fauliger als bei *Carb-an.*

Atemnot, < beim Umdrehen im Bett und beim Einschlafen.

Balsamum peruvianum

Dicker, cremiger und gelblichweißer, schleimig-eitriger Auswurf. *Lautes Rasseln in der Brust.*

Pix liquida

Eitriger Auswurf, von widerlichem Geruch und Geschmack. *Schmerz im linken Ast der Luftröhre.*

BRONCHOPNEUMONIE

[**Arzneimittel**: *Acon., Ant-t., Bar-c., Chel., Hep., Ip., Jab., Kali-c., Lyc., Phos., Sulph., Ter.*]

Aconitum

Im Anfangsstadium. Hohes Fieber mit Angst und Ruhelosigkeit; bis die Exsudation begonnen hat.

Aconitum

Siehe oben.

Antimonium tartaricum

Nach *Acon.,* wenn die Symptome rechts beginnen, mit heftigem Zusammenschnüren, scharfen, stechenden Schmerzen in der Brust und hohem Fieber. In der Brust ist deutliches Schleimrasseln hörbar. Loser, rasselnder Schleim.

Ipecacuanha

Nach *Acon.* angezeigt. Schleimrasseln in der gesamten Brust, - im vorderen, sowie auch im hinteren Teil. Krampfhafter Husten, oft mit Schleimerbrechen. Fieber kann hinzutreten und das Kind kann

Antimonium tartaricum
Siehe S. 498.

Schwierigkeiten beim Atmen bekommen.
Bronchopneumonie oder Bronchiolitis der Säuglinge, durch warme, feuchte Witterung verursacht. In diesen Fällen geht es oft *Ant-t.* voraus.

Lycopodium
Lautes Rasseln ist in allen betroffenen Teilen zu hören. Der Auswurf ist dick und gelblich und es treten fächerartige Bewegungen der Nasenflügel auf.

Antimonium tartaricum
Siehe S. 498.

Sulphur
Wenn *Ant-t.* versagt hat, obwohl es deutlich angezeigt schien. Lautes Rasseln in der gesamten Brust, besonders in der linken Lunge. Atelektasen.

Ipecacuanha
Siehe S. 498.

Antimonium tartaricum
Nach *Ip.* Der Husten wird immer seltener - die Brust ist so stark mit Schleim gefüllt, daß das Kind nicht mehr husten kann. Es wird immer schläfriger.

Ipecacuanha
Siehe S. 498.

Phosphorus
Nach *Ip.,* wenn die Entzündungssymptome sich verstärken und Pneumonie hinzutritt.

CHOLERA

[**Arzneimittel:** *Arg-n., Ars., Camph., Carb-v., Colch., Cupr., Euph-c., Hydr-ac., Iris, Jatr., Lach., Podo., Sec., Sulph., Tab., Verat.*]

Arsenicum album
Ausgeprägte Ruhelosigkeit; reizbare Gewebe. Der Patient möchte

Secale cornutum
Prickeln und Ameisenlaufen am ganzen Körper. Obwohl der Pati-

warm eingepackt werden.
Reiswasserstühle.

Camphora

Intensive Schwäche vor jedem Erbrechen oder Stuhlabgang.
Ist im ersten Stadium angezeigt.

Carbo vegetabilis

Der Patient liegt ruhig - ist zu schwach, um sich zu bewegen, mit passiver Blutung aus Nase und Därmen.
Der Puls ist schnell, fadenförmig und intermittierend.

Euphorbia corrolata

Der Patient möchte sterben; kalte Schweiße am ganzen Körper.

Hydrocyanicum acidum

Ausgeprägter Kollaps, bei plötzlichem Aufhören aller Absonderungen, von Stuhl und Erbrechen.

Veratrum album

Kalter Schweiß auf der Stirn - sehr deutlich ausgeprägt.
Ruhelosigkeit - weniger deutlich.
Reichlicher Stuhl.

ent kalt ist, erträgt er es nicht, zugedeckt zu werden; er hat es lieber kühl. Stuhl reichlich - kommt in einem Guß.

Carbo vegetabilis

Schwäche durch Flüssigkeitsverlust, aufgrund massenhafter Entleerungen. In späteren Stadien angezeigt.

Secale cornutum

Krampfhaftes Zucken der Muskeln mehrerer Teile des Körpers; spreizt die Finger weit auseinander.

Meist pulslos.
Siehe auch S. 499.

Jatropha curcas

Das Erbrochene ähnelt Reiswasser oder Eiweiß. Schwallartige Entleerungen, wie Wasser aus einem Hydranten. Wadenkrämpfe und Kälte des Körpers.

Camphora

Kollaps, bereits bevor die Entleerungen und das Erbrechen beginnen, oder mit nur spärlichen Absonderungen.

Siehe auch oben.

Arsenicum album

Kalter Schweiß auf der Stirn - gering ausgeprägt.
Ruhelosigkeit - sehr auffallend. Stuhl von geringerer Menge als bei *Verat.*
Siehe auch S. 499.

Veratrum album
Kälte des Körpers; Kollaps.
Siehe auch S. 500.

Veratrum album
Scharfe, schneidende Schmerzen im Abdomen.
Siehe auch S. 500.

Veratrum album
Kalter Schweiß auf der Stirn.

Veratrum album
Siehe S. 500 und oben.

Iris versicolor
Weder Kälte *noch* Kollapssymptome vorhanden. Tritt bevorzugt um 2 - 3 Uhr morgens auf.

Podophyllum
Keine Schmerzen vorhanden. Stühle neigen dazu, ihre Farbe ständig zu verändern; kommen in einem Guß, spritzen heraus wie Wasser aus einem Hydranten.

Secale cornutum
Siehe S. 499.

Tabacum
Übelkeit, begleitet von brennender Hitze des Abdomens, während der restliche Körper kalt ist. Der Patient besteht darauf, den Bauch unbedeckt zu lassen.

DIARRHOE

[**Arzneimittel:** *Acon., Aloe, Alst-s., Ant-c., Apis, Apoc., Aran., Arg-n., Arn., Ars., Bell., Bor., Bry., Calc., Calc-p., Cast., Cham., Chin., Coff., Colch., Crot-t. Dios., Dulc., Elaps, Elat., Euph-c., Ferr., Ferr-p., Gamb., Gels., Ger., Graph., Grat., Hep., Iod., Ip., Iris, Kali-bi., Kali-br., Lach., Lept., Lil-t., Lith-c., Mag-c., Merc., Nat-c., Nat-m., Nat-s., Nit-ac., Nuph., Nux-v., Oeno., Olnd., Op., Opun-f., Paull., Petr., Phos., Ph-ac., Pic-ac., Podo., Psor., Puls., Rheum, Rhus-t., Rumx., Sil., Staph., Stram., Stront-c., Sulph., Sul-ac., Thuj., Verat.*]

Apis mellifica
Morgendiarrhoe; Entleerungen bei jeder Bewegung des Körpers, als wäre der Sphinkter ani kraftlos.

Apocynum
Reichliche, gelbe, wäßrige und bräunliche Stühle; enthalten unverdaute Speisen und entleeren sich explosiv, als hätte man eine Flasche entkorkt.

Bryonia
Morgendiarrhoe; tritt ein, sobald sich der Patient zu bewegen beginnt.

Aloe
Stuhl enthält gallertartigen Schleim; Neigung zu morgendlicher Verschlechterung; große Schwäche nach Stuhlgang. Kolik - gebessert durch Zusammenkrümmen.

Apocynum

Reichliche, gelbe, wäßrige und bräunliche Stühle; enthalten unverdaute Speisen und entleeren sich explosiv, als hätte man eine Flasche entkorkt.

China

Diarrhoe nach dem Essen.

Argentum nitricum

Siehe oben.

Gelsemium

Diarrhoe, die *plötzlich* durch Erregung oder in Erwartung ungewöhnlicher Prüfungen entsteht.

China

Diarrhoe mit unverdauten Nahrungsbestandteilen, < nachts oder nach dem Essen; schwächend.

Arsenicum album

Brennende Schmerzen. Siehe auch oben.

Borax

Diarrhoe nach Kolik; mit wundem, aphthösem Mund; leichtes Bluten der Schleimhaut in der Umgebung dieser Aphthen.

Gambogia

Der gesamte Stuhl wird nach heftigem Drängen auf einmal abgegeben, was große Erleichterung bewirkt; zuvor heftiges Schneiden um den Nabel herum.

Argentum nitricum

Entleerungen, sobald der Patient etwas getrunken hat.

Ferrum

Diarrhoe, sobald er zu trinken versucht.

Argentum nitricum

Diarrhoe durch starke Erregung, besonders durch Erregung der Vorstellungskraft.

Diarrhoe durch Erwartungsspannung.

Arsenicum album

Reichliche Diarrhoe mit unverdauten Nahrungsbestandteilen; tritt während oder nach dem Essen auf (eher danach); < nach Mitternacht. Intensiver Durst.

Ferrum

Diarrhoe mit unverdauten Nahrungsbestandteilen - schmerzlos; mit Tendenz, während des Essens aufzutreten.

Mercurius

Diarrhoe mit ausgeprägtem Tenesmus; dabei wunder Mund und reichlicher Speichelfluß; Speichel tropft aus dem Mund.

Borax

Diarrhoe nach Kolik; mit wundem, aphthösem Mund; leichtes Bluten der Schleimhaut in der Umgebung dieser Aphthen.

Bryonia

Morgendiarrhoe - tritt auf, sobald sich der Patient zu bewegen beginnt. Schlechter bei heißem Wetter. Wenig Blähungen.

Bryonia

Siehe oben.

Calcarea carbonica

Stuhl grünlich, mehr oder weniger wäßrig und sauer.

Castoreum

Siehe oben.

Chamomilla

Diarrhoe nach Zorn. Die Symptome werden von *Hitze* begleitet. Blasses Gesicht mit einseitig roter Wange. Gelbe Zunge.

Chamomilla

Wundheitsgefühl des Magens, mit wundem Anus.

Staphisagria

Diarrhoe mit Stomakaze [Stomatitis ulcerosa]; schneidende Schmerzen vor und nach dem Stuhlgang, mit viel Tenesmus während dem Stuhlgang und Abgang von Blähungen.

Natrium sulphuricum

Häufiger Blähungsabgang.

Sulphur

Morgendiarrhoe, der Patient muß sich beeilen, aus dem Bett zu kommen.

Castoreum

Wäßrige oder grün-schleimige Stühle mit Brennen im Anus; schneidende Kolik vor dem Stuhlgang, besser durch Druck oder Zusammenkrümmen; Schneiden um den Nabel herum.

Gambogia

Der gesamte Stuhl wird nach heftigem Drängen auf einmal abgegeben.

Siehe auch S. 502.

Bryonia

Diarrhoe nach Zorn. Die Symptome werden von Frostigkeit begleitet. Weiße Zunge.

Colocynthis

Kolik, erleichtert durch Zusammenkrümmen oder starken Druck.

Chamomilla
Wundheitsgefühl des Magens,
mit wundem Anus.

Chamomilla
Siehe oben.

China
Verschlechterung nachts oder
nach dem Essen; verbunden mit
rascher Erschöpfung und Auszehrung.

China
Siehe oben.

China
Siehe oben.

China
Siehe oben.

China
Siehe oben.

China
Siehe oben.

China
Siehe oben.

Mercurius
Stärkerer Tenesmus.

Podophyllum
Diarrhoe, < morgens; kommt
in einem Guß.

Ferrum
Tendenz, während des Essens
aufzutreten.

Iris versicolor
Diarrhoe mit unverdauten Nahrungsbestandteilen, von Erbrechen
begleitet. < um 2 - 3 Uhr morgens.

Lachesis
Aufgetriebenes Abdomen, an
der Taille sehr empfindlich gegen
Berührung [oder den Druck der
Kleidung].

Oleander
Diarrhoe mit unverdauten Nahrungsbestandteilen; im Stuhl finden
sich noch Speisereste des vergange-
nen Tages.

Phosphoricum acidum
Reichliche und häufige Stühle,
jedoch *ohne* besondere Schwäche.

Podophyllum
Gußartiger Durchfall, kommt
morgens, und eher tagsüber als
nachts.

Strontiana carbonica
Verschlechterung nachts - der
Patient ist kaum aufgestanden, da
muß er sich schon wieder setzen.
Besserung gegen Morgen, um 3 -
4 Uhr.

Colocynthis

Diarrhoe mit kneifenden, schneidenden, kolikartigen Schmerzen, *durch Zusammenkrümmen oder starken Druck gebessert.*

Colocynthis

Siehe oben.

Croton tiglium

Kolik > durch warme Getränke.
Siehe auch oben.

Croton tiglium

Übelkeit stark verschlimmernden Charakters; mit Ohnmachtsgefühl und Sehverlust.

Elaterium

Olivgrüne Stühle.

Gelsemium

Diarrhoe durch Schreck - reichliche, gelbe, breiige Stühle. Zunge weiß oder gelblich belegt.

Gelsemium

Siehe oben.

Gelsemium

Siehe oben.

Croton tiglium

Reichliche, wäßrige, gußartige Entleerungen, wie aus einem Hydranten.

Dioscorea

Diarrhoe mit kneifenden, kolikartigen Schmerzen, *gebessert durch Rückwärtsbeugen.* Die Schmerzen neigen dazu, auch andere Teile des Körpers zu befallen.

Euphorbia corollata

Gemütszustand: der Patient möchte sterben - sehr deutlich ausgeprägt.

Jatropha curcas

Das Erbrochene sieht aus wie Reiswasser oder Eiweiß.

Croton tiglium

Bräunlich-grüne Stühle.

Opium

Diarrhoe durch Schreck - in der Vorstellung entsteht ständig das Bild der schreckauslösenden Situation.

Pulsatilla

Diarrhoe durch Schreck - Stühle grünlich-gelb und schleimig oder sehr veränderlich in der Farbe und schlechter nachts; Zittern; Weinen.

Veratrum album

Diarrhoe durch Schreck - *kalter Schweiß auf der Stirn.*

Geranium
Ständiges Bedürfnis zum Stuhlgang, ohne jedoch das geringste ausscheiden zu können - danach Entleerung ohne Schmerz und Anstrengung; trockener Mund; Brennen der Zungenspitze.

Hepar sulphuris
Diarrhoe mit sauren Stühlen; < tagsüber und nach dem Essen. Der ganze Patient riecht sauer.

Hepar sulphuris
Siehe oben.

Hepar sulphuris
Siehe oben.

Ipecacuanha
Diarrhoe mit grünen Stühlen.

Leptandra
Stuhldrang; kneifende, kolikartige Schmerzen, bleiben nach Stuhlgang bestehen.

Magnesia carbonica
Siehe oben.

Oenothera
Erschöpfende, wäßrige Diarrhoe - die Entleerungen erfolgen ohne Anstrengung und sind von nervöser Erschöpfung begleitet.

Calcarea carbonica
Stuhl grünlich, mehr oder weniger wäßrig und sauer.

Magnesia carbonica
Diarrhoe mit den charakteristischen sauren Stühlen - grün und schleimig; zuvor Bauchgrimmen und Rumpeln in den Därmen; Stühle wie Froschlaich; Abneigung gegen Milch, die Magenschmerzen verursacht oder unverdaut wieder ausgeschieden wird; Kolik, erleichtert durch Anziehen der Beine oder Bewegung.

Rheum
Diarrhoe mit sauren Stühlen - häufig, braun und schaumig; verbunden mit enormer Anstrengung und heftigen Schmerzen.

Paullinia
Diarrhoe mit reichlichen grünen Stühlen, jedoch geruchlos.

Mercurius
Tenesmus hält nach Stuhlgang an.

Calcarea carbonica
Kopfschweiße, im Gesicht und auf der Kopfhaut; feuchte, aber kalte Füße; Auftreibung des Abdomens.

Magnesia carbonica
Grüne, schleimige Stühle.

Magnesia carbonica
Tiefer wirkend als *Cham.*
Siehe auch oben.

Magnesia carbonica
Siehe oben.

Nux vomica
Spärlicher Stuhl und häufiges, erfolgloses Drängen zum Stuhl.

Sulphur
Morgendiarrhoe, die aus dem Bett treibt; der Stuhl verändert häufig seine Farbe, kann schleimig oder wäßrig sein. Wundheit des Anus.

Sulphur
Siehe oben.

Sulphur
Siehe oben.

Sulphur
Siehe oben.

Sulphur
Siehe oben.

Sulphur
Siehe oben.

Colocynthis
Siehe S. 505.

Chamomilla
Gelblich-grüne Stühle, wie gehackte Eier.

Rheum
Kneifende Kolik und Zucken der Muskeln des Gesichts und der Finger während Schlaf.

Colocynthis
Siehe S. 505.

Dioscorea
Morgendiarrhoe.
Siehe auch S. 505.

Kalium bichromicum
Morgendiarrhoe; wäßrige Stühle, gefolgt von viel Tenesmus.

Lilium tigrinum
Morgendiarrhoe; der Patient muß sich beeilen, um aus dem Bett zu kommen; breiige Stühle; verursachen schmerzhaftes Wundheitsgefühl im Anus.

Natrium sulphuricum
Siehe S. 503.

Phosphorus
Morgendiarrhoe - *schmerzlos; grüner Stuhl.*

Podophyllum
Morgendiarrhoe, aus dem Bett treibend; < mittags; setzt sich den ganzen Tag über fort.

Sulphur
Morgendiarrhoe, die aus dem Bett treibt; der Stuhl verändert häufig seine Farbe, kann schleimig oder wäßrig sein. Wundheit des Anus.

Veratrum album
Reichliche, wäßrige Stühle - grünlich, immer in Zusammenhang mit scharfen, schneidenden Schmerzen und oft mit Krämpfen der Unterschenkel.

Veratrum album
Siehe oben.

Rumex
Morgendiarrhoe, treibt den Patienten eilig aus dem Bett; verbunden mit dem für *Rumx.* charakteristischen Husten.

Iris versicolor
Keine Kälte; < um 2 - 3 Uhr nachts. Siehe auch S. 504.

Podophyllum
Keine Schmerzen. Siehe auch S. 507.

DIPHTHERIE

[**Arzneimittel:** *Ail., Alco., Am-c., Amyg., Ant-c., Apis, Ars., Ars-i., Arum-t., Bapt., Bell., Brom., Camph., Caps., Carb-ac., Carb-v., Crot-h., Hydr-ac., Ign., Iod., Kali-perm., Lac-c., Lach., Lyc., Merc-i-r., Merc-cy., Merc-i-f., Mur-ac., Naja, Nat-a., Nit-ac., Phyt., Ran-s., Rhus-t., Sul-ac.*]

Apis mellifica
Schleichende Entwicklung. Der Hals erscheint lackiert, als ob Tonsillen und Rachen mit glänzendem Lack überzogen seien. Frühe Entkräftung. Fiebrig und schläfrig gegen 15 Uhr. Sehr hohes Fieber; Puls zwischen 130 und 140 Schlägen, sehr schwach. Auf einer Tonsille, öfter rechts als links, bildet sich die Membran, dick wie Waschleder. Meist Durstlos, trotz des Fiebers. Stechende Schmerzen.

Apis mellifica
Siehe oben.

Arsenicum album
Die Membran ist dunkel gefärbt und gangränös, Foetor. Dünne, ätzende Absonderung aus der Nase. Adynamisches Fieber und starke Somnolenz, unterbrochen von Auffahren, Aufschreien im Schlaf und Zucken der Glieder. Ruhelosigkeit, besonders nach Mitternacht; spärlicher Urin und entweder Verstopfung oder übelriechende Diarrhoe.

Kalium permanganicum
Extremer Mundgeruch. Entsetzlich stinkende Membran.

Apis mellifica

Schleichende Entwicklung. Der Hals erscheint lackiert, als ob Tonsillen und Rachen mit glänzendem Lack überzogen seien. Frühe Entkräftung. Fiebrig und schläfrig gegen 15 Uhr. Sehr hohes Fieber; Puls zwischen 130 und 140 Schlägen, sehr schwach. Auf einer Tonsille, öfter rechts als links, bildet sich die Membran, dick wie Waschleder. Meist Durstlos, trotz des Fiebers. Stechende Schmerzen.

Arsenicum album

Siehe S. 508.

Arum triphyllum

Der Hals ist enorm wund und mit entweder dunkler und stinkender oder auch gelblich-weißer Membran bedeckt. Der Mund ist mit Geschwüren besetzt, die immer auf der Wangeninnenseite, auf den Lippen oder an den Rändern der Zunge erscheinen. Diese Ulzeration wird von wäßrigem und sehr scharfem Speichelfluß begleitet. Große Entkräftung. Ruheloses Umherwerfen.

Arum triphyllum

Siehe oben.

Arum triphyllum

Siehe oben.

Natrium arsenicosum

Kaum Schmerzen, trotz dunkel-purpurner Färbung des Halses, deutlicher Schwellung und großer Erschöpfung.

Arsenicum iodatum

Ausgeprägte Vergrößerung der Lymphdrüsen.

Ailanthus

Betäubung - der Patient wird schläfrig und liegt in tiefem Stupor. Auffallende ätzende, wäßrige Absonderung aus der Nase, die die Oberlippe wund macht. Typhoider Zustand.

Ammonium causticum

Diphtherie tritt in den Nasenhöhlen auf, mit brennender, wundmachender Absonderung aus der Nase und großer Entkräftung.

Amygdale amara

Scharfe, lanzinierende Schmerzen in den geschwollenen Tonsillen; Gaumen und Rachen sind dunkelrot gefärbt.

Arum triphyllum

Der Hals ist enorm wund und mit entweder dunkler und stinkender oder auch gelblich-weißer Membran bedeckt. Der Mund ist mit Geschwüren besetzt, die immer auf der Wangeninnenseite, auf den Lippen oder an den Rändern der Zunge erscheinen. Diese Ulzeration wird von wäßrigem und sehr scharfem Speichelfluß begleitet. Große Entkräftung. Ruheloses Umherwerfen.

Arum triphyllum

Siehe oben.

Arum triphyllum

Siehe oben.

Arum triphyllum

Siehe oben.

Arum triphyllum

Siehe oben.

Apis mellifica

Scharfe, lanzinierende Schmerzen in den geschwollenen Tonsillen; Gaumen und Rachen sind dunkelrot gefärbt.

Arsenicum album

Siehe S. 508. Ist in ernsten Fällen angezeigt.

Baptisia tinctoria

Der Patient ist sehr entkräftet und liegt im halbbetäubten Zustand, fast wie betrunken; das Gesicht ist dunkelrot und hat einen dummen Ausdruck; die Absonderungen aus Mund und Nase sind scheußlich stinkend. Typhoider Zustand. Die Membran neigt dazu, gangränös zu werden. Manchmal kann der Patient nur noch Flüssigkeiten schlucken und wirft feste Speisen sofort aus.

Belladonna

Kongestion des Kopfes, bevor sich die Membran bildet; Heftigkeit der Anfangssymptome.

Kalium bichromicum

Die Absonderungen sind auffallend fadenziehend. Schmerz im Hals, erstreckt sich zum Nacken und zur Schulter.

Arum triphyllum

Der Hals ist enorm wund und mit entweder dunkler und stinkender oder auch gelblich-weißer Membran bedeckt. Der Mund ist mit Geschwüren besetzt, die immer auf der Wangeninnenseite, auf den Lippen oder an den Rändern der Zunge erscheinen. Diese Ulzeration wird von wäßrigem und sehr scharfem Speichelfluß begleitet. Große Entkräftung. Ruheloses Umherwerfen.

Arum triphyllum

Siehe oben.

Arum triphyllum

Siehe oben.

Kalium permanganicum

Extremer Mundgeruch. Entsetzlich stinkende Membran.

Lachesis

Die Membran entwickelt sich zuerst auf der linken Tonsille und greift dann auf die rechte über; *Verschlechterung durch Leerschlucken,* häufig Besserung durch Essen oder Schlucken fester Speisen; ständiges Gefühl eines Klumpens auf der linken Seite, das bei jedem Schluckakt nachläßt, danach aber sofort wieder zurückkehrt. Verschlechterung nach Schlaf. Der Hals ist äußerst empfindlich gegen Berührung.

Lycopodium

Diphtherische Beläge wandern von der rechten zur linken Seite. Immer schlechter nach Schlaf, sogar nach kurzem Nickerchen. Ist mürrisch und reizbar. Ständiges Verlangen zu Schlucken, mit heftig stechenden Schmerzen. < durch Schlucken von Flüssigkeiten, besonders kalter Getränke. Drohende Paralyse des Gehirns.

Arum triphyllum

Der Hals ist enorm wund und mit entweder dunkler und stinkender oder auch gelblich-weißer Membran bedeckt. Der Mund ist mit Geschwüren besetzt, die immer auf der Wangeninnenseite, auf den Lippen oder an den Rändern der Zunge erscheinen. Diese Ulzeration wird von wäßrigem und sehr scharfem Speichelfluß begleitet. Große Entkräftung. Ruheloses Umherwerfen.

Arum triphyllum

Siehe oben.

Arum triphyllum

Siehe oben.

Arum triphyllum

Siehe oben.

Mercurius cyanatus

Membran erst weiß, wird dunkel und droht, gangränös zu werden. *Große Schwäche*, Hautoberfläche bläulich; Kälte der Extremitäten und schwacher Puls. Die Zunge ist braun belegt oder in ernsten Fällen sogar schwarz. Nasenbluten.

Mercurius iodatus flavus

Beläge bilden sich auf der rechten Seite des Halses mit Ansammlung zäh anhaftenden Schleimes im Hals. Dicker, gelber, schmutziger Belag des Zungengrundes, während Spitze und Seiten rot sind.

Mercurius iodatus ruber

Entzündung der linken Tonsille und Entwicklung eines gelblich-grauen Belags. Verschlechterung durch Leerschlucken, so daß bereits der Versuch, den Speichel zu schlucken, mehr Schmerzen verursacht, als das Schlucken fester Speisen.

Muriaticum acidum

Malignität, äußerst starke Entkräftung - der Patient scheint kaum mehr genug Leben in sich zu haben, um sich zu bewegen. < um 10 - 11 Uhr morgens. Der Mund ist voller tiefer Geschwüre mit dunkler oder schwarzer Basis. *Unwillkürlicher Stuhl und Urin.*

Arum triphyllum

Der Hals ist enorm wund und mit entweder dunkler und stinkender oder auch gelblich-weißer Membran bedeckt. Der Mund ist mit Geschwüren besetzt, die immer auf der Wangeninnenseite, auf den Lippen oder an den Rändern der Zunge erscheinen. Diese Ulzeration wird von wäßrigem und sehr scharfem Speichelfluß begleitet. Große Entkräftung. Ruheloses Umherwerfen.

Arum triphyllum

Siehe oben.

Arum triphyllum

Siehe oben.

Arum triphyllum

Siehe oben.

Arum triphyllum

Siehe oben.

Naja tripudians

Drohende Herzlähmung. Der Patient ist bläulich - erwacht keuchend aus dem Schlaf. Durst. Aussetzender Puls.

Natrium arsenicosum

Hals dunkel und purpurn, mit starker Schwellung und Entkräftung, jedoch nur geringe Schmerzen.

Nitricum acidum

Große Entkräftung und Membranen in Rachen und Nase; Elendigkeit und Unbehagen im Magen mit völliger Abneigung gegen Speisen.

Phytolacca

Anfangs kriechender Frost und Rückenschmerzen. Der Hals ist dunkelrot, fast purpurrot. Starkes Brennen im Hals, verstärkt durch heiße Getränke. Der Patient ist schwach, meint, beim Aufsitzen im Bett ohnmächtig zu werden.

Rhus toxicodendron

Dunkelfarbige Membran; im Schlaf rinnt blutiger Speichel aus dem Mund. Die Drüsen des Halses sind entzündet und dunkelerysipelatös verfärbt.

Cantharis

Heftiges Brennen und rauhe Empfindung im Hals; starkes Zusammenschnürungsgefühl in Hals und Kehlkopf, das sich bei jedem Versuch, Wasser zu schlucken, zum Erstickungsgefühl steigert. Dysurie. *Ausgeprägte Schwäche* in Folge der Krankheit.

Cantharis

Siehe oben.

Carbolicum acidum

Fäulnis und brennende Schmerzen im Mund, bis zum Magen reichend. Dunkelrotes Gesicht, Blässe um Mund und Nase. Rapides Sinken der Lebenskräfte.

Carbo vegetabilis

Nasenbluten. Das Gesicht ist blaß und eingesunken, fast hippokratisch; die dunkle und ziemlich flüssige Blutung hält über Stunden oder sogar Tage an.

Lachesis

Siehe S. 511.

Lachesis

Siehe S. 511.

Apis mellifica

Früh entstehende Schwäche. Siehe auch S. 509, 510.

Capsicum

Brennende Blasen am Gaumen. Aashafter Geruch aus dem Mund. < der Beschwerden, wenn er nicht schluckt.

Kalium permanganicum

Hals schmerzhaft; Wundheit der Muskeln des Halses.

Mercurius cyanatus

Siehe S. 512.

Apis mellifica

Ödeme des Halses, stechende Schmerzen und Bläschen am Rand des Mundes.
Siehe auch oben.

Crotalus horridus

Andauerndes Nasenbluten - das Blut sickert aus dem Mund.

Lachesis

Siehe S. 511.

Lac caninum

Eigentümliches Wechseln der Seiten; von einer Seite ausgehend, meist der linken, verlagern sich plötzlich Wundheit, Schwellung, sogar der Belag auf die entgegengesetzte Seite, um nach einigen Stunden wieder zum Ausgangspunkt zurückzukehren. Die Membran ist grau-gelb und dick; falls sich Geschwüre bilden, erscheinen sie silberglänzend.

Lachesis

Siehe S. 511.

Lycopodium

Meist ist die rechte Seite befallen und die Beläge wandern zur linken Seite. Verschlechterung von 16 - 20 Uhr; breitet sich zur Nase aus - der Patient kann nicht mehr durch die Nase atmen. Kinder erwachen schreckerfüllt oder mürrisch und zornig aus dem Schlaf. Siehe auch S. 511.

Lachesis

Siehe S. 511.

Naja tripudians

Larynx-Diphterie; der Patient keucht und meint, er müsse ersticken; der Rachen ist dunkelrot; fauliger Atem; kurzer und heiserer Husten mit Rauhigkeitsgefühl im Kehlkopf und oberen Teil der Luftröhre.

Lachesis

Siehe S. 511.

Nitricum acidum

Empfindung, als stecke eine Fischgräte, ein Splitter oder Glassplitter im Hals. Aussetzender Puls. Auch die Nase ist betroffen; wäßrige und sehr übelriechende Absonderung aus der Nase, die alle von ihr berührten Teile wund macht; häufiges Nasenbluten. Siehe auch S. 513.

Lycopodium

Meist ist die rechte Seite befallen und die Beläge wandern zur linken Seite. Verschlechterung von 16 - 20 Uhr; breitet sich zur Nase aus - der Patient kann nicht mehr durch die Nase atmen. Kinder erwachen schreckerfüllt oder mürrisch und zornig aus dem Schlaf. Siehe auch S. 511.

Muriaticum acidum

Gelblich-graue Beläge. Sehr fauliger Atem. Ödematöse Uvula. Aussetzender Puls, verbunden mit *unwillkürlichem Stuhl- oder Urinabgang.*
Siehe auch S. 512.

Phytolacca

Dunkelroter Hals, < auf der rechten Seite. Unfähig, heiße Getränke zu schlucken.

Nitricum acidum

Siehe S. 513, 515.

DYSENTHERIE

[**Arzneimittel**: *Acon., Aloe, Arn., Ars., Bapt., Bell., Canth., Caps., Carb-v., Chin., Colch., Coloc., Ferr-p., Kali-bi., Lach., Merc., Nux-v., Rhus-t., Sulph., Zinc-s.*]

Aconitum

Spärliche, blutige und schleimige Stühle, mit viel Tenesmus. Sommerdysenterie, wenn warmen Tagen kalte Nächte folgen.

Mercurius

Ergänzend. Der Tenesmus hält nach Stuhlgang weiter an.

Cantharis

Die blutigen und schleimigen Stühle sind *vermischt mit* [*Schleimhaut-*] *Fetzen, wie Abschabsel des Darms.* Auffallender Tenesmus und Dysurie.

Kolikartige Schmerzen, die zum Zusammenkrümmen zwingen; schneidenden, brennenden,

Colocynthis

Die Stühle können flüssig, reichlich, fäkal, flatulent, breiig oder schleimig und blutig sein, zuvor schwerer Tenesmus. Die Entleerungen werden, wie auch die Schmerzen, durch die geringste Aufnahme von Speisen oder Getränken hervorgerufen.

kneifenden, wandernden Charakters, nach Stuhlgang noch anhaltend.

Die greifenden kolikartigen Schmerzen > sich durch Zusammenkrümmen oder starken Druck auf das Abdomen; manchmal auch besser durch Abgang von Blähungen oder Stuhl; der greifende Schmerz geht dem Stuhl meist voraus und ist danach besser, obwohl er in einzelnen Fällen auch nach dem Stuhlgang noch anhält.

Cantharis

Die blutigen und schleimigen Stühle sind *vermischt mit* [*Schleimhaut-*] *Fetzen, wie Abschabsel des Darms.* Auffallender Tenesmus und Dysurie.
Kolikartige Schmerzen, die zum Zusammenkrümmen zwingen; schneidenden, brennenden, kneifenden, wandernden Charakters, nach Stuhlgang noch anhaltend.

Capsicum

Häufige, aber geringe Stühle; blutig und schleimig, zottige Stücke enthaltend; begleitet von heftigem Tenesmus und Brennen, sowohl im Rektum, als auch in der Blase. Durst, doch Trinken verursacht Schaudern und verstärkt die Schmerzen. Verschlimmerung der Schmerzen und anderer Symptome durch den geringsten Luftzug, ob kalt oder warm.
Paßt für schlaffe und stämmige Personen.

Cantharis

Siehe oben.

Colchicum

Tympanitische Auftreibung des Abdomens. Stühle aus gallertartigen, weißen Klumpen, gefolgt von heftigem Tenesmus und Konstriktion des Anus, was den Patienten stärker quält als der Stuhldrang.

Cantharis

Siehe oben.

Kalium bichromicum

Folgt *Canth.*; obwohl der Abgang der Schleimhautfetzen anhält, sind die Entleerungen gallertartiger.

Cantharis

Die blutigen und schleimigen Stühle sind *vermischt mit [Schleimhaut-] Fetzen, wie Abschabsel des Darms.* Auffallender Tenesmus und Dysurie.

Kolikartige Schmerzen, die zum Zusammenkrümmen zwingen; schneidenden, brennenden, kneifenden, wandernden Charakters, nach Stuhlgang noch anhaltend.

Cantharis

Siehe oben.

Carbo vegetabilis

Das Abdomen ist enorm aufgetrieben und tympanitisch. Brennende Schmerzen tief im Abdomen, meist in dem einen oder anderen Bogen des Kolons. Die Stühle stinken scheußlich.

Carbo vegetabilis

Siehe oben.

Lachesis

Allgemeiner Torpor, mit Hyperästhesie der Hautnerven.

Sulphur

Ergänzt *Canth.*, wenn Blutung und Tenesmus abgenommen haben, die Stühle jedoch weiterhin schleimig sind, mit häufigem, plötzlichem Drang, oder wenn der Tenesmus zwar nachgelassen hat, aber nach wie vor schleimige und blutige Stühle entleert werden.

Der Tenesmus hält von einer Entleerung bis zur nächsten an.

Zincum sulphuricum

Die Schmerzen zeigen sich an den Seiten des Abdomens.

Arsenicum album

Geringere Auftreibung des Abdomens. Ruhelosigkeit; brennender Durst - jedoch ist Wasser unverträglich.

China

Die Entleerungen sind schokoladefarben; scheußlich stinkend; mit Kälte und großer Schwäche. Fieberhafte und anämische Symptome.

Jeder Versuch zu Essen oder zu Trinken verursacht weitere Entleerungen. Aufstoßen bewirkt nur kurzzeitige Besserung. Die Blähungen sind nicht so übelriechend und auch die brennenden Schmerzen sind weniger ausgeprägt.

China

Verstärkte allgemeine Sensibilität. Fieberhafte und anämische Symptome.

Lachesis
Schwärzliche Stühle. Rote, rissige, glatte Zunge. Fürchterlich stinkender Geruch der Absonderungen.

Nux vomica
Blutige, schleimige, wäßrige und spärliche Stühle. Häufiges, erfolgloses Drängen zum Stuhl, das gleich endet, sobald eine Entleerung erfolgte. Verschlechterung gegen Morgen [3 Uhr].

Nux vomica
Siehe oben.

Kalium bichromicum
Absonderungen sind gelatinös, manchmal schleimig.

Aloe
Die Stühle bestehen aus Blut und Schleim (in enormen Mengen). Das Greifen endet nach dem Stuhlgang oder kann auch weiter anhalten.

Mercurius
Der Stuhldrang endet nicht durch die Entleerung.

EKZEM

[**Arzneimittel:** *Ant-c., Apis, Ars., Bor., Calc., Clem., Cur., Graph., Hep., Jug-r., Nit-ac., Petr., Psor., Ran-b., Rhus-t., Sel., Sep., Staph., Sulph., Viol-t.*]

Arsenicum album
Bläschen, die zu Pusteln werden und Krusten bilden, mit reichlicher Schuppung und viel Brennen. Trockene, schuppige Abschilferung.

Arsenicum album
Siehe oben.

Arsenicum album
Siehe oben.

Arsenicum album
Siehe oben.

Clematis
Mehr Rauheit, < durch Waschen. Feucht, abwechselnd mit trockenen Krusten.

Graphites
Rauhe Haut. Heraussickern von klebriger Flüssigkeit.

Hydrocotyle asiatica
Dicke, schuppige Haut, aber weniger Brennen.

Kreosotum
Schuppen häufen sich zu großen Massen.

Arsenicum album

Bläschen, die zu Pusteln werden und Krusten bilden, mit reichlicher Schuppung und viel Brennen. Trockene, schuppige Abschilferung.

Arsenicum album

Siehe oben.

Calcarea carbonica

Auf der Kopfhaut, mit der Tendenz, sich nach unten und über das Gesicht auszudehnen; es bilden sich dicke Krusten, meist weiß, mit kreideartigen Ablagerungen.

Calcarea carbonica

Siehe oben.

Kreosotum

Schuppiger Ausschlag auf der Haut über den Extensoren der Glieder.

Mezereum

Besonders in skrofulösen Fällen - es bilden sich harte, dicke, kreidige Krusten, die aufreißen und reichlichen Eiter absondern. Das Jucken intensiviert sich nachts, wenn der Patient warm eingewickelt ist. Manchmal umgeben Pickel den erkrankten Bereich.

Rhus toxicodendron

Bläschen auf roter, erysipelatöser Basis, vor allem um die Genitalien und auf haarbedeckten Flächen, mit Jucken, < nachts, nach Kratzen und bei kaltem, regnerischem Wetter.

Sepia

Nach Abschälung der Haut folgen entweder Bläschen, die von nicht sehr roter Haut umgeben sind, oder feiner Ausschlag, < um die Gelenke; oder auch kreisförmiger Ausschlag wie Herpes circinatus.

Arsenicum album

Kleiefarbene Schuppen auf dem Kopf, breiten sich über die Stirn nach unten aus.
Siehe auch oben.

Curare

Ekzem der Säuglinge, < im Gesicht und hinter den Ohren.

Natrium muriaticum

Schuppiger Ausschlag über den Flexoren und in den Gelenkbeugen.

Rhus toxicodendron

Siehe oben.

Natrium muriaticum
Hat eine spezielle Affinität zu den Handrücken - die Haut wird dort rauh, trocken und rissig.
Siehe auch oben.

Ranunculus bulbosus
Ekzem mit Verdickung der Haut und Bildung harter, horniger Krusten.

Rhus toxicodendron
Mit Brennen, Jucken und Prickeln.
Die Hautoberfläche um den Ausschlag herum ist rot und sieht schlimm aus.
Schwellung der Augenlider, wenn das Gesicht betroffen ist.
Siehe auch S. 520.

Selenium
Prickeln an einzelnen Stellen.
Jucken in den Hautfalten und an den Gelenken.

Sepia
Mit kleinen Geschwüren an den Handgelenken.
Siehe auch S. 520.

Antimonium crudum
Hornige Auswüchse oder Schwielen an den Fußsohlen.

Apis mellifica
Mit brennenden und stechenden Schmerzen.
Der Rand des Ekzems wird durch eine rote Linie begrenzt.
Der Ausschlag ist feucht, übelriechend und eiternd, zuweilen wie Impetigo.

Sulphur
Rauhe, grobe Haut, die sehr zu Ausschlägen neigt.

ENURESIS

[**Arzneimittel**: - *Ant-c., Apis, Bell., Benz-ac., Calc., Canth., Caust., Chlorl., Cina, Equi., Eup-pur., Ferr-p., Gels., Graph., Hep., Hyos., Kreos., Lina., Lyc., Mur-ac., Nat-hchls, Nat-m., Op., Phos., Ph-ac., Plant., Puls., Rhus-t., Squil., Sep., Sil., Sulph., Zinc.*]

Antimonium crudum
Unwillkürlicher Harnabgang beim Husten, tags und nachts.
Enuresis bei Kindern, die weder berührt, noch angesehen werden wollen.

Apis mellifica
Mit großem Reizzustand der Teile, < nachts und beim Husten.
Urin klar, strohfarben.

Lycopodium
Unwillkürlicher Harnabgang beim Husten, nachts; bei typhoidem Zustand.
Enuresis bei Kindern, die plötzlich eine Obstipation entwickeln.

Belladonna
Nachts und tagsüber, bei Mädchen und skrofulösen Kindern.
Urin enthält weiße Epithelien.

Apis mellifica

Mit großem Reizzustand der Teile, < nachts und beim Husten. Urin klar, strohfarben.

Apis mellifica

Siehe oben.

Causticum

Unwillkürlicher Harnabgang beim Husten.
Nächtliche Enuresis der Kinder im ersten Schlaf.
Schwache, geistesschwache Kinder; schwanken beim Gehen.

Causticum

Siehe oben.

Causticum

Siehe oben.

Causticum

Siehe oben.

Causticum

Siehe oben.

Causticum

Siehe oben.

Causticum

Siehe oben.

Causticum

Siehe oben.

Cantharis

Nachdem der Urin lange zurückgehalten wurde.

Natrium muriaticum

Tag und Nacht, beim Husten, Gehen oder Lachen.

Belladonna

Nächtliche Enuresis nervöser Kinder.
Siehe auch S. 521.

Calcarea carbonica

Nächtliches Einnässen dicker Kinder.
Folgt auch gut auf *Bell.*

Chloralum

Nächtliche Enuresis, im fortgeschritteneren Teil der Nacht.

Equisetum

Während des fortgeschritteneren Teils der Nacht, besonders bei Frauen. Der Urin enthält Blut und Albumen.

Ferrum phosphoricum

Tagsüber.

Graphites

Im späteren Teil der Nacht.

Kreosotum

Während des ersten Schlafs.
Der Patient uriniert, während er davon träumt. Reichlicher, blasser Urin.

Hepar sulphuris

Einnässen in der Nacht; der Urin entleert sich sehr langsam.

Causticum
Unwillkürlicher Harnabgang beim Husten.
Nächtliche Enuresis der Kinder im ersten Schlaf.
Schwache, geistesschwache Kinder; schwanken beim Gehen.

Causticum
Siehe oben.

Causticum
Siehe oben.

Causticum
Siehe oben.

Causticum
Siehe oben.

Causticum
Siehe oben.

Causticum
Siehe oben.

Causticum
Siehe oben.

Cina
Üblicherweise im ersten Schlaf.
Blasser und trüber Urin, der manchmal einen sehr starken Geruch aufweist.

Hyoscyamus
Bei Patienten mit großer Schwäche.

Phosphorus
Nachts, bei Kindern, die dem *Phosphorus*-Typus entsprechen; bei Kindern, die zu schnell wachsen.

Plantago major
Während des fortgeschritteneren Teils der Nacht. Reichlicher, blasser Urin.

Pulsatilla
Während des fortgeschritteneren Teils der Nacht.

Squilla
Unwillkürliches Herausspritzen des Harns bei alten Menschen.

Sepia
Nachts, bei kleinen Mädchen, während des ersten Schlafs.

Silicea
Während des fortgeschritteneren Teils der Nacht. Folgt auch auf *Bell.*

Sulphur
Während des fortgeschritteneren Teils der Nacht. Folgt auch auf *Bell.*

Benzoicum acidum
Während des ersten Schlafes.
Der Urin riecht streng, wie Pferdeharn.

Cina
Üblicherweise im ersten Schlaf. Blasser und trüber Urin, der manchmal einen sehr starken Geruch aufweist.

Cina
Siehe oben.

Cina
Siehe oben.

Equisetum
Siehe S. 522.

Plantago major
Bei Kindern, im fortgeschritteneren Teil der Nacht. Siehe auch S. 523.

Kreosotum
Siehe S. 522.

Phosphoricum acidum
Enuresis im ersten Teil der Nacht. Harn von sehr starkem Geruch.

Sepia
Siehe S. 523.

Linaria
Enuresis mit häufigem Harndrang, der nachts zum Aufstehen nötigt.

Kreosotum
Nachts, im ersten Schlaf. Siehe auch S. 522.

ERYSIPEL

[**Arzneimittel:** *Anac., Apis, Bell., Bor., Camph., Canth., Com., Crot-h., Cupr., Euph., Graph., Hep., Lach. Rhus-t., Sil., Stram., Sulph.*]

Anacardium
Erysipelatöser Ausschlag im Gesicht.

Apis mellifica
Die affizierten Teile zeigen die Tendenz, ödematös zu werden; nehmen eine rosig-blaßrosa Tönung an, die sich zu dunkelpurpurn hin verändern kann. *Nervöse Reizbarkeit* - ein Zustand nervöser Geschäftigkeit, ein verdrießliches Gefühl, das den Patienten vom

Rhus toxicodendron
Erysipel wandert von links nach rechts.

Belladonna
Keine ausgeprägte Neigung zu Ödem- oder Blasenbildung. Die Schmerzen sind immer heftig, mit Klopfen in den betroffenen Teilen. *Zerebraler Erregungszustand* - das Gehirn ist fast immer deutlich mitbeteiligt, mit Klopfen im Kopf und Erscheinungen beim

Schlaf abhält, obwohl er schläfrig ist. Hohes Fieber, mit trockener Haut und normalerweise Durstlosigkeit.

Bei Mitbeteiligung des Gesichts, wie Wassersäcke herabhängende Augenlider.

Apis mellifica

Siehe S. 524.

Apis mellifica

Siehe S. 524.

Apis mellifica

Siehe S. 524.

Belladonna

Siehe S. 524.

Belladonna

Siehe S. 524.

Augenschließen; Zucken im Schlaf. Voller, harter Puls. Metastasierung zum Gehirn.

Borax

Erysipel des Gesichtes, besonders der Wangen. *Empfindung, als seien Spinnweben auf dem Gesicht.*

Cantharis

Mitbeteiligung der Nase, mit großen Blasen und stärkerem Brennen. Breitet sich zur einen oder anderen Wange aus, mit Blasenbildung; diese platzen auf und entleeren wundmachendes Sekret.

Rhus toxicodendron

Spezielle Affinität zur Kopf- und Gesichtshaut, sowie zur Haut der Genitalien. Wandert von links nach rechts, meist dann, wenn das Gesicht betroffen ist. Gesicht düsterrot. Bildung kleiner Blasen, die brennen und stechen, jedoch überwiegend jucken. Der Patient ist ruhelos und schläfrig. Schmerzen der Glieder.

Ailanthus

Gesicht livide und marmoriert; tiefer Stupor.

Cuprum

Konvulsionen; heftige Kontraktion der Flexorenmuskeln.

Belladonna

Keine ausgeprägte Neigung zu Ödem- oder Blasenbildung. Die Schmerzen sind immer heftig, mit Klopfen in den betroffenen Teilen. *Zerebraler Erregungszustand* - das Gehirn ist fast immer deutlich mitbeteiligt, mit Klopfen im Kopf und Erscheinungen beim Augenschließen; Zucken im Schlaf. Voller, harter Puls. Metastasierung zum Gehirn.

Crotalus horridus/Lachesis

Gesicht purpurrot oder dunkelbläulich. Der Patient ist schwächer; der Puls schneller und weniger kräftig. Mehr Schläfrigkeit mit murmelndem Delirium.

Belladonna

Siehe oben.

Sulphur

Ist komplementär.

Cantharis

Siehe S. 525.

Graphites

Chronische Fälle von Erysipel, an der Nase beginnend.

Lachesis

Siehe oben.

Apis mellifica

Siehe S. 524.

Lachesis

Siehe oben.

Rhus toxicodendron

Siehe S. 524, 525.

Lachesis

Siehe oben.

Euphorbium

Gangrän mit Erysipel des Gesichts. Rechte Wange livide oder dunkelrot; Bläschenbildung.

Rhus toxicodendron

Siehe S. 524, 525.

Stramonium

Heftige zerebrale Symptome - Kongestion mit größerer Erregung des Sensoriums; mehr Ruhelosigkeit und Aufschreien wie durch Schreck. *Nur geringes oder gar kein Fieber.*

FIEBER

[**Arzneimittel:** - *Acon., Apis, Ars., Ars-i., Bapt., Bell., Bry., Calc., Carb-v., Cupr., Erio., Ferr-p., Gels., Hyos., Ip., Lyc., Merc., Mygal., Nat-m., Ol-j., Op., Ph-ac., Phos., Podo., Puls., Ran-b., Stram., Sulph., Verat-v.*]

Aconitum

Entzündliches Fieber - kraftvoll; deutlicher Frost, gefolgt von trockener, heißer Haut; voller, harter, hüpfender Puls; später folgt warmer, reichlicher, „kritischer" Schweiß [Entfieberung] mit Besserung der Symptomatologie. Angst, Ruhelosigkeit und Furcht vor dem Tode.

Die Symptomatologie entspricht in jeder Hinsicht dem Gegenteil eines typhoiden Zustands.

Aconitum

Entwickelt niemals typhoide Symptome.

Siehe auch oben.

Aconitum

In den ersten Stadien angezeigt.

Siehe auch oben.

Apis mellifica

Frost, gefolgt von Brennen über den ganzen Körper oder in einzelnen Teilen, während andere Teile kalt sind; die Haut ist heiß und trocken oder abwechselnd trocken und feucht. Kein Schweiß oder nur kurze Phasen, in denen Schweiß ausbricht, jedoch sofort wegtrocknet. Cri encephalique bei zerebralem Erregungszustand; Dyspnoe.

Arsenicum album

Das Fieber entwickelt sich zu einem typhoiden Zustand mit fauligen Absonderungen. Intensiver, brennender Durst, aber Unverträglichkeit von Wasser; oder er trinkt nur wenig, aber sehr häufig. Der Geist kann vollständig klar bleiben.

Verschlechterung nach Mitternacht.

Belladonna

Fieber beginnt mit Gehirn- und Rückenmarkssymptomen; oder es besteht anfänglich ein *Aconitum*-Zustand, zu dem sich eine Gehirnbeteiligung gesellt.

Zuckungen im Schlaf; Halluzinationen; Visionen; rechnet eher mit dem Tode, als daß er ihn fürchtet.

Aconitum

Paßt bei Hyperämie, Kongestion oder auch Frost, die einem Entzündungsfieber vorangehen.

Erregung, der Patient ist ruhelos, wirft sich im Bett umher, ist voller Ängste.

Aconitum

Siehe oben.

Aconitum

Siehe oben.

Aconitum

Siehe oben.

Bryonia

Ist angezeigt, wenn *Acon.* versagt.

Der Patient ist völlig ruhig, da jede *Bewegung seine Symptome verschlimmert.*

Ferrum

Entzündungs-Fieber - blutgestreifte Absonderungen. Puls voll, aber eher weich.

Gelsemium

Partieller Frost, beginnt an den Händen oder läuft die Wirbelsäule hinauf und hinunter, gefolgt von allgemeiner Hitze - am entschiedensten in Gesicht und am Kopf. Der gemäßigte Schweiß kommt allmählich und bringt immer Erleichterung. Voller, fließender, aber nicht harter Puls, - also nicht der sogenannte „Dampfhammerpuls".

Daneben besteht Mattigkeit, Muskelschwäche, Verlangen nach absoluter Ruhe und Schläfrigkeit. Niemals tritt heftiges Umherwerfen auf.

Sulphur

Remittierendes oder kontinuierliches Fieber, folgt gut auf *Aconitum.* Die trockene, heiße Haut bleibt bestehen, auch nach Gabe von *Acon.*, es entsteht keine Reaktion oder kritischer Schweiß [mit Entfieberung]; Verschlimmerung jeden Abend und leichtes Nachlassen gegen Morgen; der Patient ist jedoch nie ganz fieberfrei. Der Patient ist anfangs schlaf- und ruhelos, wird danach schläfrig und antwortet sehr schwerfällig und langsam auf Fragen, als würde er sie nicht ganz verstehen. Trockene Zunge, an den Rändern und der Spitze rot; spricht mit belegter Stimme.

Aconitum

Paßt bei Hyperämie, Kongestion oder auch Frost, die einem Entzündungsfieber vorangehen.

Erregung, der Patient ist ruhelos, wirft sich im Bett umher, ist voller Ängste.

Belladonna

Rheumatisches Fieber - reichlicher, saurer Schweiß, der keine Erleichterung bringt. Alles wird durchnäßt, doch je stärker der Schweiß auftritt, desto weniger Zeichen der Verbesserung sind sichtbar. Siehe auch S. 527.

Opium

Stärkere Schläfrigkeit; heißes Brennen des Körpers, sogar wenn er mit reichlich Schweiß bedeckt ist; Verlangen, sich abzudecken.

Podophyllum

Der Patient ist während des Fiebers schläfrig, manchmal delirös.

Pulsatilla

Heißer Kopf und trockene Lippen; leckt sich ständig die Lippen, um sie anzufeuchten, hat jedoch keinen Durst. Manchmal ist eine Hand kalt, die andere heiß.

Sulphur

Siehe S. 528.

Veratrum viride

Hoher Grad arterieller Erregung - voller, hüpfender und schneller Puls. Angestrengte und erschwerte Atmung.

Mercurius

Rheumatisches Fieber - folgt auf *Bell.*; wenn zwar das Fieber gesunken ist, der Schweiß aber weiterhin anhält.

Gelsemium

Siehe S. 528.

Gelsemium

Siehe S. 528.

Gelsemium

Siehe S. 528.

Arsenicum album

Große Ruhelosigkeit und Brennen.

GANGRÄN

[**Arzneimittel:** *Ant-c., Apis, Ars., Bell., Brom., Calc., Canth., Carb-an., Carb-v., Chin., Euph., Lach., Merc-c., Merc-cy., Plb., Ran-b., Rhus-t., Sal-ac., Sec., Sil.*]

Apis mellifica
Gangrän mit stechenden Schmerzen.

Apis mellifica
Siehe oben.

Apis mellifica
Siehe oben.

Arsenicum album
Brennende Schmerzen, mit starker Ruhelosigkeit, < durch Kälte; > durch Wärme.
Trockene Gangrän alter Menschen.

Arsenicum album
Siehe oben.

Arsenicum album
Siehe oben.

Belladonna
Mit klopfenden Schmerzen.

Cantharis
Hochgradige Reizbarkeit [der Gewebe] und Entzündung bei Fieber.
Mit Blasenbildung.
Mit Komplikationen der Harnorgane.

Rhus toxicodendron
Gangrän durch Exantheme; schwarz.

Carbo vegetabilis
Bei brennenden Schmerzen, jedoch ohne Ruhelosigkeit.

China
Mit Blutung oder nach großem Blutverlust.

Lachesis
Aschgraue Gangrän.
Prickeln, Hitze und Taubheit.
Ausgeprägt blaue Färbung.
Bei bläulich-schwarzen Blasen.
Entzündungen, die sich zu Gangrän entwickeln.
Neigung zu gangränöser Ulzeration.
Traumatische Gangrän, wenn die Ränder einer klaffenden Wunde schwarz werden.

Arsenicum album
Brennende Schmerzen, mit starker Ruhelosigkeit, < durch Kälte; > durch Wärme.
Trockene Gangrän alter Menschen.

Arsenicum album
Siehe oben.

Calcarea carbonica
Gangrän folgt auf Krebswunden.

Lachesis
Siehe S. 530.

Lachesis
Gangrän der Zehen.
Siehe auch S. 530.

Ranunculus bulbosus
Gangrän mit Fieber und Delirium.

Secale cornutum
Mit Brennen und Taubheit.
Besserung der Symptome durch Kälte [erträgt es nicht, zugedeckt zu sein].
Trockene Gangrän, besonders an den Zehen alter Menschen.

Silicea
Gangränöse Entzündungen und Geschwüre.

Euphorbium
Gangrän mit Erysipel.
Bohrende, nagende und grabende Schmerzen, mit Jucken und Kribbeln beim Nachlassen der Schmerzen.

Secale cornutum
Trockene Gangrän, besonders an den Zehen alter Menschen.
Siehe auch oben.

GICHT

[**Arzneimittel**: - *Am-p., Ant-c., Arn., Benz-ac., Berb., Calc., Caust., Colch., Coloc., Guaj., Kalm., Led., Lith-c., Lyc., Nat-m., Puls., Rhod., Sabin., Staph.*]

Berberis
Gelber, trüber und flockiger Urin.

Berberis
Siehe oben.

Benzoicum acidum
Harn von starkem Geruch, ähnlich Pferdeurin.

Calcarea carbonica
Sehr übelriechender Harn, mit weißen Ablagerungen. Gichtige Knötchen an den Fingern.

Berberis
Gelber, trüber und flockiger Urin.

Colchicum
Spärlicher, dunkelroter Urin. Die große Zehe ist beteiligt, die Anfälle entstehen nachts. Gichtmetastasen zur Brust - eine Empfindung, als würde die Brust von einer straffen Bandage zusammengepreßt.

Ledum
Wandert charakteristischerweise von unten nach oben. Gichtige Entzündung des großen Zehs; spärliche Absonderungen; Tendenz, sich zu Knötchen zu verhärten; heftige, reißende Schmerzen, < in der Bettwärme und Besserung durch kalte Anwendungen; ödematöser Zustand der Füße.

Lycopodium
Urin enthält Harnsäuresediment.

Pulsatilla
Gicht, vor allem durch Magenverstimmung hervorgerufen. Gichtige Synovitis. Empfindung von Wundsein oder Unterschworenheitsgefühl unter der Haut der betroffenen Gelenke. Scharfe, stechende Schmerzen - meist wandernd; Druck bessert; < durch Wärme und abends.
Colch. folgt gut.

Colchicum
Siehe oben.

HÄMOPTYSE

[**Arzneimittel:** - *Acal., Acon., Bry., Cact., Calc., Carb-v., Elaps., Ferr., Ferr-p., Iod., Ip., Laur., Led., Merc., Mill., Nit-ac., Nux-v., Op., Phos., Puls., Rhus-t., Senec., Sulph., Zinc.*]

Acalypha indica
Hämoptyse nach trockenem Husten.

Aconitum
Hellrotes Blut; Angst und Fieber - unverändert anhaltend.

Carbo vegetabilis
Brennende Schmerzen in der Brust. Große Angst, aber keine ausgeprägte Ruhelosigkeit.

Cactus grandiflorus
Begleitet von starkem Herzklopfen und Zusammenschnürungsgefühl, wie von einem Band um die Brust. Weniger Angst und Fieber.

Aconitum

Hellrotes Blut; Angst und Fieber - unverändert anhaltend.

Aconitum

Siehe oben.

Elaps

Absonderung dunklen Blutes.

Ledum

Siehe oben.

Ledum

Siehe oben.

Opium

Siehe oben.

Phosphorus

In Zusammenhang mit vikariierenden Menses - Regelblut zu blaß.
Bei chronischem Katarrh - mit grünem, blutgestreiftem Schleim.

Ledum

Hämoptyse von Trinkern oder Personen mit rheumatischer Diathese. Dunkelrotes, aber *schaumiges* Blut.

Millefolium

Reichlicher Fluß hellroten Blutes, aber *ohne Fieber*.

Ferrum

Dunkelrotes, jedoch koaguliertes Blut. Dabei Lungenschwindsucht.

Nux vomica

Hämoptyse nach einer durchzechten Nacht, nach Ausschweifung, heftiger Gefühlserregung oder unterdrückten Hämorrhoiden.

Opium

Bei Trinkern: heftiger Husten mit Auswurf von schaumigem Schleim und Blut; der Patient ist schläfrig; heiße Brust, aber kalte Glieder.

Senecio

Blutiger Auswurf beim Husten.

Pulsatilla

Bei vikariierenden Menses - Regelfluß aus dunklem Blut mit Klumpen oder farblos und wäßrig.
Beginnende Auszehrung - mit Wundheitsgefühl in der Brust, vor allem unter den Schlüsselbeinen; brennender Schmerz, besonders in der Herzregion; Stiche in den Brustseiten.

Rhus toxicodendron
Hämoptyse durch Überanstrengung.

Sulphur
Hämoptyse durch Kongestion der Brust. Das Atmen macht große Probleme. Heftiges Herzklopfen.

HÄMORRHOIDEN

[**Arzneimittel**: *Absin., Aesc., Aloe, Alum., Am-c., Anac., Ant-c., Apoc., Ars., Bor., Caps., Carb-an., Carb-v., Coll., Goss., Graph., Ham., Ign., Lach., Lyc., Lam., Mur-ac., Nat-m., Nat-s., Nit-ac., Nux-v., Paeon., Petr., Rhus-t., Sep., Sil., Sulph., Sul-ac., Thuj.*]

Anacardium
Innere Hämorrhoiden. Empfindung, als würde ein Pflock in den Anus gedrückt.

Apocynum
Empfindung, als würde ein Keil in den Anus geschlagen.

Anacardium
Siehe oben.

Lamium album
Äußere Hämorrhoiden.

Carbo animalis
Hämorrhoiden mit schwacher Verdauung; Heraussickern einer dünnen, geruchlosen Flüssigkeit aus dem Rektum - aber nicht sehr ausgeprägt.

Carbo vegetabilis
Bläuliche, vorfallende Hämorrhoiden; deutliches Heraussickern einer dünnen, geruchlosen Flüssigkeit aus dem Rektum.

Graphites
Brennende und stechende Schmerzen; der Anus ist so extrem wund, daß es den Patienten beim Sitzen sehr belästigt.

Arsenicum album
Fallen beim Stuhlgang vor, mit Brennen. Große Reizbarkeit [*Carb-v.:* Torpidität], ängstliches Gemüt und extreme Schwäche.

Lachesis
Große, vorfallende Hämorrhoiden mit Stichen nach oben bei jedem Husten oder Niesen; bläulich; Schmerz im Sphinkter; Trägheit mit Mangel an Lebensenergie, aber nervöse Erregbarkeit; Druck ist unerträglich. Kann mit Obstipation verbunden sein. < zwischen den Menses oder bei spärlichen Menses. Hämorrhoiden der Dyspeptiker oder Trinker.

Arsenicum album
Hämorrhoiden der Trinker. Siehe auch oben.

Lachesis

Große, vorfallende Hämorrhoiden mit Stichen nach oben bei jedem Husten oder Niesen; bläulich; Schmerz im Sphinkter; Trägheit mit Mangel an Lebensenergie, aber nervöse Erregbarkeit; Druck ist unerträglich. Kann mit Obstipation verbunden sein. < zwischen den Menses oder bei spärlichen Menses. Hämorrhoiden der Dyspeptiker oder Trinker.

Lachesis

Siehe oben

Nux vomica

Jucken, < nachts; Blutungsneigung; häufiges, erfolgloses Drängen zum Stuhl. Besserung durch kaltes Wasser.

Nux vomica

Siehe oben.

Nux vomica

Siehe oben.

Nux vomica

Siehe oben.

Carbo vegetabilis

Bläuliche, vorfallende Hämorrhoiden; deutliches Heraussickern einer dünnen, geruchlosen Flüssigkeit aus dem Rektum.

Sulphuricum acidum

Hämorrhoiden der Trinker - feucht, brennend; können die Stuhlentleerung verhindern.

Aesculus hippocastanum

Empfindung von Trockenheit im Rektum; Gefühl, als steckten kleine Stöckchen oder Splitter in den Schleimhautfalten. Klopfen tief im Abdomen, teilweise im Bereich des Hypogastriums.

Aloe

Hämorrhoiden treten wie Weintrauben vor und werden durch kaltes Wasser beträchtlich gebessert.

Collinsonia canadensis

Empfindung von Stöckchen [Stäbchen] im Rektum. Verstopfung.

Hamamelis

Erhebliche Blutung mit deutlicher Wundheit der betroffenen Teile. Der Rücken fühlt sich an, als würde er zerbrechen.

Sepia

Bluten beim Stuhlgang, mit Völlegefühl im Rektum, als ob es von einer fremden Masse ausgedehnt würde, was Stuhldrang hervorruft.

Sepia

Siehe oben.

Sulphur

Hämorrhoiden durch Kongestion der Pfortader.

Sulphuricum acidum

Feuchtigkeit oder Heraussickern eines Sekrets aus dem Rektum. Brennen. So große Hämorrhoiden, daß sie das Rektum ausfüllen.

Aloe

Hämorrhoiden treten wie Weintrauben vor und werden durch kaltes Wasser beträchtlich gebessert.

Lycopodium

Blutende Hämorrhoiden. Beträchtliche Hämorrhagie.

Hämorrhoiden, die sich nicht weiterentwickeln und als harte, bläuliche Knoten bestehen bleiben.

Aloe

Siehe oben.

Paeonia

Enorm große Hämorrhoiden mit starker Wundheit und Schmerzhaftigkeit.

IKTERUS

[**Arzneimittel:** *Acon., Ars., Bry., Card-m., Cham., Chel., Chin., Dig., Hep., Jug-c., Kali-c., Lach., Merc., Myric., Nat-s., Nux-v., Phos., Podo., Puls.*]

Digitalis

Im Zusammenhang mit Herzkrankheiten. Die Leber ist vergrößert, mit Wundheitsgefühl, wie gequetscht, etwas verhärtet. Langsamer Puls, sogar langsamer als der Herzschlag. Hochgefärbter Urin durch Beimischung von Gallepigmenten. Die Zunge kann völlig rein oder weißlich-gelb belegt sein; aschweiße Stühle.

Myrica cerifera

Funktional bedingt. Augen und Skleren weisen eine schmutzig dunkelbraun-gelbliche Färbung auf, während die Lider abnorm rot sind. Schmutziggelb belegte Zunge. Schwaches, sinkendes Gefühl im Epigastrium nach dem Essen. Langsamer, aber verstärkter Puls. Der Urin ist dunkel und trübe. Aschweiße Stühle.

Der Patient ist schwach und schläfrig; er klagt über Muskelschmerz und Weh in den Gliedern.

Nux vomica
Der Patient leidet unter Ohnmachtsanfällen, nach denen er sich sehr schwach fühlt.

Nux vomica
Siehe oben.

Nux vomica
Siehe oben.

Nux vomica
Siehe oben.

Nux vomica
Siehe oben.

Nux vomica
Siehe oben.

Nux vomica
Siehe oben.

Aconitum
Gelbsucht durch Zorn. *Ausgeprägte Gemütssymptome.*

Arsenicum album
Gelbsucht durch Chininabusus. Erregbares Gemüt und der dem Mittel eigene Durst.

Bryonia
Gelbsucht durch Quecksilber-Mißbrauch. Durch Zorn - begleitet von Frostigkeit. Die Zunge ist weiß.

Carduus marianus
Weißbelegte Zunge, vor allem in der Mitte; Spitze und Ränder sind rot. Übelkeit mit Erbrechen saurer, grüner Flüssigkeit. Unbehagliches Völlegefühl in der Lebergegend. Die Stühle sind gallig, der Urin goldgelb.

Chamomilla
Gelbsucht durch Ärger. Gelbe Zunge. Blasses Gesicht mit einseitig roter Wange. Verbunden mit Hitze. Der Patient ist mürrisch und reizbar.

Chelidonium
Schmerz unter dem rechten Schulterblatt.

China
Gelbsucht durch sexuelle Exzesse, Säfteverlust oder Alkoholmißbrauch.
Haut und Skleren sind gelblich. Unterschworenheitsgefühl im rechten Hypochondrium. Weißliche Stühle, verbunden mit stinkenden Blähungen, oder es tritt Diarrhoe auf.

Nux vomica

Der Patient leidet unter Ohnmachtsanfällen, nach denen er sich sehr schwach fühlt.

Nux vomica

Siehe oben.

Nux vomica

Siehe oben.

Nux vomica

Siehe oben.

Nux vomica

Siehe oben.

Nux vomica

Siehe oben.

Hepar sulphuris

Gelbsucht als Auswirkung von Chinin.

Juglans cinerea

Schmerz unter dem rechten Schulterblatt. Gallige oder gelblich-grüne Stühle, die im Anus brennen, verbunden mit Tenesmus.

Mercurius

Gelbsucht als Auswirkung von Chinin. Schmutzige, gelblich-weiß belegte Zunge mit Zahneindrücken. Haut und Konjunktiven zeigen eine deutlich ikterische Färbung. Die Stühle sind entweder tonfarben, wegen des Mangels an Galle, oder gelblich-grün, biliös; sie gehen unter starkem Tenesmus ab, worauf ein Gefühl von „niefertigwerden-können" folgt.

Natrium sulphuricum

Gelbsucht durch Ärger mit Schmerz unter dem rechten Schulterblatt. Massive Blähungen.

Podophyllum

Die Leber ist geschwollen und empfindlich, Reiben über dem rechten Hypochondrium lindert diese Empfindung; Obstipation oder Diarrhoe. Tonfarbene Stühle.

Pulsatilla

Gelbsucht als Auswirkung von Chinin. Charakteristische Gemütssymptome.

Phosphorus
Funktionsstörung, zeigt aber organische Störungen an; verbunden mit Schwangerschaft oder bösartigen Lebererkrankungen. Die Stühle tendieren zu einer grünlich-weißen Färbung.

Myrica cerifera
Ist oberflächlicher in seiner Wirkung. Aschfarbene Stühle. Siehe auch S. 536.

KARBUNKEL

[**Arzneimittel**: *Anthraci., Apis, Ars., Canth., Carb-v., Hyos., Kali-bi., Lach., Naja, Nit-ac., Phyt., Rhus-t., Sec., Sil., Tarent.*]

Arsenicum album
Pfefferstreuerähnliche Öffnungen, die tief in das Zellgewebe eindringen. Schneidende, lanzinierende, brennende Schmerzen mit Verschlechterung nach Mitternacht; > durch Hitze.

Anthracinum
Zeigt genau die gleiche Symptomatik wie *Ars.*, jedoch in erheblich intensiverem Grad.

Arsenicum album
Siehe oben.

Carbo vegetabilis
Die betroffenen Teile sind bläulich oder livide, die Absonderungen widerlich, mit brennenden Schmerzen, aber ohne Ruhelosigkeit.

Lachesis
Die Umgebung ist geschwollen und purpurrot oder schwärzlich verfärbt. Sehr langsame Eiterbildung. Karbunkel in der Nähe der Wirbelsäule.

Arsenicum album
Siehe oben.

Arsenicum album
Siehe oben.

Phytolacca
Lanzinierende, zuckende Schmerzen.

Arsenicum album
Siehe oben.

Secale cornutum
> durch Kälte.

Carbo vegetabilis

Ohne Ruhelosigkeit.

Arsenicum album

Überaus starke Ruhelosigkeit.

Carbo vegetabilis

Siehe S. 539.

Silicea

Nicht maligne. Karbunkel im Bereich zwischen Schulter und Nacken.

Lachesis

Siehe S. 539.

Hyoscyamus

Der Patient ist äußerst nervös. Coma vigile etc.

Lachesis

Siehe S. 539.

Nitricum acidum

Blutungsneigung. Blutung nach leichtester oder sogar ohne jede Berührung.

Rhus toxicodendron

Zu Beginn angezeigt. Die betroffenen Teile sind dunkelrot. Rote oder schwarze Streifen.

Arsenicum album

Folgt *Rhus-t.*
Siehe auch oben; S. 539.

Rhus toxicodendron

Siehe oben.

Carbo vegetabilis

Folgt *Rhus-t.*
Siehe auch S. 539.

Tarentula cubensis

Gräßliche Schmerzen [*brennend, stechend*] bei großer Schwäche und Diarrhoe. Intermittierendes Fieber mit abendlicher Verschlimmerung.

Arsenicum album

Siehe oben.

Tarentula cubensis

Siehe oben.

Lachesis

Siehe S. 539.

Tarentula cubensis

Siehe oben.

Silicea

Siehe oben.

KEUCHHUSTEN

[**Arzneimittel:** *Ambr., Ant-t., Arn., Bry., Cina, Coc-c., Cor-r., Cupr., Dros., Ip., Kali-bi., Kali-c., Meph., Seneg., Verat.*]

Coccus cacti
Verschlimmerung gegen Morgen. Erbrechen *fadenziehenden Schleims.*

Corallium rubrum
Husten wie Salven aus einem Schnellfeuergewehr- die Anfälle erscheinen sehr schnell nacheinander. Tagsüber ist der Husten kurz, schnell und klingend; zur Nacht hin entstehen deutliche Paroxysmen von Keuchen, die sich gegen Morgen hin verschlimmern, so daß der Kranke völlig erschöpft zurückfällt.

Corallium rubrum
Klare Expektoration.
Siehe auch oben.

Corallium rubrum
Siehe oben.

Mephitis
Harter Husten mit deutlichem Kehlkopfkrampf und merklichem Keuchen. Die *katarrhalischen Symptome sind unauffälliger, das krampfende Keuchen jedoch ist auffällig.* Der Husten verschlimmert sich nachts und nach dem Hinlegen.

Drosera
Verschlimmerung nach Mitternacht.

Coccus cacti
Anfälle von Keuchhusten, die mit Erbrechen klaren, *fadenziehenden Schleims* enden, der in großen, langen Strähnen aus dem Mund hängt.
Morgendliche Verschlimmerung.

Kalium bichromicum
Fadenziehende, aber nicht klare, sondern gelbe Schleimabsonderung. Trockener, bellender Husten, schlimmer morgens.

Senega
Der Husten verschlimmert sich gegen Abend. Zäher Auswurf - durchsichtig wie Eiweiß und schwierig hochzuholen. Quetschender Druck auf der Brust des Patienten.

Corallium rubrum
Erstickungsgefühl *vor* dem Husten, danach große Erschöpfung.
Siehe auch oben.

Mephitis
Harter Husten mit deutlichem Kehlkopfkrampf und merklichem Keuchen. Die *katarrhalischen Symptome sind unauffälliger, das krampfende Keuchen jedoch ist auffällig.* Der Husten verschlimmert sich nachts und nach dem Hinlegen.

Ipecacuanha
Wenn der Husten nachläßt, erbricht der Kranke Schleim, was bessert.

Ipecacuanha
Siehe oben.

Drosera
Anfälle von bellendem Husten, die so häufig erscheinen, daß dem Kranken kaum Gelegenheit zum Atmen bleibt. Besondere Verschlimmerungszeit nach Mitternacht. Das Kind hält sich beide Hypochondrien während des Hustens, und wenn das Sputum nicht hochgebracht werden kann, folgt Erbrechen und Würgen.

Cina
Direkt nach jedem Anfall ist ein gurgelndes Geräusch zu hören. Zähneknirschen.

Cuprum
Ergänzt *Ip.* Krämpfe der Flexoren stehen im Vordergrund.

KOLIK

[**Arzneimittel**: *Acon., Aeth., Alum., Bell., Bor., Bov., Caust., Cham., Chin., Cist., Coloc., Crot-t., Cupr., Cycl., Dulc., Ip., Lyc., Mag-c., Nux-v., Op., Plat., Plb., Rhus-t., Staph., Verat., Zinc.*]

Belladonna
Scharfe Schmerzen, schreit plötzlich auf und beugt sich *zurück.*

Chamomilla
Kolik durch emotionale Ursachen.

Heißes Gesicht, rote Wangen und heißer Schweiß.

Colocynthis
Gräßliche packende, schneidende etc. Schmerzen, zwingen ihn, sich zusammenzukrümmen oder kräftig gegen das Abdomen zu drücken, was bessert.

Colocynthis
Beugt sich nach vorne.

Colocynthis
Kolik durch emotionale Ursachen.

Heftigste Schmerzen, muß sich zusammenkrümmen, um > zu erlangen.

Aconitum
Entzündungs-Kolik, die den Patienten zum Zusammenkrümmen nötigt, aber ohne jegliche Erleichterung dadurch.

Colocynthis
Siehe S. 542.

Colocynthis
Kolik nervösen Ursprungs - greifende Schmerzen.
Siehe auch S. 542.

Colocynthis
Siehe S. 542.

Colocynthis
Siehe S. 542.

Colocynthis
Kolik durch emotionale Ursachen.
Siehe auch S. 542.

Colocynthis
Siehe S. 542.

Cuprum
Entzündungs-Kolik, mit einer Kombination neurotischer und entzündlicher Symptome.

Cyclamen
Kolik durch Flatulenz, entsteht nachts und wird nur durch Aufstehen und Herumgehen gebessert.

Bovista
Besserung durch Zusammenkrümmen und nach dem Essen. Roter Urin.

Castoreum
Erleichterung durch Druck. Kolik nervösen Ursprungs mit Blässe, kaltem Schweiß und plötzlicher Kraftlosigkeit.

Croton tiglium
> durch warme Getränke [*Mag-p.*].

Magnesia carbonica
Zieht die Beine an, um Erleichterung zu erlangen, häufig durch Bewegung gebessert.

Staphisagria
Kolik durch emotionale Ursachen.
Krampfhafte Schmerzen im Abdomen.
Als Ergänzungsmittel kann es die Heilung vollenden, wenn *Coloc.* nicht vollständig ausreichte.

Veratrum album
Zwingt den Patienten, sich zusammenzukrümmen, muß aber Herumgehen, um Erleichterung zu erlangen. Kalte Schweiße auf der Stirn.

Aconitum
Siehe S. 542.

Veratrum album
Siehe oben.

Opium
Häufiges Aufstoßen, ohne Erleichterung dadurch.

Opium
Druck nach unten zum Rektum und zur Blase.

Opium
Siehe oben.

Opium
Siehe oben.

Rhus toxicodendron
Der Schmerz bessert sich durch Zusammenkrümmen und *Umherbewegen*.
Während Stuhlgang ziehen die Schmerzen die Oberschenkel hinab.

China
Aufstoßen erleichtert nur vorübergehend. Schwäche.

Lycopodium
Saurer Geschmack beim Aufstoßen. Die Blähungen drücken stärker nach oben als nach unten.

Nux vomica
Druck sowohl aufwärts zur Brust, was erschwerte Atmung verursacht, als auch nach unten zu Rektum und Blase, was Stuhl- und Harndrang bewirkt.

Veratrum album
Kolik, als ob die Därme gedreht würden; empfindliches Abdomen. Je länger sich der Abgang der Blähungen verzögert, desto schwerer gehen sie ab.

Colocynthis
Besserung der Schmerzen durch Zusammenkrümmen, jedoch nicht durch Bewegung, obwohl die Heftigkeit der Schmerzen den Patienten dazu nötigt, sich umherzubewegen.

LÄHMUNGEN

[**Arzneimittel:** - *Acon., Apis, Arg-n., Ars., Bar-c., Cann-i., Carb-v., Caust., Cocc., Colch., Coll., Con., Cur., Dulc., Gels., Hell., Hyos., Ign., Naja, Nat-m., Nux-v., Olnd., Op., Phos., Phys., Pic-ac., Plb., Rhus-t., Sec., Sil., Stann., Staph., Stry., Sulph., Verat., Zinc.*]

Aconitum
Lähmung durch Einwirkung von Kälte, besonders durch trockene, kalte Winde; mit Kälte, Taubheit und Prickeln der Teile. Zu Beginn der Beschwerden angezeigt.

Cannabis indica
Prickeln in den betroffenen Teilen.

Aconitum

Lähmung durch Einwirkung von Kälte, besonders durch trockene, kalte Winde; mit Kälte, Taubheit und Prickeln der Teile. Zu Beginn der Beschwerden angezeigt.

Aconitum

Siehe oben.

Aconitum

Siehe oben.

Aconitum

Siehe oben.

Apis mellifica

Die Lähmung folgt auf entkräftende Leiden, wie etwa Diphtherie oder Typhus.

Baryta carbonica

Der Patient ist kindisch, leidet unter Gedächtnisverlust, Zittern der Glieder und auffälliger Lähmung der Zunge.

Lähmung folgt auf Apoplexie - für die sofortigen Auswirkungen.

Baryta carbonica

Siehe oben.

Causticum

Paßt, wenn die Lähmung chronisch wird und auf *Acon.* keine Reaktion mehr erfolgt.

Rhus toxicodendron

In späteren Stadien angezeigt; besonders aber bei Lähmung durch Kälte.

Staphisagria

Prickeln in den betroffenen Teilen.

Sulphur

Lähmung aufgrund von Überdosierung von *Acon.*

Auch in späteren Stadien angezeigt, wenn *Acon.* versagt.

Sulphur

Als Zwischenmittel geben, wenn die Besserung durch *Apis* zeitweilig stagniert.

Siehe auch oben.

Causticum

Zeigt mehr Starrkrämpfe und Spasmen.

Lähmung folgt Apoplexie - für die später eintretenden Auswirkungen.

Siehe auch oben.

Secale cornutum

Die Lähmungserscheinungen treten gewöhnlich mit Taubheit und Brennen auf.

Causticum

Lähmung ist verursacht durch tiefsitzende nervöse Erkrankungen oder, was sehr charakteristisch ist, durch Kälteeinwirkung, vor allem durch intensive Winterkälte, wenn eine Neigung zu rheumatischen Beschwerden vorliegt.
Siehe auch S. 545.

Causticum

Siehe oben.

Causticum

Siehe oben.

Cocculus indicus

Lähmung durch Rückenmarkserkrankungen - zu Beginn.

Cocculus indicus

Siehe oben.

Cocculus indicus

Lähmung nach Diphtherie.
Siehe auch oben.

Carbo vegetabilis

Es besteht eine feindliche Mittelbeziehung.

Dulcamara

Lähmung rheumatischen Ursprungs, durch feuchtkalte Witterung, besonders bei Wechsel von erträglich warmen zu kalten und feuchten Tagen - paßt am Anfang, nicht mehr, wenn die Erkrankung chronisch wird.
< durch jeden Wetterwechsel.

Rhus toxicodendron

Lähmung des gleichen Ursprungs wie bei *Dulc.*, wenn die Beschwerden chronisch werden.
Siehe auch S. 545.

Aconitum

Siehe S. 544.

Conium

Die Lähmungserscheinungen breiten sich nach oben aus; der untere Teil des Körpers wird vor dem oberen affiziert.

Gelsemium

Einseitige Lähmung nach Diphtherie, mit nahezu normaler Sensibilität [der Teile].

Cocculus indicus

Funktionelle Paralyse; vollständige motorische Lähmung.
Siehe auch S. 546.

Dulcamara

Siehe S. 546.

Gelsemium

Lähmungszustand nach Gemütsbewegungen, besonders solchen von niederdrückendem Charakter.
Lähmung der Kehlkopfmuskeln (Aphonie).
Siehe auch S. 546.

Gelsemium

Siehe oben.

Gelsemium

Siehe oben.

Gelsemium

Funktionelle Lähmung.
Siehe oben.

Stannum

Funktionelle Paralyse durch Übermüdung oder Gemütsbewegung.
Der *Stann.*-Kranke ist meist traurig und weint leicht, wobei Weinen seinen Zustand verschlechtert.

Rhus toxicodendron

Siehe S. 545, 546.

Natrium muriaticum

Nach einem Anfall von Ärger verliert der Arm fast seine Kraft.
Partielle Lähmung durch Schwäche des Rückenmarks, vor allem wenn sie durch Kummer, Ärger etc. verursacht wird.

Stannum

Die Kranken werden so stark von ihren Gefühlen ergriffen, daß sie ihre Kraft zur Bewegung verlieren.
Meist linksseitige Lähmung nach Gemütsbewegungen, mit Schweiß der betroffenen Teile.
Siehe auch oben.

Staphisagria

Einseitige Lähmung nach Ärger.
Siehe auch S. 545.

Oleander

Schmerzlose Lähmung, ergreift eine Extremität; meist geht über längere Zeit Schwindel voraus. Sowohl sensorische, als auch motorische Nerven sind betroffen.

Nux vomica

Neigung zu partiellen Lähmungen.

Phosphorus

Drohende Lähmung des ge-
samten Systems als Folge ernster
Erkrankungen.

Lähmung durch Verlust der Le-
benssäfte, wie Blut, Samen, Milch,
zu häufige Schwangerschaften oder
zu schnelles Wachstum.
Siehe auch oben.

Phosphorus

Siehe oben.

Physostigma

Spinalparalyse mit verminder-
ten Reflexen.

Picricum acidum

Kongestionen, gefolgt von Erschöpfung, die sich von leichtem
Ermattungsgefühl bis hin zur vollständigen Lähmung entwickelt.

Rhus toxicodendron

Lähmung durch Überanstrengung oder Einwirkung von Nässe,
z.B. durch Liegen auf feuchtem
Boden, bei rheumatischen Patienten.

Akute Spinalparalyse der Säuglinge.
Siehe auch S. 545, 546.

Phosphorus

Neigt zu vollständiger Lähmung.
Siehe auch unten.

Carbo vegetabilis

Steht in ergänzender Beziehung zu *Phos.*
Siehe auch S. 546.

Causticum

Steht in deutlich feindlicher
Beziehung zu *Phos.*
Siehe auch S. 546.

Strychninum

Mit Zittern; ist so schwäch-
lich, daß er kaum gehen kann
und Schwierigkeiten hat, die
Muskeln seinem Willen zu unter-
werfen.

Sulphur

Paraplegie durch starke Kon-
gestion des lumbalen Rücken-
marks, mit Taubheit und Prickeln.
Hitze in der Wirbelsäule und
Harnverhaltung.
Siehe auch S. 545.

Sulphur

Steht in ergänzender Beziehung zu *Rhus-t.*
Siehe auch oben.

Stannum

Funktionelle Paralyse die durch Masturbation entsteht.
Siehe auch S. 547.

Stannum

Siehe oben.

Zincum

Partielle Lähmung durch Spinalirritation, mit Rückenschmerz, etwa im Bereich des untersten Brustwirbels, im Sitzen schlimmer als beim Gehen oder Liegen. Dabei Schwäche der Beine, besonders mittags, wenn der Patient hungrig ist.
Spinalsymptome verschlechtern sich durch Wein.

Zincum

Lähmung nach Gehirnerweichung, auf unterdrückten Fußschweiß folgend, mit Schwindel, Zittern und Ameisenlaufen, > durch Reiben und sehr viel < durch Wein.
Mit der Lähmung kann auch deutliche Ptose auftreten.
Siehe auch oben.

Zincum

Siehe oben.

Natrium muriaticum

Siehe S. 547.

Staphisagria

Siehe S. 545, 547.

Cocculus indicus

Partielle Lähmung bei Frauen mit Rückenmarksschwäche; paralytischer Schmerz im Kreuz - die Kranke meint, kaum gehen zu können. Außerdem ein Leere- und Schwächegefühl im Bauch, als sei dort ein Hohlraum.
Siehe auch S. 546, 547.

Phosphorus

Keine Verschlechterung durch Wein, keine Ptose.
Siehe auch S. 548.

Plumbum

Versorgungsmängel oder Atrophie betroffener Teile. Der Schmerz in den atrophierten Extremitäten kann abwechselnd mit Kolik auftreten.

LARYNGITIS

[**Arzneimittel**: *Acon., Apis, Carb-v., Caust., Kali-bi., Lach., Merc., Merc-i-f., Phos., Rhus-t., Samb., Sang., Sel., Spong., Sulph.*]

Aconitum

Durch trockene, kalte Winde. Zu Beginn.

Apis mellifica

Erysipelatöse oder katarrhalische Entzündung.

Larynx wie verbrüht, < im warmen Raum; erkältet sich bei feuchtem, kaltem Wetter.

Causticum

Verursacht durch trockenes, kaltes, strenges Winterwetter.

Heiserkeit mit morgendlicher Verschlechterung.

Causticum

Paretische Symptome, mit Rauheit und Brennen in Hals und Luftröhre. Besserung der Symptome durch kalte Getränke. Siehe auch oben.

Spongia

Nach *Acon.* angezeigt.

Rauher, bellender Husten und Erstickungsanfälle während des Schlafes, die den Patienten wecken.

Rauheit und übermäßige Empfindlichkeit des Larynx; bereits das Drehen des Kopfes löst einen Erstickungsanfall aus.

< bei Kälte, Ostwind.

Rhus toxicodendron

Rheumatische Laryngitis.

Larynx wie rauh und wund; wie verstopft; < durch Kälte, bereits durch Herausstrecken der Hände [aus dem Bett]; erkältet sich durch Feuchtigkeit, besonders wenn er warm ist oder durch Schwitzen.

Carbo vegetabilis

Durch Einwirkung feuchter Abendluft.

Die Heiserkeit ist abends < .

Phosphorus

Übermäßige Empfindlichkeit des Larynx; der Patient scheut sich, zu sprechen oder zu husten, weil dadurch die Rauheit im Larynx verstärkt wird.

Heiserkeit mit abendlicher Verschlimmerung.

Mercurius iodatus flavus
Ulzeration; livide oder purpurrote Flecke; Absonderung dünn und übelriechend.

Phosphorus
Heiserkeit: sehr deutlich; ausgeprägte brennende Rauheit; Sprechen verursacht starke Schmerzen.
Enge über der Brust, begleitet von einer Empfindung von Schwere und Beklemmung.
Siehe auch S. 550.

Selenium
Mit Kongestion der Schleimhaut des Larynx und dunklen, purpurfarbenen Flecken hier und da im Hals.
Häufige Notwendigkeit, den Hals zu reinigen, da sich klarer, stärkeähnlicher Schleim ansammelt.

Selenium
Siehe oben.

Spongia
Extreme Empfindlichkeit des Larynx gegen Berührung - als Folge des entzündlichen Zustands der Kehlkopfknorpel.
Siehe auch S. 550.

Spongia
Siehe oben.

Spongia
Siehe oben.

Mercurius vivus
Ulzeration; weiße Flecke. Reichlicher Speichelfluß.

Lachesis
Heiserkeit, mit einem Gefühl, als würde sich etwas im Kehlkopf befinden, das daran hindert, klar zu Sprechen; es kann nicht hochgeräuspert werden.
Erstickungsanfälle im Schlaf; Kinder erwachen aus dem Schlaf, als ob sie ersticken würden; Verschlechterung der Symptome nach Schlaf.

Carbo vegetabilis
Siehe S. 550.

Causticum
Siehe S. 550.

Lachesis
Extreme Empfindlichkeit des Larynx gegen Berührung - durch die Hyperästhesie der Hautnerven.
Siehe auch oben.

Sambucus
Mit häufigen Krämpfen des Larynx.

Sanguinaria canadensis
Aphonie.
Ein Gefühl von Schwellung im Hals, als ob er ersticken würde.

LUMBAGO

[**Arzneimittel:** *Calc., Calc-f., Kali-c., Led., Nux-v., Petr., Phos., Pic-ac., Rhus-t., Ruta, Sec., Staph., Sulph., Valer., Zinc.*]

Rhus toxicodendron

Starke Schmerzen beim Versuch, aufzustehen; > durch Wärme und < durch Kälte.

Rhus toxicodendron

Siehe oben.

Rhus toxicodendron

Siehe oben.

Rhus toxicodendron

Siehe oben.

Rhus toxicodendron

Siehe oben.

Rhus toxicodendron

Siehe oben.

Rhus toxicodendron

Siehe oben.

Calcarea fluorica

Schlechter zu Beginn der Bewegung; Besserung bei fortgesetzter Bewegung.

Calcarea carbonica

Die Beschwerden werden durch Arbeiten im Wasser verursacht. Folgt *Rhus-t.,* wenn dieses versagt.

Kalium carbonicum

Scharfe Schmerzen im Lumbalbereich, < um 3 Uhr morgens, nötigen den Patienten, aufzustehen und umherzugehen. Die Schmerzen schießen die Hinterbacken hinab.

Ledum

Ein Gefühl von Steifigkeit, nachdem er längere Zeit stillgesessen ist.

Nux vomica

Der Patient kann sich [im Liegen] nicht umdrehen, ohne sich dabei aufzusetzen. < nachts beim Liegen im Bett. Je länger er morgens im Bett liegen bleibt, desto stärker schmerzt der Rücken.

Petroleum/Ruta

Verschlechterung morgens, vor dem Aufstehen.

Secale cornutum

Plötzliches „Schnappen" oder „Knacken" im Rücken.

Rhus toxicodendron
Siehe unten.

Rhus toxicodendron
Starke Schmerzen beim Versuch, aufzustehen; > durch Wärme und < durch Kälte.

Rhus toxicodendron
Siehe oben.

Staphisagria
Der Patient ist genötigt, früh aufzustehen.

Sulphur
Steifigkeit und plötzliche Kraftlosigkeit beim Versuch, sich zu bewegen.

Valeriana
Verrenkungsgefühl in der Lumbalregion, schlechter durch Sitzen und besser bei Bewegung.

MENINGITIS

[**Arzneimittel**: - *Acon., Apis, Ars., Bell., Bov., Bry., Calc., Camph., Canth., Cupr., Dig., Ferr-p., Gels., Glon., Hell., Hyos., Kali-i., Lach., Merc., Nat-m., Ox-ac., Pic-ac., Rhus-t., Sulph., Zinc., Zinc-o.*]

Apis mellifica
Nervöse Geschäftigkeit. Cri encephalique. Zerebraler Erregungszustand. Adynamie.

Arsenicum album
Angst und Furcht sind ausgeprägter.

Apis mellifica
Vorherrschend nervöse Erregung, mit dem schrillen Schrei, der stechende, durchdringende Schmerzen oder Erregung anzeigt.
Ist besonders dann indiziert, solange die Reizungs-Symptome anhalten und der Cri encephalique deutlich vorhanden ist.

Belladonna
Jedes Symptom entsteht ganz plötzlich und mit enormer Intensität.
Tiefgehendere Hirnreizung. Heftige Kongestion mit Klopfen der Karotiden, gerötetem Gesicht, injizierten roten Augen und Schläfrigkeit, die von Auffahren und schreckerfülltem Aufschreien unterbrochen wird.
Umso weniger angezeigt, je mehr Symptome einer Effusion zunehmen.

Apis mellifica

Eingeschränkte Sinneswahrnehmung; wenn die Sinnesabstumpfung sich zu *Sopor* ausweitet, mit Cri encephalique - heftigster schriller Hirnschrei.

Bryonia

Hirnerguß nach unterdrückten Ausschlägen. Betäubtes Gefühl. Ständige Kaubewegungen des Mundes; dunkelrotes Gesicht, aufgesprungene Lippen; ein gereichtes Getränk wird hastig und ungeduldig ergriffen. [Großer Durst; trinkt in langen Zügen.]

Apis mellifica

Wenn Konvulsionen auftreten, so sind sie weniger heftig; sie bestehen aus Ruhelosigkeit und Zucken einer Körperhälfte, während die andere Hälfte lahm ist und zittert.

Cuprum

Laute Schreie, gefolgt von heftigen Konvulsionen, besonders der Flexoren, üblicherweise vom Gehirn ausgehend; die Daumen sind eingeschlagen, das Gesicht ist blaß mit blauen Lippen; die Augäpfel rollen fortwährend; es tritt Schaum aus dem Mund aus. Nach den Konvulsionen folgt tiefer Schlaf.

Apis mellifica

Siehe oben.

Glonoinum

Krampfhaftes Erbrechen zerebralen Ursprungs steht im Vordergrund, ebenso intensive Kongestion und Klopfen. Gefühl, als sei der Kopf ausgedehnt.

Apis mellifica

Der Cri encephalique ist markanter, außerdem ist stärkere Erregung und Reizbarkeit vorhanden. Flexorenkrämpfe, so daß die großen Zehen nach oben gezogen werden.

Helleborus

Geistiger Torpor mit Reaktionsmangel. Vollständiger Sopor. Automatische Bewegungen eines Armes oder Beines; die Stirn ist in kaltem Schweiß gebadet.

Charakteristisch ist die *völlige Sinnesabstumpfung.*

Apis mellifica

Wenn Konvulsionen auftreten, so sind sie weniger heftig; sie bestehen aus Ruhelosigkeit und Zucken einer Körperhälfte, während die andere Hälfte lahm ist und zittert.

Belladonna

Entwickelt nur verwandte Symptome.
Todeserwartung; Rucken im Schlaf, Halluzinationen und Visionen.
Siehe auch unten.

Belladonna

Jedes Symptom entsteht ganz plötzlich und mit enormer Intensität.
Tiefgehendere Hirnreizung. Heftige Kongestion mit Klopfen der Karotiden, gerötetem Gesicht, injizierten roten Augen und Schläfrigkeit, die von Auffahren und schreckerfülltem Aufschreien unterbrochen wird.
Umso weniger angezeigt, je mehr Symptome einer Effusion zunehmen.

Zincum

Das Kind erwacht voller Furcht, rollt den Kopf; schreit auf und fährt aus dem Schlaf auf. Ständige ruhelose Bewegungen der Füße. Scharfe, lanzinierende Schmerzen durch den Kopf, < durch Wein oder andere Stimulantien. Drückende, reißende Schmerzen im Hinterkopf, vor allem an der Hirnbasis; sie schießen durch die Augen und gleichzeitig auch in die Zähne.

Aconitum

Vollständige Entzündung der Hirnhäute mit Zunahme der Exsudation.
Meningitis nach Liegen mit dem Kopf in der Sonne, meist nach Schlaf in der Sonne.
Qualvolle Angst, Furcht vor dem Tode.

Bryonia

Das Gesicht ist gerötet oder abwechselnd rot und blaß. Der kleinste Versuch, das Kind zu bewegen, läßt es vor Schmerzen aufschreien. Auffälliges Schielen eines oder beider Augen; die Pupillen reagieren nur unvollständig auf Licht. Das Kind bewegt den Mund, als würde es Kauen oder Saugen. Die Därme sind gewöhnlich verstopft, das Abdomen aufgetrieben; deutliche Herabstimmung des Sensoriums, die an Stupor zu grenzen scheint.
Folgt auf *Bell.*

Belladonna
Besserung durch Rückwärts-beugen, durch Aufsitzen mit er-hobenem Kopf.
Siehe auch S. 555.

Bryonia
Siehe S. 555.

Digitalis
Spärlicher, albuminöser Urin. Charakteristischer langsamer Puls, kann sogar langsamer als der Herz-schlag sein.

Helleborus
Siehe oben.

Hyoscyamus
Besserung durch Schütteln des Kopfes oder Sitzen mit vorwärts-geneigtem Kopf. Der Kranke be-klagt sich über pulsierendes Wo-gen durch den Kopf.

Lachesis
Der Patient ist zuerst sehr schläfrig, kann aber nicht ein-schlafen; danach folgt Stupor - er wird matt und müde und kann nur schwer geweckt werden; Zit-tern oder Herzklopfen.
Folgt auf *Bell.*

Glonoinum
Der Cri encephalique ist aus-geprägter. Es scheint, als würde sich der Kopf ausdehnen. Kopf-symptome < durch Rückwärts-beugen des Kopfes. Besserung durch Entblössen des Kopfes.
Siehe auch S. 554.

Helleborus
Folgt auf *Bry.*, wenn die sen-sorielle Depression in Sopor über-geht.

Helleborus
Automatische Bewegungen ei-nes Armes und Beins - was auch in regelmäßigen Abständen auf-treten kann.
Siehe auch S. 554.

Zincum
Der Patient ist so geschwächt, daß er nicht über genügend Kraft verfügt, den [zu seiner Krankheit gehörenden] Ausschlag zu ent-wickeln; schreckhaftes Erwachen aus dem Schlaf. Ständige nervöse Bewegungen der Füße.
Siehe auch S. 555.

Belladonna
Siehe oben; S. 555.

Belladonna
Erregungszustände, nie solche der Abstumpfung.
Siehe auch S. 555.

Mercurius
Drüsenschwellungen, Neigung zu Beschwerden der Mundschleimhaut. Kann auf *Bell.* folgen.

Picricum acidum
In Verbindung mit Priapismus [Dauererektionen].

Sulphur
Zurücktreten eines Hautausschlags vor der Erkrankung. Beide Mittel folgen gut aufeinander.

Sulphur
Folgt auf *Bell.*; wenn der Erguß innerhalb der Ventrikel oder unter der Hirnhaut beginnt.

Belladonna
Erregungszustände, nie solche der Abstumpfung.
Siehe auch S. 555.

Belladonna
Siehe oben; S. 555.

Apis mellifica
Beide Mittel folgen gut aufeinander.
Siehe auch S. 553, 554, 555.

Belladonna
Siehe S. 555.

NASENKATARRH

[**Arzneimittel:** *Aesc., All-c., Alum., Ambr., Am-c., Am-caust., Am-m., Ant-c., Ars., Arum-t., Arund., Aur., Bell., Brom., Bry., Calc., Cinnb., Cist., Cor-r., Cycl., Euph., Graph., Hydr., Kali-bi., Kali-c., Kali-s., Lach., Lith-c., Lyc., Merc., Merc-c., Nat-c., Nux-v., Pen., Phos., Pic-ac., Puls., Senec., Sil., Spig., Stict., Sulph.*]

Ammonium carbonicum
Verschlimmerung im Winter; die Nase ist verstopft, < nachts, weckt den Kranken aus dem Schlaf, nach Luft schnappend; < von 3 - 4 Uhr morgens. Trockener Husten, Kitzeln, Heiserkeit, Brustbeklemmung durch Schleim. Das Sputum ist schleimig und enthält kleine Blutsprenkel.

Ammonium carbonicum
Siehe oben.

Ammonium causticum
Mit *Aphonie* und brennender Wundheit im Hals.

Ammonium muriaticum
Ein Nasenloch ist verstopft, nachts sogar beide; Nasenlöcher wund und wie roh; Ausfluß bläulichen Schleims oder wundmachender Sekrete; heftiges Brennen im Hals.

Ammonium carbonicum

Verschlimmerung im Winter; die Nase ist verstopft, < nachts, weckt den Kranken aus dem Schlaf, nach Luft schnappend; < von 3 - 4 Uhr morgens. Trockener Husten, Kitzeln, Heiserkeit, Brustbeklemmung durch Schleim. Das Sputum ist schleimig und enthält kleine Blutsprenkel.

Ammonium carbonicum

Siehe oben.

Ammonium carbonicum

Siehe oben.

Bryonia

Unterdrückter Schnupfen; dumpfer, klopfender Kopfschmerz, direkt über den Stirnhöhlen, durch [die geringste] Bewegung verstärkt. Dicke gelbe Absonderung.

Bryonia

Siehe oben.

Carbo vegetabilis

Katarrhalische Beschwerden, die durch warme, feuchte Witterung entstanden sind. < abends. Aphonie, jeden Abend erneut auftretend, entweder schmerzlos oder mit Gefühl von Rohsein entlang des Kehlkopfs und der Luftröhre. Trockener, kitzelnder Husten, zeitweilig von fast krampfartigem Charakter.

Causticum

Spasmodische Symptome. Heiserkeit mit morgendlicher Verschlechterung. Das Sputum schmeckt oft fettig und seifig. *Der Husten wird durch Trinken von kaltem Wasser gelindert.*

Kalium bichromicum

Kitzeln in der Nase und Niesen, was besonders deutlich in freier Luft auftritt. Die Nasensekretion ist zäh und fadenziehend und die Absonderung sammelt sich meist in den Choanen an.

Aconitum

Durch trockene, kalte Winde unterdrückter Schnupfen, mit rotem Gesicht, Fieber etc.

China

Unterdrückter Schnupfen, - der Kopfschmerz wird durch die geringste Einwirkung von Zugluft schlimmer und bessert sich durch Druck.

Bryonia

Unterdrückter Schnupfen; dumpfer, klopfender Kopfschmerz, direkt über den Stirnhöhlen, durch [die geringste] Bewegung verstärkt. Dicke gelbe Absonderung.

Calcarea carbonica

Die Nasenflügel sind verdickt und geschwürig. Gewöhnlich zeigt sich feuchter, schorfiger Ausschlag um die Nasenlöcher. Gestank aus der Nase, wie von faulen Eiern, Schießpulver oder Jauche. Die Nase ist mit dickem, gelbem Eiter verstopft. Häufiges morgendliches Nasenbluten.

Graphites

Extreme Trockenheit der Nase. Der Geruchsinn ist dermaßen verstärkt, daß der Patient keinen Blumenduft ertragen kann. Die Ränder der Nasenlöcher sind wund und verkrustet und reißen leicht auf. Beim Schlucken oder Kauen tritt Knacken oder Summen in den Ohren auf. Die Absonderungen sind teilweise sehr übelriechend.

Ipecacuanha

Verstopfungsgefühl in der Nase; häufiges Nasenbluten, Geruchsverlust, Übelkeit etc.

Ipecacuanha

Siehe oben.

Lachesis

Unterdrückter Schnupfen; die Absonderung ist hier *nicht* gelb und die Verschlimmerung durch Bewegung weniger deutlich ausgeprägt. Starke Erschlaffung des gesamten Systems.

Belladonna

Folgt gut auf *Calc.*

Calcarea carbonica

Siehe oben.

Allium cepa

Die Absonderung aus der Nase ist wäßrig und scharf, bei milder Tränenabsonderung. Wundheitsgefühl im Hals sowie Husten, der durch Kitzeln im Larynx verursacht wird.

Arsenicum album

Folgt auf *Ipecacuanha*, bei Katarrhen dicker, pausbäckiger Kinder.

Ipecacuanha

Verstopfungsgefühl in der Nase; häufiges Nasenbluten, Geruchsverlust, Übelkeit etc.

Mercurius

Ausgereifter Schnupfen mit gelblich-grünem, dickem und schleimig-eitrigem Sekret. Die Nase juckt, brennt und fühlt sich verstopft an. Schmerzen in den Gelenken.

Mercurius

Siehe oben.

Nux vomica

Schnupfen durch Einwirkung trockener Kälte; Wundheit, Rauheit und rohes, kratzendes Gefühl im Hals.

Phosphorus

Grüner, blutgestreifter Schleim. Ist außerdem indiziert, wenn der Katarrh nach Gabe von *All-c.* auf die Brust übergreift.

Pulsatilla

Dicke, schleimig-eitrige Absonderung, gelblich oder gelblichgrün und nicht im Geringsten wundmachend.

In chronischen Fällen tritt außerdem Verlust von Geruch- und Geschmacksinn auf.

Pulsatilla

Siehe oben.

Euphrasia

Wäßrige und milde Nasensekretion, aber wundmachender Tränenfluß.

Kalium sulphuricum

Die Absonderung ist üblicherweise gelb.

Pulsatilla

Die Absonderung ist niemals wundmachend, sondern immer mild.

Mercurius

Hat immer ein rohes und wundes Gefühl im Hals.

Allium cepa

Siehe S. 559.

Cyclamen

In chronischen Fällen; krampfhaftes Niesen und Abneigung gegen frische Luft.

Hydrastis

Dünne und wäßrige Absonderung und damit verbunden heftiges Brennen und Wundsein, zusammen mit der Empfindung eines Haares in den Nasenlöchern.

Pulsatilla

Dicke, schleimig-eitrige Absonderung, gelblich oder gelblich-grün und nicht im Geringsten wundmachend.

In chronischen Fällen tritt außerdem Verlust von Geruch- und Geschmacksinn auf.

Mercurius

Hat immer ein rohes und wundes Gefühl im Hals.

Pulsatilla

Siehe oben.

Penthorum

Der Kranke klagt über fortwährendes Rohsein in der Nase, aber ohne Schupfen. Später bildet sich dickes, eitriges Sekret.

Pulsatilla

Siehe oben.

Spigelia

Reichliche Absonderung von Schleim aus den Choanen. Der Nasenschleim geht nur durch die hinteren Nasenhöhlen ab.

NEURALGIE

[**Arzneimittel:** *Acon., All-c., Am-c., Am-m., Aml-ns., Arg-n., Ars., Bell., Cact., Caps., Cedr., Cham., Chel., Chin., Chin-s., Cimic., Colch., Coloc., Cupr., Cupr-a., Dios., Ferr., Ferr-c., Ham., Hep., Ign., Kalm., Kreos., Mag-c., Mag-p., Mez., Nat-m., Plat., Prun., Puls., Rob., Sep., Sil., Spig., Stann., Staph., Stront., Sulph., Tab., Ther., Thuj., Valer., Verb.*]

Aconitum

Neuralgie nach Einfluß kalter, trockener Winde. Heftige Kongestion der betroffenen Teile, üblicherweise des Gesichts. Prickeln, normalerweise in den affizierten Teilen.

Amylenum nitrosum

Prosopalgie mit stärkerer örtlicher Kongestion.

Aconitum

Neuralgie nach Einfluß kalter, trockener Winde. Heftige Kongestion der betroffenen Teile, üblicherweise des Gesichts. Prickeln, normalerweise in den affizierten Teilen.

Aconitum

Siehe oben.

Aconitum

Siehe oben.

Aconitum

Siehe oben.

Aconitum

Siehe oben.

Cimicifuga

Hitzegefühl auf dem Scheitel, unmittelbar hinter der Mitte des Kopfes. Scharfe, lanzinierende, neuralgische Schmerzen in und über den Augen, sowie Supraorbitalschmerzen, die nach oben schießen, zum Scheitel.

Belladonna

Die Schmerzen entstehen plötzlich, halten über einen kürzeren oder längeren Zeitraum an und verschwinden ebenso pötzlich wie sie aufgetreten sind. Bei Prosopalgie ist meist die rechte Seite, speziell die Infraorbitalnerven, betroffen. Verschlimmerung um 14 oder 15 Uhr, und dann wieder gegen 23 Uhr.

Colchicum

Durch Waschen mit kaltem Wasser ausgelöst, besonders nachdem man sich überhitzt hatte. Klopfende Schmerzen, < nachts.

Ferrum

Linksseitige Prosopalgie mit paralytischer Muskelschwäche.

Kreosotum

Gesichtsneuralgie mit brennenden Schmerzen, < durch Bewegung und Sprechen. Der Patient ist nervös und reizbar.

Spigelia

Linksseitige Prosopalgie mit heftigen, brennenden und ziehend stechenden Schmerzen. Der Kranke zeigt starke Erregung und große Intoleranz gegen die Schmerzen.

Cedron

Die Schmerzen ergreifen die Supraorbitalnerven und das Auge, *schlimmer auf der linken Seite*, [< rechts (*Hering*)]. Das Auge brennt, als befände es sich in Feuer. Die Schmerzen erscheinen regelmäßig jeden Tag zur selben Stunde.

Cimicifuga

Siehe unten.

Cimicifuga

Verschlimmerung nachts.
Hitzegefühl auf dem Scheitel, unmittelbar hinter der Mitte des Kopfes. Scharfe, lanzinierende, neuralgische Schmerzen in und über den Augen, sowie Supraorbitalschmerzen, die nach oben schießen, zum Scheitel.

Arsenicum album

Die Schmerzen affizieren üblicherweise eine Seite des Gesichts und machen den Kranken fast verrückt, treiben ihn von Ort zu Ort. Auf der Höhe des Anfalls treten Übelkeit, Erbrechen und Ohrensausen auf.

Arsenicum album

Siehe oben.

Arsenicum album

Siehe oben.

Arsenicum album

Siehe oben.

Kalmia

Supraorbitalschmerz, < *auf der rechten Seite.*

Spigelia

Die Neuralgie kommt und geht mit dem Lauf der Sonne - *erreicht mittags ihren Höhepunkt, gegen Abend hin lassen die Beschwerden nach.* Die Schmerzen beginnen im Hinterkopf, wandern nach vorne und setzen sich über dem einen oder anderen Auge fest. Empfindung, als sei der Augapfel außerordentlich groß.

Cactus grandiflorus

Neuralgische Schmerzen beim Auslassen einer gewohnten Mahlzeit.

Cedron

Der Supraorbitalnerv ist betroffen. Der Schmerz erscheint jeden Tag zur selben Stunde, mit uhrwerkartiger Präzision.

China

Infraorbitalneuralgie. Das Wiederauftreten der Symptome ist ein Charakteristikum dieses Mittels; leichteste Berührung oder kalter Luftzug verschlimmern hier.

Chininum sulphuricum

Periodische Anfälle, durch harten Druck gebessert.

Arsenicum album

Die Schmerzen affizieren üblicherweise eine Seite des Gesichts und machen den Kranken fast verrückt, treiben ihn von Ort zu Ort. Auf der Höhe des Anfalls treten Übelkeit, Erbrechen und Ohrensausen auf.

Arsenicum album

Siehe oben.

Arsenicum album

Siehe oben.

Arsenicum album

Siehe oben.

Arsenicum album

Siehe oben.

Arsenicum album

Siehe oben.

Kalmia

Brennende Schmerzen, die sich allmählich steigern und langsam wieder nachlassen - was aber nicht sehr deutlich spürbar ist.

Kreosotum

Brennende Schmerzen, die sich durch Bewegung verschlimmern.

Magnesia phosphorica

Regelmäßige nächtliche Anfälle, bessern sich durch Hitze und Druck.

Mezereum

Neuralgie der Wangenknochen oder über dem linken Auge. Die Schmerzen hinterlassen ein taubes Gefühl. Verschlimmerung durch Wärme.

Platinum

Krampfartige Schmerzen mit Taubheit und Prickeln in den betroffenen Teilen. Schmerz an der Nasenwurzel, als ob sie in einen Schraubstock eingespannt wäre. Die Schmerzen steigern sich allmählich und lassen ebenso langsam nach, wie sie auftraten.

Robinia

Gefühl im Kieferknochen wie ausgerenkt. Intensiv saurer Mundgeschmack, Sodbrennen oder saures Erbrechen.

China

Infraorbitalneuralgie auf beiden Seiten. Das charakteristische Wiederauftreten der Symptome [Periodizität]. Der leichteste kalte Luftzug verschlimmert. Der Patient fürchtet bereits den Versuch, sich ihm zu nähern, da er es unbedingt vermeiden will, berührt zu werden; harter Druck oder Reiben bessert jedoch.

Cuprum

Plötzliche Anfälle mit aktiver Kongestion, greifen die Nerven der unwillkürlichen Muskulatur an.

Platinum

Allmählicher Anstieg und auch allmähliches Nachlassen der Schmerzen.
Siehe auch S. 564.

Thuja

Setzt sich der Patient auf, so treiben ihn die Schmerzen zum äußersten - sie können sogar Bewußtlosigkeit auslösen, weshalb er in horizontaler Lage verbleibt. Die Schmerzen scheinen vom Backenknochen und den Augen auszugehen und von dort nach hinten zum Kopf hin zu ziehen.

Thuja

Siehe oben.

Cedron

Normalerweise supraorbitale Lokalisation der Beschwerden.
Siehe auch S. 563.

Cuprum arsenicosum

Neuralgische Schmerzen der Därme.

Belladonna

Siehe S. 562.

Mezereum

Neuralgie der Wangenknochen oder über dem linken Auge. Die Schmerzen hinterlassen ein taubes Gefühl. Verschlimmerung durch Wärme.

Spigelia

Die Schmerzen beginnen im Hinterkopf und ziehen nach vorne.

Verbascum

Linksseitige Gesichtsneuralgie, erscheint periodisch, meist jeden Tag zweimal zur selben Stunde morgens und nachmittags. Verschlimmerung durch jede Temperaturveränderung, besonders bei Wechsel von warm zu kalt.

Cedron

Die Schmerzen ergreifen die Supraorbitalnerven und das Auge, *schlimmer auf der linken Seite*, [< rechts (*Hering*)]. Das Auge brennt, als befände es sich in Feuer. Die Schmerzen erscheinen regelmäßig jeden Tag zur selben Stunde.

PHARYNGITIS

[**Arzneimittel:** - *Aesc., Apis, Chim., Hep., Ign., Kali-bi., Kali-c., Kali-chl., Merc-i-r., Nux-v., Puls., Sec., Sulph.*]

Kalium bichromicum

Klebrige, fadenziehende Absonderungen.

Kalium bichromicum

Siehe oben.

Kalium bichromicum

Siehe oben.

Kalium bichromicum

Siehe oben.

Kalium bichromicum

Siehe oben.

Aesculus hippocastanum

Keine zähe, fadenziehende Absonderung und keine Schwellung.

Chimaphila umbellata

Geschwollene Mandeln und spannender Schmerz, der beim Schlucken auftritt.

Hepar sulphuris

Beim Schlucken Splittergefühl im Hals.

Empfindung einer Fischgräte im Hals beim Schlucken.

Ignatia

Klumpengefühl im Hals - Globus hystericus, der nicht beim Schlucken, sondern nur zwischen den Schluckakten verspürt wird.

Empfindung eines Pflocks im Hals, < beim Nichtschlucken.

Kalium chloricum

Stark stinkender Atem.

Kalium bichromicum
Klebrige, fadenziehende Absonderungen.

Kalium bichromicum
Siehe oben.

Kalium bichromicum
Siehe oben.

Kalium bichromicum
Siehe oben.

Pulsatilla
Deutliche Röte der Mandeln
und dunkelroter oder purpurner
Rachen.
Stechende Schmerzen im Hals,
normalerweise < durch Schlucken
von Speichel oder nach dem Essen.

Mercurius iodatus ruber
Die Symptome sind < durch
Leerschlucken, so daß bereits der
Versuch, Speichel zu schlucken,
schmerzhafter ist als das Schlucken
der Speisen selbst.

Nux vomica
Husten durch zähen Schleim,
hoch oben in Luftröhre und Bronchien. Wundheit, Roheit und rauhes Kratzgefühl im Hals.

Secale cornutum
Ausräuspern follikulärer Exsudate.

Sulphur
Je chronischer der Fall ist, desto besser paßt es.

Apis mellifica
Stechende Schmerzen im Hals
beim Schlucken.

PLEURITIS

[**Arzneimittel**: *Abrot., Acon., Apis, Arn., Ars., Ars-i., Asc-t., Bell.,
Bor., Bry., Canth., Gaul., Guaj., Hep., Kali-c., Kali-i., Phos., Ran-b.,
Seneg., Stann., Sulph.*]

Aconitum
Zu Beginn der Erkrankung,
bei hohem Fieber, mit Ruhelosigkeit und Angst.

Bryonia
Nach *Acon.*, wenn das hohe
Fieber zu sinken beginnt. Der
Kranke verhält sich ruhig und ist
voller Schmerzen; er liegt auf der
betroffenen Seite.

Bryonia

Scharfe, stechende Schmerzen in der Brust, < durch Bewegung. Siehe auch S. 567.

Bryonia

Nach *Acon.*, wenn das hohe Fieber zu sinken beginnt. Der Kranke verhält sich ruhig und ist voller Schmerzen; er liegt auf der betroffenen Seite.

Bryonia

Siehe oben.

Bryonia

Siehe oben.

Bryonia

Siehe oben.

Stannum

Scharfe Stiche, wie von Messern, in der linken Achselhöhle, die sich nach oben zum linken Schlüsselbein erstrecken; manchmal auch von der linken Seite ins Abdomen ausstrahlend. Sie sind < durch Vorwärtsbeugen, durch Druck und beim Einatmen.

Arnica

Nach Verletzungen der Brustwand; muß oft die Lage wechseln.

Belladonna

Rechtsseitig; große Wundheit. Kann nicht auf der betroffenen Seite liegen. Verschlechterung bereits durch das Knarren des Bettes, [so groß ist die Empfindlichkeit gegen jegliche Erschütterung].

Guajacum

Pleuritis während des zweiten Stadiums der Phthise, mit dem typisch fauligen und schleimig-eitrigen Sputum.

Senega

Heftige Anfälle, mit *Bryonia*-Symptomen, jedoch < in Ruhe. Gefühl, als sei die Brust zu straff oder zu eng.

Sulphur

Scharfe, stechende Schmerzen durch die linke Lunge zum Rücken hin, < beim Liegen auf dem Rücken und durch die geringste Bewegung.

Kalium carbonicum

Stiche in der linken Brust (unabhängig von Bewegung), Herzklopfen und trockener Husten.

Schmerz, als ob der untere rechte Lungenlappen an den Rippen kleben würde, < um 3 Uhr morgens und beim Einatmen. Schwellung der oberen Augenlider.

Sulphur

Fälle, die auf gutgewählte Arzneimittel nicht reagierten, insbesondere, wenn deutlicher Erguß auftritt.
Plastische Exsudation.
Siehe auch unten.

Sulphur

Scharfe, stechende Schmerzen durch die linke Lunge zum Rücken hin, < beim Liegen auf dem Rücken und durch die geringste Bewegung.

Sulphur

Siehe oben.

Sulphur

Siehe oben.

Sulphur

Siehe oben.

Apis mellifica

Pleuritis mit Exsudation.
Ist angezeigt, wenn das Fieber nachläßt und die Schmerzen, falls vorhanden, sehr gering sind; es besteht starke Beklemmung (< nachts und durch Wärme) und es tritt auch Ohnmacht durch die Menge des Exsudats auf.
Chronische oder latente Fälle.

Arsenicum album

Seröser Erguß. Schmerzhafte, asthmatische Atmung. Dyspnoe. Diarrhoe. Großer Durst, ödematöse Schwellungen. Furcht vor dem Tode. Schweiß. Schlaflosigkeit. Pyo-Thorax.

Arsenicum iodatum

Pleuritische Exsudation, mit großer Auszehrung und Erschöpfung.
Tuberkulöse Fälle.

Asclepias tuberosa

Scharfe Stiche durch den [oberen] Teil der linken Brust, < durch Bewegung. Chronische Pleuritis tuberkulöser Patienten.

Cantharis

Reichliche, sero-fibröse Exsudation, extreme Dyspnoe, Stiche in der Brust, trockener, hackender Husten, Herzverlagerung, Herzklopfen. Neigung zu Ohnmacht und reichlichem Schweiß, spärlicher, albuminöser Urin.

Sulphur

Fälle, die auf gutgewählte Arzneimittel nicht reagierten, insbesondere, wenn deutlicher Erguß auftritt.

Plastische Exsudation.
Siehe auch S. 569.

Sulphur

Siehe oben.

Sulphur

Siehe oben.

Hepar sulphuris

Eitrige, plastische oder kruppöse Exsudation, oft langanhaltend, mit hektischem Fieber und Auszehrung.

Frostigkeit; sehr empfindlich gegen feuchte Luft, die Husten verursacht.

Kalium iodatum

Pleuritischer Erguß; enorme Probleme beim Atmen, mit Hydrothorax; kann überhaupt nicht bequem auf der rechten Seite liegen; Herzverlagerung; keinerlei Atemgeräusche auf der betroffenen Seite.

Ranunculus bulbosus

Erguß von Serum; heftige stechende Schmerzen; Dyspnoe, qualvolle Angst und quälende Beschwerden; außerdem Stiche in den Lungen, die bei jedem Wetterwechsel auftreten, oft durch pleuritische Adhäsionen bedingt.

PNEUMONIE

[**Arzneimittel**: *Acon., Am-c., Ant-t., Bell., Brom., Bry., Carb-an., Carb-v., Chel., Cupr., Elaps, Ferr-p., Hep., Hyos., Iod., Ip., Kali-c., Kali-i., Lach., Laur., Lyc., Merc., Nit-ac., Phos., Ran-b., Rhus-t., Sang., Sulph., Ter., Trif-p., Verat-v.*]

Aconitum

Erstes Stadium der Pneumonie mit hohem Fieber und vorhergehendem *Frost*. Symptome von Lungenstauung. Der Husten ist meist hart und trocken, ziemlich schmerzhaft, mit *schaumigem Sputum*. Meist *seröse und wäßrige,*

Bryonia

Tritt an die Stelle von *Acon.*, wenn die Hepatisation begonnen hat. Der Husten ist noch hart und schmerzhaft, aber bereits lockerer und feuchter, außerdem verbunden mit *dickerer Expektoration*, entweder gelblich oder blutgestreift;

etwas blutgestreifte, jedoch nie dicke Expektoration. Der Kranke ist voller Angst [und ruhelos].

Aconitum
Siehe oben.

Antimonium tartaricum
Schlimmer auf der rechten Seite. Katarrhalische Pneumonie - deutliches Schleimrasseln ist in der Brust zu hören; es scheinen sich enorme Mengen von Schleim in den Lungen zu befinden, doch der Kranke bringt kaum etwas davon heraus. Der Husten läßt nach oder wird seltener, obwohl keinerlei Verringerung der Schleimproduktion eingetreten ist.

Carbo animalis
Heiserer, erstickender Husten, der das Gehirn erschüttert, als ob das Gehirn im Kopf lose sei. Kältegefühl in der Brust.

Chelidonium
„Biliöse" Pneumonie - deutlicher Schmerz unter dem Winkel des rechten Schulterblattes. Die Stühle sind charakteristischerweise reichlich, hellgelb und durchfällig oder tonfarben. Verlangen oder Gelüste auf Milch, die ausnahmsweise auch bekommt. Verlangen nach Säuren und sauren Dingen.

Atembeklemmung. Der Kranke *bevorzugt jetzt, still zu liegen,* statt sich herumzuwerfen. Scharfe, pleuritische Stiche in der Brust, < auf der rechten Seite.

Veratrum viride
Ernste Kongestion, mit heftiger Erregung des Herzens; schneller, voller Puls; Übelkeit, Schwäche beim Aufstehen; Zunge in der Mitte rot.

Bryonia
Tritt an die Stelle von *Acon.,* wenn die Hepatisation begonnen hat. Der Husten ist noch hart und schmerzhaft, aber bereits lockerer und feuchter, außerdem verbunden mit *dickerer Expektoration,* entweder gelblich oder blutgestreift; Atembeklemmung. Der Kranke *bevorzugt jetzt, still zu liegen,* statt sich herumzuwerfen. Scharfe, pleuritische Stiche in der Brust, < auf der rechten Seite.

Carbo vegetabilis
Drohende Lungenlähmung - Kältegefühl, vor allem der Glieder, Symptome von Kollaps. Lockeres Schleimrasseln, wenn der Patient hustet oder atmet.

Antimonium tartaricum
Bei biliöser Pneumonie sind sowohl die Haut, als auch Urin und Erbrochenes gelblich; Stechen unter den rechten freien Rippen; Rasseln in der Brust mit Erstickungsgefühl. Heftiger Herzschlag.
Siehe auch oben.

Chelidonium

„Biliöse" Pneumonie - deutlicher Schmerz unter dem Winkel des rechten Schulterblattes. Die Stühle sind charakteristischerweise reichlich, hellgelb und durchfällig oder tonfarben. Verlangen oder Gelüste auf Milch, die ausnahmsweise auch bekommt. Verlangen nach Säuren und sauren Dingen.

Ferrum phosphoricum

Voller und runder Puls. Spärliche, blutgestreifte Expektoration. Kein so heftiges Fieber.

Iodium

Plastische Exsudation. Ausgeprägter Husten mit großer Dyspnoe. Schwierige Atmung, als könne sich die Brust nicht ausdehnen; beginnende Verdichtung einiger Teile der Lunge. Im Stadium der Resolution, wenn statt Exsudation und Expektoration des Exsudats Eiterung mit hektischem Fieber und Auszehrung auftritt. Der Kranke fühlt sich in kalter, frischer Luft besser als im warmen Zimmer.

Iodium

Siehe oben.

Iodium

Siehe oben.

Mercurius

Unterscheidet sich von *Chelidonium* vor allem durch den Charakter des Stuhls. Schleimiger Stuhl mit *starkem Tenesmus* vor, während und nach dem Stuhlgang. Plastische Exsudation und Neigung zu blutgestreifter Expektoration.

Aconitum

Fadenförmiger Puls. Heftiges Fieber.
Siehe auch S. 570.

Bromium

Lobärpneumonie. Es scheint, als bekäme der Kranke nicht genügend Luft in seine Brust. Obwohl sehr viel Schleim vorhanden zu sein scheint, ist es dem Patienten nicht möglich, ihn auszuwerfen. Häufiges Nasenbluten.

Mercurius

Siehe oben.

Hepar sulphuris

Eitrige Exsudation. Im Resolutionsstadium angezeigt.

Kalium carbonicum

Stechende Schmerzen, bevorzugt in den Brustwänden sitzend.
Paßt nicht zu Beginn, sondern später, wenn umfangreiche Exsudation in den Lungen und starkes Schleimrasseln beim Husten auftritt. Die Symptome verschlechtern sich um 2 oder 3 Uhr morgens. Der Auswurf enthält kleine Eiterkügelchen.

Kalium iodatum

Ist angezeigt, wenn die Hepatisation begonnen hat, die Erkrankung sich lokalisiert, Infiltration einsetzt und sich schließlich beide Lungenflügel verdichten. Der Kranke hat erst ein sehr rotes Gesicht, mehr oder weniger erweiterte Pupillen und ist schläfrig, später verschlechtert sich sein Zustand, die Atmung wird schwer und die Pupillen reagieren nicht mehr auf Licht; stechende Schmerzen durch die Lungen, besonders vom Sternum zum Rücken, < durch jede Bewegung.

Kalium iodatum

Siehe oben.

Chelidonium

„Biliöse" Pneumonie - deutlicher Schmerz unter dem Winkel des rechten Schulterblattes. Die Stühle sind charakteristischerweise reichlich, hellgelb und durchfällig oder tonfarben. Verlangen oder Gelüste auf Milch, die ausnahmsweise auch bekommt. Verlangen nach Säuren und sauren Dingen.

Bryonia

Tritt an die Stelle von *Acon.*, wenn die Hepatisation begonnen hat. Der Husten ist noch hart und schmerzhaft, aber bereits locker und feuchter, außerdem verbunden mit *dickerer Expektoration,* entweder gelblich oder blutgestreift; Atembeklemmung. Der Kranke *bevorzugt jetzt, still zu liegen,* statt sich herumzuwerfen. Scharfe, pleuritische Stiche in der Brust, < auf der rechten Seite.

Phosphorus

Ist indiziert, wenn die Bronchialsymptome im Vordergrund stehen. Starke Trockenheit der Luftwege mit Brennen, Exkoriation und Wundheit im oberen Teil der Brust.

Lachesis

Ist angezeigt, wenn die Erkrankung einen typhösen Verlauf nimmt. Mäßiges, murmelndes Delirium und Halluzinationen. Schaumiges Sputum, mit Blut vermischt und eitrig; der Kranke ist schweißgebadet.

Wenn sich Tuberkel bilden, ist es das richtige Mittel.

Phosphorus

Ist indiziert, wenn die Bronchialsymptome im Vordergrund stehen. Starke Trockenheit der Luftwege mit Brennen, Exkoriation und Wundheit im oberen Teil der Brust.

Lachesis

Siehe oben.

Sulphur

Langsames Sprechen, trockene Zunge. Alle Arten von Rasselgeräuschen sind in der Lunge zu hören; schleimig-eitrige Expektoration; hektisches Fieber, Abmagerung.

Es hört auf, das richtige Mittel zu sein, wenn sich aus der Pneumonie eine Tuberkulose entwickelt.

Lycopodium

Kälte eines Fußes, üblicherweise des rechten, während der andere warm ist.

Sulphur

Kälte eines Fußes, üblicherweise des linken.
Siehe auch oben.

Rhus toxicodendron

Bei typhoider Pneumonie angezeigt. Rasseln in allen Teilen der Brust, besonders in den unteren Lungenlappen. Erst trockener, dann zunehmend häufiger und lockerer werdender Husten mit Auswurf blutgestreiften Sputums.

Phosphorus

Folgt gut, wenn *Rhus-t.* versagt.

Stühle gelb, durchfällig und blutgestreift, manchmal fleischwasserähnlich.
Siehe auch oben.

Sanguinaria

Hektisches Fieber. Scharf ste- chende Schmerzen, vor allem in der rechten Lunge und im Bereich der Brustwarze. Husten und rost- farbenes Sputum. Sehr quälende Dyspnoe; heiße, brennende Hände und Füße, oder auch das Gegen- teil, eiskalte Hände und Füße.

Sanguinaria

Siehe oben.

Sanguinaria

Auswurf sehr übelriechend, sogar für den Kranken selbst.

Sanguinaria

Siehe oben.

Antimonium tartaricum

Bei biliöser Pneumonie sind sowohl die Haut, als auch Urin und Erbrochenes gelblich; Ste- chen unter den rechten freien Rippen; Rasseln in der Brust mit Erstickungsgefühl. Heftiger Herz- schlag.

Siehe auch S. 571.

Phosphorus

Siehe S. 573, 574.

Sulphur

Siehe S. 574.

Veratrum viride

Vor der Hepatisation anzu- wenden.

Deutlich ausgeprägtere arteri- elle Erregung. Heftige Kongestio- nen gehen der Erkrankung vor- aus.

Siehe auch S. 571.

RACHITIS

[**Arzneimittel:** *Calc-p., Mag-m., Phos., Sil., Sulph.*]

Calcarea phosphorica

Dünne, abgemagerte Kinder mit eingesunkenem, recht schlaf- fem Bauch, prädisponiert zu Drü- sen- und Knochenerkrankungen. Die geringste Kälteeinwirkung verursacht ein Hitzegefühl im ge- samten Körper. Knochenhaut und Gelenke sind gereizt und entzün- det.

Silicea

Kleiner, abgemagerter Körper, bis auf den *Bauch*, der rund und plump ist. Die fibrösen Teile der Gelenke sind entzündet, ge- schwollen oder ulzeriert - was den Gelenken, besonders den Knien, ein knolliges Aussehen gibt.

Magnesia muriatica

Kinder mit vergrößerter Leber, von kümmerlicher Größe und rachitisch. Leiden unter Hauterkrankungen. Die Haare fallen aus. Fußschweiß, jedoch *nicht übelriechend.*

Silicea

Kleiner, abgemagerter Körper, bis auf den *Bauch*, der rund und plump ist. Die fibrösen Teile der Gelenke sind entzündet, geschwollen oder ulzeriert - was den Gelenken, besonders den Knien, ein knolliges Aussehen gibt.

Silicea

Übelriechender Fußschweiß. Siehe auch unten.

Sulphur

Welkes, ausgetrocknetes Kind, wie ein kleiner alter Mann; die Haut hängt in Falten und ist ziemlich gelblich, gerunzelt und schlaff. Gefräßiger Appetit. Das Kind schwitzt am Kopf, insbesondere während des Schlafs.

RHEUMATISMUS

[**Arzneimittel:** *Abrot., Acon., Act-sp., Anac., Apis, Apoc., Arn., Bell., Benz-ac., Berb., Bry., Calc., Calc-f., Calc-p., Caps., Caul., Caust., Cham., Chin., Chin-s., Colch., Coloc., Con., Dulc., Ferr., Gels., Guaj., Iod., Kali-bi., Kali-c., Kali-i., Kalm., Lac-c., Lappa, Led., Lith-c., Lyc., Mag-c., Mang., Merc., Nux-m., Nux-v., Petr., Ph-ac., Puls., Ran-b., Rhod., Rhus-r., Rhus-t., Sabad., Sang., Sec., Sil., Sulph., Thuj., Valer., Verat., Viol-o., Zinc.*]

Actaea spicata

Rheumatismus der kleineren Gelenke, vor allem dann, wenn Hände oder Handgelenke beteiligt sind.

Actaea spicata

Siehe oben.

Actaea spicata

Siehe oben.

Apocynum

Die Gelenke fühlen sich steif an, besonders des Morgens bei Bewegung.

Caulophyllum

Phalangeal- und Metakarpalgelenke betroffen, besonders bei Frauen.

Sabina

Verschlimmerung der Schmerzen im warmen Raum. Fersenrheuma plethorischer Frauen.

Actaea spicata

Rheumatismus der kleineren Gelenke, vor allem dann, wenn Hände oder Handgelenke beteiligt sind.

Berberis

Gelblicher, trüber und flockiger Urin; manchmal weißliches Sediment, das später rot und mehlig wird.

Berberis

Siehe oben.

Berberis

Siehe oben.

Bryonia

Heftige lokale Entzündung, die Teile sind sehr heiß und dunkel oder hellrot. < der Schmerzen durch Bewegung. Verstopfung.

Bryonia

Siehe oben.

Bryonia

Siehe oben.

Viola odorata

Rechtes Handgelenk.

Benzoicum acidum

Strengriechender Urin, Geruch wie der von Pferden.

Calcarea carbonica

Sehr übelriechender Urin mit weißem Sediment.

Lycopodium

Urin enthält Harnsäuresedimente.

Actaea spicata

Der Kranke geht aus, mit dem Gefühl relativen Wohlbefindens, aber beim Laufen schmerzen die Gelenke oder schwellen sogar an.

Belladonna

Die betroffenen Gelenke sind geschwollen, rot, glänzend; es gehen oft rote strahlenförmige Streifen davon aus. Schneidende und reißende Schmerzen, fahren wie der Blitz durch die Glieder.

Colchicum

Deutliche Verschlimmerung am Abend. Die betroffenen Gelenke sind geschwollen und dunkelrot. Die Schmerzen sind von reißendem oder zuckendem Charakter und scheinen in der Knochenhaut zu sitzen.

Bryonia

Massiver Erguß.

Heftige lokale Entzündung, die Teile sind sehr heiß und dunkel oder hellrot. < der Schmerzen durch Bewegung. Verstopfung.

Bryonia

Muskelrheumatismus.
Siehe oben.

Calcarea carbonica

Rheumatische Leiden, durch Arbeiten in Wasser verursacht.

Muskelrheumatismus von Rükken und Schultern, nachdem *Rhus-t.* versagte.
Siehe auch S. 577.

Calcarea carbonica

Siehe oben.

Causticum

Steife Gelenke und verkürzte Sehnen, die Glieder verlieren ihre Form. Rheumatismus mit Beteiligung des Kiefergelenks; < durch Kälte und > durch Wärme.

Ledum

Rheumatische Entzündung des großen Zehs; spärlicher Erguß; aber Neigung, sich zu Knoten zu verhärten.

Heiße Schwellung der Hüft- und Schultergelenke.

Rhus toxicodendron

Befällt fibröse Gewebe und Muskelscheiden.

Rheuma nach Nässeeinwirkung, besonders nach vorangehender Überhitzung oder Schwitzen. *Besserung durch Umherbewegen.*

Rhus toxicodendron

Siehe oben.

Nux vomica

Rheuma des Rückens, wenn der Kranke sich nicht ohne Aufsitzen zu müssen im Bett umdrehen kann.

Rheuma der Trinker.

< der Symptome fast immer gegen Morgen [3 - 4 Uhr].

Colocynthis

Gelenkrheuma - die Gelenke verbleiben steif und unbeholfen. Schmerzen von *bohrendem* Charakter.

Causticum

Steife Gelenke und verkürzte Sehnen, die Glieder verlieren ihre Form. Rheumatismus mit Beteiligung des Kiefergelenks; < durch Kälte und > durch Wärme.

Causticum

Ruhelosigkeit in der Nacht. Verschlimmerung bei trockenem Wetter. Siehe auch oben.

Chamomilla

Fiebrigkeit und Erregung. Die Schmerzen treiben den Kranken aus dem Bett und nötigen ihn, umherzugehen. Stechende Schmerzen, die von Ort zu Ort springen, schlimmer in den Knöcheln und Knien; hinterlassen ein Gefühl von Schwäche. Schweiß bessert zwar nicht den Allgemeinzustand des Patienten, jedoch sind die Schmerzen nach Schweiß besser.

Chamomilla

Siehe oben.

Chamomilla

Der Kranke ist mürrisch und erregbar.

Chamomilla

Siehe oben.

Chamomilla

Siehe oben.

Guajacum

Kontraktion der Sehnen, verunstalten die Glieder; < durch jeden Bewegungsversuch. Folgt auf *Causticum.*

Rhus toxicodendron

Ist die ganze Zeit über ruhelos. Verschlimmerung bei feuchtem Wetter.

Colchicum

Beginnt in einem Gelenk und springt dann zum nächsten, oder befällt erst die eine Seite des Körpers, um dann zur anderen Seite zu wechseln. Abendliche Verschlimmerung der Schmerzen. Äußerste Empfindlichkeit der Gelenke gegen Berührung und die leichteste Bewegung. Der Kranke ist sehr reizbar.

Rheumametastasen zur Brust. Empfindung, als wäre die Brust in einen Schraubstock gespannt.

Ferrum metallicum

Rheuma, mit > durch langsames Umherbewegen. Siehe auch oben.

Pulsatilla

Milder und weinerlicher Patient. Wandernde Schmerzen, die keinerlei Schwäche hinterlassen.

Rhus toxicodendron

Hier fehlt die Erregung von *Chamomilla.*

Veratrum album

Hier fehlt die Fiebrigkeit und Erregung von *Chamomilla.*

Dulcamara

Verschlimmerung durch kaltes, feuchtes Wetter oder durch Wechsel von heißer zu kalter Witterung, besonders wenn diese Veränderungen *plötzlich* eintreten.

Kalium bichromicum

Rheuma der kleineren Gelenke - besonders der Finger und Handgelenke, im Frühling oder im Sommer, nach kalten Tagen oder Nächten.

Kalium bichromicum

Abwechselnd gastrische und rheumatische Symptome.

Kalium carbonicum

Hartnäckiges Rheuma. Scharfe, stechende Schmerzen. Verschlimmerung um 3 Uhr morgens. Lumbago.

Kalmia

Rheuma der Brust. Die Schmerzen verlagern sich von den Gelenken zum Herzen, besonders nach *äußerlichen Anwendungen* auf die Gelenke.

Kalmia

Rheumatismus der sich nach unten erstreckt; so wie sich auch die Schmerzen von oben nach unten erstrecken.

Lithium carbonicum

Rheumatismus der Fingergelenke.

Empfindlichkeit mit Schwellung und gelegentlicher Röte der Fingerendgelenke. Schmerzen.

Calcarea phosphorica

Bei *Frauen;* die Gelenke schmerzen bei jedem Wetterwechsel.

Actaea spicata

Siehe S. 577.

Abrotanum

Diarrhoe und Hämorrhoiden im Wechsel mit Rheumatismus.

Kalium iodatum

Gelenkrheuma, speziell der Knie. Die Haut über den betroffenen Gelenken wird oft fleckig und die Schmerzen sind von nagendem, bohrendem Charakter.

Colchicum

Siehe S.577, 579.

Ledum

Hier geht es in entgegengesetzter Richtung. [Der Rheumatismus beginnt in den Füßen und erstreckt sich nach oben.]

Calcarea carbonica

Gichtige Knötchen an den Fingern

Siehe auch S. 578.

Lithium carbonicum

Rheumatismus der Fingergelenke.

Empfindlichkeit mit Schwellung und gelegentlicher Röte der Fingerendgelenke. Schmerzen.

Magnesia carbonica

Rheuma der rechten Schulter.

Rheumatische Schmerzen der Glieder, < nach langem Gehen, > durch Wärme und < im Bett.

Magnesia carbonica

Siehe oben.

Manganum

Rheuma der Fersen. Rheumatische Beschwerden in Verbindung mit dunklen, zumeist bläulichen Flecken auf der Haut.

Manganum

Fersenrheuma, kann dort keinerlei Druck ertragen.

Petroleum

Rheuma der Knie.

Die Knie sind steif, damit verbunden sind scharfe, stechende Schmerzen.

Pulsatilla

Rheumatismus mit wandernden Schmerzen.

Die reißenden Schmerzen nötigen den Kranken, die betroffenen Teile zu bewegen. Druck bessert. Meist werden sie durch Wärme verschlechtert und durch Kälte gebessert. Verschlimmerung abends.

Kalmia

Reißende Schmerzen in den Fingergelenken.

Siehe auch S. 580.

Nux moschata

Rheuma im *linken* Deltamuskel.

Sanguinaria

Rheuma im *rechten* Deltamuskel.

Causticum

Rheuma der Fersen.

Verschlechterung der Symptome durch Kälte, Besserung durch Wärme.

Ledum

Rheuma der großen Zehen.

Kalium iodatum

Siehe S. 580.

Bryonia

Rheumatismus mit wandernden Schmerzen.

Siehe auch S. 577, 578.

Pulsatilla
Rheumatismus mit wandernden Schmerzen.
Siehe auch S. 581.

Pulsatilla
Rheumatismus mit wandernden Schmerzen.
Siehe auch S. 581.

Pulsatilla
Siehe S. 581.

Pulsatilla
Siehe S. 581.

Pulsatilla
Rheumatismus mit wandernden Schmerzen.
Siehe auch S. 581.

Ranunculus bulbosus
Interkostalrheuma. Schlechter bei feuchtem Wetter und besonders bei Wetter- oder Temperaturwechsel.

Ranunculus bulbosus
Siehe oben.

Chamomilla
Rheumatismus mit wandernden Schmerzen.
Siehe auch S. 579.

Kalium bichromicum
Rheumatismus mit wandernden Schmerzen.
Siehe auch S. 580.

Lycopodium
Leichtes Einschlafen der Glieder mit Taubheit und Kribbeln. Gastrische Symptome. Besserung durch Wärme.

Sanguinaria
Rheumatismus mit wandernden Schmerzen.
Scharfe, stechende Schmerzen mit großer Wundheit und Steifheit der Muskeln, besonders jener von Rücken und Hals.

Sulphur
Rheumatismus mit wandernden Schmerzen.
Entzündliche Schwellungen die nach oben zu gehen scheinen. Die Schmerzen sind schlimmer im Bett und nachts.

Aconitum
Rheuma nach Einfluß von [trockener] Kälte bei überhitztem Körper.

Arnica
Entsteht durch gleichzeitiges Einwirken von Feuchtigkeit und Kälte, sowie Anspannung der Muskeln durch Überanstrengung.
Verschlechterung durch Bewegung.

Ranunculus bulbosus
Interkostalrheuma. Schlechter bei feuchtem Wetter und besonders bei Wetter- oder Temperaturwechsel.

Rhus toxicodendron
Besserung durch fortgesetzte Bewegung, jedoch schlimmer zu Beginn der Bewegung. Verschlimmerung bei feuchtem Wetter oder Aufenthalt an feuchten Orten; der Kranke leidet unter der geringsten Kälteeinwirkung. Vorspringende Knochen schmerzen bei Berührung.
Siehe auch S. 578, 579.

Rhus toxicodendron
Siehe oben.

Rhus toxicodendron
Siehe oben.

Rhus toxicodendron
Siehe oben.

Rhus toxicodendron
Siehe oben.

Bryonia
Rheumatismus mit wandernden Schmerzen.
Siehe auch S. 577, 578, 581.

Anacardium
Steifer Nacken, schlechter zu Beginn der Bewegung.

Capsicum
Von Anfang an Besserung durch Umherbewegen, Verschlimmerung durch den leisesten Luftzug, sogar wenn es sich um warme Luft handelt.

Ferrum metallicum
Schlimmer nachts; besser durch langsames Umherbewegen.

Kalmia
Reißende Schmerzen die Beine hinab, ohne jede Schwellung, ohne Fieber, aber mit großer Schwäche. Siehe auch S. 580.

Ledum
Die Schmerzen wandern aufwärts. Verschlimmerung durch Bettwärme und Besserung durch kalte Anwendungen. Ziehende Schmerzen in den Gelenken, durch Wein verstärkt. Die Muskeln fühlen sich wund an, als seinen sie nicht an ihrem Platz. Siehe auch S. 581.

Rhus toxicodendron

Besserung durch fortgesetzte Bewegung, jedoch schlimmer zu Beginn der Bewegung. Verschlimmerung bei feuchtem Wetter oder Aufenthalt an feuchten Orten; der Kranke leidet unter der geringsten Kälteeinwirkung. Vorspringende Knochen schmerzen bei Berührung.

Siehe auch S. 578, 579, 583.

Rhus toxicodendron

Siehe oben.

Rhus toxicodendron

Siehe oben.

Rhus toxicodendron

Siehe oben.

Sanguinaria

Herumziehende Schmerzen. Rheuma des *rechten* Deltamuskels. Der Kranke ist unfähig, den Arm zum Kopf zu heben.

Siehe auch S. 582.

Sanguinaria

Siehe oben.

Lycopodium

Schlimmer bei Beginn der Bewegung, aber besser bei langsamer Bewegung.

Siehe auch S. 582.

Pulsatilla

Verschlimmerung zu Anfang der Bewegung, aber besser durch langsame Bewegung. Verschlimmerung durch Wärme.

Siehe auch S. 581, 582.

Rhododendron

Anfällig für Wetterwechsel und Veränderungen der atmosphärischen Spannung. Gliederschmerzen, besonders in den Knochen der Vorderarme, Hände und Füße. Taubheit. Kribbeln.

Rhus radicans

Rheumatische Schmerzen im Hinterkopf.

Ferrum

Rheuma des *linken* Deltamuskels.

Nux moschata

Rheuma des *linken* Deltamuskels.

Secale cornutum
Plötzliches „Schnappen" oder „Knacken" im Rücken.

Silicea
Die Schmerzen sitzen vor allem in den Schultern und Gelenken, schlimmer nachts und beim Aufdecken.

Calcarea carbonica
Rheuma des Rückens.
Siehe auch S. 577, 578.

Ledum
Gelenkschmerzen, erstrecken sich von den Füßen aus nach aufwärts. Verschlimmerung durch Zudecken.

SCHWINDEL

[**Arzneimittel**: *Ambr., Apis, Arg-n., Arn., Ars., Brom., Camph., Caust., Chel., Con., Dig., Ferr., Hydr-ac., Kali-c., Lach., Laur., Mosch., Olnd., Petr., Pic-ac., Pip-m., Rhus-t., Sang., Sep., Sil., Ther., Thuj., Verat.*]

Ambra grisea
Schwindel, der beim Umherbewegen auftritt; die Füße sind wackelig, er torkelt beim Gehen.

Argentum nitricum
Schwindel, verbunden mit allgemeiner Erschöpfung und Zittern durch Nervenschwäche. Der Kranke taumelt und wankt, als sei er betrunken. Zu Zeiten kann er so *heftig* auftreten, daß der Patient kurzfristig blind wird, gleichzeitig Geistesverwirrung, Summen in den Ohren, Übelkeit und Zittern.

Bromium
Schwindel, < durch fließendes Wasser. Jede schnelle Bewegung verursacht Schwindel. Besserung durch Nasenbluten. *Angst*, er meint, Gegenstände um sich herumspringen zu sehen oder er erwartet, beim Drehen des Kopfes [hinter sich] jemanden oder etwas zu erblicken.
Nach dem Mittagessen tritt tief im Gehirn ein Gefühl auf, als ob ein Schlaganfall bevorstünde. Der Patient meint, seine Sinne zu verlieren.

Causticum
Schwindel mit Neigung, nach vorne oder zur Seite zu fallen; < beim Aufstehen und beim Versuch, sich zu konzentrieren. Getrübte Sicht, als würde er durch Nebel sehen. Ständiges Gefühl von Angst und Schwäche des Kopfes.

Conium

Schwindel mit Verschlimmerung beim Umdrehen im Bett. Häufig mit Gefühl von Eingeschlafenheit des Gehirns, als sei dieses Organ betäubt.

Ferrum

Siehe oben.

Kalium carbonicum

Schwindel durch rasches Kopfdrehen oder beim Fahren im Wagen. Anämische Patienten.

Kalium carbonicum

Siehe oben.

Lachesis

Schwindel mit Verschlechterung der Symptomatik beim Schließen der Augen, beim Sitzen oder Hinlegen. Tödliche Blässe.

Picricum acidum

Schwindel, schlechter beim Bücken, Gehen oder Treppensteigen.

Rhus toxicodendron

Schwindel, wenn der Patient sich aus sitzender Position erhebt. Es ist ein Schweregefühl in den Gliedern damit verbunden.

Ferrum

Schwindel < beim plötzlichen Aufrichten aus liegender, in eine sitzende Stellung. Gehen über eine Brücke oder entlang fließenden Wassers, sowie Fahren im Wagen lösen ebenfalls diesen Schwindel aus.

Bromium

Siehe S. 585.

Oleander

Schwindel, der durch Schwäche entsteht. Schwaches Gedächtnis, Vergeßlichkeit und langsame Aufnahme von Eindrücken.

Ferrum

Siehe oben.

Theridion

Schwindel mit Schmerzen und Übelkeit, alles wird durch Geräusche verschlimmert. Ebenfalls Verschlechterung beim Augenschliessen, sowie durch Bewegung oder Lärm. Empfindlichkeit gegenüber Geräuschen.

Piper methysticum

Schwindel, schlechter beim Augenschließen oder wenn er seine Aufmerksamkeit auf ein bestimmtes Objekt richtet.

Sanguinaria

Der Kranke meint zu fallen, wenn er versucht, sich aus sitzender Position zu erheben.

Sanguinaria
Der Kranke meint zu fallen, wenn er versucht, sich aus sitzender Position zu erheben.

Silicea
Schwindel, der von der Wirbelsäule zum Kopf hochzusteigen scheint. Schwierigkeiten beim Halten des Gleichgewichtes. Der Kranke fürchtet zu fallen, und zwar immer nach links.

SYPHILIS

[**Arzneimittel**: *Asaf., Aur., Bad., Carb-an., Carb-v., Cinnb., Cor-r., Fl-ac., Kali-bi., Kali-i., Lach., Lyc., Merc., Merc-c., Merc-i-f., Merc-i-r., Nit-ac., Plat-m., Staph., Still.*]

Aurum
Syphilitische Iritis - wunde, zerschlagene Empfindung um die Augen. Entschiedene Verschlechterung durch Berührung des Auges.

Aurum
Siehe oben.

Aurum
Siehe oben.

Aurum
Siehe oben.

Carbo animalis
Indurierte Bubonen - hart wie Stein, die zu früh geöffnet wurden, so daß eine klaffende Wunde besteht, die nur teilweise ausheilt, während die umgebenden Gewebe steinhart werden.

Asa foetida
Weniger deutlich. Bläuliche Ulzera.

Mercurius
Hypopyon.

Mercurius corrosivus
Symptome heftigen Charakters.
Reißende Schmerzen in den Knochen um die Augen.

Nitricum acidum
Nachts große Wundheit in den Knochen; Verschlechterung durch jeden Wetterwechsel.

Badiaga
Indurierte Bubonen - schlecht behandelte Fälle.

Carbo animalis

Kupferrote Flecke auf der Haut, vor allem im Gesicht.
Siehe auch S. 587.

Carbo animalis

Konstitutionelle und tertiäre Syphilis.
Siehe auch S. 587.

Fluoricum acidum

Besserung durch Kälte.

Lachesis

Der Schanker wird gangränös. Schwäche.

Lachesis

Kleine rote Blutgefäße scheinen durch die gelbliche Haut.
Siehe auch oben.

Lachesis

Siehe oben.

Carbo vegetabilis

Deutlichere Schwäche.

Nitricum acidum

Sekundäre Syphilis. Charakteristische unregelmäßige Geschwürränder.
Siehe auch S. 587.

Silicea

Kann keinerlei Kälte ertragen.

Hepar sulphuris

Wundes, zerschlagenes Gefühl, zugleich Hyperästhesie. Keine Schwächung der Lebenskraft.
Ergänzt die Wirkung von *Lach.*

Lycopodium

Geschwüre im Hals, dunkelgräulichgelb, schlimmer auf der rechten Seite. Geschwüre der Beine; durch Breiumschläge oder jeden Versuch, einen Verband anzulegen, verschlimmert sich die Symptomatik. Meist goldgelber Eiter. Flatulente Dyspepsie.

Nitricum acidum

Unregelmäßige Geschwürränder - wuchernde, leicht blutende Granulationen. Übelriechende, dünne und exkoriierende Absonderungen. Risse der Mundwinkel; Splittergefühl im Hals. Verschlimmerung der Geschwüre durch Anwendung von kaltem Wasser.
Siehe auch S. 587.

Mercurius corrosivus
Symptome heftigsten Charakters.
Siehe auch S. 587.

Mercurius vivus
Weicher Schanker oder Chancroid. Oberflächliche Geschwüre mit schmutziger, speckiger Basis.
Siehe auch oben.

Staphisagria
Dünne, scharfe Absonderung. Auch die Knochen sind betroffen.

Staphisagria
Siehe oben.

Mercurius iodatus ruber
Hunterscher oder harter Schanker.

Mercurius corrosivus
Sehr destruktive Geschwüre, fressen sich weiter, mit zerklüftetem Rand.

Platinum muriaticum
Karies des Tarsus. Nekrose.

Stillingia
Lange Knochen sind betroffen. Schmerzverschlimmerung nachts und bei feuchtem Wetter. Schmerzen in und durch die Hüfte.

TONSILLITIS

[**Arzneimittel:** *Bell., Fl-ac., Hep., Lach., Merc., Sil., Sulph.*]

Belladonna
Entzündeter und hellroter Rachen, vergrößerte Mandeln, besonders die rechte, mit Neigung, sich nach links zu erstrecken; schnelle Vereiterung der Mandeln. Die äußeren Halsdrüsen sind ebenfalls beteiligt, fühlen sich hart an und sind sehr empfindlich, wie Kerne am Hals. Scharfe Schmerzen in den Mandeln. Typisch ist die Heftigkeit des Anfalls. Der Zustand des Kranken scheint sich durch das Schlucken von Flüssigkeiten zu verschlechtern.

Fluoricum acidum
Ist angezeigt, wenn der Abszeß sich zwar entleert hat, aber trotz Gabe von *Sil.* keine Ausheilung erfolgt.
Besserung durch Kälte.

Belladonna

Entzündeter und hellroter Rachen, vergrößerte Mandeln, besonders die rechte, mit Neigung, sich nach links zu erstrecken; schnelle Vereiterung der Mandeln. Die äußeren Halsdrüsen sind ebenfalls beteiligt, fühlen sich hart an und sind sehr empfindlich, wie Kerne am Hals. Scharfe Schmerzen in den Mandeln. Typisch ist die Heftigkeit des Anfalls. Der Zustand des Kranken scheint sich durch das Schlucken von Flüssigkeiten zu verschlechtern.

Belladonna

Siehe oben.

Belladonna

Siehe oben.

Hepar sulphuris

Sollte dann gegeben werden, wenn sich trotz *Bell.*-Gabe Eiter bildet; Frost und Schüttelfrost; lanzinierende Schmerzen mit Klopfen. *Hepar* kann die Abszeßbildung verhüten.

Mercurius

Paßt in fortgeschrittenen Stadien, wenn sich bereits Eiter gebildet hat; die Mandeln sind vergrößert und auch benachbarte Teile werden in Mitleidenschaft gezogen; mühsame Atmung.

Es sollte *niedrig* und wiederholt verabreicht werden.

Als erstes Mittel gegeben, wird es den Fall stark in die Länge ziehen.

Silicea

Wenn der Abszeß sich entleert hat, jedoch nicht ausheilt. Der Eiter bildet sich weiterhin, wird dunkel und stinkend und unangenehm schmeckend.

Kann keinerlei Kälte ertragen.

Folgt *Hepar* und sollte abwechselnd mit *Sulphur* gegeben werden, wenn der Fall hartnäckig bleibt.

Belladonna

Entzündeter und hellroter Rachen, vergrößerte Mandeln, besonders die rechte, mit Neigung, sich nach links zu erstrecken; schnelle Vereiterung der Mandeln. Die äußeren Halsdrüsen sind ebenfalls beteiligt, fühlen sich hart an und sind sehr empfindlich, wie Kerne am Hals. Scharfe Schmerzen in den Mandeln. Typisch ist die Heftigkeit des Anfalls. Der Zustand des Kranken scheint sich durch Schlucken von Flüssigkeiten zu verschlechtern.

Sulphur

Sollte wie *Fl-ac.* eingeschoben werden, wenn *Sil.* versagt.

Belladonna

Siehe oben.

Fluoricum acidum

Siehe S. 589.

Hepar sulphuris

Siehe S. 590.

Mercurius

Siehe S. 590.

Silicea

Siehe S. 590.

Silicea

Siehe S. 590.

Silicea

Siehe S. 590.

Silicea

Siehe S. 590.

Lachesis

Der Eiter degeneriert, wird dunkel, dünn und übelriechend; mit Empfindlichkeit gegen Berührung.

Sulphur

Siehe oben.

TYPHOIDES FIEBER

[**Arzneimittel**: - *Absin., Acon., Ail., Alum., Anac., Ant-t., Apis, Arn., Ars., Bapt., Bell., Bry. Calc., Carb-v., Cast., Chlor., Chin., Cocc., Colch., Con., Cupr., Gels., Ham., Hell., Hyos., Lach., Lept., Lyc., Meph., Merc., Mosch., Mur-ac., Nit-ac., Nit-s-d., Nuph., Nux-m., Nux-v., Op., Petr., Ph-ac., Phos., Psor., Puls., Ran-s., Rhus-t., Sel., Stram., Sulph., Tarax., Ter., Verat.*]

Baptisia

Deutliche Zersetzung der Körpersäfte und rascher Zerfall der Gewebe.

Im frühen Stadium - *immer erhöhte Temperatur*, meist entsprechend der Fieberintensität beschleunigter Puls. Gelbe, faulige Stühle. Abdominalsymptome.

In späteren Stadien - weitgehende Entkräftung. Stupor. Delirium. Alle Ausdünstungen und Absonderungen des Kranken sind äußerst übelriechend.

Baptisia

Tieferwirkendes Mittel. Folgt auf *Gels.*

Siehe auch oben.

Arnica

Neigung zu apoplektischer Kongestion; so tiefer Stupor, daß Stuhl und Urin unwillkürlich abgehen. Laute, schnarchende Inspiration. Ekchymosen.

Gelsemium

In frühen Stadien angezeigt.

Im Verhältnis beider Mittel ist *Gels.* das mildere, in bezug auf den Schweregrad bzw. die Intensität der Erkrankung.

Es geht meist *Bapt.* voran, wenn Unbehagen und Muskelschwäche vorliegen, der Kranke sich überall wund und wie zerschlagen fühlt, als ob er geprügelt worden sei. Er leidet unter Frost und Schüttelfrost, der den Rücken auf- und abläuft; die Augenlider sind schwer, so daß er sie kaum öffnen kann.

Wird durch *Bapt.* ersetzt, wenn sich der Fall trotz *Gels.* weiter verschlechtert.

Baptisia

Deutliche Zersetzung der Körpersäfte und rascher Zerfall der Gewebe.

Im frühen Stadium - *immer erhöhte Temperatur*, meist entsprechend der Fieberintensität beschleunigter Puls. Gelbe, faulige Stühle. Abdominalsymptome. In späteren Stadien - weitgehende Entkräftung. Stupor. Delirium. Alle Ausdünstungen und Absonderungen des Kranken sind äußerst übelriechend.

Baptisia

Törichter Gesichtsausdruck; die Zähne sind mit schwarzem Sordes belegt, die Zunge ist an den Rändern rot und in der Mitte gelblichbraun.
Siehe auch oben.

Baptisia
Siehe oben.

Lachesis

Kommt in schwereren Fällen zum Einsatz.

Zittern der Zunge beim Versuch, sie herauszustrecken; sie fängt sich dabei in den Zähnen - wenn er sie jedoch erfolgreich aus dem Mund herauszubringt, hängt sie zitternd da, und es kann sein, daß die Fähigkeit, sie wieder zurückzuziehen, sehr eingeschränkt ist. Häufige Hämorrhagien dunklen oder schwarzen Blutes aus allen Köperöffnungen sind möglich. Der abgesetzte Stuhl gleicht verkohltem Stroh.

In ernsten Fällen hochgradige Empfindlichkeit gegen Druck, sogar wenn die Sinne völlig betäubt zu sein scheinen.

Herabhängen des Unterkiefers und unwillkürliche Entleerungen.

Muriaticum acidum

Die Schwäche ist so ausgeprägt, daß der Kranke zu einfachster Anstrengung unfähig ist, etwa den Kopf auf dem Kopfkissen zu halten; infolgedessen rutscht er immer tiefer im Bett herab, bis zum Fußende.

Rhus toxicodendron

Ruhelosigkeit, wohl mehr durch rheumatische Schmerzen bedingt, als durch Wundheit der Muskeln alleine. Rotes Dreieck an der Zungenspitze. Murmelndes Delirium, doch ohne Täuschungen über seine persönliche Identität. Die Absonderungen sind weniger übelriechend. Die Diarrhoe wird zunehmend ernster - wäßrige, manchmal blutige und unwillkürliche Stühle.

Belladonna

Zu Beginn der Erkrankung angezeigt, bei wildem und rasendem Delirium.

Hyoscyamus

Folgt auf *Bell.*, wenn der Stupor deutlicher wird. Der Kranke zupft auf somnolente Art und Weise an der Bettwäsche oder seinen Fingern oder greift gelegentlich in die Luft. Zunge rot und trocken, erschwertes Sprechen.

Bryonia

Im frühen Stadium - Geistesverwirrung; Depression des Sensoriums, aber keine Sinnestäuschungen. Mildes Delirium. Beim Augenschließen, um Einzuschlafen, meint er, nichtanwesende Personen zu sehen, beim Augenöffnen ist er überrascht, sich geirrt zu haben. Der Kranke hat Träume hinsichtlich seiner Tagesbeschäftigung. Berstender Kopfschmerz. Üblicherweise Obstipation mit großen, harten und trockenen Stühlen, entweder braun oder schwarz gefärbt. Der Patient wünscht, völlig ruhig zu liegen.

In weit fortgeschrittenen Fällen: Breiige Stühle. Der Kranke drückt das ständige Bedürfnis aus, „nach Hause zu gehen" - er bildet sich ein, nicht zu Hause zu sein und verlangt, dorthin gebracht und dort ordentlich gepflegt zu werden.

Belladonna

In frühen Stadien angezeigt.

Stärkere zerebrale Erregbarkeit und heftigeres Delirium. Der Kranke zuckt mit den Gliedern und fährt aus dem Schlaf auf. Springt erschreckt aus dem Schlaf hoch. Sobald er die Augen schließt, sieht er alle möglichen Personen und Dinge, die beim Öffnen der Augen wieder verschwinden. Klopfende Kopfschmerzen. Der Kranke kann eher genötigt sein, sich aufzusetzen, als sich völlig ruhig zu verhalten.

Bryonia

Siehe oben.

Rhus toxicodendron

Markante Ruhelosigkeit. Kopfschmerz mit dem Gefühl, ein Brett sei straff vor die Stirn gebunden. Die Zunge ist braun, trocken und sogar aufgesprungen, die Zungenspitze ist rot. Seit Beginn häufige Diarrhoe.

Siehe auch S. 593.

Calcarea carbonica

Im frühen Stadium: Der Kranke fällt in einen aufgeregten Schlaf und träumt von verwirrenden Gestalten, die ihn aufwecken.

In der zweiten Woche: Der Ausschlag erscheint nicht und der Kranke fällt in eine Art Stupor. Diarrhoe oder Verstopfung können auftreten. Mehr Halluzinationen.

Cocculus indicus

Übelkeit und Neigung zum Erbrechen durch Schwäche der Zerebrospinal-Nerven.

Cocculus indicus

Der Bauch ist aufgrund von verhaltenen Blähungen stark aufgetrieben und tympanitisch.
Siehe auch oben.

Colchicum

Ruhelosigkeit, extreme Schwäche und Tympanie. Hauptsächlich abdominale Symptome - enorme Tympanie, unwillkürliche, gewaltsame, wäßrige Entleerungen, begleitet von Übelkeit und häufigem Erbrechen von Galle.

Colchicum

Siehe oben.

Lycopodium

Ergänzend zu *Calc.*, es tritt jedoch niemals Diarrhoe auf.

Die Zunge scheint geschwollen und der Kranke kann sie nicht herausstrecken, oder sie rollt wie ein Pendel von einer Seite zur anderen, wenn er sie herausbekommt. Außerdem ist die Zunge fast immer trocken und weist Bläschen auf.
Siehe auch S. 597.

Bryonia

Übelkeit und Erbrechen durch gastrische Ursachen.
Siehe auch S. 594.

Carbo vegetabilis

Tympanie, wenn die Blähungen durch die Zersetzung der Speisen entstehen.

Arsenicum album

Ruhelosigkeit und Schwäche. Ein Bild völliger Erschöpfung. Delirium < nach Mitternacht. Schlaflosigkeit um 3 Uhr morgens. Die Tympanie ist oft nicht vorhanden.

Carbo vegetabilis

Die Lebenskräfte schwinden - Kollaps; der Kranke liegt kalt und annähernd pulslos da. Der Puls erscheint wie ein leichter Wellenschlag unter dem palpierenden Finger; kein eindeutiges Pulsieren; Füße und Beine unterhalb der Knie sind kalt, oder Kälte der Knie und Füße, jedoch nicht der

dazwischenliegenden Teile. Weniger charakteristisch ist wäßriger Stuhl; die Entleerungen fehlen oder sind entsetzlich übelriechend.
Siehe auch S. 595.

Helleborus

Vollständige Depression des Sensoriums. Der Kranke kann kaum geweckt werden.

Helleborus

Blasses Gesicht, meist kalt oder zumindest kälter als üblich, zeitweilig starr und mit kaltem Schweiß bedeckt. Kleiner, schwacher, kaum fühlbarer Puls.
Siehe auch oben.

Helleborus

Auffallende *schwarze Stellen an den Nasenlöchern, sieht aus wie Ruß.* Schläfrigkeit, aus der der Kranke kaum geweckt werden kann. *Völlige Muskelerschlaffung.*
Siehe auch oben.

Helleborus

Deutlichere sensorielle Apathie.
Siehe auch oben.

Lachesis

Geschwätzigkeit mit Springen von einem Thema zum nächsten.
Siehe auch S. 593.

Arnica

Der Kranke kann zeitweise geweckt werden.
Siehe auch S. 592.

Opium

Tiefergehende zerebrale Kongestion. Laute und stertoröse Atmung. *Dunkles, bräunlichrotes* oder oft *bläuliches Gesicht. Voller, langsamer Puls.*

Phosphoricum acidum

Schläfrigkeit, aus der der Patient *leicht zu wecken* ist; er ist dann vollständig bei Bewußtsein.

Nitri spiritus dulcis

Sensorielle Apathie leichtesten Ausmaßes. Der Kranke liegt in einer Art Torpor, aus dem er mit etwas Mühe geweckt werden kann, jedoch fällt er unmittelbar danach wieder in dieselbe Gleichgültigkeit zurück.

Agaricus

Geschwätzigkeit - fröhliches, unzusammenhängendes Sprechen.

Lachesis

Geschwätzigkeit mit Springen von einem Thema zum nächsten.
Siehe auch S. 593.

Lachesis

Deutliches Herabhängen des Unterkiefers. Hyperästhesie.
Siehe auch S. 593.

Lachesis

Siehe oben.

Lachesis

Siehe oben.

Lachesis

Siehe oben.

Lachesis

Siehe oben.

Arnica

Dunkle Flecken hier und da am Körper, unregelmäßig begrenzt und von schwarzer und blauer Tönung - *Ekchymosen*.
Siehe auch S. 592.

Apis mellifica

Nervöse Geschäftigkeit mit Schläfrigkeit, jedoch unfähig, zu schlafen. Murmelndes Delirium; seltsam glücklicher Gesichtsausdruck. *Abdomen geschwollen und äußerst empfindlich* (eine Art Zerschlagenheitsgefühl). Weniger deutliches Herabhängen des Unterkiefers.

Hyoscyamus

Zucken der Muskeln.
Siehe auch S. 594.

Lycopodium

Ergänzt *Lach.*
Rasselnde Atmung. Schleimrasseln im Hals bei der Ein- und Ausatmung. Die starren, unbeweglichen Augen sind mit Schleim gefüllt.
Siehe auch S. 595.

Mephites

Geschwätzigkeit, als sei er betrunken.

Muriaticum acidum

Eingesunkenes Gesicht, die Zunge ist glatt, als fehlten die Papillen, oder braun, eingeschrumpft und hart. Rutscht aufgrund der Muskelschwäche immer tiefer im Bett herab.

Lachesis

Deutliches Herabhängen des Unterkiefers. Hyperästhesie. Siehe auch S. 593.

Lachesis

Siehe oben.

Lachesis

Siehe oben.

Lycopodium

Paßt bei drohender Hirnlähmung - *Lyc.* ist das tieferwirkende Mittel, was den *Schwergrad* angeht.

Muriaticum acidum

Die Zunge wird trockener, scheint einzuschrumpfen, schmal und spitz zu werden; sie ist so trocken, daß sie beim Versuch zu Sprechen wie ein Stück Waschleder im Mund rasselt.

Muriaticum acidum

Schweigsamkeit. *Erschöpfung.*

Opium

Bewußtlosigkeit, stertoröse Atmung und *dunkle oder bräunlichrote Tönung* des Gesichts. *Je dunkelroter das Gesicht, desto besser paßt Op.* Der Körper ist in heißem Schweiß gebadet.

Paris quadrifolia

Geschwätzigkeit, ähnlich jener, die durch Tee bewirkt wird, eine Art Lebhaftigkeit mit Neigung zum Plappern.

Rhus toxicodendron

Markante Ruhelosigkeit mit Besserung durch Bewegung. Die Geschwätzigkeit hält sich im Rahmen. Dreieckig rote Spitze der Zunge. Die Absonderungen sind nie so übelriechend wie bei *Lach.*

Hyoscyamus

Ausgeprägtere Nachmittagsverschlechterung und geringere nervöse Reizbarkeit.

Apis mellifica

Kleine Bläschen auf der Zunge, besonders entlang des Randes. Der Kranke kann die Zunge nicht herausstrecken, sie scheint sich in den Zähnen zu fangen, oder sie zittert, wenn er sie herausbekommt.

Phosphoricum acidum

Apathie und Teilnahmslosigkeit - Gleichgültigkeit gegenüber dem, was mit ihm selbst oder mit anderen geschieht. Charakteristischer Stupor.

Muriaticum acidum
Deutlichere Schwäche.

Phosphoricum acidum
Spitze Nase; dunkelblaue Ringe um die Augen. *Schwäche, die durch Indifferenz und Apathie gekennzeichnet ist.* Kein heftiges, sondern ruhiges Delirium - Murmeln, unverständliches Sprechen. Er liegt im Stupor oder in benommenem Schlaf, ist sich all dessen, was um ihn herum geschieht, nicht bewußt; wenn er jedoch geweckt wird, ist er voll da und wach. Kann in frühen Stadien angezeigt sein.

Phosphoricum acidum
Blasses, eingesunkenes, hippokratisches Gesicht.

Phosphoricum acidum
Wäßrige Diarrhoe mit unverdauten Nahrungsbestandteilen. Massiver Abgang von Blähungen mit dem Stuhl. Die Zunge ist trocken und kann in der Mitte einen dunkelroten Streifen aufweisen, meist ist sie jedoch blaß und klebrig.

Phosphoricum acidum
In frühen Stadien; Nasenbluten bewirkt keine Besserung. Es folgt oft auf *Rhus-t.*, wenn dieses zwar die Unruhe, aber nicht die Diarrhoe gebessert hat und der Kranke in einen ruhigen Stupor gleitet.

Rhus toxicodendron
Geht der Säure voraus.

Arnica
Es handelt sich hier um einen *weiter fortgeschritteneren* Zustand. *Tiefere* Depression und Stupor - der Kranke schläft beim Beantworten von Fragen ein. Petechien oder Ekchymosen. Unwillkürlicher Stuhl und Urin.

Opium
Tiefrotes, meist *bräunlichrotes* Gesicht. Progressiver Stupor; zu Beginn kann der Kranke noch geweckt werden, später jedoch bringt ihn kein Schütteln mehr aus diesem Zustand heraus. Die Atmung wird zunehmend mühsamer und stertorös.

Phosphorus
Stärkere Erregbarkeit der Sinne; sensorische Reizbarkeit; der Kranke kann keinerlei Lärm oder Gerüche ertragen. Bei Diarrhoe sind die Stühle blutgestreift und fleischwasserähnlich. Stärkere Trockenheit der Zunge.

Rhus toxicodendron
Die Symptome werden durch Nasenbluten gebessert.
Prägnante Ruhelosigkeit.

Phosphorus
Diarrhoe, sobald er ißt; flockige, dunkle und oft blutige Stühle; äußerste Schwäche nach Stuhlgang.

Phosphorus
Wirkt stärker auf das zerebrospinale Nervensystem. Große zerebrospinale Erschöpfung.

Rhus toxicodendron
Diarrhoe mit gelblichbraunen oder grünen Stühlen von kadaverartigem Geruch.

Rhus toxicodendron
Siehe oben.

Rhus toxicodendron
Siehe oben.

Rhus toxicodendron
Siehe oben.

Arsenicum album
Diarrhoe durch jeden Versuch, zu Essen oder zu Trinken; gelblicher, wäßriger Stuhl, entsetzlich übelriechend; < nach Mitternacht. Manchmal enthält der Stuhl Blut, Schleim und Eiter.

Carbo vegetabilis
Wirkt mehr auf die sympathischen Nerven - insbesondere auf den Solarplexus. Es folgt im Stadium des Kollaps sehr gut auf *Phos.*
Siehe auch S. 595.

Arsenicum album
Folgt auf *Rhus-t.*, bei der erregten Form des typhoiden Fiebers. Trotz der gravierenden Entkräftung bleibt der Kranke erregbar und ängstlich, sogar bis zu den letzten Lebensstunden. Die tiefe Schwäche bleibt bestehen, das Gesicht wird schwärzer und die Diarrhoe hält an, obwohl *Rhus-t.* gegeben wurde. Intensiver Durst. Schmerzen brennenden Charakters. Dunkelbraune, übelriechende und blutige Stühle, häufiger nach Mitternacht.

Arnica
Völlige Apathie.

Baptisia
Siehe auch S. 592, 593. Schläfriger, benommener Zustand. Dunkelrotes, töricht anmutendes Gesicht, wie das eines Betrunkenen.

Carbo vegetabilis
Folgt auf *Rhus-t.* Der Kranke liegt in vollständigem Torpor, ohne jedes Zeichen einer Reaktion.

Rhus toxicodendron

Diarrhoe mit gelblichbraunen oder grünen Stühlen von kadaverartigem Geruch.

Rhus toxicodendron

Siehe oben.

Rhus toxicodendron

Siehe oben.

Rhus toxicodendron

Die Zunge hat sehr oft eine rote, dreieckige Spitze.

Stramonium

Verlangen nach Licht und Gesellschaft. Leuchtendrotes Gesicht.

Stramonium

Der Kranke sieht Objekte aus jeder Zimmerecke auf ihn zukommen. Seine Bewegungen sind grazil und leicht, obwohl sie heftig sein können. Er ist in heißen Schweiß gebadet, der keinerlei Besserung bewirkt. Will den ganzen Körper unbedeckt lassen. Oft weiche Zunge mit den Zahneindrücken; Aufschreien im Schlaf, oft mit Schluckauf.

Muriaticum acidum

Große Hinfälligkeit; der Kranke ist so schwach, daß er zum Fußende des Bettes gleitet.

Phosphoricum acidum

Folgt auf *Rhus-t.*, wenn zunehmende Schwäche oder Entkräftung mit vollständiger Teilnahmslosigkeit vorliegt. Blutige und schleimige Stühle. Keine Besserung durch Nasenbluten.

Phosphorus

Folgt gut auf *Rhus-t.*, wenn die Pneumonie-Symptome und die Diarrhoe nicht durch das Mittel zu beeinflußen waren. Gelbliche und blutgestreifte Stühle, manchmal wie „Fleischwasser" aussehend.

Taraxacum

Landkartenzunge.

Belladonna

Das Gesicht ist stark blutüberfüllt.

Hyoscyamus

Eckige Bewegungen. Verlangen, unbedeckt zu sein, besonders an den Genitalien.

Terebinthina
Überwiegen der Tympanie, mit Brennen und glänzender, glatter Zunge, die ihrer Papillen beraubt zu sein scheint.

Lachesis
Deutliches Herabhängen des Unterkiefers. Hyperästhesie. Siehe auch S. 593, 597.

URTIKARIA

[**Arzneimittel**: - *Apis, Ars., Bov., Calc., Cop., Dulc., Kali-br., Medus., Nat-m., Puls., Rhus-t., Sep., Ter., Urt-u.*]

Apis mellifica
Jucken, Brennen und Stechen, nahezu unerträglich.

Apis mellifica
Siehe oben.

Apis mellifica
Siehe oben.

Apis mellifica
Siehe oben.

Apis mellifica
Siehe oben.

Apis mellifica
Siehe oben.

Apis mellifica
Siehe oben.

Apis mellifica
Siehe oben.

Arsenicum album
Brennen, Jucken und Unruhe.

Bovista
Urtikaria mit begleitender Diarrhoe; den Stühle folgt Tenesmus und Brennen.

Calcarea carbonica
Chronische Fälle.

Copaiva
Urtikaria nach Genuß von Schellfisch.

Kalium bromatum
Urtikaria mit nervösen Beschwerden.

Pulsatilla
Urtikaria gastrischen oder uterinen Ursprungs.

Rhus toxicodendron
In Zusammenhang mit Fieberfrost oder Rheumatismus.

Rumex
Verschlechterung in frischer Luft und beim Entkleiden.

Apis mellifica
Jucken, Brennen und Stechen, nahezu unerträglich.

Apis mellifica
Siehe oben.

Apis mellifica
Siehe oben.

Natrium muriaticum
Urtikaria an den Gelenken, besonders am Knöchel. Paßt bei chronischen Fällen.

Pulsatilla
Siehe S. 602.

Sepia
Verschlechterung in frischer Luft.

Terebinthina
Urtikaria nach Genuß von Schellfisch.

Urtica urens
Die Quaddeln treten in kleineren Streifen auf.

Apis mellifica
Siehe oben.

Dulcamara
Besserung in frischer Luft.

VERLETZUNGEN

[**Arzneimittel**: - *Acon., All-c., Am-c., Am-m., Ang., Arn., Bell., Bov., Bry., Calc-p., Calen., Cic., Con., Eup-per., Glon., Hyper., Lach., Led., Mill., Nat-s., Petr., Rhus-t., Ruta, Sil., Staph., Sulph., Sul-ac., Symph., Verat-v.*]

Angustura
Verletzungen mit beginnenden Muskelkontraktionen.

Arnica
Verletzungen der Weichteile.
Verletzungen der Muskeln durch Verstauchung oder plötzliche Zerrung und bei Blutungen mechanischen Ursprungs.
Quetschungen mit deutlichen Ekchymosen.
Erschütterung von Gehirn oder Rückenmark. Hirnquetschungen.
Knochenbrüche - mit Schwellungen der Glieder, Zucken der Muskeln.

Ruta
Verletzungen des Periosts.

Calcarea phosphorica
Empfindlichkeit der Knochen an der Bruchstelle; bedingt durch Ernährungsstörungen.

Arnica
Siehe S. 603.

Arnica
Siehe S. 603.

Arnica
Siehe S. 603.

Arnica
Siehe S. 603.

Arnica
Siehe S. 603.

Arnica
Siehe S. 603.

Arnica
Siehe S. 603.

Conium
Verletzungen von Drüsen. Verhärtungen durch Prellungen und Quetschungen.

Calendula
Lazerationen, zerfetzte Wunden - Entzündung der Teile.

Hypericum
Verletzungen von Nerven im Verlauf von Weichteilen.
Folgt *Arn.* bei Erschütterung der Wirbelsäule.

Ledum
Verletzungen durch spitze Instrumente.
Punktförmige Wunden.
Folgt, wenn *Arn.* bei der Behebung der Wundheit durch die Verletzung versagt.

Rhus toxicodendron
Verletzungen von fibrösem Gewebe und Gelenkbändern.

Staphisagria
Glatte saubere Schnittwunden.

Sulphuricum acidum
Verletzungen der Weichteile - folgt *Arn.*
Lange bestehende schwarze und blaue Flecke mit Wundheit und Steifheit.

Symphytum
Knochenverletzungen, Verletzungen der Orbitalplatte des Stirnbeins.
Empfindlichkeit der Knochen an der Bruchstelle.

Sulphuricum acidum
Quetschungen der Drüsen - folgt *Con.*

Glonoinum

Schmerzen oder andere anormale Empfindungen treten direkt oder auch erst längere Zeit nach örtlichen Verletzungen ein. Wiederaufbrechen einer alten Narbe.

Ruta
Siehe S. 603.

Natrium sulphuricum

Chronische Folgen von Verletzungen, besonders des Kopfes.

Sulphuricum acidum

Knochenverletzungen - folgt *Ruta*. Siehe auch S. 604.

VERRENKUNGEN

[**Arzneimittel**: *Am-c., Am-m., Arn., Calc., Petr., Rhus-t., Ruta, Stront., Sul-ac.*]

Ammonium carbonicum

Das verletzte Gelenk ist heiß und schmerzhaft.

Ammonium carbonicum

Siehe oben.

Arnica

Beträchtliche Entzündung der Weichteile, weniger der Gelenkbänder.

Rhus toxicodendron

Entzündung der Muskelsehnen. Die Symptome des Kranken werden durch fortgesetzte Bewegung gebessert, während er am Anfang der Bewegung eine Verschlechterung erfährt.

Rhus toxicodendron
Siehe oben.

Rhus toxicodendron
Siehe oben.

Ammonium muriaticum

Chronische Verrenkungen. Besserung der Symptomatik durch fortgesetzte Bewegung.

Sulphuricum acidum

Langanhaltende Fälle mit Wundheit und Steifheit.

Ammonium carbonicum

Folgt auf *Arn.*
Siehe auch oben.

Arnica

Siehe oben.

Ammonium muriaticum
Siehe oben.

Calcarea carbonica

Folgt auf *Rhus-t.*, wenn dieses zwar gebessert, jedoch nicht vollständig geheilt hat.

Strontiana carbonica
Chronische Verrenkung, besonders der Knöchel, mit leichter Anschwellung durch die anhaltende Zirkulationsstörung.

Strontiana carbonica
Folgt, wenn *Ruta* versagte.

Arnica
Geht *Stront.* voraus.
Siehe auch S. 605.

Ruta
Geht *Stront.* voraus.
Verschlechterung morgens vor dem Aufstehen.

ZAHNSCHMERZEN

[**Arzneimittel**: *Ant-c., Apis, Aran., Arn., Bry., Canth., Carb-an., Cham., Chel., Coff., Hep., Ign., Iod., Kali-c., Kali-i., Kali-n., Kreos., Lach., Lyc., Mag-c., Mag-p., Merc., Nux-v., Plant., Puls., Rat., Rhus-t., Sang., Sep., Sil., Staph., Sulph., Zinc.*]

Antimonium crudum
In hohlen Zähnen, < durch kaltes Wasser, durch die geringste Berührung, > in frischer Luft.

Apis mellifica
Kongestiv; mit wundem, zerschlagenem Gefühl, > durch Kälte.

Aranea diadema
Plötzliche heftige Schmerzen in den Zähnen des gesamten Ober- und Unterkiefers, nachts, sofort nach dem Hinlegen.
Insbesondere durch feuchtes Wetter verschlimmert und sobald der Kranke zu Bett geht.

Lycopodium
Mit Zahnfleischgeschwüren, geschwollener Wange; < durch kalte Getränke, > durch warme Umschläge.

Rhus toxicodendron
Periostal, rheumatisch; reißende, kribbelnde Schmerzen, mit > durch Wärme, < durch Kälte.
Bei umherziehenden Zahnschmerzen wird allerdings eine kurzzeitige Besserung durch Auflegen der kalten Hand bewirkt.

Mercurius
Zahnschmerz in zerfallenen Zähnen; reißende und pulsierende Schmerzen schießen ins Gesicht und zu den Ohren.
< durch Bettwärme.

Bryonia

In hohlen Zähnen, aber häufig auch in gesunden Zähnen; mehr als ein Zahn kann betroffen sein.

> durch Liegen auf der betroffenen Seite, durch festes Drücken des Kopfes ins Kissen und kalte Anwendungen.

Cantharis

Reißen in Zähnen und Zahnfleisch.

Chamomilla

Kalte Anwendungen bessern für einen Moment.

Chelidonium majus

< im Bett; > durch kaltes Wasser.

Chelidonium majus

Siehe oben.

Coffea cruda

Zahnschmerz der Kinder und nervöser Menschen.

Bei Kindern durch zerfallende Zähne.

Siehe auch oben.

Hepar sulphuris

Mit geschwollenem Zahnfleisch; Klopfen, als hätte die Eiterung begonnen.

< im warmen Raum und bei Nacht.

Iodum

Gelbe Zähne, Zahnfleisch voller Blasen.

Antimonium crudum

Vor allem in hohlen Zähnen.

Siehe auch S. 606.

Kreosotum

Reißen und Brennen.

Die Zähne werden erst gelb, danach dunkel und zerfallen schließlich.

Coffea cruda

Kalte Anwendungen bessern langanhaltend.

Nux vomica

< durch Kaffee; > durch warme Speisen.

Sanguinaria canadensis

In zerfallenen Zähnen; < durch kaltes Wasser.

Kreosotum

Nervöse und reizbare Personen mit schnell kariös werdenden Zähnen.

Brennende Schmerzen, < durch Bewegung und Sprechen.

Siehe auch oben.

Sulphur

Mit umherziehenden Schmerzen; klopfende Schmerzen.

< abends und in frischer Luft.

Kalium iodatum

Mit einem Gefühl, als krieche ein Wurm in der Zahnwurzel.

Kalium carbonicum
Mit Klopfen beim Essen.

Lachesis
Klopfender Schmerz; perio-disch; erscheint immer nach dem Schlaf, nach Essen, sowie durch warme oder kalte Getränke.
Zahnfleisch geschwollen und bläulich oder gespannt und heiß; sieht aus, als wolle es bersten.

Lachesis
Siehe oben.

Magnesium carbonicum
Während der Schwangerschaft, wenn gastrische und hepatische Symptome vorherrschen; < nachts.

Magnesium carbonicum
Siehe oben.

Mercurius
Hohler Zahn und entzündetes Dentin; < durch Bettwärme, frische Luft und nachts.
Siehe auch oben.

Pulsatilla
Nervenschmerzen (des Kopfes), wenn sie zum Gesicht oder den Zähnen ziehen.

Pulsatilla
Siehe oben.

Ignatia
< zwischen den Eßakten, statt während des Essens.

Kreosotum
Die Schmerzen erstrecken sich von den Zähnen zur linken Gesichtsseite; sie machen den Kranken nervös und erregbar, er kann sogar in Konvulsionen verfallen.
Das Zahnfleisch blutet; dunkles Blut.
Siehe auch S. 607.

Mercurius
Schmutziges Zahnfleisch, mit weißen Rändern.
Siehe auch S. 606.

Ratanhia
Während der Schwangerschaft, nachts.

Chamomilla
Ergänzt *Mag-c.*
Siehe auch S. 607.

Silicea
Entzündung der Knochenhaut; das Zahnfleisch zeigt fistulöse Öffnungen; Aussickern dünnen, übelriechenden Sekrets.

Plantago major
Wenn sie die Ohren mitbeteiligen.

Zincum
Pressende, reißende Schmerzen im Hinterkopf, die durch die Augen und gleichzeitig in die Zähne zu schießen scheinen.

Notizen

Notizen